全国中等中医药教育规划教材

针灸推拿学

（供中医药类专业

主　编　邵湘宁
副主编　张志忠
编　委　（以姓氏笔画为序）
　　　　那继文　陈美仁　郑　勇　郑春启
主　审　刘开运

中国中医药出版社

北　京

图书在版编目（CIP）数据

针灸推拿学/邵湘宁主编. —2 版. —北京：中国中医药出版社，2017.8（2023.8重印）

全国中等中医药教育规划教材

ISBN 978 - 7 - 5132 - 4385 - 8

Ⅰ.①针… Ⅱ.①邵… Ⅲ.①针灸学 - 高等学校 - 教材 ②推拿 - 高等学校 - 教材
Ⅳ.①R24

中国版本图书馆 CIP 数据核字（2017）第 187555 号

中国中医药出版社出版

北京经济技术开发区科创十三街 31 号院二区 8 号楼
邮政编码 100176
传真 010-64405721
保定市中画美凯印刷有限公司印刷
各地新华书店经销

开本 787×1092 1/16 印张 23.75 字数 570 千字
2017 年 8 月第 2 版 2023 年 8 月第 6 次印刷
书 号 ISBN 978 - 7 - 5132 - 4385 - 8

定价 69.00 元
网址 www.cptcm.com

服 务 热 线 010-64405510
购 书 热 线 010-89535836
维 权 打 假 010-64405753

微信服务号 zgzyycbs
微商城网址 https://kdt.im/LIdUGr
官 方 微 博 http://e.weibo.com/cptcm
天猫旗舰店网址 https://zgzyycbs.tmall.com

如有印装质量问题请与本社出版部联系(010-64405510)

前　言

为适应全国中等中医药教育发展的需要，根据教育部和国家中医药管理局组织制订的中等中医药专业目录和各专业教学计划，在国家中医药管理局指导下，由全国中医药职业技术教育学会组织编写了全国中等中医药教育规划教材。本次编写出版的教材有《中医基础学》《中药学》《方剂学》《人体解剖生理学》《药理学》《诊断学基础》《中医内科学》《外科学》《中医妇科学》《儿科学》《针灸学》《推拿学》《针灸推拿学》《中医伤科学》《内科学》《中医基础护理学》《内科护理学》《外科护理学》《妇科护理学》《儿科护理学》《常见急症处理》《中医学概要》《卫生防疫概论》《常用护理技术》等中医类专业主干课程教材共24门。

本次教材是在国家中医药管理局1988年统一组织编写出版的中等中医药教材基础上重新编写的全国中等中医药教育规划教材。进入21世纪，我国职业教育有较大的发展，人才培养模式、教学内容和课程体系的改革不断深入。为适应新形势的需要，本套教材编写出版遵循了坚持以市场为导向，岗位需要为前提，综合职业能力为基础，强化专业目标，淡化学科意识，突出职业教育特点等基本编写原则，根据中等中医药人才培养目标的要求，在教材编写形式和内容方面都有了较大的改进，在教材编写的组织管理、质量评价和出版发行上亦体现了改革意识，引入了竞争机制。为了保证本套教材的质量，国家中医药管理局科技教育司和全国中医药职业技术教育学会多次召开有关教材编写出版的会议，认真学习了教育部《关于制定中等职业学校教学计划的原则意见》等文件，制定下发了《中等中医药教育教材建设的指导性原则》《中等中医药专业教材编写基本原则》《中等中医药教育教材建设管理暂行办法》和《中等中医药教材出版基本原则意见》等相关文件，成立了各专业教材编审委员会和教材建设办公室，加强了对教材编写出版的组织与管理，力求提高本套教材质量，更好地为中等中医药教育和中医药人才培养服务。

鉴于本次教材编写从组织管理、运行机制到编写要求与内容都进行了较大改革，因此，存在不足之处在所难免，希望中等中医药教育战线的教育工作者和广大读者在使用过程中，提出宝贵意见，以利再版修订时日臻完善。

全国中医药职业技术教育学会

2002 年 4 月 27 日

编 写 说 明

本教材是国家中医药管理局科技教育司和全国中医药职业技术教育学会共同组织编写的全国中等中医药教育规划教材，供全国中医药中等教育中医医疗、中西医结合、针灸推拿、中医骨伤等医疗类专业使用。各专业可根据教学大纲对本课程的不同要求选用。

针灸推拿学是中医学的重要组成部分，针灸推拿疗法历史悠久，使用方便，适应症广，疗效显著，在中医临床中占有重要地位，是中医药类各专业的必修课。在本书编写中，我们力求贯彻"中等中医药教育规划教材编写基本原则"，其一，注意保持和发扬中医特色，反映本学科的基本知识、基本理论和基本技能；其二，强调以能力培养为重点，突出职业教育特点，突出针灸推拿实践技能训练；其三，注意吸收本学科新成果、新技术，保持教材的先进性；其四，考虑到本书为一书多用，在内容的取舍上尽量注意满足不同专业的需求。

本书除绪言外，共分 2 篇 11 章。其中，第 1～6 章为针灸篇，主要介绍经络、腧穴、针灸方法及针灸治疗；第 7～11 章为推拿篇，主要介绍练功、推拿手法、推拿常用穴位、推拿治疗及保健推拿。

本书在介绍经络及常用腧穴的基础上，重点介绍针灸方法、推拿手法及常见病证的针灸推拿治疗，同时考虑到近年来保健推拿的迅猛发展，另辟专章予以介绍。书中所涉及的病名，以中医病名为主，同时考虑到临床病症与针灸推拿相结合的特殊性，也有个别西医病名。每病证下设病因病机、临床表现、针灸或推拿治疗、注意事项等项目分别叙述。

本书采取分工编写、集体审定的形式完成，具体编写分工：绪言、推拿手法、保健推拿部分由湖南省中医药学校邵湘宁编写；经络总论、腧穴总论及经络腧穴各论部分由山东省中医药学校张志忠编写；针刺法、灸法及拔罐法部分由安徽省中医药学校郑勇编写；针灸治疗部分由湖南省中医药学校陈美仁编写；练功、推拿常用穴位部分由黑龙江省中医药学校那继文编写；推拿治疗部分由北京市中医学校郑春启编写。在本书编写过程中，湖南省中医药学校郭翔老师应邀参加了部分章节的撰写及统稿工作，谨在此表示感谢。

编写全国中等中医药教育规划教材尚属首次，由于我们水平有限，时间仓促，书中错误和缺点在所难免，希望各校在使用过程中，提出宝贵意见，以便进一步修订提高。

编 者

2002 年 3 月

目　　录

绪 言

针灸推拿学是以中医理论为指导，研究针灸方法、推拿手法及其作用于穴位或部位而达强身健体、防治疾病目的的一门学科，是中医的重要组成部分。其主要内容包括经络、腧穴、针灸方法、练功、推拿手法、针灸推拿治疗、保健推拿等。

针灸推拿疗法具有操作方便、适应症广、疗效显著、经济安全等优点，千百年来深受广大人民群众的欢迎，对中华民族的繁衍昌盛及世界文明进步作出了巨大的贡献。

针灸推拿是我国历代劳动人民及医学家在长期与疾病斗争的过程中，逐渐认识并总结发展起来的一种古老的治疗方法。

针刺的前身是"砭术"，砭术的主要工具是砭石，它萌芽于1万至4000年前的新石器时代。随着人类社会的发展，至《黄帝内经》著作年代，针具已由石针、骨针、竹针而逐步衍变为金属针。金属针具发展至今，已经历了铜、铁、金、银、合金乃至不锈钢针具等阶段。灸法的产生是在火的发现和应用之后，人们发现身体某部的病痛受到火的烘烤而感到舒适或缓解，从而逐渐发展起来的。从《孟子》的"七年之病，求三年之艾"的记载，说明在我国很早以前就开始采用艾叶制成的艾绒作为灸用材料了。针具和艾灸材料的逐步改革，扩大了针灸治疗的范围。提高了治疗效果，有力地促进了针灸学术的发展。

针灸学术的发展经历了一个漫长的过程。首先，针灸起源于远古时期人类生活生产中，由于人们无意中被石块碰撞或被火烤灼而使所患疾病得到缓解或消失，由此便逐步认识到刺灸人体某些部位可以治疗疾病。随着医疗经验的不断丰富，许多可以治疗远隔部位病痛的腧穴被逐步发现，并加以定名、定位，使针灸腧穴由最早的"以痛为腧"逐步固定下来。在腧穴不断增加的同时，根据腧穴的主治作用，结合刺灸的感应情况和古代解剖学知识，医家们又探索到在人体有一个经气运行的完整结构——经络系统。通过不断总结、实践，将腧穴、经络进一步理论化和系统化，并结合当时盛行的阴阳五行学说而形成了经络学说。经络学说及其他中医理论的形成使针灸成为中医学中一个独立的完整学科——针灸学。1973年在湖南长沙市马王堆三号汉墓出土的医学帛书中，有两篇古代经脉的著作，即"足臂十一脉灸经"、"阴阳十一脉灸经"。著作中记有十一脉灸经的循行分布、病候表现、灸治的方法。据初步考证，帛书的著作年代早于《黄帝内经》，距今3000多年。经络学说的早期面貌于此可见一斑。

《黄帝内经》是我国现存最早的内容丰富而又系统的医学巨著，其中对经络、腧穴、针灸方法及适应证、禁忌证、治疗原理等都作了比较全面而详细的论述。尤以《灵枢》所载详细，故《灵枢》又称《针经》，为后世针灸学术的发展奠定了理论基础。

现存最早的针灸专著是晋代皇甫谧的《针灸甲乙经》。该书论述了脏腑经络学说，并依据头、面、胸、腹、背等部位论述腧穴，确定了349个腧穴的位置、主治及操作，介绍了针灸手法、宜忌和常见病的治疗。该书是继《黄帝内经》之后对针灸学的一次总结，在针灸发展史上起了承前启后的作用。东晋葛洪著《肘后备急方》所录方109条，其中99条是灸方，引起了人们对灸法的重视，使灸法和针法一样得到了发展。唐代孙思邈在《千金方》中说明了"阿是穴"的取法和应用，发明了同身寸取穴法，并绘制了"明堂三人图"，分别把人体正面、背面及侧面的十二经脉、奇经八脉用不同颜色绘制了3幅彩色针灸挂图，并提出灸法预防疾病的方法，为预防医学作出了贡献。北宋王惟一编撰了《铜人腧穴针灸图经》，考证了354个腧穴，并刻在石碑上，供学习针灸者拓印和阅读。次年，王氏还铸造了2座铜人，为我国最早的针灸模型，开创了经穴模型直观教学之先河，促进了针灸学的发展。元代滑伯仁认为任督二脉虽属奇经，但有专穴，宜与十二经并论，总结为十四经，著《十四经发挥》，系统阐述了经络的循行路线和有关的腧穴，对后人研究经脉很有益处。明代是针灸学发展昌盛的朝代，针灸著作较多，如有陈会的《神应经》、徐凤的《针灸大全》，高武的《针灸聚英》，李时珍的《奇经八脉考》等，而《针灸大成》是这些著作中的一颗明珠。杨继洲以家传《卫生针灸玄机秘要》为基础，汇集了历代针灸著作，并结合自己的实践，著《针灸大成》，这是继《黄帝内经》《针灸甲乙经》之后的又一次总结，直到今天它仍是学习针灸的重要参考书。清代针灸著作主要有吴谦等编著的《医宗金鉴·刺灸心法》、李学川的《针灸逢源》以及廖润鸿的《针灸集成》等。至清代末叶，针灸走向衰落。

中华人民共和国成立后，由于党的中医政策的实施，中医学获得了新生，使针灸事业得以复兴与繁荣，全国各地先后成立了中医学院、中医院，设置了针灸专业和专科，并建立了专门研究机构，使针灸在教学、医疗和科研等方面都获得了巨大的成就。

建国以来，我国编撰了大量针灸著作，开展了对古书名著的校释工作，为学习针灸创造了良好的条件，也极大地丰富了针灸医学的内容。

针灸的临床工作也有较大的进展，治疗病种不断扩大。经临床实践证明，针灸对内、妇、外、儿等科300多种病证的治疗有不同程度的效果，对其中100种左右的病证有较好或很好的疗效。自20世纪60年代以来，我国医学界采用针刺麻醉，成功地进行了多种外科手术，丰富了麻醉学的内容，引起了世界各国学者的重视，推动了针灸医学的发展。

从开始对临床经验进行总结，到开展实验研究；从观察针灸对各器官功能的影响，到广泛而深入地进行针麻、针刺镇痛机理的研究，针灸学的研究工作踏踏实实地向前迈进，并在经络现象、经络实质的观察及针刺手法的研究方面取得了新进展、新成绩。

几千年来，针灸医学不仅对我国人民的医疗保健事业起到了重大作用，而且很早就流传到国外，对其他一些国家的医学保健事业同样作出了一定的贡献。约公元6世纪针灸医学传入朝鲜，公元562年传入日本，公元17世纪末叶又传入欧洲。目前，全世界已有100多个国家正在使用和研究针灸。我国独特的针灸医学已成为世界医学的重要组成部分，并将产生积极而更广泛的影响。

推拿古称"按摩"、"按跷"等，是人类最古老的一种疗法。自有人类开始，人们为了求生存，就得从事劳动，在恶劣自然环境中的艰苦劳动，使人类不断遭受到损伤和产生病证。起初，人们无意识地用手按压、抚摩伤痛部位，结果却意外地获得使肿痛减轻或消失的效果，由此而逐渐认识了按摩的治疗作用，并有目的地将按摩应用于医疗实践，通过不断总结，形成最古老的推拿疗法。

随着社会的进步，推拿也不断发展，2000多年前先秦两汉时期的两部医学巨著，即《黄帝内经》和《黄帝岐伯按摩十卷》确定了推拿在中医学中的地位。《黄帝内经》中有关推拿的理论、治疗工具与治疗病种屡见不鲜。《黄帝岐伯按摩十卷》虽然已佚，但作为推拿的第一部专著，在当时的医学中占有重要地位。

魏晋隋唐时期是推拿发展史上的鼎盛时期，不仅设有按摩专科，而且有按摩专科医生。唐代把按摩医生分成按摩博士、按摩师和按摩工的等级，并开始了有组织的教学工作。同期，自我按摩（导引）作为推拿的一个内容，盛行于防治疾病中。隋唐时又在人体体表作按摩时涂上中药制成的膏，使药物和手法的作用相得益彰的膏摩方法得以发展。膏的种类很多，有莽草膏、丹参膏、野菊膏、木防己膏等，以供临床根据病情选择使用。这个时期推拿的治疗范围也逐渐扩大，用于外感、内伤、急救中。如《唐六典》说："按摩可除八疾：风、寒、暑、湿、饥、饱、劳、逸"；《肘后备急方·救卒恶方》说："救卒中恶死……令爪其病人人中，取醒"。同时，唐代是我国历史上政治、经济、文化、交通最繁荣昌盛的时期，随着对外经济文化的交流，推拿也陆续传入朝鲜、日本、印度和西欧等国。

宋金时期，推拿临床应用的范围更广泛，如宋代医生庞安时运用按摩法催产。这个时期还比较重视推拿手法的分析，如宋·《圣济总录·卷四·治法·按摩》高度重视并强调推拿手法的辨证应用，提出了推拿不能盲目地与导引合用的观点，是推拿学在理论认识上的一个重要突破和发展。

明代是封建社会处于没落、资本主义生活方式萌芽的时代，新的生活方式的产生，促进了医学科学的发展。当时不仅设有按摩科，而且在推拿防治小儿疾病方面积累了丰富的经验，从而形成了小儿推拿的独特体系。如小儿推拿的穴位不仅有点状，还有线状和面状。同时出版了不少小儿推拿专著，如《小儿按摩经》《小儿推拿方脉活婴秘旨全书》《小儿推拿秘诀》等。其中，《小儿按摩经》是我国现存最早的推拿专著。按摩又有推拿之称，亦是从此时小儿推拿的名称而开始。名称的演变，本身就体现了学科的发展和人们对手法认识的提高。

清代由于统治阶级认为推拿是"医家小道"，有伤大雅，太医院不再设推拿科。但由于其疗效显著，深受人民的欢迎，在民间仍有发展。同时仍有部分推拿专著问世，如熊应雄的《小儿推拿广义》，骆如龙的《幼科推拿秘书》等。

民国时期，当时的国民党政府曾一度提出"废止旧医"与"国医在科学上无根据"，一律不许执业的方针，使中医学遭到严重摧残，推拿濒于淹没。但由于推拿是一门行之有效的医疗科学，具有其强大的生命力，依然在民间流传，并得到一定的发展。如在一指禅推法的基础上，逐渐发展形成了一指禅推拿流派；在练功和武术的基础上，逐渐形成了内功推拿流派。

解放以来，在党的中医政策的指引下，中医事业得到了重视与发展，推拿也随之获得了新生。1956年首先在上海开办了"推拿训练班"，继之，在上海又成立了推拿专科门诊和推拿专科学校。接着全国各中医院校开设了推拿课，各中医院陆续增设了推拿科。并在整理和发掘推拿文献的基础上，相继出版了数十部推拿专著。1977年以后，推拿医学进入了高速发展的快车道，推拿的临床、教学、科研工作全面展开。特别值得一提的是1979年7月在上海召开了全国第一届推拿学术经验交流会。同时，继上海中医学院成立针灸推拿系并开办推拿专业班之后，北京、山东、安徽、浙江、天津、湖北、湖南、南京、成都等各中医学院也陆续成立了针灸推拿系，有的已开办了推拿专科班，一批中等中医药学校也相继开办了针灸推拿或推拿专业。中专、大专、本科、硕士、博士等不同层次的推拿教育格局已基本形成。这些都有力地促进了推拿事业的发展。

推拿手法测定仪的研制成功及一大批推拿科研课题获奖，标志着推拿的科研工作有了质的飞跃，除骨伤科疾病外，开展对诸如糖尿病、精神分裂症、冠心病、心绞痛、椎基底动脉供血不足、哮喘、肺气肿等的临床治疗与研究，使推拿的临床研究工作在广度和深度上有了发展。

针灸推拿学是一门既古老而又新兴的学科，它以独特的理论、显著的疗效而越来越引起人们的重视，可以预见，它必将为人类的医疗保健事业作出更大的贡献。

第一章 经络总论

经络学说是阐述人体经络系统的循行分布、生理功能、病理变化及其与脏腑相互关系的一门学说。经络理论是古人在长期临床实践的基础上总结出来的，是中医学理论的重要组成部分，它对中医各科，特别是对针灸的临床辨证和治疗，有着极为重要的指导意义。

第一节 经络的概念

经络是经脉和络脉的总称，是人体运行气血、联络脏腑、沟通内外、贯穿上下的径路。

经和络组成经络系统。"经"，有路径的含义，是直行的主干；"络"，有网络的含义，是经脉的细小分支。经络纵横交错，遍布于全身。

《灵枢·海论》说："夫十二经脉者，内属于府藏，外络于肢节"。指出经络在人体内部各属于五脏六腑，并且表里相合；在人体外部联络皮、肉、筋、骨，从而将脏腑器官与四肢百骸联系成为一个有机的整体，以行气血，营阴阳，濡养脏腑组织器官，使人体各部功能活动得以正常运行，并保持相对的平衡。《灵枢·经别》中说："夫十二经脉者，人之所以生，病之所以成，人之所以治，病之所以起，学之所始，工之所止也。"进一步说明了经络在生理、病理、诊断、治疗等方面的重要意义，对中医各科临床均有普遍指导作用。在针灸的临床辨证、确定治法、循经取穴、针刺补泻等方面，无不以经络为理论依据，所以，经络学说是针灸学的理论基础。

第二节 经络系统的命名和组成

一、经脉的命名

（一）十二经脉

十二经脉的命名主要依据阴阳消长所衍化的三阴三阳、经脉分别循行于上肢和下肢的部位特点、经脉与脏腑的属络关系等三个方面来确定。如手太阴肺经，其循行于上肢而冠以手，其阴气最盛而称为太阴，经脉连属于肺脏而加用该脏名称。其他各经也以这个原则命名。

(二) 奇经八脉

奇经八脉包括督、任、冲、带、阴跷、阳跷、阴维、阳维八条经脉。奇经八脉主要依据经脉的功用而命名。"督"，有督率之意，可总督诸阳经；"任"，有妊养、担任之意，能总任诸阴经；"冲"，指要冲，是十二经气血通行的要冲；"带"，意犹束带，其绕腰一周，主约束诸经；"跷"，是足跟的意思，阴跷起于内踝下，阳跷起于外踝下；"维"，有网维、维系之意，阴维维系一身在里之阴，阳维维系一身在表之阳。

另外，十二经别、十二经筋、十二皮部的名称均依十二经脉而命名。

二、经络系统的组成

经络系统由经脉和络脉组成，其中经脉包括十二经脉、奇经八脉以及附属于十二经脉的十二经别、十二经筋、十二皮部；络脉包括十五络脉和难以计数的浮络、孙络等。经络的基本内容见表1-1。

表 1-1 经络系统表

经络系统	经脉	十二经脉	手三阴经 { 手太阴肺经……列缺 / 手厥阴心包经……内关 / 手少阴心经……通里
			手三阳经 { 手阳明大肠经……偏历 / 手少阳三焦经……外关 / 手太阳小肠经……支正
			足三阳 { 足阳明胃经……丰隆 / 足少阳胆经……光明 / 足太阳膀胱经……飞扬
			足三阴经 { 足太阴脾经……公孙 / 足厥阴肝经……蠡沟 / 足少阴肾经……大钟 / 脾之大络……大包
		奇经八脉	督脉……长强 / 任脉……鸠尾 / 冲脉 / 带脉 / 阴维脉 / 阳维脉 / 阳跷脉 / 阴跷脉
		十二经别 / 十二经筋 / 十二皮部	分手足三阴、三阳，与十二经脉相同
	络脉	十五络脉 / 孙络 / 浮络	遍布全身

（一）十二经脉

十二经脉即手三阴经（肺、心包、心）、手三阳经（大肠、三焦、小肠）、足三阳经（胃、胆、膀胱）、足三阴经（脾、肝、肾）的总称，它们是经络系统的主体，又称"正经"。

1. 十二经脉的体表分布规律　十二经脉在体表左右对称地分布于头面、躯干和四肢，纵贯全身。阴经分布于四肢内侧和胸腹，阳经分布于四肢外侧和头面、躯干。按立正姿势，十二经脉在四肢的排列顺序是：手足阳经中阳明在前、少阳在中、太阳在后；手足阴经为太阴在前、厥阴在中、少阴在后。其中足三阴经在足内踝上8寸以下为厥阴在前、太阴在中、少阴在后，与前述规律不符。

2. 十二经脉的表里属络关系　十二经脉中，阴经属脏主里，阳经属腑主表，脏腑阴阳相互配合，形成了脏腑阴阳表里属络关系。即手太阴肺经与手阳明大肠经相表里，足阳明胃经与足太阴脾经相表里，手少阴心经与手太阳小肠经相表里，足太阳膀胱经与足少阴肾经相表里，手厥阴心包经与手少阳三焦经相表里，足少阳胆经与足厥阴肝经相表里。这种脏腑表里属络、阴阳相合的关系，在生理上密切相关，病理上相互影响，治疗时相互为用。

3. 十二经脉的循行走向与交接规律　十二经脉的循行走向是：手三阴经从胸走手，手三阳经从手走头，足三阳经从头走足，足三阴经从足走腹胸。经脉间交接的规律是：相表里的阴经与阳经在手足末端交接，同名的阳经在头面部交接，相互衔接的阴经在胸中交接。

4. 十二经脉的循环流注　十二经脉的流注从肺经开始，通过手足、阴阳、表里经的联接依次相传，到达肝经，再传回肺经，构成了周而复始、如环无端的流注系统，使气血周流全身。十二经脉的流注顺序见表1－2。

表1－2　十二经脉流注概况表

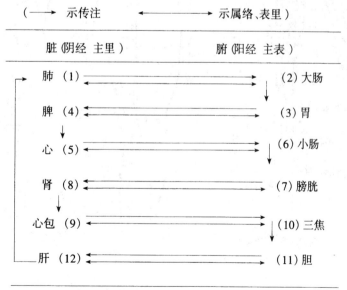

(二) 奇经八脉

"奇"有"异"的意思，表明奇经不同于十二经脉，既不隶属于脏腑，也无阴阳表里配偶关系，除了督脉和任脉有本经所属的腧穴外，其余六脉均无所属腧穴。奇经共有 8 条，即督脉、任脉、冲脉、带脉、阴跷脉、阳跷脉、阴维脉、阳维脉。

督脉行于腰背正中，上至头面。诸阳经与其交会，故称"阳脉之海"。具有调节诸阳经经气的作用。

任脉行于胸腹正中，上抵颏部。诸阴经与其交会，故称"阴脉之海"。具有调节诸阴经经气的作用。

冲脉与足少阴肾经并行，上至目下。十二经脉与其汇聚，故称"十二经之海"，又称"血海"。具有涵蓄十二经气血的作用。

督、任、冲三脉均源于胞中，同出于会阴，故有一源三歧之说。

带脉起于胁下，环腰一周，状如束带，有约束诸经的作用。

阴跷脉起于足跟内侧，伴足少阴经上行；阳跷脉起于足跟外侧，伴足少阳经上行。两脉交会于目内眦。具有调节肢体运动，司眼睑开合的作用。

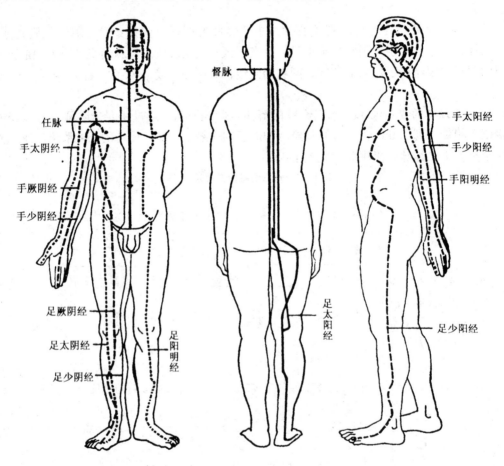

图 1-1　十四经循行分布示意图

阴维脉起于小腿内侧，并足太阴、厥阴经上行至咽喉，合于任脉。阳维脉起于足跗外侧，并足少阳经上行至项后，合于督脉。阴维脉主一身之里，可调节六阴经经气；阳维脉主一身之表，可调节六阳经经气。

奇经八脉的作用主要有两个方面，一是沟通和加强十二经脉之间的联系，二是溢蓄和调节十二经脉的气血。

奇经八脉中的督脉和任脉各有本经所属腧穴，故与十二经脉相提并论，合称"十四经"。十四经脉均具有一定的循行路线、病候和所属腧穴，是经络系统的主要部分，其循行分布概况见图1-1。

（三）十五络脉

十二经脉和督、任二脉各自别出一络，加上脾之大络，总计15条，称为十五络脉，其名称分别以络脉发出处的腧穴命名。

十二经脉的别络均从本经四肢肘膝关节以下的络穴分出，走向其相表里的经脉，即阴经别络于阳经，阳经别络于阴经。任脉的别络从鸠尾分出后散布于腹部；督脉的别络从长强分出后散布于头，别走于足太阳经；脾之大络从大包穴分出后散布于胸胁。此外，还有从络脉分出的浮行于浅表部位的浮络和细小的孙络，遍布全身，难以计数。

十二经别络沟通了表里两经的经气，加强了表里经间的联系。督脉络、任脉络和脾之大络分别沟通了腹、背和胸胁部的经气。浮络和孙络遍布全身，主要是渗灌气血，濡养全身。

（四）十二经别

十二经别是十二正经离、入、出、合的别行部分，是正经别行深入体腔的支脉。

十二经别的分布特点是：多从四肢肘膝关节以上的正经别出（离），经过躯干深入体腔与相关脏腑联系（入），浅出于头项部（出），阳经经别合于本经经脉，阴经经别合于相表里的阳经经脉（合）。由此，十二经别根据阴阳表里相合为六组，称为"六合"。

十二经别离、入、出、合的循行分布，加强了经脉与脏腑之间的联系途径，密切了表里经间的关系，并沟通了阴经与头面五官的联系，扩大了阴经腧穴的主治范围。

（五）十二经筋

十二经筋是十二经脉气血所濡养的筋肉部分。十二经筋均起于四肢末端，结聚于关节骨骼部，走向头面躯干，不入内脏，其分布部位与十二经脉的体表通路基本一致。经筋的主要作用是联结全身骨节，保持人体正常的运动功能。

（六）十二皮部

十二皮部是十二经脉功能活动反映于体表的部位，也是络脉之气散布之所在。十二皮部的分布区域是以十二经脉在体表的分布范围为依据的，也就是十二经脉在皮肤上的分属部分。由于十二皮部居于人体最外层，又与经络气血相通，所以是机体的卫外屏障，起着保卫机体、抗御外邪和反映病证的作用。

第三节 经络的作用

经络系统密切联系周身的脏器和组织，在生理、病理和防治疾病方面都起着重要的作用。

一、联络脏腑，沟通肢窍

《灵枢·海论》指出："夫十二经脉者，内属于府藏，外络于肢节。"人体的五脏六腑、四肢百骸、五官九窍、皮肉筋骨等组织器官之所以能保持协调与统一，完成正常的生理活动，是依靠经络系统的联络和沟通而实现的。经络系统中的经脉、经别、络脉、经筋和皮部等，纵横交错，入里出表，通达上下，遍布全身，使人体形成了一个有机的整体。

二、运行气血，濡养周身

气血是人体生命活动的物质基础，全身各组织器官只有得到气血的濡养才能发挥正常的生理功能。经络是人体气血运行的通路，能将其营养物质输布到全身各脏器和组织，从而完成和调于五脏、洒陈于六腑的生理功能。

三、抗御病邪，反映病候

经络能行气血而营阴阳。营气行于脉中，卫气行于脉外，使营卫之气密布周身。营血和调，卫气固密，则能发挥其抗御外邪、保卫机体的屏障作用。

在正虚邪盛的病理情况下，经络又是病邪传注的途径。外邪可以通过经络内传脏腑，脏腑的病变也能通过经络的联系相互影响，内脏的病变还能通过经络反映到体表的组织、器官，出现相应部位的症状和体征。

四、传导感应，调整虚实

在防治疾病时，经络起着传导感应、调整虚实的作用。利用针灸补泻等方法刺激体表的腧穴来影响经络，经络系统将经气传导至有关的脏腑，发挥其疏通气血、协调阴阳和调整脏腑虚实的作用，从而达到防治疾病的目的。

第二章　腧穴总论

第一节　腧穴的概念

腧穴是人体脏腑经络之气输注于体表的部位。"腧"，又写作"输"、"俞"，含有转输、输注的意义；穴，有孔隙的意义。腧穴既是针灸的施术部位，又是疾病的反应点。在历代文献中，腧穴又称作"节"、"会"、"气穴"、"气府"、"骨空"、"孔穴"等，俗称穴位。

"腧"、"输"、"俞"三字虽然在广义上通用，但三者在具体应用时却各有所指。所谓"腧穴"，是所有穴位的统称；"输穴"，是指五输穴和五输穴中的第三个穴位；"俞穴"则是背俞穴的专称。

腧穴不是体表上孤立存在的刺激点，它与体内的经络、脏腑息息相关。经穴均分别归属于各条经脉，经脉又隶属于一定的脏腑，故腧穴、经络、脏腑间形成了不可分割的密切联系。生理上，腧穴是脏腑、经络之气输注于体表的部位；病理上，腧穴又是脏腑、经络病证的反应点。临床上，这些出现病理反应的腧穴，既可以作为疾病诊断的重要依据，也有十分重要的治疗意义。

第二节　腧穴的分类

人体分布的腧穴很多，大体可分为十四经穴、经外奇穴、阿是穴三类。

一、十四经穴

十四经穴，简称"经穴"，是指归属于十二经脉和任、督二脉的腧穴。十四经穴有固定的穴名、固定的位置和归经，且有主治本经病证的共同作用，是腧穴的主要部分。十四经穴共有 361 个，其中十二经脉的腧穴均为左右对称的双穴，任、督二脉的腧穴为正中单穴。

二、经外奇穴

经外奇穴，简称"奇穴"，是指有一定的穴名，又有明确的位置，但未列入十四经系统的腧穴。经外奇穴的主治范围比较单纯，多数对某些病证有特殊疗效，如四缝治小儿疳积，定喘治哮喘等。经外奇穴的分布虽然比较分散，但与经络系统仍有一定的关系，其中有些腧穴、如印堂、太阳、阑尾穴等位于十四经的循行线上，且具有经穴的主治特点，但尚未被列入经穴；有些则介于两经或多经之间，如华佗夹脊穴、十宣、四缝等。从腧穴的发展过程来看，奇穴是腧穴发展的早期阶段。临床上，奇穴可以作为经穴的补充。

三、阿是穴

阿是穴，又称"天应穴"、"不定穴"、"压痛点"等，即《灵枢·经筋》所说的"以痛为腧"。这类腧穴既无固定的穴名，又无固定的位置，而是以压痛点或其他反应点作为针灸施术的部位。"阿是"之称始见于《千金方》中。

第三节　腧穴的主治作用

腧穴是脏腑、经络气血输注的部位，与脏腑、经络密切相联，所以腧穴的治疗作用尽管有许多，但都与腧穴的属经、腧穴所联系的脏腑和腧穴所处的部位息息相关。概括腧穴的治疗作用，有以下 3 个规律。

一、近治作用

这是一切腧穴主治作用所具有的共同特点，它们均可治疗腧穴所在部位局部及邻近部位组织、器官的病证。如眼区及周围的睛明、承泣、攒竹等穴位均能治疗眼病；耳周围的耳门、听宫、听会、翳风等穴位均能治疗耳病；胃脘部及其周围的中脘、建里、梁门等穴位均可治疗胃痛；膝关节及其周围的鹤顶、膝眼、梁丘、阳陵泉等穴位均能治疗膝关节疼痛等。

二、远治作用

这是十四经腧穴主治作用的基本规律。在十四经腧穴中，尤其是十二经脉分布在四肢肘膝关节以下的腧穴，不仅能治疗局部病证，而且还能治疗本经循行所及的远隔部位的脏腑、组织、器官的病证，有的还具有全身性的作用。如合谷穴，不仅能治疗上肢及头面部的病证，还能治疗外感发热；足三里穴不仅能治疗下肢病证，且能治疗胃肠、胸腹等方面的病证，又为全身强壮要穴。

三、特殊作用

临床实践证明，针灸腧穴所发挥的作用机制与用药不完全一致。它的特点在于针灸某些腧穴，对机体的不同状态有双向的良性调整作用。如腹泻时针天枢穴可以止泻，便秘时针天枢穴则可通便。又如实验证明，针刺足三里穴既可使原来处于弛缓状态或处于较低兴奋状态的胃运动加强，又可使原来处于紧张或收缩亢进的胃运动减弱。此外，腧穴的治疗作用还具有相对的特异性，如大椎穴退热、至阴穴矫正胎位、四缝穴治疳积等。

十四经穴是腧穴的主体部分，其主治作用归纳起来大体是：本经腧穴能治疗本经病，表里经腧穴能治疗互为表里的经脉、脏腑病，经穴还能治疗局部病。各经腧穴的主治作用既有其特殊性，又有其共性。现将十四经腧穴主治的异同分经列表（表2-1），分部绘图（图2-1至图2-6），简介于下：

表2-1 十四经腧穴主治异同表

手三阴经			
经名	本经主治特点	二经相同	三经相同
手太阴经	肺、喉病		
手厥阴经	心、胃病	神志病	胸部病
手少阴经	心病		

手三阳经			
经名	本经主治特点	二经相同	三经相同
手阳明经	前头、鼻、口、齿病		
手少阳经	侧头、胁肋病	目病、耳病	咽喉病、热病
手太阳经	后头、肩胛病、神志病		

足三阳经		
经名	本经主治特点	三经相同
足阳明经	前头、口齿、咽喉病、胃肠病	
足少阳经	侧头、耳病、胁肋病	眼病、神志病、热病
足太阳经	后头、背腰病（背俞并治脏腑病）	

足三阴经		
经名	本经主治特点	三经相同
足太阴经	脾胃病	
足厥阴经	肝病	前阴病、妇科病
足少阴经	肾病、肺病、咽喉病	

任督二脉		
经名	本经主治特点	二经相同
任脉	回阳、固脱，有强壮作用	神志病、脏腑病
督脉	中风、昏迷、热病、头面病	妇科病、二阴病

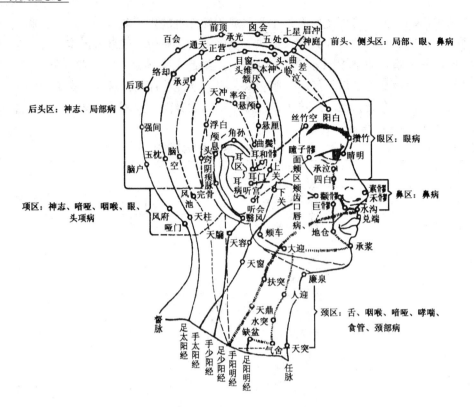

图 2-1　十四经腧穴主治分部示意图（头面颈项部）

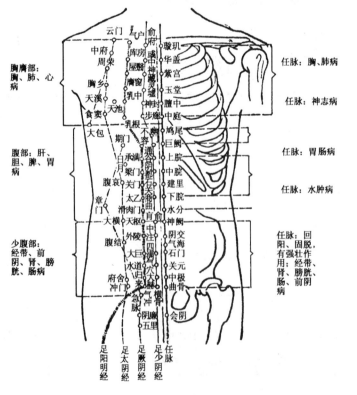

图 2-2　十四经腧穴主治分部示意图（胸腹部）

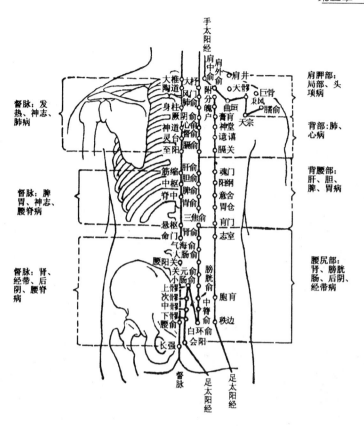

图 2-3　十四经腧穴主治分部示意图（肩背腰尻部）

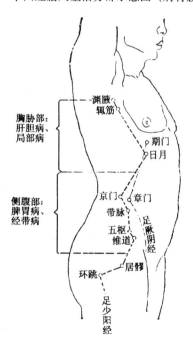

图 2-4　十四经腧穴主治分部示意图

（腋胁侧腹部）

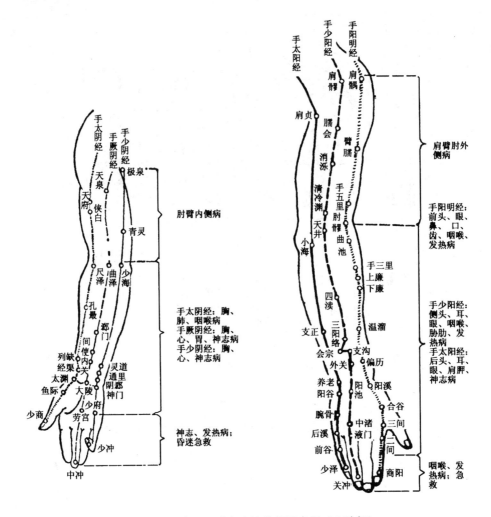

图 2-5　十四经腧穴主治分部示意图（上肢部）

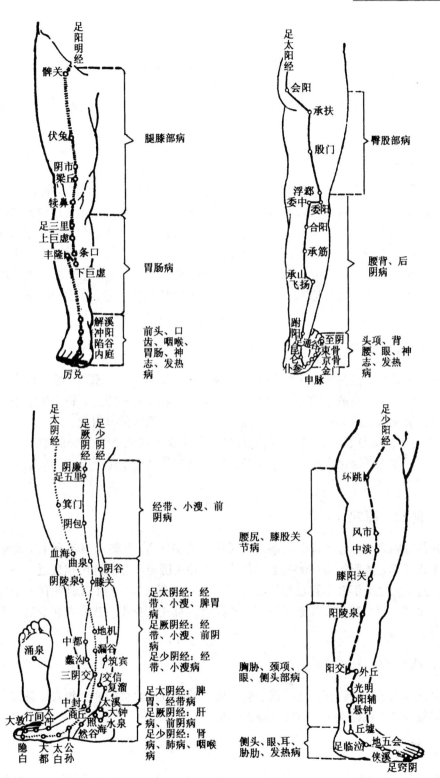

图 2-6 十四经腧穴主治分部示意图（下肢部）

第四节　特定穴的意义

特定穴是指十四经穴中具有特殊功能和治疗作用，并有特定称号的腧穴。特定穴主要有以下几类。

一、五输穴

五输穴是十二经脉分布在肘膝关节以下的井、荥、输、经、合穴，简称"五输穴"。其分布次序是从四肢末端向肘膝方向排列。古人把经气在经脉中运行的过程比喻作自然界的水流，由小到大，由浅到深。"井"穴分布在指（趾）端，为经气所出，像水的源头；"荥"穴多分布在掌指或跖趾关节之前，像刚出的泉水微流；"输"穴多分布于掌指或跖趾关节之后，喻作水流由小到大，由浅入深，经气渐盛；"经"穴多位于腕踝关节以上，如水流宽大，畅通无阻，经气盛行；"合"穴多位于肘膝关节附近，如江河水流汇入湖海，经气充盛入合于脏腑。

二、原穴、络穴

脏腑原气输注、经过和留止的部位，称为原穴，又称"十二原"。"原"即本原、原气之意，是人体生命活动的原动力，为十二经之根本。阴经原穴即是五输穴中的输穴，阳经脉气盛长，于输之后另有原穴。十二经原穴多分布于腕踝关节附近。

"络"有联络的意思。络穴是络脉从经脉别出部位的腧穴，十二经脉的络穴分布在肘膝关节以下，加上任脉络穴鸠尾位于腹部，督脉络穴长强位于尾骶，脾之大络大包位于胸胁，合称"十五络穴"。

三、俞穴、募穴

俞穴是脏腑之气输注于背部的腧穴，又称"背俞穴"。五脏六腑各有 1 个背俞穴，背俞穴位于背腰部足太阳经第一侧线上，其位置与相关脏腑所在的部位相接近。

募穴是脏腑之气汇聚于胸腹部的腧穴，又称"腹募穴"。五脏六腑各有 1 个募穴，募穴位于胸腹部，也与其相关脏腑所处部位相接近。募穴在身前，背俞穴在身后，前后均与脏腑相应。

四、八会穴

八会穴是指脏、腑、气、血、筋、脉、骨、髓之气所聚会的 8 个腧穴。各穴分散在躯干部和四肢部，主治以上 8 个方面的有关病证。

五、郄穴

"郄"有空隙之意，郄穴是各经经气深聚的部位。十二经脉和阴跷脉、阳跷脉、阴维脉、阳维脉各有 1 个郄穴，共 16 个郄穴，多分布于四肢肘膝关节以下。

六、下合穴

下合穴是六腑之气下合于足三阳经的 6 个腧穴，又称为六腑下合穴，主要分布在膝关节附近的足三阳经上。

七、八脉交会穴

十二经脉与奇经八脉相通的 8 个腧穴，称八脉交会穴。八脉交会穴位于腕踝关节上下。

八、交会穴

指两经或数经相交会的腧穴，多分布于头面部和躯干部。

第五节　腧穴的定位方法

腧穴定位的准确与否，直接影响到临床治疗结果。为了准确确定腧穴位置，必须熟练掌握定位方法。常用的定位方法有以下 4 种。

一、体表解剖标志定位法

体表解剖标志定位法，是以人体解剖学的各种体表标志为依据来确定腧穴位置的方法，俗称自然标志定位法。可分为固定标志和活动标志两种。

（一）固定标志

指不受人体活动影响而固定不移的标志。如五官、毛发、指（趾）甲、乳头、肚脐以及各种骨节的突起和凹陷等。由于这些标志固定不移，有利于腧穴的定位，骨度折量定位法即以此为基础。某些靠近标志的腧穴，可以直接以此为据。如两眉之间取印堂，脐中取神阙等。

（二）活动标志

指必须采取相应的动作姿势才能出现的标志，包括各部的关节、肌肉、肌腱、皮肤等随着活动而出现的空隙、凹陷、隆起、皱纹等。如屈肘在肘横纹头取曲池，张口在耳屏前凹陷中取听宫等。

二、骨度折量定位法

骨度折量定位法，是以体表各部的骨节为主要标志，按比例规定全身各部的长度和宽度，作为折量取穴标准的方法，又称为"骨度分寸定位法"。本取穴法以《灵枢·骨度》篇中规定的人体各部的分寸为基础，结合历代学者修订、增加的内容，作为定位的依据。本法将每个折量等份称作"寸"，每 1 等份就是 1 寸。不论男女、老少、高矮、胖瘦，均可按此标准在自身测量取穴。常用的骨度折量分寸见表 2－2 和图 2－7。

表 2-2 常用骨度折量分寸表

分部	部位起止点	骨度分寸	度量法	说明
头部	前发际至后发际	12	直寸	眉心至前发际 3 寸，大椎穴至后发际 3 寸。如前后发际不明，眉心至大椎穴作 18 寸
	前额两发角（头维）之间	9	横寸	用于前头部的横量取穴
	耳后两完骨（乳突）之间	9	横寸	用于后头部的横量取穴
胸腹部	天突至歧骨（胸剑联合）	9	直寸	用于胸部与胁肋部的取穴直寸，一般根据肋骨计算
	歧骨至脐中	8		
	脐中至横骨上廉（耻骨联合上缘）	5		
	两乳头之间	8	横寸	用于胸腹部横量取穴。女性可用左右两缺盆穴间的距离代替两乳头之间的横寸
背腰部	肩胛骨内缘至后正中线	3	横寸	背部取穴根据脊椎棘突定位。一般以肩胛骨下角相当第 7 胸椎，髂嵴相当第 4 腰椎棘突
上肢部	腋前纹头（腋前皱襞）至肘横纹	9	直寸	用于手三阴、手三阳经
	肘横纹至腕横纹	12		
侧胸部	腋下至季胁（11 肋端）	12	直寸	
侧腹部	季胁至髀枢（股骨大转子）	9	直寸	
下肢部	横骨上廉至内辅骨（股骨内髁上缘）	18	直寸	用于足三阴经
	内辅骨下廉（胫骨内髁下缘）至内踝高点	13	直寸	
	髀枢至膝中	19	直寸	用于足三阳经。"膝中"的水平线，前面相当于犊鼻穴，后面相当于委中穴
	臀横纹至膝中	14	直寸	
	膝中至外踝高点	16	直寸	
	外踝高点至足底	3	直寸	

三、指寸定位法

指寸定位法，又称手指同身寸法，是以患者的手指为标准来测量定穴的方法，常用有以下 3 种：

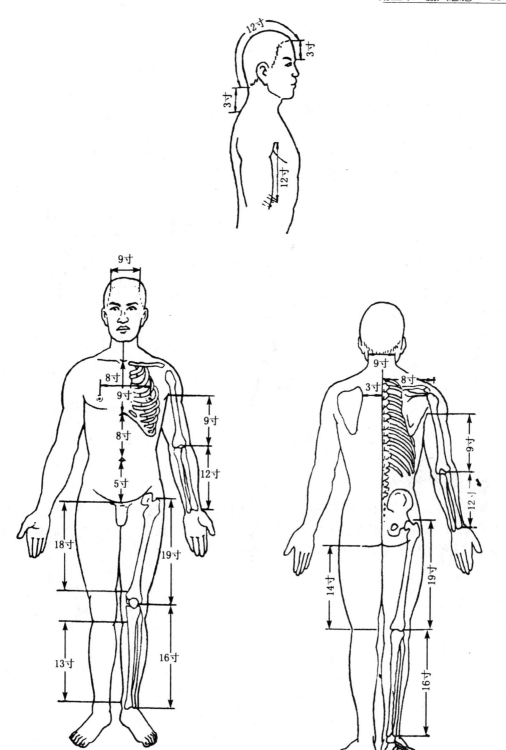

图2-7　常用骨度分寸示意图

1. 中指同身寸

是以患者的中指中节屈曲时桡侧两端横纹头之间作为 1 寸，可用于四肢部的直寸和背部的横寸（图 2 - 8）。

2. 拇指同身寸

是以患者拇指指间关节的宽度作为 1 寸，可用于四肢部的直寸（图 2 - 9）。

3. 横指同身寸

又称"一夫法"，是令患者将食指、中指、无名指和小指并拢，以中指中节横纹处为准，四指的宽度作为 3 寸，可用于四肢部及腹部（图 2 - 10）。

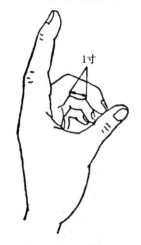 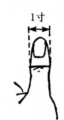 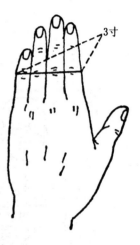

图 2 - 8 中指同身寸   图 2 - 9 拇指同身寸   图 2 - 10 一夫法

四、简便取穴法

简便取穴法是临床中一种简便易行的定位方法，如立正姿势，垂手中指端所至的股外侧取风市，两耳尖直上连线中点取百会等。此法是一种辅助取穴法，为了定穴的准确，最好结合体表解剖标志或骨度分寸折量法等方法取穴。

第三章　经络腧穴各论

第一节　督脉与任脉

一、督脉

（一）经脉循行

起于小腹内，下出于会阴部，向后行于脊柱的内部，上达项后风府，进入脑内，上行巅顶，沿前额下行鼻柱（图3－1）。

（二）主治概要

本经腧穴主治神志病，热病和腰骶、背、头项部的局部病证，以及相应的内脏疾病。

（三）腧穴

1. 长强　Chángqiáng　（DU1）络穴

【定位】　在尾骨端下，当尾骨端与肛门连线的中点处（图3－2）。

【主治】　泄泻，便秘，便血，痔疾，脱肛，痫证，腰脊痛。

【操作】　针尖向上与骶骨平行刺入0.5～1寸，注意防止刺伤直肠；可灸。

2. 腰俞　Yāoshū　（DU2）

【定位】　在后正中线上，当骶管裂孔处（图3－2）。

【主治】　月经不调，痔疾，腰脊强痛，下肢痿痹，痫证。

【操作】　向上斜刺0.5～1寸；可灸。

3. 腰阳关　Yāoyángguān　（DU3）

【定位】　在腰部，当后正中线上，第4腰椎棘突下凹陷中（图3－2）。

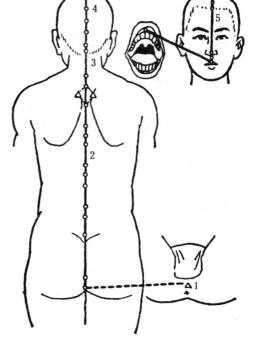

图3－1　督脉循行示意图

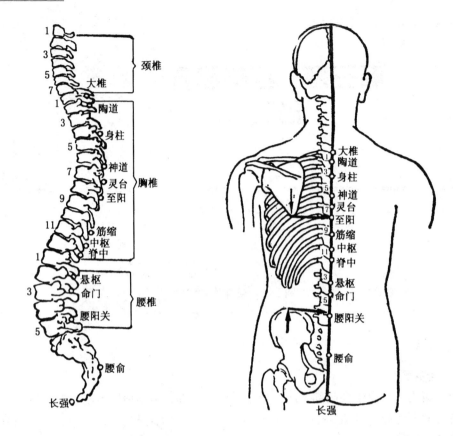

图 3 - 2

【主治】　月经不调，遗精，阳痿，腰骶痛，下肢痿痹。

【操作】　直刺 0.5～1 寸；可灸。

4. 命门　Mìngmén　（DU4）

【定位】　在腰部，当后正中线上，第 2 腰椎棘突下凹陷中（图 3 - 2）。

【主治】　阳痿，遗精，带下，月经不调，遗尿，尿频，泄泻，腰脊强痛。

【操作】　向上斜刺 0.5～1 寸；可灸。

5. 悬枢　Xuánshū　（DU5）

【定位】　在腰部，当后正中线上，第 1 腰椎棘突下凹陷中（图 3 - 2）。

【主治】　泄泻，腹痛，腰脊强痛。

【操作】　向上斜刺 0.5～1 寸；可灸。

6. 脊中　Jǐzhōng　（DU6）

【定位】　在背部，当后正中线上，第 11 胸椎棘突下凹陷中（图 3 - 2）。

【主治】　泄泻，黄疸，痔疾，癫痫，小儿疳积，脱肛，腰脊强痛。

【操作】　向上斜刺 0.5～1 寸。

7. 中枢　Zhōngshū　（DU7）

【定位】　在背部，当后正中线上，第 10 胸椎棘突下凹陷中（图 3 - 2）。

【主治】　黄疸，呕吐，腹满，腰脊强痛。

【操作】　向上斜刺 0.5～1 寸；可灸。

8. 筋缩 Jīnsuō （DU8）

【定位】 在背部，当后正中线上，第9胸椎棘突下凹陷中（图3-2）。

【主治】 癫痫，抽搐，脊强，胃痛。

【操作】 向上斜刺0.5~1寸；可灸。

9. 至阳 Zhìyáng （DU9）

【定位】 在背部，当后正中线上，第7胸椎棘突下凹陷中（图3-2）。

【主治】 胸胁胀满，黄疸，咳喘，背痛，脊强。

【操作】 向上斜刺0.5~1寸；可灸。

10. 灵台 Língtái （DU10）

【定位】 在背部，当后正中线上，第6胸椎棘突下凹陷中（图3-2）。

【主治】 咳嗽，气喘，疔疮，脊背强痛。

【操作】 向上斜刺0.5~1寸；可灸。

11. 神道 Shéndào （DU11）

【定位】 在背部，当后正中线上，第5胸椎棘突下凹陷中（图3-2）。

【主治】 心悸，健忘，咳嗽，脊背强痛。

【操作】 向上斜刺0.5~1寸；可灸。

12. 身柱 Shēnzhù （DU12）

【定位】 在背部，当后正中线上，第3胸椎棘突下凹陷中（图3-2）。

【主治】 咳嗽，气喘，癫痫，脊背强痛。

【操作】 向上斜刺0.5~1寸；可灸。

13. 陶道 Táodào （DU13）

【定位】 在背部，当后正中线上，第1胸椎棘突下凹陷中（图3-2）。

【主治】 头痛，疟疾，热病，脊强。

【操作】 向上斜刺0.5~1寸；可灸。

14. 大椎 Dàzhuī （DU14）

【定位】 在后正中线上，第7颈椎棘突下凹陷中（图3-2）。

【主治】 热病，疟疾，咳嗽，气喘，骨蒸潮热，头痛项强，癫痫，肩背痛，腰脊强痛。

【操作】 直刺0.5~1寸；可灸。

15. 哑门 Yǎmén （DU15）

【定位】 在项部，当后发际正中直上0.5寸，第1颈椎下（图3-3）。

【主治】 暴喑，舌强不语，中风，癫、狂、痫，头痛，项强。

【操作】 直刺或向下斜刺0.5~1寸，不可向上斜刺和深刺，严防刺伤延髓。

16. 风府 Fēngfǔ （DU16）

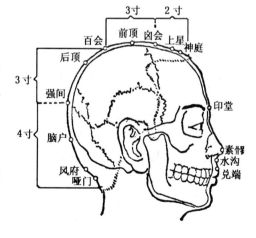

图3-3

【定位】　在项部，当后发际正中直上1寸，枕外隆凸直下，两斜方肌之间凹陷中（图3-3）。

【主治】　头痛，项强，眩晕，鼻衄，咽喉肿痛，中风不语，癫狂。

【操作】　直刺或向下斜刺0.5~1寸，不宜深刺，防止刺伤延髓。

17. 脑户　Nǎohù　（DU17）

【定位】　在头部，后发际正中直上2.5寸，风府上1.5寸，枕外隆凸的上缘凹陷处（图3-3）。

【主治】　头痛，头晕，项强，失音，癫痫。

【操作】　平刺0.5~0.8寸；可灸。

18. 强间　Qiángjiān　（DU18）

【定位】　在头部，当后发际正中直上4寸（脑户上1.5寸）（图3-3）。

【主治】　头痛，目眩，项强，癫狂。

【操作】　平刺0.5~0.8寸；可灸。

19. 后顶　Hòudǐng　（DU19）

【定位】　在头部，当后发际正中直上5.5寸（脑户上3寸）（图3-3）。

【主治】　头痛，眩晕，癫狂，痫证。

【操作】　平刺0.5~0.8寸；可灸。

20. 百会　Bǎihuì　（DU20）

【定位】　在头部，当前发际正中直上5寸，或两耳尖连线的中点处（图3-3）。

【主治】　头痛，眩晕，中风失语，癫狂，脱肛，阴挺，不寐。

【操作】　平刺0.5~0.8寸；可灸。

21. 前顶　Qiándǐng　（DU21）

【定位】　在头部，当前发际正中直上3.5寸（百会前1.5寸）（图3-3）。

【主治】　头痛，眩晕，鼻渊，癫痫。

【操作】　平刺0.5~0.8寸；可灸。

22. 囟会　Xìnhuì　（DU22）

【定位】　在头部，当前发际正中直上2寸（百会前3寸）（图3-3）。

【主治】　头痛，眩晕，鼻渊，小儿惊痫。

【操作】　平刺0.5~0.8寸，小儿囟门未闭者禁针；可灸。

23. 上星　Shàngxīng　（DU23）

【定位】　在头部，当前发际正中直上1寸（图3-3）。

【主治】　头痛，目痛，鼻渊，鼻衄，癫狂。

【操作】　平刺0.5~0.8寸；可灸。

24. 神庭　Shéntíng　（DU24）

【定位】　在头部，当前发际正中直上0.5寸（图3-3）。

【主治】　头痛，眩晕，失眠，鼻渊，癫痫。

【操作】　平刺0.5~0.8寸；可灸。

25. 素髎　Sùliáo　（DU25）

【定位】　在面部，当鼻尖的正中央（图3-3）。

【主治】 鼻渊，鼻衄，昏迷，新生儿窒息。

【操作】 向上斜刺 0.3~0.5 寸，或点刺出血。

26. 水沟 Shuǐgōu （DU26）

【定位】 在面部，当人中沟的上 1/3 与中 1/3 交点处（图 3-3）。

【主治】 昏迷，晕厥，癫狂，痫证，小儿惊风，口角歪斜，腰脊强痛。

【操作】 向上斜刺 0.3~0.5 寸。

27. 兑端 Duìduān （DU27）

【定位】 在面部，当上唇的尖端，人中沟下端的皮肤与唇的移行部（图 3-3）。

【主治】 癫狂，齿龈肿痛，口吻瞤动，鼻衄。

【操作】 向上斜刺 0.2~0.3 寸。

28. 龈交 Yínjiāo （DU28）

【定位】 在上唇内，唇系带与上齿龈的相接处（图 3-4）。

【主治】 癫狂，齿龈肿痛，鼻渊。

【操作】 向上斜刺 0.2~0.3 寸，或点刺出血。

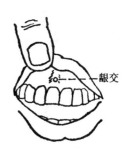

龈交

二、任脉

（一）经脉循行

起于小腹内，下出会阴，向前于阴毛部，沿着腹内，向上经过关元等穴，到达咽喉部，再上行环绕口唇，经过面部，进入目眶下（承泣）（图 3-5）。

图 3-4

（二）主治概要

本经腧穴主治腹、胸、颈、头面的局部病证和相应的内脏器官疾病，少数腧穴有强壮作用，或可治疗神志病。

（三）腧穴

1. 会阴 Huìyīn （RN1）

【定位】 在会阴部，男性当阴囊根部与肛门连线的中点，女性当大阴唇后联合与肛门连线的中点（图 3-5）。

【主治】 小便不利，阴痒，痔疾，月经不调，遗精，癫狂，昏迷。

【操作】 直刺 0.5~1 寸；可灸。孕妇慎用。

2. 曲骨 Qūgǔ （RN2）

【定位】 在下腹部，当前正中线上，耻骨联合上缘的中点处（图 3-6）。

【主治】 小便不利，遗精，阳痿，遗尿，痛经，月经不调，带下。

【操作】 直刺 0.5~1 寸，内为膀胱，应在排尿后针刺；可灸。孕妇慎用。

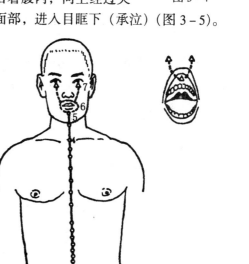

会阴

图 3-5 任脉循行示意图

3. 中极　Zhōngjí　（RN3）　膀胱募穴

【定位】　在下腹部，前正中线上，当脐中下 4 寸（图 3 - 6）。

【主治】　小便不利，遗尿，疝气，遗精，阳痿，月经不调，崩漏，带下，阴挺，不孕。

【操作】　直刺 0.5～1 寸，内为膀胱，应在排尿后针刺；可灸。孕妇慎用。

4. 关元　Guānyuán　（RN4）　小肠募穴

【定位】　在下腹部，前正中线上，当脐中下 3 寸（图 3 - 6）。

【主治】　遗尿，小便频数，尿闭，泄泻，腹痛，遗精，阳痿，疝气，月经不调，崩漏，带下，不孕，中风脱证，虚劳羸瘦。

【操作】　直刺 1～2 寸；可灸。孕妇慎用。

5. 石门　Shímén　（RN5）　三焦募穴

【定位】　在下腹部，前正中线上，当脐中下 2 寸（图 3 - 6）。

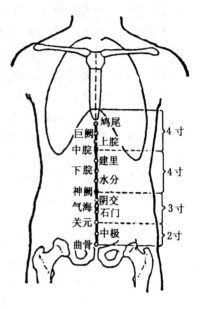

图 3 - 6

【主治】　腹痛，水肿，疝气，小便不利，泄泻，经闭，崩漏，带下。

【操作】　直刺 1～2 寸；可灸。孕妇慎用。

6. 气海　Qìhǎi　（RN6）

【定位】　在下腹部，前正中线上，当脐中下 1.5 寸（图 3 - 6）。

【主治】　腹痛，泄泻，便秘，遗尿，疝气，遗精，阳痿，月经不调，经闭，崩漏，痛经，虚脱，形体羸瘦。

【操作】　直刺 1～2 寸；可灸。孕妇慎用。

7. 阴交　Yīnjiāo　（RN7）

【定位】　在下腹部，前正中线上，当脐中下 1 寸（图 3 - 6）。

【主治】　腹痛，疝气，水肿，月经不调，带下。

【操作】　直刺 1～2 寸；可灸。孕妇慎用。

8. 神阙　Shénquè　（RN8）

【定位】　在腹部，脐中央（图 3 - 6）。

【主治】　腹痛，泄泻，脱肛，水肿，虚脱。

【操作】　因消毒不便，一般不针，多用艾条灸或艾炷隔盐灸。

9. 水分　Shuǐfēn　（RN9）

【定位】　在上腹部，前正中线上，当脐中上 1 寸（图 3 - 6）。

【主治】　水肿，小便不利，腹泻，腹痛，反胃。

【操作】　直刺 1～2 寸；可灸。

10. 下脘　Xiàwǎn　（RN10）

【定位】　在上腹部，前正中线上，当脐中上 2 寸（图 3 - 6）。

【主治】　腹痛，腹胀，泄泻，呕吐，食谷不化，痞块。

【操作】　直刺 1~2 寸；可灸。

11. 建里　*Jiànlǐ*　（RN11）

【定位】　在上腹部，前正中线上，当脐中上 3 寸（图 3 – 6）。

【主治】　胃痛，呕吐，食欲不振，腹胀，水肿。

【操作】　直刺 1~2 寸；可灸。

12. 中脘　*Zhōngwǎn*　（RN12）　胃募穴；八会穴之腑会

【定位】　在上腹部，前正中线上，当脐中上 4 寸（图 3 – 6）。

【主治】　胃痛，呕吐，呃逆，吞酸，腹胀，泄泻，黄疸，癫狂。

【操作】　直刺 1~1.5 寸；可灸。

13. 上脘　*Shàngwǎn*　（RN13）

【定位】　在上腹部，前正中线上，当脐中上 5 寸（图 3 – 6）。

【主治】　胃痛，呕吐，呃逆，腹胀，癫痫。

【操作】　直刺 1~1.5 寸；可灸。

14. 巨阙　*Jùquè*　（RN14）　心募穴

【定位】　在上腹部，前正中线上，当脐中上 6 寸（图 3 – 6）。

【主治】　胸痛，心痛，心悸，呕吐，癫狂，痫证。

【操作】　向下斜刺 0.5~1 寸，不可深刺，以免损伤肝脏；可灸。

15. 鸠尾　*Jiūwěi*　（RN15）　络穴

【定位】　在上腹部，前正中线上，当胸剑联合部下 1 寸（图 3 – 6）。

【主治】　心胸痛，呃逆，反胃，癫狂，痫证。

【操作】　向下斜刺 0.5~1 寸。

16. 中庭　*Zhōngtíng*　（RN16）

【定位】　在胸部，当前正中线上，平第 5 肋间，即胸剑联合部（图 3 – 7）。

【主治】　胸胁胀满，心痛，呕吐，小儿吐乳。

【操作】　平刺 0.3~0.5 寸；可灸。

17. 膻中　*Tánzhōng*　（RN17）　心包募穴；八会穴之气会

【定位】　在胸部，当前正中线上，平第 4 肋间，两乳头连线的中点（图 3 – 7）。

【主治】　咳嗽，气喘，胸痛，心悸，乳少，呕吐，噎膈。

【操作】　平刺 0.3~0.5 寸；可灸。

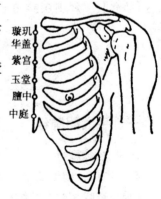

图 3 – 7

18. 玉堂　*Yùtáng*　（RN18）

【定位】　在胸部，当前正中线上，平第 3 肋间（图 3 – 7）。

【主治】　咳嗽，气喘，胸痛，呕吐。

【操作】　平刺 0.3~0.5 寸；可灸。

19. 紫宫　*Zǐgōng*　（RN19）

【定位】　在胸部，当前正中线上，平第 2 肋间（图 3 – 7）。

【主治】　咳嗽，气喘，胸痛。

【操作】　平刺 0.3~0.5 寸；可灸。

20. 华盖　Huágài　（RN20）

【定位】　在胸部，当前正中线上，平第 1 肋间（图 3-7）。

【主治】　咳嗽，气喘，胸胁胀痛。

【操作】　平刺 0.3~0.5 寸；可灸。

21. 璇玑　Xuánjī　（RN21）

【定位】　在胸部，当前正中线上，天突下 1 寸（图 3-7）。

【主治】　咳嗽，气喘，胸痛，咽喉肿痛。

【操作】　平刺 0.3~0.5 寸；可灸。

22. 天突　Tiāntū　（RN22）

【定位】　在颈部，当前正中线上，胸骨上窝中央（图 3-8）。

【主治】　咳嗽，气喘，胸痛，咽喉肿痛，暴喑，瘿气，梅核气，噎膈。

【操作】　先直刺 0.2 寸，然后将针尖转向下方，紧靠胸骨后方刺入 1~1.5 寸；可灸。

23. 廉泉　Liánquán　（RN23）

【定位】　在颈部，当前正中线上，喉结上方，舌骨上缘凹陷处（图 3-8）。

【主治】　舌下肿痛，舌纵流涎，舌强不语，暴喑，喉痹，吞咽困难。

【操作】　向舌根斜刺 0.5~0.8 寸；可灸。

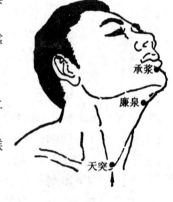

图 3-8

24. 承浆　Chéngjiāng　（RN24）

【定位】　在面部，当颏唇沟的正中凹陷中（图 3-8）。

【主治】　口歪，面肿，齿龈肿痛，流涎，暴喑，癫狂。

【操作】　斜刺 0.3~0.5 寸；可灸。

第二节　手三阴经

一、手太阴肺经

（一）经脉循行

起于中焦，向下联络大肠，回绕过来沿着胃的上口，通过横膈，属于肺脏，从"肺系"（肺与喉咙相联系的结构）横行出来（中府），向下沿上臂内侧行于手少阴经和手厥阴经的前面，下行到肘窝中，沿着前臂内侧前缘进入寸口，经过鱼际，沿着鱼际的边缘，出拇指桡侧端（少商）。

手腕后方的支脉：从列缺处分出，一直走向食指桡侧端（商阳），与手阳明大肠经相接（图 3-9）。

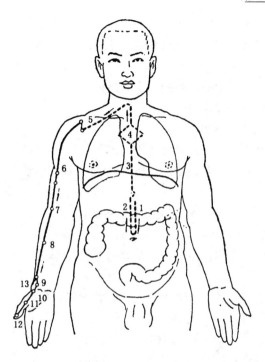

图 3 - 9 手太阴肺经循行示意图

（二）主治概要

本经腧穴主治头面、喉、胸、肺病和经脉循行部位的其他病证。

（三）腧穴

1. 中府 Zhōngfǔ（LU1） 肺募穴

【定位】 在胸壁的外上方，云门下 1 寸，平第 1 肋间，距前正中线 6 寸（图 3 - 10）。

【主治】 咳嗽，气喘，胸中胀满，胸痛，肩背痛。

【操作】 向外斜刺 0.5~0.8 寸；可灸。本穴不可向内侧深刺，以免伤及肺脏。

2. 云门 Yúnmén（LU2）

【定位】 在胸前壁的外上方，肩胛骨喙突上方，锁骨下窝凹陷中，距前正中线 6 寸（图 3 - 10）。

【主治】 咳嗽，气喘，胸痛，肩臂痛。

【操作】 向外斜刺 0.5~0.8 寸；可灸。本穴不可向内侧深刺，以免伤及肺脏。

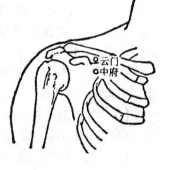

图 3 - 10

3. 天府 Tiānfǔ（LU3）

【定位】 在臂内侧面，肱二头肌桡侧缘，腋前纹头下 3 寸处（图 3 - 11）。

【主治】 气喘，鼻衄，瘿气，上臂内侧痛。

【操作】 直刺 0.5~1 寸；可灸。

4. 侠白　Xiábái（LU4）

【定位】　在臂内侧面，肱二头肌桡侧缘，腋前纹头下 4 寸，或肘横纹上 5 寸（图 3–11）。

【主治】　咳嗽，气喘，干呕，烦满，上臂内侧痛。

【操作】　直刺 0.5～1 寸；可灸。

5. 尺泽　Chǐzé（LU5）　合穴

【定位】　在肘横纹中，肱二头肌腱桡侧凹陷处（图 3–11）。

【主治】　咳嗽，气喘，咯血，潮热，咽喉肿痛，胸部胀满，小儿惊风，吐泻，肘臂挛痛。

【操作】　直刺 0.8～1.2 寸，或点刺出血；可灸。

6. 孔最　Kǒngzuì（LU6）　郄穴

【定位】　在前臂掌面桡侧，当尺泽与太渊连线上，腕横纹上 7 寸（图 3–12）。

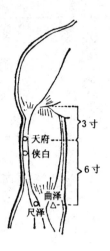

图 3–11

【主治】　咳嗽，气喘，咯血，咽喉肿痛，肘臂挛痛，痔疾。

【操作】　直刺 0.5～1.2 寸；可灸。

7. 列缺　Lièquē（LU7）　络穴；八脉交会穴，通于任脉

【定位】　在前臂桡侧缘，桡骨茎突上方，腕横纹上 1.5 寸。当肱桡肌与拇长展肌腱之间（图 3–12）。

【主治】　咳嗽，气喘，咽喉肿痛，偏正头痛，项强，半身不遂，口眼歪斜，牙痛。

【操作】　向上或向下斜刺 0.3～0.8 寸；可灸。

8. 经渠　Jīngqú（LU8）　经穴

【定位】　在前臂掌面桡侧，桡骨茎突与桡动脉之间凹陷处，腕横纹上 1 寸（图 3–12）。

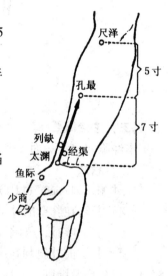

【主治】　咳嗽，气喘，胸痛，咽喉肿痛，手腕痛。

【操作】　直刺 0.3～0.5 寸；不灸。

9. 太渊　Tàiyuān（LU9）　输穴；原穴；八会穴之脉会

【定位】　在腕掌侧横纹桡侧，桡动脉搏动处（图 3–12）。

图 3–12

【主治】　咳嗽，气喘，咳血，胸痛，咽喉肿痛，无脉症，手腕痛。

【操作】　避开桡动脉，直刺 0.3～0.5 寸；可灸。

10. 鱼际　Yújì（LU10）　荥穴

【定位】　在手拇指本节（第 1 掌指关节）后凹陷处，约当第 1 掌骨中点桡侧，赤白肉际处（图 3–12）。

【主治】　咳嗽，咯血，发热，咽喉肿痛，失音，掌中热。

【操作】　直刺 0.5～1 寸；可灸。

11. 少商　Shàoshāng（LU11）　井穴

【定位】　在拇指末节桡侧，距指甲角 0.1 寸（指寸）（图 3–12）。

【主治】 咽喉肿痛，发热，中风昏迷，中暑呕吐，小儿惊风，癫狂，咳嗽，鼻衄。
【操作】 浅刺0.1~0.2寸，或点刺出血；可灸。

二、手少阴心经

（一）经脉循行

起于心中，出属"心系"（心与其他脏器相联系的结构），通过横膈，联络小肠。

"心系"向上的脉：挟着咽喉上行，连系于"目系"（眼球与脑相联系的结构）。

"心系"直行的脉：上行于肺部，再向下出于腋窝部（极泉），沿上臂内侧后缘，行于手太阴经和手厥阴经的后面，到达肘窝，沿前臂内侧后缘至掌后豌豆骨部，进入掌内，沿小指内侧至末端（少冲），与手太阳小肠经相接（图3-13）。

（二）主治概要

本经腧穴主治心、胸、神志病和经脉循行部位的其他病证。

（三）腧穴

1. 极泉 Jíquán （HT1）

【定位】 在腋窝顶点，腋动脉搏动处（图3-14）。

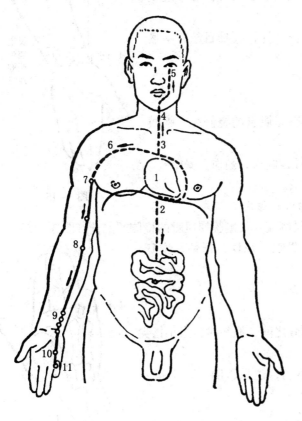

图3-13 手少阴心经循行示意图

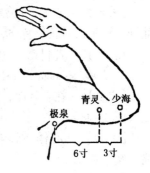

图3-14

【主治】 心痛，胸胁疼痛，瘰疬，咽干烦渴，肘臂冷痛。
【操作】 避开动脉，直刺或斜刺0.5~1寸；可灸。

2. 青灵 Qīnglíng （HT2）

【定位】   在臂内侧，当极泉与少海的连线上，肘横纹上3寸，肱二头肌内侧沟中
（图3-14）。
【主治】   头痛，胁痛，振寒，目黄，肩臂痛。
【操作】   直刺0.5~1寸；可灸。

3. 少海 Shàohǎi   （HT3）   合穴
【定位】   屈肘，在肘横纹内侧端与肱骨内上髁连线的中点处（图3-14）。
【主治】   心痛，臂麻，手颤，肘挛，瘰疬。
【操作】   直刺0.5~1寸；可灸。

4. 灵道 Língdào   （HT4）   经穴
【定位】   在前臂掌侧，当尺侧腕屈肌腱的桡侧缘，腕横
纹上1.5寸（图3-15）。
【主治】   心痛，心悸，暴喑，瘛疭，肘臂挛痛。
【操作】   直刺0.3~0.5寸；可灸。

5. 通里 Tōnglǐ   （HT5）   络穴
【定位】   在前臂掌侧，当尺侧腕屈肌腱的桡侧缘，腕横
纹上1寸（图3-15）。
【主治】   暴喑，舌强不语，心悸怔忡，头晕目眩，咽喉
肿痛，腕臂痛。
【操作】   直刺0.3~0.5寸；可灸。

6. 阴郄 Yīnxì   （HT6）   郄穴
【定位】   在前臂掌侧，当尺侧腕屈肌腱的桡侧缘，腕横
纹上0.5寸（图3-15）。
【主治】   心痛，惊悸，骨蒸盗汗，吐血，衄血，暴喑。
【操作】   直刺0.3~0.5寸；可灸。

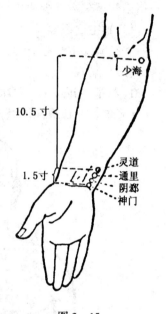

图3-15

7. 神门 Shénmén   （HT7）   输穴；原穴
【定位】   在腕部，腕掌侧横纹尺侧端，尺侧腕屈肌腱的桡侧凹陷处（图3-15）。
【主治】   心痛，心烦，健忘，失眠，惊悸，怔忡，癫狂，
痫证，痴呆，目黄，胁痛，掌中热。
【操作】   直刺0.3~0.5寸；可灸。

8. 少府 Shàofǔ   （HT8）   荥穴
【定位】   在手掌面，第4、5掌骨之间，握拳时，当小指尖
处（图3-16）。
【主治】   心悸，胸痛，小便不利，遗尿，阴痒，小指挛
痛，掌中热。
【操作】   直刺0.3~0.5寸；可灸。

9. 少冲 Shàochōng   （HT9）   井穴
【定位】   在手小指末节桡侧，距指甲角0.1寸（指寸）（图
3-16）。
【主治】   心悸，心痛，癫狂，热病，中风昏迷，胸胁痛。

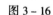

图3-16

【操作】 浅刺0.1~0.2寸，或点刺出血；可灸。

三、手厥阴心包经

（一）经脉循行

起于胸中，出属心包络，向下通过横膈，从胸至腹，依次联络上、中、下三焦。

胸部的支脉：沿着胸中，出于胁部，至腋下3寸处（天池），上行抵腋窝中，沿上臂内侧，行于手太阴和手少阴之间，进入肘窝中，向下行于前臂两筋的中间，进入掌中，沿着中指到指端（中冲）。

掌中的支脉：从劳宫分出，沿无名指到指端（关冲），与手少阳三焦经相接（图3-17）。

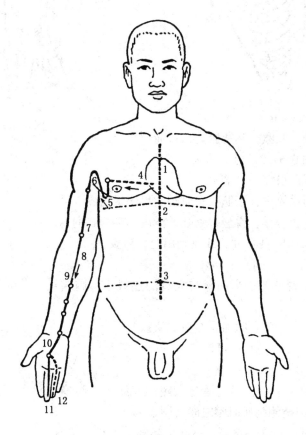

图3-17 手厥阴心包经循行示意图

（二）主治概要

本经腧穴主治心、胸、胃、神志病，以及经脉循行部位的其他病证。

（三）腧穴

1. 天池 Tiānchí （PC1）

【定位】 在胸部，当第4肋间隙，乳头外1寸，前正中线旁开5寸（图3-18）。

【主治】 咳嗽，气喘，胸闷，胁肋疼痛。

【操作】 斜刺或平刺0.5~0.8寸，不可过深，以免伤及肺脏；可灸。

2. 天泉   Tiānquán   （PC2）

【定位】   在臂内侧，当腋前纹头下 2 寸，肱二头肌的长、短头之间（图 3 - 19）。

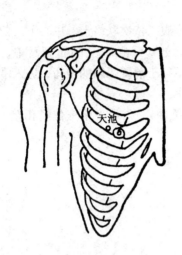

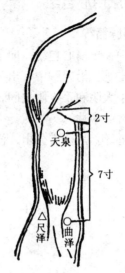

图 3 - 18

图 3 - 19

【主治】   心痛，咳嗽，胸胁胀痛，臂痛。

【操作】   直刺 0.5 ~ 0.8 寸；可灸。

3. 曲泽   Qūzé   （PC3）   合穴

【定位】   在肘横纹中，当肱二头肌腱的尺侧缘（图 3 - 19）。

【主治】   心痛，心悸，胃痛，呕吐，泄泻，热病，肘臂挛痛。

【操作】   直刺 0.8 ~ 1.2 寸，或点刺出血；可灸。

4. 郄门   Xìmén   （PC4）   郄穴

【定位】   在前臂掌侧，当曲泽与大陵的连线上，腕横纹上 5 寸（图 3 - 20）。

【主治】   心痛，胸痛，呕血，咳血，癫痫。

【操作】   直刺 0.5 ~ 1 寸；可灸。

5. 间使   Jiānshǐ   （PC5）   经穴

【定位】   在前臂掌侧，当曲泽与大陵的连线上，腕横纹上 3 寸，掌长肌腱与桡侧腕屈肌腱之间（图 3 - 20）。

【主治】   心痛，心悸，胃痛，呕吐，热病，疟疾，癫狂，痫证，臂痛。

【操作】   直刺 0.5 ~ 1 寸；可灸。

6. 内关   Nèiguān   （PC6）   络穴；八脉交会穴，通阴维脉

【定位】   在前臂掌侧，当曲泽与大陵的连线上，腕横纹上 2 寸，掌长肌腱与桡侧腕屈肌腱之间（图 3 - 20）。

【主治】   心痛，心悸，胸闷，胸痛，胃痛，呕吐，热病，疟疾，癫狂，痫证，臂痛。

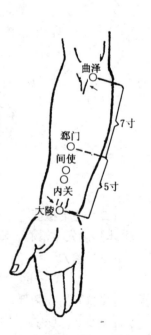

图 3 - 20

【操作】 直刺 0.5～1 寸；可灸。

7. 大陵 Dàlíng （PC7） 输穴；原穴

【定位】 在腕掌横纹的中点处，当掌长肌腱与桡侧腕屈肌腱之间（图 3-20）。

【主治】 心痛，心悸，胃痛，呕吐，胸胁痛，癫狂，手腕痛。

【操作】 直刺 0.5～0.8 寸；可灸。

8. 劳宫 Láogōng （PC8） 荥穴

【定位】 在手掌心，当第 2、3 掌骨之间，偏于第 3 掌骨，握拳屈指时中指尖下是穴（图 3-21）。

【主治】 心痛，癫狂，痫证，呕吐，口臭，口疮。

【操作】 直刺 0.3～0.5 寸；可灸。

9. 中冲 Zhōngchōng （PC9） 井穴

【定位】 在手中指末节尖端中央（图 3-21）。

【主治】 心痛，昏迷，舌强肿痛，热病，中暑，昏厥，掌中热。

【操作】 浅刺 0.1 寸，或点刺出血；可灸。

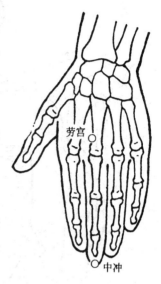

图 3-21

第三节　手三阳经

一、手太阳小肠经

（一）经脉循行

起于小指外侧端（少泽），沿着手背外侧至腕部，出于尺骨茎突，直上沿着前臂外侧后缘，经尺骨鹰嘴与肱骨内上髁之间，沿上臂外侧后缘，出于肩关节，绕行肩胛部，交会于大椎（督脉），向下进入缺盆部，联络心脏，沿着食管，通过横膈，到达胃部，属于小肠。

缺盆部的支脉：沿着颈部，上达面颊，至目外眦，转入耳中（听宫）。

颊部的支脉：上行目眶下，抵于鼻旁，至目内眦（睛明），与足太阳膀胱经相接，又斜行络于颧骨部（图 3-22）。

（二）主治概要

本经腧穴主治头、项、耳、目、咽喉病和热病、神志病，以及经脉循行部位的其他病证。

（三）腧穴

1. 少泽 Shàozé （SI1） 井穴

【定位】 在手小指末节尺侧，距指甲角 0.1 寸（指寸）（图 3-23）。

【主治】 昏迷，热病，目翳，咽喉肿痛，耳鸣，耳聋，乳汁少，乳痈。

【操作】 浅刺 0.1～0.2 寸，或点刺出血；可灸。

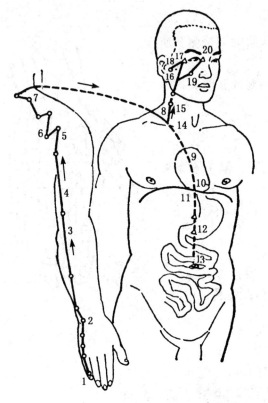

图 3 - 22　手太阳小肠经循行示意图　　　　　　　　　图 3 - 23

2．前谷　Qiángǔ　（SI2）　荥穴

【定位】　在手尺侧，微握拳，当小指本节（第 5 掌指关节）前的掌指横纹头赤白肉际处（图 3 - 23）。

【主治】　热病汗不出，疟疾，癫狂，痫证，头项痛，目痛，咽喉肿痛。

【操作】　直刺 0.2 ～ 0.3 寸；可灸。

3．后溪　Hòuxī　（SI3）　输穴；八脉交会穴，通于督脉

【定位】　在手掌尺侧，微握拳，当小指本节（第 5 掌指关节）后的远侧掌横纹头赤白肉际处（图 3 - 23）。

【主治】　头项强痛，耳聋，目眩，目赤，咽喉肿痛，热病，疟疾，盗汗，癫狂，痫证，腰痛。

【操作】　直刺 0.5 ～ 1 寸；可灸。

4．腕骨　Wàngǔ　（SI4）　原穴

【定位】　在手掌尺侧，当第 5 掌骨基底与钩骨之间的赤白肉际凹陷处（图 3 - 23）。

【主治】　头痛，项强，耳鸣，耳聋，目翳，热病汗不出，疟疾，指挛臂痛。

【操作】　直刺 0.3 ～ 0.5 寸；可灸。

5．阳谷　Yánggǔ　（SI5）　经穴

【定位】　在手腕尺侧，当尺骨茎突与三角骨之间的凹陷处（图 3 - 23）。

【主治】　头痛，目眩，耳鸣，耳聋，热病，癫狂，痫证，腕痛。

【操作】 直刺 0.5~0.8 寸；可灸。

6. 养老 Yǎnglǎo （SI6） 郄穴

【定位】 在前臂背面尺侧，当尺骨小头近端桡侧凹陷中（图 3 - 24）。

【主治】 目视不明，肩臂疼痛。

【操作】 直刺或斜刺 0.5~0.8 寸；可灸。

7. 支正 Zhīzhèng （SI7） 络穴

【定位】 在前臂背面尺侧，当阳谷与小海的连线上，腕背横纹上 5 寸（图 3 - 24）。

【主治】 头痛，项强，目眩，热病，癫狂，肘挛，手指痛。

【操作】 直刺 0.5~0.8 寸；可灸。

8. 小海 Xiǎohǎi （SI8） 合穴

【定位】 在肘内侧，当尺骨鹰嘴与肱骨内上髁之间凹陷处（图 3 - 24）。

【主治】 肘臂疼痛，癫痫，耳鸣，耳聋。

【操作】 直刺 0.3~0.5 寸；可灸。

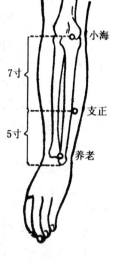

图 3 - 24

9. 肩贞 Jiānzhēn （SI9）

【定位】 在肩关节后下方，臂内收时，腋后纹头上 1 寸（图 3 - 25）。

【主治】 肩胛痛，手臂麻木，上肢不举，缺盆中痛。

【操作】 直刺 1~1.5 寸；可灸。

10. 臑俞 Nàoshū （SI10）

【定位】 在肩部，当腋后纹头直上，肩胛冈下缘凹陷中（图 3 - 25）。

【主治】 肩臂疼痛，瘰疬。

【操作】 直刺 1~1.5 寸；可灸。

11. 天宗 Tiānzōng （SI11）

【定位】 在肩胛部，当冈下窝中央凹陷处，与第 4 胸椎相平（图 3 - 25）。

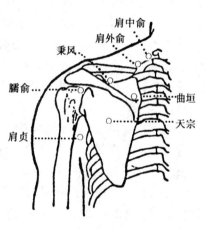

图 3 - 25

【主治】 肩胛疼痛，肘臂外后侧痛，气喘，乳痈。

【操作】 直刺或斜刺 0.5~1 寸；可灸。

12. 秉风 Bǐngfēng （SI12）

【定位】 在肩胛冈上窝中央，天宗直上，举臂有凹陷处（图 3 - 25）。

【主治】 肩臂疼痛，上肢酸麻。

【操作】 直刺 0.5~1 寸；可灸。

13. 曲垣 Qūyuán （SI13）

【定位】 在肩胛部，冈上窝内侧端，当臑俞与第 2 胸椎棘突连线的中点处（图 3 - 25）。

【主治】 肩胛部疼痛，拘挛。

【操作】   直刺 0.5～1 寸；可灸。

14. 肩外俞   Jiānwàishū   （SI14）

【定位】   在背部，当第 1 胸椎棘突下，旁开 3 寸（图 3－25）。

【主治】   肩背酸痛，颈项强急。

【操作】   斜刺 0.5～0.8 寸；可灸。

15. 肩中俞   Jiānzhōngshū   （SI15）

【定位】   在背部，当第 7 颈椎棘突下，旁开 2 寸（图 3－25）。

【主治】   肩背疼痛，咳嗽，哮喘。

【操作】   斜刺 0.5～0.8 寸；可灸。

16. 天窗   Tiānchuāng   （SI16）

【定位】   在颈外侧部，胸锁乳突肌的后缘，扶突后，与喉结相平（图 3－26）。

【主治】   耳鸣，耳聋，咽喉肿痛，暴喑，颈项强痛。

【操作】   直刺 0.5～1 寸；可灸。

17. 天容   Tiānróng   （SI17）

【定位】   在颈外侧部，当下颌角的后方，胸锁乳突肌的前缘凹陷中（图 3－26）。

【主治】   耳鸣，耳聋，咽喉肿痛，颈项强痛。

【操作】   直刺 0.5～1 寸；可灸。

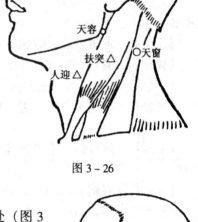

图 3－26

18. 颧髎   Quánliáo   （SI18）

【定位】   在面部，当目外眦直下，颧骨下缘凹陷处（图 3－27）。

【主治】   口眼歪斜，眼睑瞤动，齿痛，唇肿。

【操作】   直刺 0.5～0.8 寸；可灸。

19. 听宫   Tīnggōng   （SI19）

【定位】   在面部，耳屏前，下颌骨髁状突的后方，张口时呈凹陷处（图 3－27）。

【主治】   耳鸣，耳聋，聤耳，齿痛，癫狂，痫证。

【操作】   张口，直刺 1～1.5 寸；可灸。

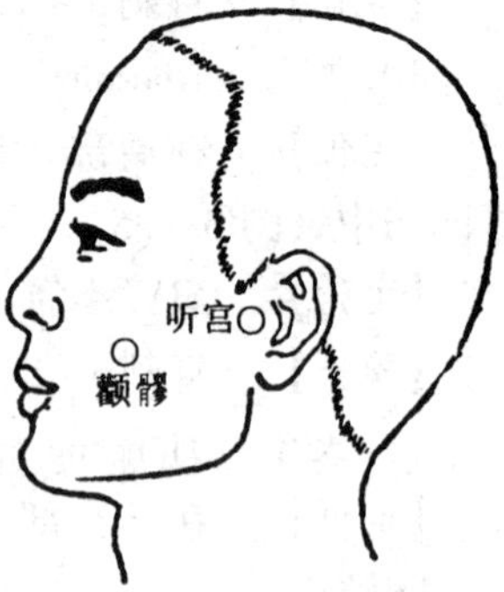

图 3－27

二、手阳明大肠经

（一）经脉循行

起于食指末端（商阳），沿着食指内（桡）侧向上，通过第 1、2 掌骨之间（合谷），向上进入两筋（拇长伸肌腱与拇短伸肌腱）之间的凹陷处，沿前臂外侧前缘，至肘部外侧，再沿上臂外侧前缘，上行肩端（肩髃），沿肩峰前缘，向上出于颈椎"手足三阳经聚会处"（大椎，属督脉），再向下进入缺盆（锁骨上窝部），联络肺脏，通过横膈，属于大肠。

缺盆部的支脉：上走颈部，经过面颊，进入下齿龈，回绕至上唇，交叉于人中，左脉向右，右脉向左，分布在鼻孔两侧（迎香），与足阳明胃经相接（图 3－28）。

（二）主治概要

本经腧穴主治头面、五官、咽喉、胃肠、热病，以及经脉循行部位的其他病证。

（三）腧穴

1. 商阳　Shāngyáng（LI1）　井穴

【定位】　在手食指末节桡侧，距指甲角 0.1 寸（指寸）（图 3-29）。

【主治】　咽喉肿痛，中风昏迷，齿痛，热病汗不出，手指麻木。

【操作】　浅刺 0.1~0.2 寸，或点刺出血；可灸。

2. 二间　Erjiān（LI2）　荥穴

【定位】　微握拳，在手食指本节（第 2 掌指关节）前，桡侧凹陷处（图 3-29）。

【主治】　齿痛，咽喉肿痛，鼻衄，目昏，热病。

【操作】　直刺 0.2~0.3 寸；可灸。

3. 三间　Sānjiān（LI3）　输穴

【定位】　微握拳，在食指本节（第 2 掌指关节）后，桡侧凹陷处（图 3-29）。

【主治】　咽喉肿痛，齿痛，目痛，身热，腹胀肠鸣。

【操作】　直刺 0.3~0.5 寸；可灸。

4. 合谷　Hégǔ（LI4）　原穴

【定位】　在手背，第 1、2 掌骨之间，当第 2 掌骨桡侧的中点处（图 3-29）。

【主治】　头痛，齿痛，目赤肿痛，咽喉肿痛，鼻衄，鼻渊，耳聋，口眼歪斜，痄腮，牙关紧闭，半身不遂，发热恶寒，无汗，多汗，腹痛，便秘，痢疾，痛经，滞产，小儿惊风，疟疾，瘾疹。

【操作】　直刺 0.5~1 寸；可灸。

5. 阳溪　Yángxī（LI5）　经穴

【定位】　在腕背横纹桡侧，手拇指向上翘起时，当拇短伸肌腱与拇长伸肌腱之间的凹陷处（图 3-29）。

【主治】　头痛，齿痛，咽喉肿痛，目赤肿痛，手腕痛。

【操作】　直刺 0.5~0.8 寸；可灸。

6. 偏历　Piānlì（LI6）　络穴

【定位】　屈肘，在前臂背面桡侧，当阳溪与曲池连线上，腕横纹上 3 寸（图 3-30）。

【主治】　耳鸣，耳聋，目赤，鼻衄，喉痛，水肿，手臂酸痛。

【操作】　直刺或斜刺 0.5~1 寸；可灸。

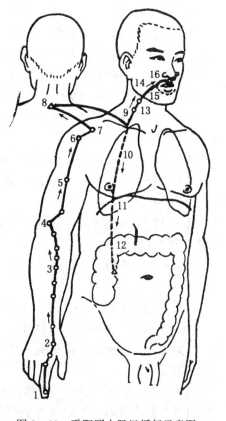

图 3-28　手阳明大肠经循行示意图

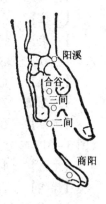

图 3-29

7．温溜　Wēnliū（LI7）　郄穴

【定位】　屈肘，在前臂背面桡侧，当阳溪与曲池连线上，腕横纹上5寸（图3－30）。

【主治】　头痛，面肿，咽喉肿痛，肠鸣腹痛，肩背酸痛，疔疮。

【操作】　直刺0.5～1寸；可灸。

8．下廉　Xiàlián（LI8）

【定位】　在前臂背面桡侧，当阳溪与曲池连线上，肘横纹下4寸（图3－30）。

【主治】　头痛，眩晕，目痛，腹痛，肠鸣，肘臂痛。

【操作】　直刺0.5～1寸；可灸。

9．上廉　Shànglián（LI9）

【定位】　在前臂背面桡侧，当阳溪与曲池连线上，肘横纹下3寸（图3－30）。

【主治】　头痛，半身不遂，腹痛，肠鸣，腹泻，肩臂酸痛麻木。

【操作】　直刺0.5～1寸；可灸。

10．手三里　Shǒusānlǐ（LI10）

【定位】　在前臂背面桡侧，当阳溪与曲池连线上，肘横纹下2寸（图3－30）。

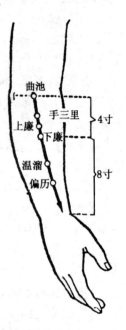

图3－30

【主治】　腹痛，腹泻，齿痛，上肢不遂，肩背疼痛。

【操作】　直刺0.8～1.2寸；可灸。

11．曲池　Qūchí　（LI11）　合穴

【定位】　在肘横纹外侧端，屈肘，当尺泽与肱骨外上髁连线之中点（图3－30）。

【主治】　热病，咽喉肿痛，齿痛，瘾疹，手臂肿痛无力，半身不遂，腹痛吐泻，痢疾，高血压，瘰疬，癫狂。

【操作】　直刺0.5～1寸；可灸。

12．肘髎　Zhǒuliáo　（LI12）

【定位】　在臂外侧，屈肘，曲池上方1寸，当肱骨边缘处（图3－31）。

【主治】　肘臂酸痛，麻木，挛急。

【操作】　直刺0.5～1寸；可灸。

13．手五里　Shǒuwǔlǐ（LI13）

【定位】　在臂外侧，当曲池与肩髃连线上，曲池上3寸处（图3－31）。

【主治】　肘臂挛痛，瘰疬。

【操作】　直刺0.5～1寸；可灸。

14．臂臑　Bìnào（LI14）

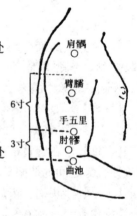

图3－31

【定位】　在臂外侧，三角肌止点处，当曲池与肩髃连线上，曲池上7寸（图3－31）。

【主治】　肩臂疼痛，颈项强急，瘰疬。

【操作】　直刺0.8~1.5寸；可灸。

15. 肩髃　Jiānyú（LI15）

【定位】　在肩部，三角肌上，臂外展或向前平伸时，当肩峰前下方凹陷处（图3-31）。

【主治】　肩臂疼痛，半身不遂，瘾疹，瘰疬。

【操作】　直刺或向下斜刺0.8~1.5寸；可灸。

16. 巨骨　Jùgǔ（LI16）

【定位】　在肩上部，当锁骨肩峰端与肩胛冈之间凹陷处（图3-32）。

【主治】　肩背及上臂疼痛、伸展及抬举不利，瘰疬，瘿气。

【操作】　直刺0.4~0.6寸，不可深刺，以免造成气胸；可灸。

17. 天鼎　Tiāndǐng（LI17）

【定位】　在颈外侧部，胸锁乳突肌后缘，当喉结旁，扶突穴与缺盆连线中点（图3-33）。

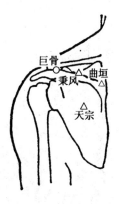

图3-32

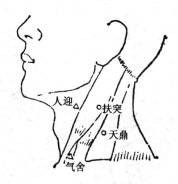

图3-33

【主治】　咽喉肿痛，暴喑，气梗，瘿气，瘰疬。

【操作】　直刺0.3~0.5寸；可灸。

18. 扶突　Fútū（LI18）

【定位】　在颈外侧部，喉结旁，当胸锁乳突肌的前后缘之间（图3-33）。

【主治】　咳嗽，气喘，咽喉肿痛，暴喑，瘰疬，瘿气。

【操作】　直刺0.5~0.8寸；可灸。

19. 口禾髎　Kǒuhéliáo（LI19）

【定位】　在上唇部，鼻孔外缘直下，平水沟穴（图3-34）。

【主治】　口歪，鼻塞不通，鼻衄。

【操作】　直刺0.3~0.5寸；禁灸。

20. 迎香　Yíngxiāng（LI20）

【定位】　在鼻翼外缘中点旁，当鼻唇沟中（图3-34）。

【主治】　鼻塞不通，鼻衄，鼻渊，口歪，面痒，面肿。

【操作】　斜刺或平刺0.3~0.5寸；禁灸。

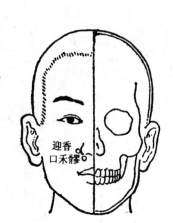

图3-34

三、手少阳三焦经

(一) 经脉循行

起于无名指末端（关冲），向上出于手背第 4、5 掌骨之间，沿着腕背，出于前臂外侧桡骨和尺骨之间，向上通过肘尖，沿上臂外侧，上达肩部，交出足少阳经的后面，向上进入缺盆部，分布于胸中，联络心包，向下通过横膈，从胸至腹，属于上、中、下三焦。

胸中的支脉：从胸向上，出于缺盆部，上走颈旁，连系耳后，沿耳后直上，出于耳部，上行额角，再屈而下行至面颊部，到达眼下部。

耳部支脉：从耳后进入耳中，出走耳前，与前脉交叉于面颊部，到达目外眦（丝竹空），与足少阳胆经相接（图 3 - 35）。

(二) 主治概要

本经腧穴主治侧头、耳、胸胁、咽喉病和热病，以及经脉循行部位的其他病证。

(三) 腧穴

1. 关冲　Guānchōng　（SJ1）　井穴

【定位】　在手环指末节尺侧，距指甲角 0.1 寸（指寸）（图 3 - 36）。

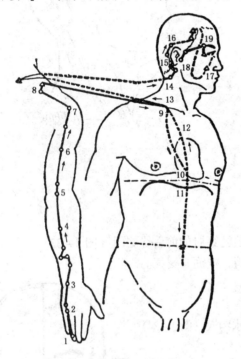
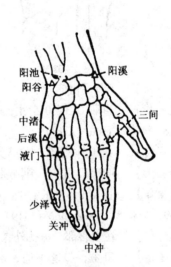

图 3 - 35　手少阳三焦经循行示意图　　　　图 3 - 36

【主治】　头痛，目赤，耳鸣，耳聋，咽喉肿痛，热病，昏厥。

【操作】　浅刺 0.1 ~ 0.2 寸，或点刺出血；可灸。

2. 液门　Yèmén　（SJ2）　荥穴

【定位】　在手背，当第 4、5 指间，指蹼缘后方赤白肉际处（图 3 - 36）。

【主治】　头痛，目赤，耳鸣，耳聋，咽喉肿痛，疟疾，手背痛。

【操作】　直刺 0.3 ~ 0.5 寸；可灸。

3. 中渚 Zhōngzhǔ （SJ3） 输穴

【定位】 在手背部，当环指本节（掌指关节）的后方，第4、5掌骨间凹陷处（图3 – 36）。

【主治】 头痛，目赤，耳鸣，耳聋，咽喉肿痛，热病，肘臂痛，手指不能屈伸。

【操作】 直刺0.3～0.5寸；可灸。

4. 阳池 Yángchí （SJ4） 原穴

【定位】 在腕背横纹中，当指伸肌腱的尺侧缘凹陷处（图3 – 36）。

【主治】 目赤肿痛，耳聋，咽喉肿痛，疟疾，消渴，腕痛。

【操作】 直刺0.3～0.5寸；可灸。

5. 外关 Wàiguān （SJ5） 络穴；八脉交会穴，通阳维脉

【定位】 在前臂背侧，当阳池与肘尖的连线上，腕背横纹上2寸，尺骨与桡骨之间（图3 – 37）。

【主治】 热病，头痛，颊肿，耳鸣，耳聋，目赤肿痛，胁痛，瘰疬，上肢痹痛。

【操作】 直刺0.5～1寸；可灸。

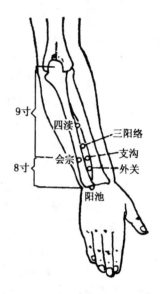

图 3 – 37

6. 支沟 Zhīgōu （SJ6） 经穴

【定位】 在前臂背侧，当阳池与肘尖的连线上，腕背横纹上3寸，尺骨与桡骨之间（图3 – 37）。

【主治】 耳鸣，耳聋，暴喑，胁肋痛，呕吐，便秘，热病，肩臂酸痛。

【操作】 直刺0.5～1寸；可灸。

7. 会宗 Huìzōng （SJ7） 郄穴

【定位】 在前臂背侧，当腕背横纹上3寸，支沟尺侧，尺骨的桡侧缘（图3 – 37）。

【主治】 耳聋，癫痫，上肢痹痛。

【操作】 直刺0.5～1寸；可灸。

8. 三阳络 Sānyángluò （SJ8）

【定位】 在前臂背侧，腕背横纹上4寸，尺骨与桡骨之间（图3 – 37）。

【主治】 耳聋，暴喑，齿痛，上肢痹痛。

【操作】 直刺0.8～1.2寸；可灸。

9. 四渎 Sìdú （SJ9）

【定位】 在前臂背侧，当阳池与肘尖的连线上，肘尖下5寸，尺骨与桡骨之间（图3 – 37）。

【主治】 耳聋，暴喑，齿痛，手臂痛。

【操作】 直刺0.8～1.2寸；可灸。

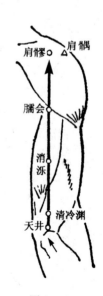

图 3 – 38

10. 天井 Tiānjǐng （SJ10） 合穴

【定位】   在臂外侧，屈肘时当肘尖直上1寸凹陷处（图3－38）。

【主治】   偏头痛，颈项、肩臂痛，瘰疬，瘿气，胸胁痛。

【操作】   直刺0.5~1寸；可灸。

11．清冷渊   Qīnglěngyuān   （SJ11）

【定位】   在臂外侧，屈肘时当肘尖直上2寸，即天井上1寸（图3－38）。

【主治】   头痛，目黄，上肢臂痛。

【操作】   直刺0.5~1寸；可灸。

12．消泺   xiāoluò   （SJ12）

【定位】   在臂外侧，当清冷渊与臑会连线的中点处（图3－38）。

【主治】   头痛，齿痛，项强，肩背痛。

【操作】   直刺1~1.5寸；可灸。

13．臑会   Nàohuì   （SJ13）

【定位】   在臂外侧，当肘尖与肩髎的连线上，肩髎下3寸，三角肌的后下缘（图3－38）。

【主治】   瘿气，瘰疬，上肢痹痛。

【操作】   直刺1~1.5寸；可灸。

14．肩髎   Jiānliáo   （SJ14）

【定位】   在肩部，肩髃后方，当臂外展时，于肩峰后下方呈现凹陷处（图3－38）。

【主治】   肩臂疼痛不举，上肢瘫痪。

【操作】   向肩关节直刺1~1.5寸；可灸。

15．天髎   Tiānliáo   （SJ15）

【定位】   在肩胛部，肩井与曲垣的中间，当肩胛骨上角处（图3－39）。

【主治】   肩臂痛，颈项强痛。

【操作】   直刺0.5~0.8寸；可灸。

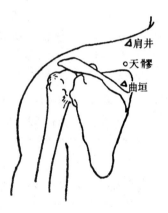

图3－39

16．天牖   Tiānyǒu   （SJ16）

【定位】   在颈侧部，当乳突的后方直下，平下颌角，胸锁乳突肌的后缘（图3－40）。

【主治】   头痛，头晕，面肿，暴聋，项强。

【操作】   直刺0.5~1寸；可灸。

17．翳风   Yìfēng   （SJ17）

【定位】   在耳垂后方，当乳突与下颌角之间的凹陷处（图3－41）。

【主治】   耳鸣，耳聋，口眼歪斜，牙关紧闭，齿痛，颊肿，瘰疬。

【操作】   直刺0.8~1.2寸；可灸。

18．瘛脉   Chìmài   （SJ18）

【定位】   在头部，耳后乳突中央，当角孙至翳风之间，沿耳轮连线的中、下1/3的

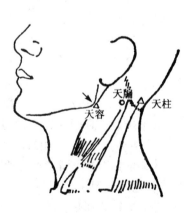

图3－40

交点处（图 3 - 41）。

【主治】 头痛，耳鸣，耳聋，小儿惊风。

【操作】 平刺 0.3～0.5 寸；可灸。

19. 颅息 Lúxī （SJ19）

【定位】 在头部，当角孙至翳风之间，沿耳轮连线的上、中 1/3 的交点处（图 3 - 41）。

【主治】 头痛，耳鸣，耳聋，小儿惊风。

【操作】 平刺 0.3～0.5 寸；可灸。

20. 角孙 Jiǎosūn （SJ20）

【定位】 在头部，折耳廓向前，当耳尖直上入发际处（图 3 - 41）。

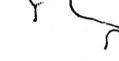

【主治】 耳鸣，目翳，齿痛，项痛。

【操作】 平刺 0.3～0.5 寸；可灸。

21. 耳门 Ěrmén （SJ21）

【定位】 在面部，当耳屏上切际的前方，下颌骨髁状突后缘，张口有凹陷处（图 3 - 41）。

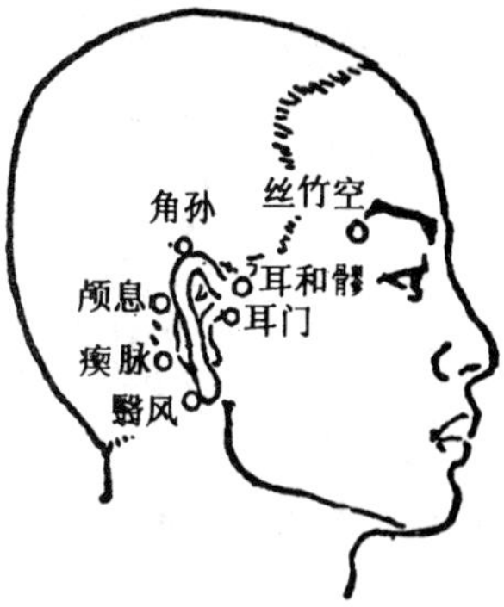

图 3 - 41

【主治】 耳鸣，耳聋，聤耳，齿痛。

【操作】 张口，直刺 0.5～1 寸；可灸。

22. 耳和髎 Ěrhéliáo （SJ22）

【定位】 在头侧部，当鬓发后缘，平耳廓根之前方，颞浅动脉的后缘（图 3 - 41）。

【主治】 头痛，耳鸣，牙关紧闭，口歪。

【操作】 避开动脉，平刺或斜刺 0.3～0.5 寸；可灸。

23. 丝竹空 Sīzhúkōng （SJ23）

【定位】 在面部，当眉梢凹陷处（图 3 - 41）。

【主治】 头痛，目赤肿痛，眼睑瞤动，齿痛，口眼歪斜。

【操作】 平刺 0.5～1 寸；不灸。

第四节 足三阳经

一、足太阳膀胱经

（一）经脉循行

起于目内眦（睛明），上额，交于巅顶（百会，属督脉）。

巅顶部的支脉：从头顶到颞颥部。

巅顶部直行的脉：从头顶入里络于脑，回出分开下行项后，沿着肩胛部内侧，挟着脊柱，到达腰部，从脊旁肌肉进入体腔，联络肾脏，属于膀胱。

腰部的支脉：向下通过臀部，进入腘窝中。

后项的支脉：通过肩胛骨内缘直下，经过臀部（环跳，属胆经）下行，沿着大腿外后侧，与腰部下行的支脉会合于腘窝中，从此向下，通过腓肠肌，出于外踝的后面，沿着第5跖骨粗隆，至小趾外侧端（至阴），与足少阴肾经相接（图 3 - 42）。

（二）主治概要

本经腧穴主治头、项、目、背、腰、下肢部病证，以及脏腑、神志病。

（三）腧穴

1. 晴明　Jīngmíng　（BL1）

【定位】　在面部，目内眦角稍上方凹陷处（图 3 - 43）。

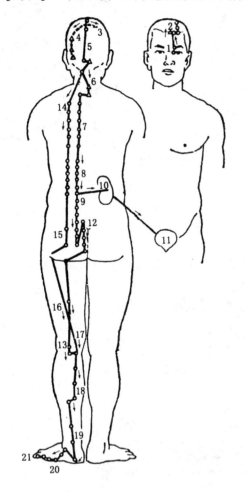

图 3 - 42　足太阳膀胱经循行示意图

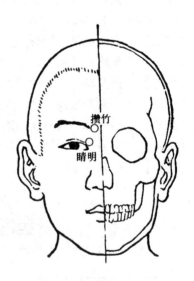

图 3 - 43

【主治】　目赤肿痛，迎风流泪，胬肉攀睛，目视不明，近视，夜盲，色盲。

【操作】　嘱患者闭目，医者左手轻推眼球向外侧固定，右手缓慢进针，紧靠眶缘直刺 0.3～0.5 寸，不宜作大幅度捻转、提插，出针后按压针孔片刻，以防出血；禁灸。

2. 攒竹　Cuánzhú　（BL2）

【定位】　在面部，当眉头陷中，眶上切迹处（图 3 - 43）。

【主治】　头痛，目眩，眉棱骨痛，目视不明，目赤肿痛，眼睑瞤动，口眼歪斜，近视。

【操作】　平刺0.5～0.8寸；禁灸。

3．眉冲　Méichōng　（BL3）

【定位】　在面部，当攒竹直上，入发际0.5寸，神庭与曲差连线之间（图3－44）。

【主治】　头痛，眩晕，目视不明，痫证，鼻塞。

【操作】　平刺0.3～0.5寸；禁灸。

4．曲差　Qūchā　（BL4）

【定位】　在头部，当前发际正中直上0.5寸，旁开1.5寸，即神庭与头维连线的内1/3与中1/3交点上（图3－44）。

【主治】　头痛，目眩，目视不明，鼻塞，鼻衄。

【操作】　平刺0.5～0.8寸；可灸。

5．五处　Wǔchù　（BL5）

【定位】　在头部，当前发际正中直上1寸，旁开1.5寸（图3－44）。

【主治】　头痛，目眩，痫证。

【操作】　平刺0.5～0.8寸；可灸。

6．承光　Chéngguāng　（BL6）

【定位】　在头部，当前发际正中直上2.5寸，旁开1.5寸（图3－44）。

【主治】　头痛，目眩，鼻塞，热病无汗。

【操作】　平刺0.5～0.8寸；可灸。

7．通天　Tōngtiān　（BL7）

【定位】　在头部，当前发际正中上4寸，旁开1.5寸（图3－44）。

【主治】　头痛，眩晕，鼻塞，鼻衄，鼻渊。

【操作】　平刺0.5～0.8寸；可灸。

8．络却　Luòquè　（BL8）

【定位】　在头部，当前发际正中直上5寸，旁开1.5寸（图3－44）。

【主治】　眩晕，耳鸣，目视不明，癫狂。

【操作】　平刺0.5～0.8寸；可灸。

9．玉枕　Yùzhěn　（BL9）

【定位】　在头后部，当后发际正中直上2.5寸，旁开1.3寸（图3－45）。

【主治】　头痛，目痛，鼻塞。

【操作】　平刺0.3～0.5寸；可灸。

10．天柱　Tiānzhù　（BL10）

【定位】　在项部，大筋（斜方肌）外缘之后发际凹陷中，约当后发际正中旁开1.3寸（图3－45）。

【主治】　头痛，项强，眩晕，咽喉肿痛，肩背痛。

【操作】　直刺0.5～0.8寸，不可向内上方深刺；可灸。

11．大杼　Dàzhù　（BL11）

【定位】　在背部，当第1胸椎棘突下，旁开1.5寸（图3－

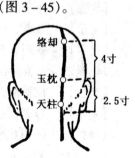

图3－44

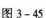

图3－45

46）。

【主治】　咳嗽，发热，头痛，颈项强急，肩背痛。

【操作】　斜刺0.5～0.8寸；可灸。本经背部诸穴不宜深刺，以免伤及内部重要脏器。

12. 风门　Fēngmén　（BL12）

【定位】　在背部，当第2胸椎棘突下，旁开1.5寸（图3-46）。

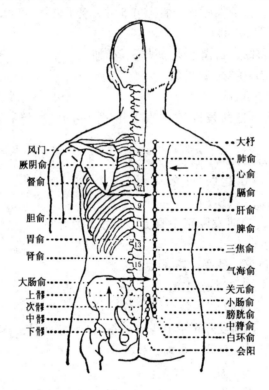

风门
厥阴俞
督俞
胆俞
胃俞
肾俞
大肠俞
上髎
次髎
中髎
下髎

大杼
肺俞
心俞
膈俞
肝俞
脾俞
三焦俞
气海俞
关元俞
小肠俞
膀胱俞
中膂俞
白环俞
会阳

图 3-46

【主治】　伤风咳嗽，发热头痛，项强，胸背痛。

【操作】　斜刺0.5～0.8寸；可灸。

13. 肺俞　Fèishū　（BL13）　肺背俞穴

【定位】　在背部，当第3胸椎棘突下，旁开1.5寸（图3-46）。

【主治】　咳嗽，气喘，胸痛，咳血，骨蒸潮热，盗汗。

【操作】　斜刺0.5～0.8寸；可灸。

14. 厥阴俞　Juéyīnshū　（BL14）　心包背俞穴

【定位】　在背部，当第4胸椎棘突下，旁开1.5寸（图3-46）。

【主治】　心痛，心悸，胸闷，咳嗽，呕吐。

【操作】　斜刺0.5～0.8寸；可灸。

15. 心俞　Xīnshū　（BL15）　心背俞穴

【定位】　在背部，当第5胸椎棘突下，旁开1.5寸（图3-46）。

【主治】　心痛，惊悸，健忘，失眠，心烦，咳嗽，吐血，梦遗，癫狂，痫证。

【操作】 斜刺 0.5~0.8 寸；可灸。

16. 督俞 Dūshū （BL16）
【定位】 在背部，当第 6 胸椎棘突下，旁开 1.5 寸（图 3-46）。
【主治】 心痛，腹痛，腹胀，肠鸣，呃逆。
【操作】 斜刺 0.5~0.8 寸；可灸。

17. 膈俞 Géshū （BL17） 八会穴之血会
【定位】 在背部，当第 7 胸椎棘突下，旁开 1.5 寸（图 3-46）。
【主治】 胃脘痛，呕吐，呃逆，饮食不下，咳嗽，吐血，潮热，盗汗，风疹。
【操作】 斜刺 0.5~0.8 寸；可灸。

18. 肝俞 Gānshū （BL18） 肝背俞穴
【定位】 在背部，当第 9 胸椎棘突下，旁开 1.5 寸（图 3-46）。
【主治】 黄疸，胁痛，吐血，目赤，目视不明，夜盲，眩晕，癫狂，痫证，背痛。
【操作】 斜刺 0.5~0.8 寸；可灸。

19. 胆俞 Dǎnshū （BL19） 胆背俞穴
【定位】 在背部，当第 10 胸椎棘突下，旁开 1.5 寸（图 3-46）。
【主治】 黄疸，胁痛，口苦，呕吐，潮热。
【操作】 斜刺 0.5~0.8 寸；可灸。

20. 脾俞 Píshū （BL20） 脾背俞穴
【定位】 在背部，当第 11 胸椎棘突下，旁开 1.5 寸（图 3-46）。
【主治】 腹胀，泄泻，呕吐，胃脘痛，消化不良，水肿，黄疸，背痛。
【操作】 直刺 0.5~1 寸；可灸。

21. 胃俞 Wèishū （BL21） 胃背俞穴
【定位】 在背部，当第 12 胸椎棘突下，旁开 1.5 寸（图 3-46）。
【主治】 胃脘痛，胸胁痛，腹胀，呕吐，完谷不化，肠鸣。
【操作】 直刺 0.5~1 寸；可灸。

22. 三焦俞 Sānjiāoshū （BL22） 三焦背俞穴
【定位】 在腰部，当第 1 腰椎棘突下，旁开 1.5 寸（图 3-46）。
【主治】 腹胀，肠鸣，呕吐，完谷不化，泄泻，水肿，腰背痛。
【操作】 直刺 0.5~1 寸；可灸。

23. 肾俞 Shènshū （BL23） 肾背俞穴
【定位】 在腰部，当第 2 腰椎棘突下，旁开 1.5 寸（图 3-46）。
【主治】 遗精，阳痿，不孕，不育，遗尿，月经不调，白带，腰背酸痛，头昏，耳鸣，耳聋，水肿，气喘，泄泻。
【操作】 直刺 0.5~1 寸；可灸。

24. 气海俞 Qihǎishū （BL24）
【定位】 在腰部，当第 3 腰椎棘突下，旁开 1.5 寸（图 3-46）。
【主治】 腰痛，痛经，肠鸣，痔疾。
【操作】 直刺 0.5~1 寸；可灸。

25．大肠俞　Dàchángshū　（BL25）　大肠背俞穴
【定位】　在腰部，当第4腰椎棘突下，旁开1.5寸（图3-46）。
【主治】　腰脊疼痛，腹痛，腹胀，泄泻，便秘，痢疾。
【操作】　直刺0.8~1.2寸；可灸。

26．关元俞　Guānyuánshū　（BL26）
【定位】　在腰部，当第5腰椎棘突下，旁开1.5寸（图3-46）。
【主治】　腹胀，泄泻，小便不利，遗尿，消渴，腰痛。
【操作】　直刺0.8~1.2寸；可灸。

27．小肠俞　Xiǎochángshū　（BL27）　小肠背俞穴
【定位】　在骶部，当骶正中嵴旁1.5寸，平第1骶后孔（图3-46）。
【主治】　遗精，遗尿，白带，小腹胀痛，泄泻，痢疾，腰腿痛。
【操作】　直刺0.8~1.2寸；可灸。

28．膀胱俞　Pángguāngshū　（BL28）　膀胱背俞穴
【定位】　在骶部，当骶正中嵴旁1.5寸，平第2骶后孔（图3-46）。
【主治】　遗精，遗尿，小便不利，泄泻，腰骶疼痛。
【操作】　直刺0.8~1.2寸；可灸。

29．中膂俞　Zhōnglǚshū　（BL29）
【定位】　在骶部，当骶正中嵴旁1.5寸，平第3骶后孔（图3-46）。
【主治】　腰脊痛，消渴，痢疾。
【操作】　直刺0.8~1.2寸；可灸。

30．白环俞　Báihuánshū　（BL30）
【定位】　在骶部，当骶正中嵴旁1.5寸，平第4骶后孔（图3-46）。
【主治】　白带，月经不调，遗精，腰腿痛。
【操作】　直刺0.8~1.2寸；可灸。

31．上髎　Shàngliáo　（BL31）
【定位】　在骶部，当髂后上棘与后正中线之间，适对第1骶后孔（图3-46）。
【主治】　腰痛，月经不调，带下，遗精，阳痿，大、小便不利。
【操作】　直刺1~1.5寸；可灸。

32．次髎　Cìliáo　（BL32）
【定位】　在骶部，当髂后上棘内下方，适对第2骶后孔处（图3-46）。
【主治】　腰痛，月经不调，痛经，带下，小便不利，遗尿，遗精，下肢痿痹。
【操作】　直刺1~1.5寸；可灸。

33．中髎　Zhōngliáo　（BL33）
【定位】　在骶部，当次髎下内方，适对第3骶后孔处（图3-46）。
【主治】　腰痛，月经不调，带下，小便不利，便秘。
【操作】　直刺1~1.5寸；可灸。

34．下髎　Xiàliáo　（BL34）
【定位】　在骶部，当中髎下内方，适对第4骶后孔（图3-46）。
【主治】　腰痛，小腹痛，肠鸣，便秘，小便不利。

【操作】　直刺 1~1.5 寸；可灸。

35. 会阳　Huìyáng　（BL35）

【定位】　在骶部，尾骨端旁开 0.5 寸（图 3－46）。

【主治】　阳痿，遗精，带下，痢疾，泄泻，痔疾。

【操作】　直刺 0.8~1.2 寸；可灸。

36. 承扶　Chéngfú　（BL36）

【定位】　在大腿后面，臀下横纹的中点（图 3－47）。

【主治】　腰骶臀股部疼痛，痔疾。

【操作】　直刺 1~2.5 寸；可灸。

37. 殷门　Yīnmén　（BL37）

【定位】　在大腿后面，承扶与委中的连线上，承扶下 6 寸（图 3－47）。

【主治】　腰腿痛，下肢痿痹。

【操作】　直刺 1~2 寸；可灸。

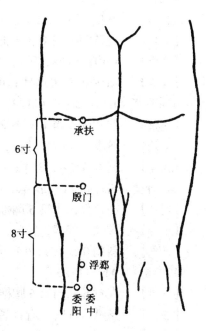

图 3－47

38. 浮郄　Fúxì　（BL38）

【定位】　在腘横纹外侧端，委阳上 1 寸，股二头肌腱的内侧（图 3－47）。

【主治】　臀股麻木，腘筋挛急。

【操作】　直刺 1~1.5 寸，可灸。

39. 委阳　Wěiyáng　（BL39）　三焦下合穴

【定位】　在腘横纹外侧端，当股二头肌腱的内侧（图 3－47）。

【主治】　腹满，小便不利，腰脊强痛，下肢挛痛。

【操作】　直刺 1~1.5 寸；可灸。

40. 委中　Wěizhōng　（BL40）合穴；膀胱下合穴

【定位】　在腘横纹中点，当股二头肌腱与半腱肌腱的中间（图 3－47）。

【主治】　腰痛，下肢痿痹，半身不遂，腹痛，吐泻，丹毒。

【操作】　直刺 1~1.5 寸；或用三棱针点刺腘静脉出血；可灸。

41. 附分　Fùfēn　（BL41）

【定位】　在背部，当第 2 胸椎棘突下，旁开 3 寸（图 3－48）。

【主治】　肩背拘急，颈项强痛，肘臂麻木。

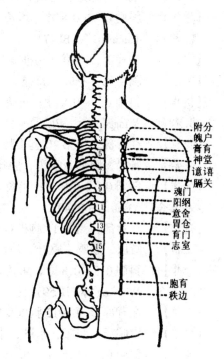

图 3－48

【操作】　斜刺 0.5~0.8 寸；可灸。

42．魄户　Pòhù　（BL42）

【定位】　在背部，当第 3 胸椎棘突下，旁开 3 寸（图 3 - 48）。

【主治】　咳嗽，气喘，肺痨，项强，肩背痛。

【操作】　斜刺 0.5~0.8 寸；可灸。

43．膏肓　Gāohuāng　（BL43）

【定位】　在背部，当第 4 胸椎棘突下，旁开 3 寸（图 3 - 48）。

【主治】　咳嗽，气喘，吐血，盗汗，肺痨，健忘，遗精，肩背痛。

【操作】　斜刺 0.5~0.8 寸；可灸。

44．神堂　Shéntáng　（BL44）

【定位】　在背部，当第 5 胸椎棘突下，旁开 3 寸（图 3 - 48）。

【主治】　咳嗽，气喘，胸闷，背痛。

【操作】　斜刺 0.5~0.8 寸；可灸。

45．譩譆　Yìxǐ（BL45）

【定位】　在背部，当第 6 胸椎棘突下，旁开 3 寸（图 3 - 48）。

【主治】　咳嗽，气喘，肩背痛，疟疾，热病。

【操作】　斜刺 0.5~0.8 寸；可灸。

46．膈关　Géguān　（BL46）

【定位】　在背部，当第 7 胸椎棘突下，旁开 3 寸（图 3 - 48）。

【主治】　呕吐，呃逆，嗳气，饮食不下，胸闷，脊背强痛。

【操作】　斜刺 0.5~0.8 寸；可灸。

47．魂门　Húnmén　（BL47）

【定位】　在背部，当第 9 胸椎棘突下，旁开 3 寸（图 3 - 48）。

【主治】　胸胁痛，呕吐，背痛。

【操作】　斜刺 0.5~0.8 寸；可灸。

48．阳纲　Yánggāng　（BL48）

【定位】　在背部，当第 10 胸椎棘突下，旁开 3 寸（图 3 - 48）。

【主治】　肠鸣，腹痛，泄泻，胁痛，黄疸。

【操作】　斜刺 0.5~0.8 寸；可灸。

49．意舍　Yìshè　（BL49）

【定位】　在背部，当第 11 胸椎棘突下，旁开 3 寸（图 3 - 48）。

【主治】　腹胀，肠鸣，呕吐，泄泻，饮食不下。

【操作】　斜刺 0.5~0.8 寸；可灸。

50．胃仓　Wèicāng　（BL50）

【定位】　在背部，当第 12 胸椎棘突下，旁开 3 寸（图 3 - 48）。

【主治】　胃脘痛，腹胀，水肿，小儿食积，背痛。

【操作】　斜刺 0.5~0.8 寸；可灸。

51．肓门　Huāngmén　（BL51）

【定位】　在腰部，当第 1 腰椎棘突下，旁开 3 寸（图 3 - 48）。

【主治】 腹痛，便秘，痞块，乳疾。

【操作】 斜刺0.5~0.8寸；可灸。

52．志室 Zhìshì （BL52）

【定位】 在腰部，当第2腰椎棘突下，旁开3寸（图3-48）。

【主治】 遗精，阳痿，遗尿，尿频，水肿，腰脊强痛。

【操作】 直刺0.5~1寸；可灸。

53．胞肓 Bāohuāng （BL53）

【定位】 在臀部，平第2骶后孔，骶正中嵴旁开3寸（图3-48）。

【主治】 肠鸣，腹胀，腰痛，癃闭。

【操作】 直刺0.8~1.2寸；可灸。

54．秩边 Zhìbiān （BL54）

【定位】 在臀部，平第4骶后孔，骶正中嵴旁开3寸（图3-48）。

【主治】 腰腿痛，下肢痿痹，阴痛，痔疾。

【操作】 直刺1.5~3寸；可灸。

55．合阳 Héyáng （BL55）

【定位】 在小腿后面，当委中与承山的连线上，委中下2寸（图3-49）。

【主治】 腰脊强痛，下肢痿痹，崩漏，疝气。

【操作】 直刺1~1.5寸；可灸。

56．承筋 Chéngjīn （BL56）

【定位】 在小腿后面，当委中与承山的连线上，委中下5寸（图3-49）。

【主治】 小腿痛，霍乱转筋，痔疾，腰背拘急。

【操作】 直刺1~1.5寸；可灸。

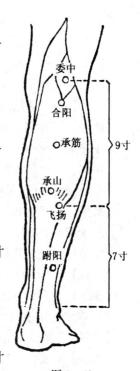

图3-49

57．承山 Chéngshān （BL57）

【定位】 在小腿后面正中，委中与昆仑之间，当伸直小腿或足跟上提时腓肠肌腹下出现尖角凹陷处（图3-49）。

【主治】 腰痛，腿痛转筋，痔疾，便秘。

【操作】 直刺1~1.5寸；可灸。

58．飞扬 Fēiyáng （BL58） 络穴

【定位】 在小腿后面，当外踝后昆仑直上7寸，承山外下方1寸处（图3-49）。

【主治】 头痛，目眩，鼻塞，鼻衄，腰痛，腿软无力，痔疾。

【操作】 直刺1~1.5寸；可灸。

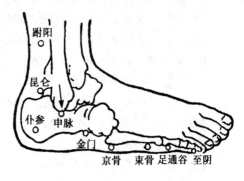

图3-50

59. 跗阳　Fūyáng　（BL59）阳跷脉郄穴

【定位】　在小腿后面，外踝后昆仑直上3寸（图3-49）。

【主治】　头重，头痛，腰腿痛，下肢瘫痪，外踝红肿。

【操作】　直刺0.8~1.2寸；可灸。

60. 昆仑　Kūnlún　（BL60）　经穴

【定位】　在足部外踝后方，当外踝尖与跟腱之间凹陷处（图3-50）。

【主治】　头痛，项强，目眩，鼻衄，肩背拘急，腰痛，痫证，难产，足跟痛。

【操作】　直刺0.5~0.8寸；可灸。《针灸大成》曰"妊妇刺之落胎"。

61. 仆参　Púcān　（BL61）

【定位】　在足外侧部外踝后下方，昆仑直下，跟骨外侧赤白肉际处（图3-50）。

【主治】　下肢痿痹，足跟痛，癫痫。

【操作】　直刺0.3~0.5寸；可灸。

62. 申脉　Shēnmài　（BL62）　八脉交会穴，通阳跷脉

【定位】　在足外侧部，外踝直下方凹陷处（图3-50）。

【主治】　痫证，癫狂，头痛，失眠，眩晕，腰痛。

【操作】　直刺0.3~0.5寸；可灸。

63. 金门　Jīnmén　（BL63）　郄穴

【定位】　在足外侧，当外踝前缘直下，骰骨下缘处（图3-50）。

【主治】　癫痫，小儿惊风，腰痛，下肢痿痹。

【操作】　直刺0.3~0.5寸；可灸。

64. 京骨　Jīnggǔ　（BL64）　原穴

【定位】　在足外侧，第5跖骨粗隆下方，赤白肉际处（图3-50）。

【主治】　头痛，项强，腰腿痛，癫痫，目翳。

【操作】　直刺0.3~0.5寸；可灸。

65. 束骨　Shùgǔ　（BL65）　输穴

【定位】　在足外侧，足小趾本节（第5跖趾关节）的后方，赤白肉际处（图3-50）。

【主治】　头痛，项强，目眩，癫狂，腰腿痛。

【操作】　直刺0.3~0.5寸；可灸。

66. 足通谷　Zútōnggǔ　（BL66）　荥穴

【定位】　在足外侧，足小趾本节（第5跖趾关节）的前方，赤白肉际处（图3-50）。

【主治】　头痛，项强，目眩，鼻衄，癫狂。

【操作】　直刺0.2~0.3寸；可灸。

67. 至阴　Zhìyīn　（BL67）　井穴

【定位】　在足小趾末节外侧，距趾甲角0.1寸（指寸）（图3-50）。

【主治】　头痛，鼻塞，鼻衄，目痛，胎位不正，胞衣不下，难产。

【操作】　浅刺0.1寸；胎位不正用灸法。

二、足阳明胃经

(一) 经脉循行

起于**鼻翼两侧**（迎香），上行到鼻根部，与旁侧足太阳经交会，向下沿着鼻的外侧（承泣），进入上齿龈内，回出环绕口唇，向下交会于颏唇沟承浆（任脉）处，再向后沿着口腮后下方，出于下颌大迎处，沿着下颌角颊车，上行耳前，经过上关（足少阳经），沿着发际，到达前额（神庭，属督脉）。

面部的支脉：从大迎前下走人迎，沿着喉咙，进入缺盆部，向下通过横膈，属于胃，联络脾脏。

缺盆部直行的脉：经乳头，向下挟脐旁，进入少腹两侧气冲。

胃下口部的支脉：沿着腹里向下到气冲处会合，再由此下行至髀关，直抵伏兔部，下至膝膑，沿着胫骨外侧前缘，下经足跗，进入第2趾外侧端（厉兑）。

胫部的支脉：从膝下3寸（足三里）处分出，进入足中趾外侧端。

足跗部的支脉：从足背上（冲阳）分出，进入足大趾内侧端（隐白），与足太阴脾经相接（图3－51）。

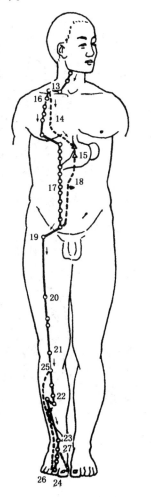
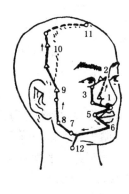

图3－51 足阳明胃经循行示意图

（二）主治概要

本经腧穴主治胃肠病和头面、目、鼻、口齿病和神志病，以及经脉循行部位的其他病证。

（三）腧穴

1. 承泣　Chéngqì　（ST1）

【定位】　在面部瞳孔直下，当眼球与眶下缘之间（图3－52）

【主治】　眼睑瞤动，目赤肿痛，夜盲，迎风流泪，口眼歪斜。

【操作】　用左手食指将眼球轻推向上固定，紧靠眶下缘缓慢直刺0.3～0.7寸，可轻微捻转，不宜提插，出针后压迫针孔片刻，以防出血；禁灸。

2. 四白　Sìbái（ST2）

【定位】　在面部瞳孔直下，当眶下孔凹陷处（图3－52）。

【主治】　目赤痛痒，目翳，眼睑瞤动，迎风流泪，口眼歪斜，头痛目眩。

【操作】　直刺0.3～0.5寸；禁灸。

3. 巨髎　Jùliáo　（ST3）

【定位】　在面部瞳孔直下，平鼻翼下缘处，当鼻唇沟外侧（图3－52）。

【主治】　口眼歪斜，眼睑瞤动，鼻衄，齿痛，面痛。

【操作】　直刺0.3～0.5寸；可灸。

4. 地仓　Dìcāng　（ST4）

【定位】　在面部口角外侧，上直对瞳孔（图3－52）。

【主治】　口眼歪斜，口角瞤动，流涎，齿痛。

【操作】　向颊车方向平刺0.5～1.5寸；可灸。

5. 大迎　Dàyíng　（ST5）

【定位】　在下颌角前方，咬肌附着部的前缘，当面动脉搏动处（图3－53）。

【主治】　牙关紧闭，口歪，齿痛，颊肿，面痛，唇吻瞤动。

【操作】　直刺或平刺0.5～0.8寸；可灸。

6. 颊车　Jiáchē　（ST6）

【定位】　在面颊部，下颌角前上方约一横指（中指），当咀嚼时咬肌隆起，按之凹陷处（图3－53）。

【主治】　口眼歪斜，颊肿，齿痛，牙关紧闭，面肌痉挛。

【操作】　直刺0.3～0.5寸，或向地仓平刺1～1.5寸；可灸。

7. 下关　Xiàguān　（ST7）

【定位】　在面部耳前方，当颧弓与下颌切迹所形成的凹陷中（图3－53）。

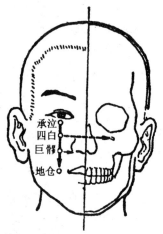

图3－52

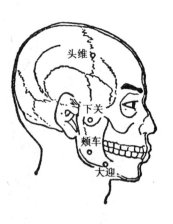

图3－53

【主治】 齿痛，耳鸣，耳聋，口眼歪斜，面痛，牙关开合不利。

【操作】 直刺 0.5 ~ 1.2 寸；可灸。

8. 头维 Tóuwéi （ST8）

【定位】 在头侧部，当额角发际上 0.5 寸，头正中线旁开 4.5 寸（图 3 - 53）。

【主治】 头痛，目眩，目痛，迎风流泪，眼睑瞤动。

【操作】 平刺 0.5 ~ 1 寸；禁灸。

9. 人迎 Rényíng （ST9）

【定位】 在颈部喉结旁，当胸锁乳突肌的前缘，颈总动脉搏动处（图 3 - 54）。

【主治】 咽喉肿痛，胸满气喘，瘰疬，瘿气，饮食难下，高血压。

【操作】 避开颈总动脉直刺 0.3 ~ 0.8 寸；禁灸。

10. 水突 Shuǐtū （ST10）

【定位】 在颈部胸锁乳突肌的前缘，当人迎与气舍连线的中点（图 3 - 54）。

【主治】 咽喉肿痛，咳嗽，喘息不得卧。

【操作】 直刺 0.3 ~ 0.5 寸；可灸。

11. 气舍 Qìshè （ST11）

【定位】 在颈部，当锁骨内侧端的上缘，胸锁乳突肌的胸骨头与锁骨头之间（图 3 - 54）。

【主治】 咽喉肿痛，喘息，呃逆，瘿气，瘰疬，颈项强痛。

【操作】 直刺 0.3 ~ 0.5 寸；可灸。

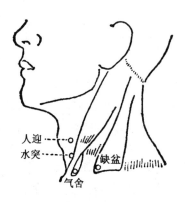

图 3 - 54

12. 缺盆 Quēpén （ST12）

【定位】 在锁骨上窝中央，距前正中线 4 寸（图 3 - 54）。

【主治】 咳嗽，气喘，咽喉肿痛，缺盆中痛，瘰疬。

【操作】 避开动脉，直刺 0.3 ~ 0.5 寸，本经胸部诸穴不宜深刺，以免伤及肺脏；可灸。

13. 气户 Qìhù （ST13）

【定位】 在胸部，当锁骨中点下缘，距前正中线 4 寸（图 3 - 55）。

【主治】 咳嗽，气喘，胸痛，呃逆。

【操作】 斜刺 0.5 ~ 0.8 寸；可灸。

14. 库房 Kùfáng （ST14）

【定位】 在胸部，当第 1 肋间隙，距前正中线 4 寸（图 3 - 55）。

【主治】 咳嗽，气喘，胁胀，胸痛。

【操作】 斜刺 0.5 ~ 0.8 寸；可灸。

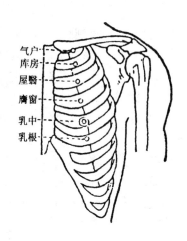

图 3 - 55

15. 屋翳　Wūyì　（ST15）

【定位】　在胸部，当第2肋间隙，距前正中线4寸（图3-55）。

【主治】　咳嗽，气喘，胸胁胀痛，乳痈，身肿，皮肤疼痛。

【操作】　斜刺0.5～0.8寸；可灸。

16. 膺窗　Yīngchuāng　（ST16）

【定位】　在胸部，当第3肋间隙，距前正中线4寸（图3-55）。

【主治】　咳嗽，气喘，胸痛，乳痈。

【操作】　斜刺0.5～0.8寸；可灸。

17. 乳中　Rǔzhōng　（ST17）

【定位】　在胸部，当第4肋间隙，乳头中央，距前正中线4寸（图3-55）。

本穴不针不灸，只作为胸腹部腧穴的定位标志。

18. 乳根　Rǔgēn　（ST18）

【定位】　在胸部，当乳头直下，乳房根部，第5肋间隙，距前正中线4寸（图3-55）。

【主治】　乳痈，乳汁少，胸痛，咳嗽，呃逆。

【操作】　斜刺0.5～0.8寸；可灸。

19. 不容　Bùróng　（ST19）

【定位】　在上腹部，当脐中上6寸，距前正中线2寸（图3-56）。

【主治】　呕吐，胃痛，腹胀，食欲不振。

【操作】　直刺0.5～0.8寸；可灸。

20. 承满　Chéngmǎn　（ST20）

【定位】　在上腹部，当脐中上5寸，距前正中线2寸（图3-56）。

【主治】　胃痛，呕吐，腹胀，肠鸣，食欲不振。

【操作】　直刺0.5～1寸；可灸。

21. 梁门　Liángmén　（ST21）

【定位】　在上腹部，当脐中上4寸，距前正中线2寸（图3-56）。

【主治】　胃痛，呕吐，腹胀，食欲不振，大便溏薄。

【操作】　直刺0.5～1寸；可灸。

22. 关门　Guānmén　（ST22）

【定位】　在上腹部，当脐中上3寸，距前正中线2寸（图3-56）。

【主治】　腹痛，腹胀，肠鸣泄泻，食欲不振，水肿。

【操作】　直刺0.5～1寸；可灸。

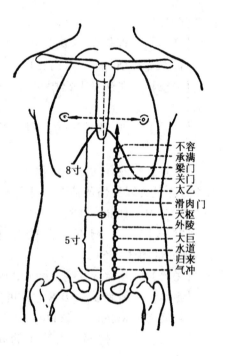

图3-56

23．太乙 Tàiyǐ （ST23）

【定位】 在上腹部，当脐中上2寸，距前正中线2寸（图3－56）。

【主治】 胃痛，腹胀，消化不良，癫狂。

【操作】 直刺0.5～1寸；可灸。

24．滑肉门 Huáròumén （ST24）

【定位】 在上腹部，当脐中上1寸，距前正中线2寸（图3－56）。

【主治】 胃痛，呕吐，癫狂。

【操作】 直刺0.8～1.2寸；可灸。

25．天枢 Tiānshū （ST25）　　**大肠募穴**

【定位】 在腹中部，距脐中2寸（图3－56）。

【主治】 腹痛，腹胀，肠鸣，泄泻，痢疾，便秘，肠痈，月经不调，痛经，水肿。

【操作】 直刺1～1.5寸；可灸。

26．外陵 Wàilíng （ST26）

【定位】 在下腹部，当脐中下1寸，距前正中线2寸（图3－56）。

【主治】 腹痛，疝气，痛经。

【操作】 直刺1～1.5寸；可灸。

27．大巨 Dàjù （ST27）

【定位】 在下腹部，当脐中下2寸，距前正中线2寸（图3－56）。

【主治】 小腹胀满，小便不利，遗精，早泄，疝气。

【操作】 直刺0.8～1.2寸；可灸。

28．水道 Shuǐdào （ST28）

【定位】 在下腹部，当脐中下3寸，距前正中线2寸（图3－56）。

【主治】 小腹胀满，小便不利，腹痛，痛经。

【操作】 直刺0.8～1.2寸；可灸。

29．归来 Guīlái （ST29）

【定位】 在下腹部，当脐中下4寸，距前正中线2寸（图3－56）。

【主治】 少腹疼痛，月经不调，经闭，痛经，白带，阴挺，小便不利。

【操作】 直刺0.8～1.2寸；可灸。

30．气冲 Qìchōng （ST30）

【定位】 在腹股沟稍上方，当脐中下5寸，距前正中线2寸（图3－56）。

【主治】 少腹痛，疝气，阳痿，月经不调，外阴肿痛。

【操作】 直刺0.5～1寸；可灸。

31．髀关 Bìguān （ST31）

【定位】 在大腿前面，当髂前上棘与髌底外侧端的连线上，屈股时平会阴，居缝匠肌外侧凹陷处（图3－57）。

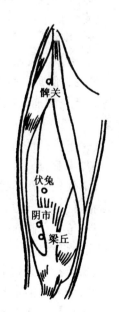

图3－57

【主治】   下肢痿痹，股痛，屈伸不利。

【操作】   直刺 1～1.5 寸；可灸。

32．伏兔   Fútù   （ST32）

【定位】   在大腿前面，当髂前上棘与髌底外侧端的连线上，髌底上 6 寸（图 3 - 57）。

【主治】   腰痛，下肢痿痹，疝气，脚气。

【操作】   直刺 1～1.5 寸；可灸。

33．阴市   Yīnshì   （ST33）

【定位】   在大腿前面，当髂前上棘与髌底外侧端的连线上，髌底上 3 寸（图 3 - 57）。

【主治】   膝关节痛，屈伸不利，下肢不遂，腰痛。

【操作】   直刺 1～1.5 寸；可灸。

34．梁丘   Liángqiū   （ST34）   郗穴

【定位】   屈膝，在大腿前面，当髂前上棘与髌底外侧连线上，髌底上 2 寸（图 3 - 57）。

【主治】   胃痛，膝肿，下肢不遂，乳痈。

【操作】   直刺 1～1.5 寸；可灸。

35．犊鼻   Dúbí   （ST35）

【定位】   屈膝，在膝部，髌骨与髌韧带外侧凹陷中（图 3 - 58）。

【主治】   膝痛，膝关节屈伸不利，脚气。

【操作】   直刺 0.8～1.2 寸；可灸。

36．足三里   Zúsānlǐ   （ST36）   合穴；胃下合穴

【定位】   在小腿前外侧，当犊鼻下 3 寸，距胫骨前缘一横指（中指）（图 3 - 58）。

【主治】   胃痛，呕吐，呃逆，腹胀，肠鸣，泄泻，痢疾，便秘，肠痈，疳积，中风，瘫痪，头晕，失眠，癫狂，水肿，腰腿酸痛，虚劳羸瘦。本穴有强壮作用，为保健要穴。

【操作】   直刺 1～1.5 寸；可灸。

37．上巨虚   Shàngjùxū   （ST37）   大肠下合穴

【定位】   在小腿前外侧，当犊鼻下 6 寸，距胫骨前缘一横指（中指）（图 3 - 58）。

【主治】   腹痛，腹胀，痢疾，泄泻，便秘，肠痈，中风瘫痪，脚气。

【操作】   直刺 1～1.5 寸；可灸。

38．条口   Tiáokǒu   （ST38）

【定位】   在小腿前外侧，当犊鼻下 8 寸，距胫骨前缘一横指（中指）（图 3 - 58）。

【主治】   肩痛不举，下肢冷痛，脘腹疼痛，跗肿，转筋。

【操作】   直刺 1～1.5 寸；可灸。

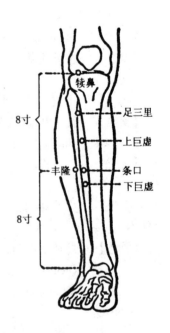

图 3 - 58

39. 下巨虚　Xiàjùxū　（ST39）　小肠下合穴

【定位】　在小腿前外侧，当犊鼻下 9 寸，距胫骨前缘一横指（中指）（图 3 – 58）。

【主治】　小腹痛，腰脊痛引睾丸，乳痈，下肢痿痹，痢疾，泄泻。

【操作】　直刺 1 ~ 1.5 寸；可灸。

40. 丰隆　Fēnglóng　（ST40）　络穴

【定位】　在小腿前外侧，当外踝尖上 8 寸，条口外，距胫骨前缘二横指（中指）（图 3 – 58）。

【主治】　痰多，哮喘，咳嗽，胸痛，头痛，眩晕，咽喉肿痛，便秘，癫、狂、痫证，下肢痿痹，呕吐。

【操作】　直刺 1 ~ 1.5 寸；可灸。

41. 解溪　Jiěxī　（ST41）　经穴

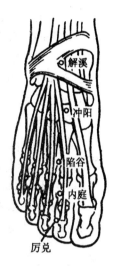

图 3 – 59

【定位】　在足背与小腿交界处的横纹中央凹陷处，当肌腱与趾长伸肌腱之间（图 3 – 59）。

【主治】　头痛，眩晕，癫狂，腹胀，便秘，下肢痿痹。

【操作】　直刺 0.5 ~ 1 寸；可灸。

42. 冲阳　Chōngyáng　（ST42）　原穴

【定位】　在足背最高处，当蹞长伸肌腱与趾长伸肌腱之间，足背动脉搏动处（图 3 – 59）。

【主治】　口眼歪斜，上齿痛，面肿，胃痛，足背肿痛。

【操作】　避开动脉，直刺 0.3 ~ 0.5 寸；可灸。

43. 陷谷　Xiàngǔ　（ST43）　输穴

【定位】　在足背，当第 2、3 跖骨结合部前方凹陷处（图 3 – 59）。

【主治】　面浮，身肿，腹胀，肠鸣，足背肿痛。

【操作】　直刺 0.3 ~ 0.5 寸；可灸。

44. 内庭　Nèitíng　（ST44）　荥穴

【定位】　在足背，当第 2、3 趾间，趾蹼缘后方赤白肉际处（图 3 – 59）。

【主治】　齿痛，口歪，喉痹，鼻衄，腹胀，腹痛，泄泻，痢疾，足背肿痛，热病。

【操作】　直刺 0.3 ~ 0.5 寸；可灸。

45. 厉兑　Lìduì　（ST45）　井穴

【定位】　在足第 2 趾末节外侧，距趾甲角 0.1 寸（指寸）（图 3 – 59）。

【主治】　面肿，齿痛，口歪，鼻衄，胸腹胀满，热病，多梦，癫狂。

【操作】　浅刺 0.1 寸；可灸。

三、足少阳胆经

（一）经脉循行

起于目内眦（瞳子髎），上行到额角（颔厌），下行耳后（风池），沿颈部行于手少阳经的前面，到肩上又交出于手少阳经的后面，向下进入缺盆。

耳部的支脉：从耳后进入耳中，出走耳前，到目外眦后方。

外眦部的支脉：从目外眦处分出，下走大迎，与手少阳经会合，到达目眶下，下行颊车，于颈部向下会合前脉于缺盆，然后向下进入胸中，通过横膈，联络肝脏，属于胆，沿着胁肋内，出于少腹两侧腹股沟动脉处，绕行外阴毛际，横行进入髋关节部。

缺盆部直行的脉：从缺盆下行腋下，沿侧胸部，经过季胁，下行会合前脉于髋关节部，再向下沿着大腿外侧，出膝外侧，向下经腓骨前面，直下到腓骨下段，下出外踝前面，沿足背部，进入足第4趾外侧端（足窍阴）。

足背部的支脉：从足临泣处分出，沿第1、2跖骨之间，出于大趾端，穿过趾甲，回过来到趾甲后的毫毛部（大敦，属肝经），与足厥阴肝经相接（图3-60）。

（二）主治概要

本经腧穴主治侧头、目、咽喉病和神志病、热病，以及经脉循行部位的其他病证。

（三）腧穴

1. 瞳子髎　Tóngzǐliáo　（GB1）

【定位】　在面部，目外眦旁，当眶外侧缘处（图3-61）。

【主治】　头痛，目赤肿痛，目翳，青盲。

【操作】　平刺0.3~0.5寸，或三棱针点刺出血。

2. 听会　Tīnghuì　（GB2）

【定位】　在面部，当耳屏间切际的前方，下颌关节髁状突的后缘，张口有凹陷处（图3-61）。

【主治】　耳鸣，耳聋，齿痛，面痛，口歪，牙关不利。

【操作】　张口，直刺0.5~1寸；可灸。

3. 上关　Shàngguān　（GB3）

【定位】　在耳前，下关直上，当颧弓的上缘凹陷处（图3-61）。

【主治】　偏头痛，耳鸣，耳聋，口眼歪斜，齿痛，口噤。

【操作】　直刺0.5~1寸；可灸。

4. 颔厌　Hànyàn　（GB4）

【定位】　在头部鬓发上，当头维与曲鬓弧形连线的上1/4与下3/4交点处（图3-61）。

【主治】　偏头痛，目眩，耳鸣，齿痛，癫痫。

【操作】　平刺0.3~0.5寸，可灸。

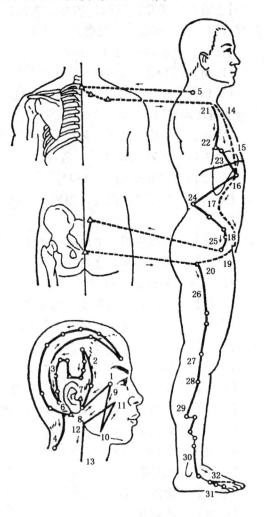

图3-60　足少阳胆经循行示意图

5. 悬颅　Xuánlú　（GB5）

【定位】　在头部鬓发上，当头维与曲鬓弧形连线的中点处（图 3 - 61）。

【主治】　偏头痛，目外眦痛，齿痛。

【操作】　平刺 0.5～0.8 寸；可灸。

6. 悬厘　Xuánlí　（GB6）

【定位】　在头部鬓发上，当头维与曲鬓弧形连线的上 3/4 与下 1/4 交点处（图 3 - 61）。

【主治】　偏头痛，目外眦痛，耳鸣。

【操作】　平刺 0.5～0.8 寸；可灸。

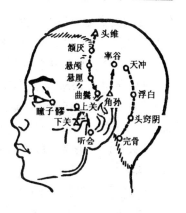

图 3 - 61

7. 曲鬓　Qūbìn　（GB7）

【定位】　在头部，当耳前鬓角发际后缘的垂直线与耳尖水平线交点处（图 3 - 61）。

【主治】　头痛，齿痛，牙关紧闭，暴喑。

【操作】　平刺 0.5～0.8 寸；可灸。

8. 率谷　Shuàigǔ　（GB8）

【定位】　在头部，当耳尖直上入发际 1.5 寸，角孙直上方（图 3 - 61）。

【主治】　偏头痛，眩晕，呕吐，小儿急、慢惊风。

【操作】　平刺 0.5～0.8 寸；可灸。

9. 天冲　Tiānchōng　（GB9）

【定位】　在头部，当耳根后缘直上入发际 2 寸，率谷后 0.5 寸（图 3 - 61）。

【主治】　头痛，癫痫，牙龈肿痛。

【操作】　平刺 0.5～0.8 寸；可灸。

10. 浮白　Fúbái　（GB10）

【定位】　在头部，当耳后乳突的后上方，天冲与完骨的弧形连线的中 1/3 与上 1/3 交点处（图 3 - 61）。

【主治】　头痛，耳鸣，耳聋，瘿气。

【操作】　平刺 0.5～0.8 寸；可灸。

11. 头窍阴　Tóuqiàoyīn　（GB11）

【定位】　在头部，当耳后乳突的后上方，天冲与完骨的弧形连线的中 1/3 与下 1/3 交点处（图 3 - 61）。

【主治】　头痛，耳鸣，耳聋。

【操作】　平刺 0.5～0.8 寸；可灸。

12. 完骨　Wángǔ　（GB12）

【定位】　在头部，当耳后乳突的后下方凹陷处（图 3 - 61）。

【主治】　头痛，失眠，颈项强痛，齿痛，口歪，疟疾，癫痫。

【操作】　直刺 0.5～0.8 寸；可灸。

13. 本神　Běnshén　（GB13）

【定位】　在头部，当前发际上 0.5 寸，神庭旁开 3 寸，神庭与头维连线的内 2/3 与外 1/3 的交点处（图 3 - 62）。

【主治】　头痛，目眩，癫痫，小儿惊风。

【操作】　平刺 0.5 ~ 0.8 寸；可灸。

14．阳白　Yángbái　（GB14）

【定位】　在前额部，当瞳孔直上，眉上 1 寸（图 3 - 62）。

【主治】　头痛，目眩，目痛，眼睑下垂，眼睑眴动。

【操作】　平刺 0.5 ~ 0.8 寸；可灸。

15．头临泣　Tóulínqì　（GB15）

【定位】　在头部，当瞳孔直上入前发际 0.5 寸，神庭与头维连线的中点处（图 3 - 62）。

【主治】　头痛，目眩，流泪，鼻塞，鼻渊。

【操作】　平刺 0.5 ~ 0.8 寸，可灸。

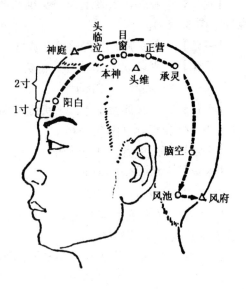

图 3 - 62

16．目窗　Mùchuāng　（GB16）

【定位】　在头部，当前发际上 1.5 寸，头正中线旁开 2.25 寸（图 3 - 62）。

【主治】　头痛，目赤肿痛，眩晕，鼻塞。

【操作】　平刺 0.5 ~ 0.8 寸，可灸。

17．正营　Zhèngyíng　（GB17）

【定位】　在头部，当前发际上 2.5 寸，头正中线旁开 2.25 寸（图 3 - 62）。

【主治】　头痛，目眩，齿痛。

【操作】　平刺 0.5 ~ 0.8 寸；可灸。

18．承灵　Chénglíng　（GB18）

【定位】　在头部，当前发际上 4 寸，头正中线旁开 2.25 寸（图 3 - 62）。

【主治】　头痛，眩晕，鼻塞，鼻渊，目痛。

【操作】　平刺 0.5 ~ 0.8 寸；可灸。

19．脑空　Nǎokōng　（GB19）

【定位】　在头部，当枕外隆凸的上缘外侧，头正中线旁开 2.25 寸，平脑户（图 3 - 62）。

【主治】　头痛，项强，眩晕，癫痫。

【操作】　平刺 0.5 ~ 0.8 寸；可灸。

20．风池　Fēngchí　（GB20）

【定位】　在项部，当枕骨之下，与风府相平，胸锁乳突肌与斜方肌上端之间的凹陷处（图 3 - 62）。

【主治】　头痛，眩晕，颈项强痛，目赤痛，鼻渊，鼻衄，耳鸣，感冒，热病，疟疾，中风，癫痫。

【操作】　针尖向鼻尖方向刺 0.8 ~ 1.2 寸，或透向对侧风池；可灸。

21. 肩井 Jiānjǐng （GB21）

【定位】 在肩上，前直对乳中，当大椎与肩峰端连线的中点（图3-63）。

【主治】 头项强痛，肩背疼痛，上肢不遂，难产，乳痈，乳汁不下。

【操作】 直刺0.5~0.8寸，不宜深刺，以免伤及肺脏；孕妇禁针；可灸。

22. 渊液 Yuānyè （GB22）

【定位】 在侧胸部，举臂，当腋中线上，腋下3寸，第4肋间隙中（图3-64）。

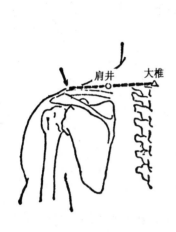

图3-63

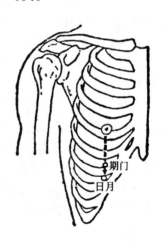

图3-64

【主治】 胸满，胁痛，上肢痹痛。

【操作】 斜刺0.5~0.8寸，不可深刺，以免伤及内脏；可灸。

23. 辄筋 Zhéjīn （GB23）

【定位】 在侧胸部，渊液前1寸，平乳头，第4肋间隙中（图3-64）。

【主治】 胸满，胁痛，气喘，呕吐，吞酸。

【操作】 斜刺0.5~0.8寸，不可深刺，以免伤及内脏；可灸。

24. 日月 Rìyuè （GB24） 胆募穴

【定位】 在上腹部，当乳头直下，第7肋间隙，前正中线旁开4寸（图3-65）。

【主治】 呕吐，吞酸，胁肋胀痛，呃逆，黄疸。

【操作】 斜刺0.5~0.8寸，不可深刺，以免伤及内脏；可灸。

25. 京门 Jīngmén （GB25） 肾募穴

【定位】 在侧腰部，章门后1.8寸，当第12肋骨游离端的下方（图3-64）。

【主治】 小便不利，水肿，腰痛，胁痛，腹胀，腹泻。

【操作】 直刺0.3~0.5寸，不可深刺，以免伤及内脏；可灸。

26．带脉　Dàimài　（GB26）

【定位】　在侧腹部，章门下1.8寸，当第11肋骨游离端下方垂线与脐水平线的交点上（图3-64）。

【主治】　月经不调，经闭，带下，腹痛，疝气，腰胁痛。

【操作】　直刺1～1.5寸；可灸。

27．五枢　Wǔshū　（GB27）

【定位】　在侧腹部，当髂前上棘的前方，横平脐下3寸处（图3-66）。

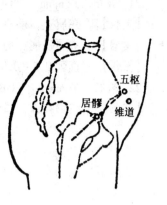

图3-66

【主治】　腹痛，疝气，带下，阴挺，便秘。

【操作】　直刺1～1.5寸；可灸。

28．维道　Wéidào　（GB28）

【定位】　在侧腹部，当髂前上棘的前下方，五枢前下0.5寸（图3-66）。

【主治】　腹痛，疝气，带下，阴挺。

【操作】　直刺1～1.5寸；可灸。

29．居髎　Jūliáo　（GB29）

【定位】　在髋部，当髂前上棘与股骨大转子最凸点连线的中点处（图3-66）。

【主治】　腰痛，下肢痿痹，瘫痪。

【操作】　直刺1～1.5寸；可灸。

30．环跳　Huántiào　（GB30）

【定位】　在股外侧部，侧卧屈股，当股骨大转子最凸点与骶管裂孔连线的外1/3与中1/3交点处（图3-67）。

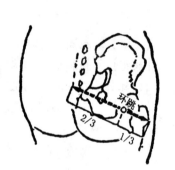

图3-67

【主治】　腰腿疼痛，下肢痿痹，半身不遂。

【操作】　直刺2～3寸；可灸。

31．风市　Fēngshì　（GB31）

【定位】　在大腿外侧部的中线上，当腘横纹上7寸，或直立垂手时，中指尖处（图3-68）。

【主治】　半身不遂，下肢痿痹，遍身瘙痒，脚气。

【操作】　直刺1～2寸；可灸。

32．中渎　Zhōngdú　（GB32）

【定位】　在大腿外侧，当风市下2寸，或腘横纹上5寸，股外侧肌与股二头肌之间（图3-68）。

【主治】　下肢痿痹麻木，半身不遂。

【操作】　直刺1～1.5寸；可灸。

33．膝阳关　Xīyángguān　（GB33）

【定位】　在膝外侧，当阳陵泉上3寸，股骨外上髁上方的凹陷处（图3-68）。

【主治】　膝腘肿痛挛急，小腿麻木。

【操作】　直刺0.8～1寸；可灸。

34. 阳陵泉　Yánglíngquán　（GB34）

合穴；胆下合穴；八会穴之筋会

【定位】　在小腿外侧，当腓骨头前下方凹陷处（图3
－69）。

【主治】　胁痛，口苦，呕吐，黄疸，半身不遂，下肢
痿痹，小儿惊风，脚气。

【操作】　直刺1～1.5寸；可灸。

35. 阳交　Yángjiāo　（GB35）　阳维脉郄穴

【定位】　在小腿外侧，当外踝尖上7寸，腓骨后缘
（图3－69）。

【主治】　胸胁胀满，下肢痿痹，癫狂。

【操作】　直刺1～1.5寸；可灸。

36. 外丘　Wàiqiū　（GB36）　郄穴

【定位】　在小腿外侧，当外踝尖上7寸，腓骨前缘，
平阳交（图3－69）。

【主治】　颈项强痛，胸胁胀满，下肢痿痹，癫狂。

【操作】　直刺1～1.5寸；可灸。

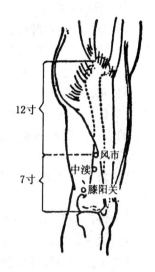

图3－68

37. 光明　Guāngmíng　（GB37）　络穴

【定位】　在小腿外侧，当外踝尖上5寸，腓骨前缘（图3
－69）。

【主治】　目痛，夜盲，乳房胀痛，下肢痿痹。

【操作】　直刺1～1.5寸；可灸。

38. 阳辅　Yángfǔ　（GB38）

【定位】　在小腿外侧，当外踝尖上4寸，腓骨前缘稍前方
（图3－69）。

【主治】　偏头痛，目外眦痛，咽喉肿痛，瘰疬，胸胁胀
痛，下肢痿痹，半身不遂。

【操作】　直刺0.8～1寸；可灸。

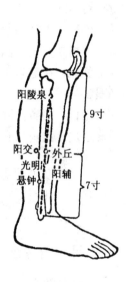

图3－69

39. 悬钟　Xuānzhōng　（GB39）　八会穴之髓会

【定位】　在小腿外侧，当外踝尖上3寸，腓骨前缘（图3
－69）。

【主治】　颈项强痛，胸胁胀痛，半身不遂，下肢痿痹，脚气。

【操作】　直刺0.8～1寸；可灸。

40. 丘墟　Qiūxū　（GB40）　原穴

【定位】　在足外踝的前下方，当趾长伸肌腱的外侧凹陷处（图3－70）。

【主治】　颈项痛，胸胁胀痛，下肢痿痹，疟疾。

【操作】　直刺0.5～0.8寸；可灸。

41. 足临泣　Zúlínqì　（GB41）　输穴；八脉交会穴，通于带脉

【定位】　在足背外侧，当足第4趾本节（第4跖趾关节）的后方，小趾伸肌腱外侧

凹陷处（图3－70）。

【主治】　目赤肿痛，胁肋肿痛，头痛，乳房胀痛，月经不调，遗尿，瘰疬，疟疾，足跗肿痛。

【操作】　直刺0.3～0.8寸；可灸。

42．地五会　Dìwǔhuì　（GB42）

【定位】　在足背外侧，当足第4趾本节（第4跖趾关节）的后方，第4、5跖骨之间，小趾伸肌腱的内侧缘（图3－70）。

【主治】　头痛，目赤，耳鸣，胁痛，乳痛，足背肿痛。

【操作】　直刺0.3～0.5寸；可灸。

43．侠溪　Xiáxī　（GB43）　荥穴

【定位】　在足背外侧，当第4、5趾间，趾蹼缘后方赤白肉际处（图3－70）。

【主治】　头痛，目眩，耳鸣，耳聋，目赤肿痛，胁肋痛，热病，乳痛。

【操作】　直刺0.3～0.5寸；可灸。

44．足窍阴　Zúqiàoyīn　（GB44）　井穴

【定位】　在足第4趾末节外侧，距趾甲角0.1寸（指寸）（图3－70）。

【主治】　头痛，目赤肿痛，耳鸣，耳聋，咽喉肿痛，热病，失眠，胁痛，月经不调。

【操作】　浅刺0.1寸，或点刺出血；可灸。

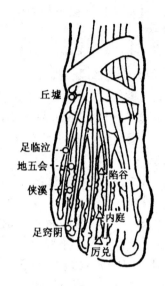

图3－70

第五节　足三阴经

一、足太阴脾经

（一）经脉循行

起于足大趾末端（隐白），沿大趾内侧赤白肉际，经过第1跖趾关节之后，上行内踝前面，再上小腿，沿着胫骨后面，交出足厥阴经的前面，经膝股部内侧前缘，进入腹部，属于脾脏，联络胃，通过横膈上行，挟咽部两旁，连系舌根，分散于舌下。

胃部的支脉：向上通过横膈，流注于心中，与手少阴心经相接（图3－71）。

（二）主治概要

本经腧穴主治脾胃病、妇科病、前阴病和经脉循行部位的其他病证。

（三）腧穴

1．隐白　yǐnbái　（SP1）　井穴

【定位】　在足大趾末节内侧，距趾甲角0.1寸（指寸）（图3－72）。

【主治】　腹胀，便血，尿血，崩漏，月经过多，癫狂，多梦，惊风。

【操作】　浅刺 0.1~0.2 寸；可灸。

2．大都　Dàdū　（SP2）　荥穴

【定位】　在足内侧缘，当足大趾本节（第 1 跖趾关节）前下方赤白肉际凹陷处（图 3－72）。

【主治】　腹胀，胃痛，呕吐，泄泻，便秘，热病无汗。

【操作】　直刺 0.3~0.5 寸；可灸。

3．太白　Tàibái　（SP3）　输穴；原穴

【定位】　在足内侧缘，当足大趾本节（第 1 跖趾关节）后下方赤白肉际凹陷处（图 3－72）

【主治】　胃痛，腹胀，腹痛，肠鸣，呕吐，泄泻，痢疾，便秘，体重节痛。

【操作】　直刺 0.5~0.8 寸；可灸。

4．公孙　Gōngsūn　（SP4）　络穴；八脉交会穴，通于冲脉

【定位】　在足内侧缘，当第 1 跖骨基底的前下方（图 3－72）。

【主治】　胃痛，呕吐，饮食不化，肠鸣，腹痛，泄泻，痢疾。

【操作】　直刺 0.5~1 寸；可灸。

5．商丘　Shāngqiū　（SP5）　经穴

【定位】　在足内踝前下方凹陷中，当舟骨结节与内踝尖连线的中点处（图 3－72）。

【主治】　腹胀，肠鸣，泄泻，便秘，食物不化，黄疸，足踝痛。

【操作】　直刺 0.5~0.8 寸；可灸。

6．三阴交　Sānyīnjiāo　（SP6）

【定位】　在小腿内侧，当足内踝尖上 3 寸，胫骨内侧缘后方（图 3－73）。

【主治】　肠鸣泄泻，腹胀，食物不化，月经不调，经闭，崩漏，赤白带下，阴挺，痛经，难产，不孕，产后血晕，恶露不尽，遗精，阳痿，早泄，阴茎痛，疝气，水肿，小便不利，遗尿，足痿痹痛，脚气，失眠，荨麻疹。

【操作】　直刺 1~1.5 寸；可灸。孕妇禁针。

7．漏谷　Lòugǔ　（SP7）

【定位】　在小腿内侧，当内踝尖与阴陵泉的连线上，距内踝尖 6 寸，胫骨内侧缘后方（图 3－73）。

【主治】　腹胀，肠鸣，小便不利，下肢痿痹。

【操作】　直刺 1~1.5 寸；可灸。

8．地机　Dìjī　（SP8）　郄穴

【定位】　在小腿内侧，当内踝尖与阴陵泉的

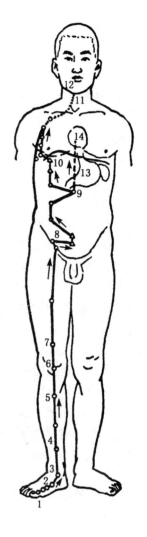

图 3－71　足太阴脾经
循行示意图

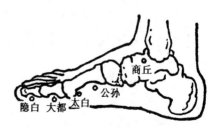

图 3－72

连线上，阴陵泉下 3 寸（图 3 - 73）。

【主治】 腹痛，泄泻，小便不利，水肿，月经不调，痛经，遗精，下肢痿痹。

【操作】 直刺 1 ~ 1.5 寸；可灸。

9. 阴陵泉　Yīnlíngquán　（SP9）　合穴

【定位】 在小腿内侧，当胫骨内侧髁后下方凹陷处（图 3 - 73）。

【主治】 腹胀，水肿，小便不利或失禁，遗精，阴茎痛，膝痛，黄疸。

【操作】 直刺 1 ~ 2 寸；可灸。

10. 血海　Xuèhǎi　（SP10）

【定位】 屈膝，在大腿内侧，髌底内侧端上 2 寸，当股四头肌内侧头的隆起处（图 3 - 74）。

【主治】 月经不调，痛经，经闭，崩漏，瘾疹，皮肤瘙痒，丹毒，股内侧痛。

【操作】 直刺 1 ~ 1.5 寸；可灸。

11. 箕门　Jīmén　（SP11）

【定位】 在大腿内侧，当血海与冲门连线上，血海上 6 寸（图 3 - 74）。

【主治】 小便不通，五淋，遗尿，腹股沟肿痛。

【操作】 避开动脉，直刺 0.5 ~ 1 寸。

12. 冲门　Chōngmén　（SP12）

【定位】 在腹股沟外侧，距耻骨联合上缘中点 3.5 寸，当髂外动脉搏动处的外侧（图 3 - 75）。

【主治】 腹痛，疝气，痔疾，崩漏，带下。

【操作】 避开动脉，直刺 0.5 ~ 1 寸；可灸。

13. 府舍　Fǔshè　（SP13）

【定位】 在下腹部，当脐中下 4 寸，冲门上方 0.7寸，距前正中线 4 寸（图 3 - 75）。

【主治】 腹痛，疝气，痞块。

【操作】 直刺 0.8 ~ 1.2 寸；可灸。

14. 腹结　Fùjié　（SP14）

【定位】 在下腹部，大横下 1.3 寸，距前正中线 4寸（图 3 - 75）。

【主治】 绕脐腹痛，腹泻，大便秘结，疝气。

【操作】 直刺 1 ~ 1.5 寸；可灸。

15. 大横　Dàhéng　（SP15）

【定位】 在腹中部，距脐中 4 寸（图 3 - 75）。

【主治】 腹痛，腹泻，大便秘结。

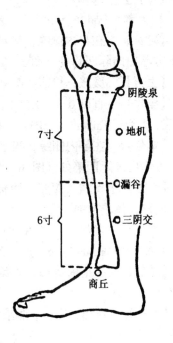

图 3 - 73

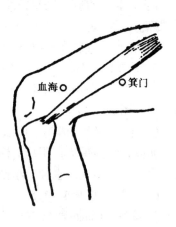

图 3 - 74

【操作】 直刺 1~1.5 寸；可灸。

16. 腹哀 Fù'āi （SP16）

【定位】 在上腹部，当脐中上 2 寸，距前正中线 4 寸（图 3 - 75）。

【主治】 腹痛，泄泻，痢疾，便秘，消化不良。

【操作】 直刺 0.5~1 寸；可灸。

17. 食窦 Shídòu （SP17）

【定位】 在胸外侧部，当第 5 肋间隙，距前正中线 6 寸（图 3 - 76）。

【主治】 胸胁胀痛，嗳气，反胃，腹胀，水肿。

【操作】 斜刺 0.5~0.8 寸，可灸。本经食窦至大包诸穴不宜深刺，以免伤及肺脏。

18. 天溪 Tiānxī （SP18）

【定位】 在胸外侧部，当第 4 肋间隙，距前正中线 6 寸（图 3 - 76）。

【主治】 胸痛，咳嗽，乳痈，乳汁少。

【操作】 斜刺 0.5~0.8 寸；可灸。

19. 胸乡 Xiōngxiāng （SP19）

【定位】 在胸外侧部，当第 3 肋间隙，距前正中线 6 寸（图 3 - 76）。

【主治】 胸胁胀痛。

【操作】 斜刺 0.5~0.8 寸；可灸。

20. 周荣 Zhōuróng （SP20）

【定位】 在胸外侧部，当第 2 肋间隙，距前正中线 6 寸（图 3 - 76）。

【主治】 胸胁胀满，咳嗽，气喘。

【操作】 斜刺 0.5~0.8 寸；可灸。

21. 大包 Dàbāo （SP21） 脾之大络

【定位】 在侧胸部腋中线上，当第 6 肋间隙处（图 3 - 76）。

【主治】 胸胁痛，咳嗽，气喘，全身疼痛，四肢无力。

【操作】 斜刺 0.5~0.8 寸；可灸。

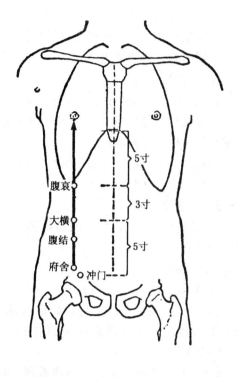

图 3 - 75

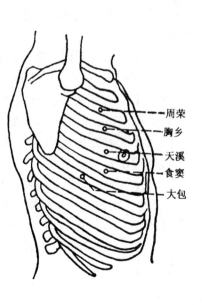

图 3 - 76

二、足少阴肾经

(一) 经脉循行

起于足小趾下，斜向足心（涌泉），出于舟骨粗隆下，沿内踝后，进入足跟，再向上行于小腿内侧，出腘窝内侧，上经大腿内侧后缘，通向脊柱（长强，属督脉），属于肾脏，联络膀胱（腧穴通路：还出于前，向上行于腹正中线旁开0.5寸，胸正中线旁开2寸，到达锁骨下缘）。

肾脏直行的脉：从肾向上通过肝和横膈，进入肺中，沿着喉咙，挟于舌根两侧。

肺部的支脉：从肺出来，联络心脏，流注胸中，与手厥阴心包经相接（图3－77）。

(二) 主治概要

本经腧穴主治妇科病、前阴病和肾、肺、咽喉病证，以及经脉循行部位的其他病证。

(三) 腧穴

1. 涌泉 Yǒngquán （KI1） 井穴

【定位】 在足底部，蜷足时足前部凹陷处，约当足底第2、3趾缝头端与足跟连线的前1/3与后2/3交点上（图3－78）。

【主治】 头痛，头晕，小便不利，便秘，小儿惊风，足心热，癫证，昏厥。

【操作】 直刺0.5~1寸；可灸。

2. 然谷 Rángǔ （KI2） 荥穴

【定位】 在足内侧缘，足舟骨粗隆下方赤白肉际处（图3－79）。

【主治】 月经不调，带下，遗精，小便不利，泄泻，胸胁胀满，咳血，黄疸，小儿脐风口噤，足跗肿痛。

【操作】 直刺0.5~1寸；可灸。

3. 太溪 Tàixī （KI3） 输穴；原穴

【定位】 在足内侧内踝后方，当内踝尖与跟腱之间的凹陷处（图3－79）。

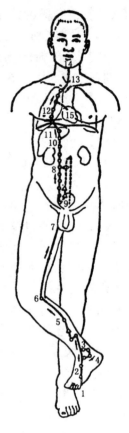

图3－77 足少阴肾经
循行示意图

【主治】 头痛目眩，咽喉肿痛，齿痛，耳鸣，耳聋，气喘，咳血，消渴，月经不调，失眠，健忘，遗精，阳痿，小便频数，腰痛，足跟痛。

【操作】 直刺0.5~1寸；可灸。

4. 大钟 Dàzhōng （KI4） 络穴

【定位】 在足内侧内踝后下方，当跟腱附着部的内侧前方凹陷处（图3－79）。

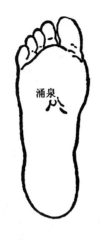

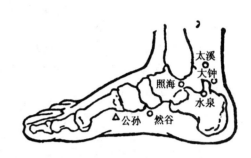

图 3 – 78

图 3 – 79

【主治】 咳血，气喘，腰痛，痴呆，嗜卧，月经不调，足跟痛。

【操作】 直刺 0.3~0.5 寸；可灸。

5. 水泉 Shuǐquán （KI5） 郄穴

【定位】 在足内侧内踝后下方，当后溪直下 1 寸（指寸），跟骨结节内侧凹陷处（图 3 – 79）。

【主治】 月经不调，痛经，小便不利，腹痛，头昏目花。

【操作】 直刺 0.3~0.5 寸；可灸。

6. 照海 Zhàohǎi （KI6） 八脉交会穴，通阴蹻脉

【定位】 在足内侧，内踝尖下方凹陷处（图 3 – 79）。

【主治】 痫证，失眠，咽喉干痛，目赤肿痛，小便频数，癃闭，便秘，月经不调，痛经，赤白带下。

【操作】 直刺 0.3~0.5 寸；可灸。

7. 复溜 Fùliū （KI7） 经穴

【定位】 在小腿内侧，太溪直上 2 寸，跟腱的前方（图 3 – 80）。

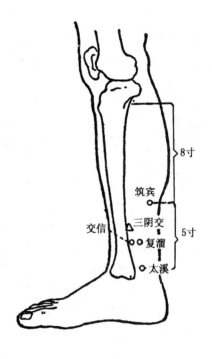

图 3 – 80

【主治】 泄泻，肠鸣，水肿，腹胀，腿肿，盗汗，身热无汗，下肢痿痹。

【操作】 直刺 0.5~1 寸；可灸。

8. 交信 Jiāoxìn （KI8） 阴蹻脉郄穴

【定位】 在小腿内侧，当太溪直上 2 寸，复溜前 0.5 寸，胫骨内侧缘的后方（图 3 – 80）。

【主治】 月经不调，崩漏，阴挺，泄泻，大便难，睾丸肿痛。

【操作】 直刺0.5～1寸；可灸。

9. 筑宾 Zhùbīn （KI9） 阴维脉郄穴

【定位】 在小腿内侧，当太溪与阴谷的连线上，太溪上5寸，腓肠肌肌腹的内下方（图3－80）。

【主治】 癫狂，痫证，疝气，呕吐，小腿内侧痛。

【操作】 直刺1～1.5寸；可灸。

10. 阴谷 Yīngǔ （KI10） 合穴

【定位】 在腘窝内侧，屈膝时当半腱肌与半膜肌腱之间（图3－81）。

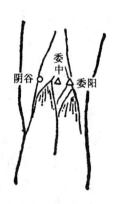

【主治】 疝气，阳痿，月经不调，崩漏，小便不利，膝股内侧痛。

【操作】 直刺1～1.5寸；可灸。

11. 横骨 Hénggǔ （KI11）

【定位】 在下腹部，当脐中下5寸，前正中线旁开0.5寸（图3－82）。

图3－81

【主治】 少腹痛，遗精，阳痿，遗尿，小便不利，疝气。

【操作】 直刺0.8～1.2寸；可灸。

12. 大赫 Dàhè （KI12）

【定位】 在下腹部，当脐中下4寸，前正中线旁开0.5寸（图3－82）。

【主治】 阴挺，带下，月经不调，痛经，遗精。

【操作】 直刺1～1.5寸；可灸。

13. 气穴 Qìxué （KI13）

【定位】 在下腹部，当脐中下3寸，前正中线旁开0.5寸（图3－82）。

【主治】 月经不调，带下，小便不利，泄泻。

【操作】 直刺1～1.5寸；可灸。

14. 四满 Sìmǎn （KI14）

【定位】 在下腹部，当脐中下2寸，前正中线旁开0.5寸（图3－82）。

【主治】 月经不调，带下，遗尿，遗精，便秘，疝气，腹痛。

【操作】 直刺1～1.5寸；可灸。

15. 中注 Zhōngzhù （KI15）

【定位】 在下腹部，当脐中下1寸，前正中线旁开0.5寸（图3－82）。

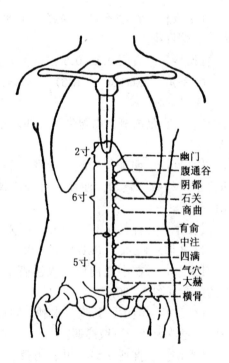

图3－82

【主治】　月经不调，腹痛，便秘，泄泻。

【操作】　直刺 1～1.5 寸；可灸。

16. 肓俞　Huāngshū　（KI16）

【定位】　在腹中部，当脐中旁开 0.5 寸（图 3－82）。

【主治】　腹胀，腹痛，呕吐，泄泻，便秘。

【操作】　直刺 1～1.5 寸；可灸。

17. 商曲　Shāngqū　（KI17）

【定位】　在上腹部，当脐中上 2 寸，前正中线旁开 0.5 寸（图 3－82）。

【主治】　腹痛，泄泻，便秘。

【操作】　直刺 1～1.5 寸；可灸。

18. 石关　Shíguān　（KI18）

【定位】　在上腹部，当脐中上 3 寸，前正中线旁开 0.5 寸（图 3－82）。

【主治】　呕吐，腹痛，便秘，不孕。

【操作】　直刺 1～1.5 寸；可灸。

19. 阴都　Yīndū　（KI19）

【定位】　在上腹部，当脐中上 4 寸，前正中线旁开 0.5 寸（图 3－82）。

【主治】　腹痛，腹泻，便秘，月经不调，不孕。

【操作】　直刺 1～1.5 寸；可灸。

20. 腹通谷　Fùtōnggǔ　（KI20）

【定位】　在小腹部，当脐中上 5 寸，前正中线旁开 0.5 寸（图 3－82）。

【主治】　腹胀，腹痛，呕吐。

【操作】　直刺 0.5 寸；可灸。

21. 幽门　Yōumén　（KI21）

【定位】　在上腹部，当脐中上 6 寸，前正中线旁开 0.5 寸（图 3－82）。

【主治】　腹痛，腹胀，呕吐，泄泻。

【操作】　直刺 0.5～1 寸；可灸。不可深刺，以免伤及肝脏。

22. 步廊　Bùláng　（KI22）

【定位】　在胸部，当第 5 肋间隙，前正中线旁开 2 寸（图 3－83）。

【主治】　胸痛，咳嗽，气喘，呕吐，乳痈。

【操作】　斜刺 0.5～0.8 寸；可灸。本经胸部诸穴不可深刺，以免伤及内脏。

23. 神封　Shénfēng　（KI23）

【定位】　在胸部，当第 4 肋间隙，前正中线旁开 2 寸（图 3－83）。

【主治】　咳嗽，气喘，胸胁胀痛，呕吐，乳痈。

【操作】　斜刺 0.5～0.8 寸；可灸。

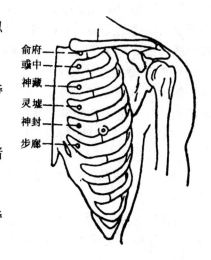

俞府
彧中
神藏
灵墟
神封
步廊

图 3－83

24．灵墟　Língxū　（KI24）

【定位】　在胸部，当第3肋间隙，前正中线旁
开2寸（图3-83）。

【主治】　咳嗽，气喘，胸胁胀痛，呕吐，乳痈。

【操作】　斜刺0.5~0.8寸；可灸。

25．神藏　Shéncáng　（KI25）

【定位】　在胸部，当第2肋间隙，前正中线旁开2寸（图3-83）。

【主治】　咳嗽，气喘，胸痛，烦满，呕吐。

【操作】　斜刺0.5~0.8寸；可灸。

26．彧中　Yùzhōng　（KI26）

【定位】　在胸部，当第1肋间隙，前正中线旁开2寸（图3-83）。

【主治】　咳嗽，气喘，胸胁胀满，不思饮食。

【操作】　斜刺0.5~0.8寸；可灸。

27．俞府　Shūfǔ　（KI27）

【定位】　在胸部，当锁骨下缘，前
正中线旁开2寸（图3-83）。

【主治】　咳嗽，气喘，胸痛，呕
吐，不思饮食。

【操作】　斜刺0.5~0.8寸；可灸。

三、足厥阴肝经

（一）经脉循行

起于足大趾背毫毛部（大敦），沿足
跗部上行，经过内踝前1寸处（中封），
向上行于小腿内侧，至内踝上8寸处交
出于足太阴经的后面，上行腘内侧，沿
着大腿内侧，进入阴毛中，环绕阴部，
上达小腹，挟胃旁，属于肝，络于胆，
向上通过横膈，分布于胁肋，沿着喉咙
的后面，向上进入鼻咽部，连接于"目
系"（眼球连系于脑的结构），向上出于
前额，与督脉会合于巅顶。

"目系"的支脉：从"目系"下行颊
里，环绕唇内。

肝部的支脉：从肝分出，通过横膈，
向上流注于肺，与手太阴肺经相接（图
3-84）。

（二）主治概要

本经腧穴主治肝病、妇科病、前阴

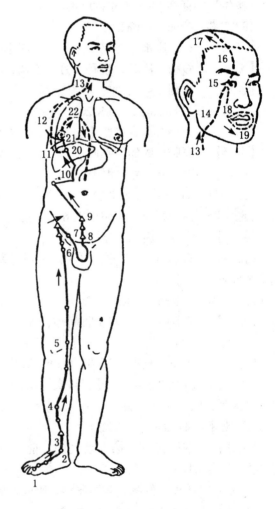

图3-84　足厥阴肝经循行示意图

病和经脉循行部位的其他病证。

（三）腧穴

1. 大敦 Dàdūn （LR1） 井穴

【定位】 在足大趾末节外侧，距趾甲角 0.1 寸（指寸）（图 3 - 85）。

【主治】 疝气，遗尿，崩漏，月经不调，阴挺，癫痫。

【操作】 浅刺 0.1 ~ 0.2 寸，或点刺出血；可灸。

2. 行间 Xíngjiān （LR2） 荥穴

【定位】 在足背侧，当第 1、2 趾间，趾蹼缘的后方赤白肉际处（图 3 - 85）。

【主治】 头痛，眩晕，目赤肿痛，青盲，口歪，胁痛，疝气，小便不利，崩漏，月经不调，痛经，带下，癫痫，失眠，中风。

【操作】 直刺 0.5 ~ 0.8 寸；可灸。

3. 太冲 Tàichōng （LR3） 输穴；原穴

【定位】 在足背侧，当第 1 跖骨间隙的后方凹陷中（图 3 - 85）。

【主治】 头痛，眩晕，目赤肿痛，口歪，胁痛，疝气，小便不利，崩漏，月经不调，痛经，小儿惊风，癫痫，下肢痿痹。

【操作】 直刺 0.5 ~ 0.8 寸；可灸。

4. 中封 Zhōngfēng （LR4） 经穴

【定位】 在足背侧，当内踝前，商丘与解溪连线之间，胫骨前肌腱的内侧凹陷处（图 3 - 85）。

【主治】 疝气，遗精，小便不利，胁肋胀痛，内踝肿痛。

【操作】 直刺 0.5 ~ 0.8 寸；可灸。

5. 蠡沟 Lígōu （LR5） 络穴

【主治】 疝气，崩漏，腹痛，泄泻，恶露不尽。

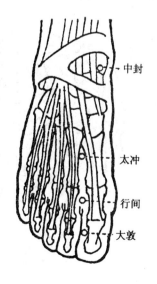

图 3 - 85

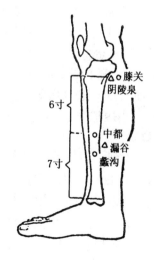

图 3 - 86

【主治】　小便不利，遗精，疝气，月经不调，带下，阴痒，下肢痿痹。

【操作】　平刺 0.5 ~ 0.8 寸；可灸。

6. 中都　Zhōngdū　（LR6）　郄穴

【定位】　在小腿内侧，当足内踝尖上 7 寸，胫骨内侧面的中央（图 3 – 86）。

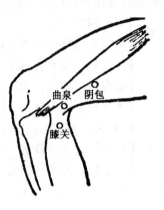

图 3 – 87

【定位】　在小腿内侧，当足内踝尖上 5 寸，胫骨内侧面的中央（图 3 – 86）。

【操作】　平刺 0.5 ~ 0.8 寸；可灸。

7. 膝关　Xīguān　（LR7）

【定位】　在小腿内侧，当胫骨内上髁的后下方，阴陵泉后 1 寸，腓肠肌内侧头的上部（图 3 – 86）。

【主治】　膝髌肿痛，下肢痿痹。

【操作】　直刺 1 ~ 1.5 寸；可灸。

8. 曲泉　Qūquán　（LR8）　合穴

【定位】　在膝内侧，屈膝，当膝关节内侧面横纹内侧端，股骨内侧髁的后缘，半腱肌、半膜肌止端的前缘凹陷处（图 3 – 87）。

【主治】　腹痛，小便不利，月经不调，带下，痛经，阴痒，遗精，膝痛。

【操作】　直刺 1 ~ 1.5 寸；可灸。

9. 阴包　Yīnbāo　（LR9）

【定位】　在大腿内侧，当股骨内上髁上 4 寸，股内侧肌与缝匠肌之间（图 3 – 87）。

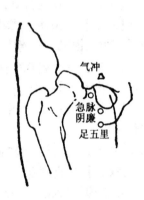

图 3 – 88

【主治】　腹痛，小便不利，遗尿，月经不调。

【操作】　直刺 1 ~ 1.5 寸；可灸。

10. 足五里　Zúwǔlǐ　（LR10）

【定位】　在大腿内侧，当气冲直下 3 寸，大腿根部，耻骨结节的下方，长收肌的外缘（图 3 – 88）。

【主治】　小腹胀痛，小便不通，阴挺，睾丸肿痛，嗜卧，瘰疬。

【操作】　直刺 1 ~ 1.5 寸；可灸。

11. 阴廉　Yīnlián　（LR11）

【定位】　在大腿内侧，当气冲直下 2 寸，大腿根部，耻骨结节的下方，长收肌的外缘（图 3 – 88）。

【主治】　月经不调，带下，小腹痛。

【操作】　直刺 1 ~ 1.5 寸；可灸。

12. 急脉　Jímài　（LR12）

【定位】　在耻骨结节的外侧，当气冲外下方腹股

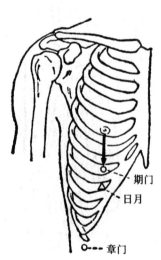

图 3 – 89

沟动脉搏动处，前正中线旁开2.5寸（图3-88）。

【主治】 疝气，小腹痛，阴挺。

【操作】 避开动脉，直刺0.5~0.8寸；可灸。

14. 章门 *Zhāngmén* （LR13） 脾募穴；八会穴之脏会

【定位】 在侧腹部，当第11肋游离端的下方（图3-89）。

【主治】 腹痛，腹胀，泄泻，呕吐，胁痛，痞块。

【操作】 斜刺0.5~0.8寸；可灸。

14. 期门 *Qīmén* （LR14） 肝募穴

【定位】 在胸部，当乳头直下，第6肋间隙，前正中线旁开4寸（图3-89）。

【主治】 胸胁胀痛，腹胀，呕吐，乳痈。

【操作】 斜刺0.5~0.8寸；可灸。本穴不宜深刺，以免伤及肺脏。

第六节 常用奇穴

一、头颈部穴

1. 四神聪 *Sìshéncōng* （EX-HN1）

【定位】 在头顶部，当百会前、后、左、右各1寸，共4穴（图3-90）。

【主治】 头痛，眩晕，失眠，健忘，癫痫。

【操作】 平刺0.5~0.8寸；可灸。

2. 印堂 *Yìntáng* （EX-HN3）

【定位】 在额部，当两眉头的中间（图3-91）。

【主治】 头痛，眩晕，鼻衄，鼻渊，小儿惊风，失眠。

【操作】 平刺0.3~0.5寸，或点刺出血；可灸。

3. 太阳 *Tàiyáng* （EX-HN5）

【定位】 在颞部，当眉梢与目外眦之间，向后约一横指的凹陷处（图3-92）。

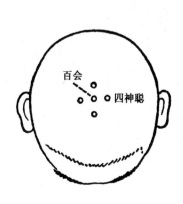

图3-90

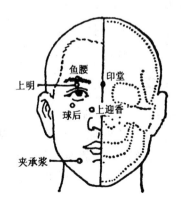

图3-91

【主治】　头痛，牙痛，目疾，面瘫。

【操作】　直刺或斜刺 0.5～0.8 寸，或点刺出血。

4. 牵正　Qiānzhèng

【定位】　在面颊部，耳垂前 0.5～1 寸处（图 3－92）。

【主治】　口歪，口疮。

【操作】　向前斜刺 0.5～0.8 寸；可灸。

5. 翳明　Yìmíng　（EX－HN14）

【定位】　在项部，当翳风后 1 寸（图 3－92）。

【主治】　头痛，眩晕，目疾，耳鸣，失眠。

【操作】　直刺 0.5～1 寸；可灸。

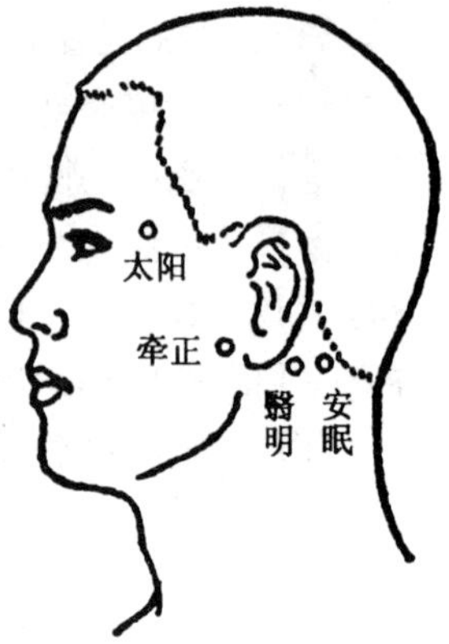

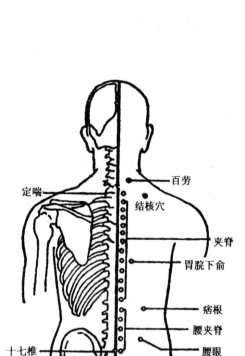

图 3－92

二、背部穴

1. 定喘　Dìngchuǎn　（EX－B1）

【定位】　在背部，当第 7 颈椎棘突下，旁开 0.5 寸（图 3－93）。

【主治】　哮喘，咳嗽，肩背痛。

【操作】　直刺 0.5～0.8 寸；可灸。

2. 夹脊　Jiájǐ　（EX－B2）

【定位】　在背腰部，当第 1 胸椎至第 5 腰椎棘突下两侧，后正中线旁开 0.5 寸，每侧 17 穴，左、右共 34 穴（图 3－93）。

【主治】　胸背上部穴主治心、肺、上肢疾病，胸背下部穴主治胃肠疾病；腰背部穴主治腰腹及下肢疾病。

【操作】　直刺 0.5～0.8 寸；可灸。

3. 腰眼　Yāoyǎn　（EX－B7）

【定位】　在腰部，当第 4 腰椎棘突下，旁开约 3.5 寸凹陷中（图 3－93）。

【主治】　腰痛，月经不调，带下。

【操作】　直刺 1～1.5 寸；可灸。

图 3－93

三、上肢穴

1. 腰痛点　Yāotòngdiǎn　（EX－UE7）

【定位】　在手背侧，当第 2、3 掌骨及第 4、5 掌骨之间，当腕横纹与掌指关节中点处，一侧 2 穴，左、右共 4 穴（图 3－94）。

【主治】　急性腰扭伤。

【操作】　由两侧向掌中斜刺 0.5～0.8 寸。

2. 落枕 Luòzhěn

【定位】 在手背侧,当第2、3掌骨间,掌指关节后约0.5寸处(图3-94)。

【主治】 落枕,手臂痛,胃痛。

【操作】 直刺或斜刺0.5~0.8寸。

3. 八邪 Bāxié (EX-UE9)

【定位】 在手背侧,微握拳,第1至第5指间,指蹼缘后方赤白肉际处,左、右共8穴(图3-94)。

【主治】 手背肿痛,手指麻木,烦热。

【操作】 斜刺0.5~0.8寸,或点刺出血。

4. 四缝 Sìfèng (EX-UE10)

【定位】 在第2至第5指掌侧,近端指关节的中央,一手4穴,左、右共8穴(图3-95)。

【主治】 小儿疳积,百日咳。

【操作】 点刺出血或挤出少许黄色透明粘液。

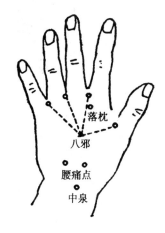

图3-94

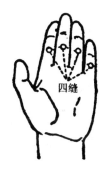

图3-95

5. 十宣 Shíxuān (EX-UE11)

【定位】 在手十指尖端,距指甲游离缘0.1寸(指寸),左、右共10穴(图3-96)。

【主治】 昏迷,癫痫,高热,咽喉肿痛。

【操作】 浅刺0.1~0.2寸,或点刺出血。

四、下肢穴

1. 膝眼 Xīyǎn (EX-LE5)

【定位】 屈膝,在髌韧带两侧凹陷处。在内侧的称内膝眼,在外侧的称外膝眼(图3-97)。

【主治】 膝痛,腿痛,脚气。

【操作】 向膝中斜刺1~1.5寸,或透刺对侧膝眼;可灸。

2. 胆囊 Dǎnnáng (EX-LE6)

【定位】 在小腿外侧上部,当腓骨小头前下方凹陷处

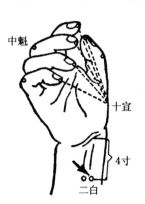

图3-96

（阳陵泉）直下 2 寸（图 3－97）。

【主治】　急、慢性胆囊炎，胆石症，胆道蛔虫症，下肢痿痹。

【操作】　直刺 1～2 寸；可灸。

3. 阑尾　Lánwěi　（EX－LE7）

【定位】　在小腿前侧上部，当犊鼻下 5 寸，胫骨前嵴旁开一横指（图3－97）。

【主治】　急、慢性阑尾炎，消化不良，下肢痿痹。

【操作】　直刺 1.5～2 寸；可灸。

4. 八风　Bāfēng　（EX－LE10）

【定位】　在足背侧，第 1 至第 5 趾间，趾蹼缘后方赤白肉际处，一足 4 穴，左、右共 8 穴（图 3－97）。

【主治】　足背肿痛，趾痛，脚气。

【操作】　斜刺 0.5～0.8 寸，或点刺出血。

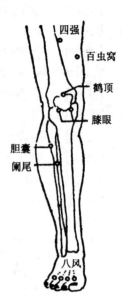

图 3－97

第四章　针刺法

第一节　毫针刺法

毫针刺法是指用毫针刺激人体腧穴等部位而防治疾病的一种方法。毫针刺法是针刺疗法的主体，临床应用最广，是针灸必须掌握的基本技术。

一、毫针的结构、规格与检修、保藏

（一）毫针的结构

毫针的结构分为针尖、针身、针根、针柄、针尾5个部分（图4-1）。

针柄指针的上段，一般用铜丝或铝丝呈螺旋形缠绕而成；针尾指针柄的末端，一般用铜丝或铝丝缠绕呈圆筒状；针尖指针的尖端锋锐部分；针身指针柄与针尖之间的部分；针根指针身与针柄连接处。

（二）毫针的规格

毫针的规格以针身的长短和粗细来区别。一般以毫米为计量单位。目前所用毫针的长短、粗细分别如下表：

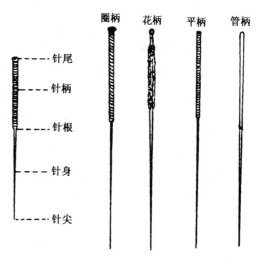

图4-1　毫针结构

毫针长短规格表

寸	0.5	1.0	1.5	2.0	2.5	3.0	3.5	4.0	4.5
毫米	15	25	40	50	65	75	90	100	115

毫针粗细规格表

号　数	26	27	28	29	30	31	32	33
直径（mm）	0.45	0.42	0.38	0.34	0.32	0.30	0.28	0.26

以上两表列出毫针的不同规格，其中以长短1~3寸（25~75mm）、粗细28~30号

（0.38～0.32mm）规格的毫针，临床应用最多。

（三）毫针的检修与保藏

1. **毫针的检修** 检查毫针时注意针尖有无带钩、变钝或针尖偏正，针身是否锈蚀、缺损、折痕或弯曲，针根是否牢固。如针尖带钩、过钝、不正，可用细砂纸或细磨石磨成松针形，使针尖圆而不钝。如针身弯曲，可用手指夹棉球、厚纸或竹片，将其捋直，使针身光滑挺直。如针身锈蚀、缺损、折痕，应剔除不用。如针根处出现松动，也应弃之。

2. **毫针的保藏** 保藏毫针时注意防止针尖受损、针身弯曲、针体生锈和污染等。毫针消毒后，用棉球或纱布擦干，保持干燥。若用针盒或藏针夹保藏，应先垫几层消毒纱布，根据毫针的不同规格，分别置于或插在消毒纱布上，再用消毒纱布覆盖，防止污染，然后将针盒或藏针夹盖好备用。若用针管保藏，应在针管两端垫以干棉球，针尖朝一个方向放置，以免针尖受损。暂时不用的毫针，也可放在滑石粉内，置于干燥处。

二、针刺练习

毫针的针身比较细软，如果没有一定的指力，既不能顺利进针，也难以随意施行捻转、提插等手法。针刺练习是初学者的重要基本技能训练。

针刺练习分指力练习、手法练习、自身试针三步进行。指力和手法的练习是顺利进针、减少疼痛、提高疗效的基本保证；自身试针是体会进针时皮肤的韧性、用力大小和针刺感觉，为临床作准备。

针刺练习的方法，一般先用纸垫练针法或棉团练针法，后用自身试针法。

（一）纸垫练针法

用松软的纸张折叠成长 8cm、宽 5cm、厚 2～3cm 的纸块，用线如"井"字形扎紧，做成纸垫（图 4-2）。练针时，左手平执纸垫，右手拇、食、中三指如执毛笔式持针，使针尖垂直抵在纸垫上，右手拇指与食、中指前后交替地捻动针柄，同时手指渐加一定压力，待针穿透纸垫后另换一处，反复练习。初练时可用 1～1.5 寸长的短毫针，待有了一定的指力和基本手法后，再用 2～3 寸长的毫针练习。纸垫练习主要是锻炼指力和捻转的基本手法。

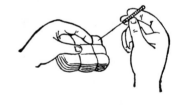

图 4-2 纸垫练针法

（二）棉团练针法

用棉花一握作衬，外用纱布将棉花包裹，再用线缝紧封口，做成直径 6～7cm 的棉团（图 4-3）。练针方法同纸垫练针法。由于棉团松软，可以进行进针、出针、捻转、提插等多种练习。通过反复练针，要求达到进针迅速、捻转灵活、提插自如、指力均匀、操作熟练。同时还要注意捻转和提插时的角度一致、幅度一致、频率一致、动作协调。

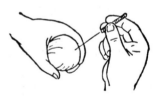

图 4-3 棉团练针法

（三）自身试针法

自身试针时可选取四肢部肌肉较丰满的腧穴，如手三里、曲池、足三里等。试针时要注意体会进针时指力的大小、皮肤的韧性、得气的感觉、不同操作手法产生的不同感觉。也可同学之间互相试针，提高毫针刺法的基本技能。

三、针刺前的准备

(一) 针具的选择

正确选择针具能提高疗效和防止医疗事故。针刺前要根据病人的性别、年龄、形体、体质、病情、病变部位，选择长短、粗细适宜的针具。如男性、青壮年、形胖、体壮、病变部位较深者，选择稍长、稍粗的毫针；女性、老年、儿童、形瘦、体弱、病变部位较浅者，选择稍短、稍细的毫针。如腧穴所在部位的皮肉丰厚，选择稍长、稍粗的毫针；反之如腧穴所在部位的皮肉浅薄，选择稍短、稍细的毫针。

(二) 体位的选择

针刺时体位的选择对于正确取穴和针刺操作均有很大的影响，且关系到临床疗效。对于重症、体虚、精神紧张的患者，体位的选择尤为重要。安排体位应以医生能正确取穴、方便操作、病人舒适能持久为原则。尽量采取一种体位而能暴露针刺处方所选的腧穴。凡体质虚弱、年老、精神过度紧张和初诊者，尽可能选用卧位。在针刺和留针过程中，嘱患者不要随意更换体位。

临床针刺时常用的体位主要有卧位和坐位两种。

1. 卧位

(1) 仰卧位：适宜于头、面、颈、胸腹及四肢的腧穴（图 4 – 4）。

(2) 侧卧位：适宜于侧头、侧胸、侧腹、臀部及四肢外侧等的腧穴（图 4 – 5）。

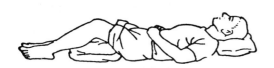 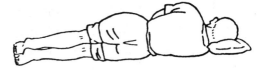

图 4 – 4　仰卧位　　　　　　　　　图 4 – 5　侧卧位

(3) 俯卧位：适宜于头、项、肩、背、腰骶部及下肢后面、外侧等的腧穴（图 4 – 6）。

2. 坐位

(1) 仰靠坐位：适宜于前头、面、颈、胸和上肢的部分腧穴（图 4 – 7）。

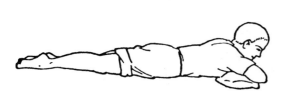 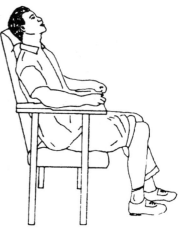

图 4 – 6　俯卧位　　　　　　　　　图 4 – 7　仰靠坐位

（2）侧伏坐位：适宜于侧头面、侧颈及耳部的腧穴（图4-8）。

（3）俯伏坐位：适宜于头、巅顶、后头、项、肩部的腧穴（图4-9）。

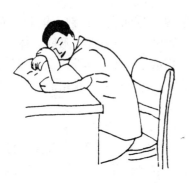

图4-8　侧伏坐位

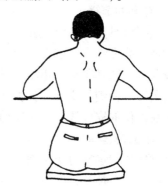

图4-9　俯伏坐位

（三）消毒

针刺前的消毒包括针具器械的消毒、腧穴部位的消毒和医生手指的消毒。

1. 针具器械的消毒　可选择高压蒸气消毒、药物浸泡消毒、煮沸消毒中的任一种。其中以高压蒸气消毒法为最佳，以药物浸泡消毒法为最常用。

（1）高压蒸气消毒：将针具等器械包裹好，放在高压蒸气锅内，一般在15磅气压、120℃高温下20分钟可达消毒灭菌的要求。

（2）药物浸泡消毒：将针具器械放入75%的酒精内，浸泡30分钟，取出用消毒棉球或消毒巾擦干后使用。一般将镊子等器械放入2%来苏尔溶液内，浸泡1~2小时后使用。

（3）煮沸消毒：将针具器械用布包好放入清水中，待煮沸后再煮20~30分钟即可使用。煮沸消毒易使金属器械的锋刃变钝。如在水中加入碳酸氢钠使之成为2%溶液，可以提高沸点至120℃，并能降低沸水对器械的腐蚀。

直接与毫针接触的针盒、镊子等也应该进行消毒，已消毒的毫针必须放在消毒的针盒内。此外，对某些疾病宜采用一次性针具。

2. 医生手指的消毒　医者应先用肥皂水将手洗刷干净，待干后再用75%酒精棉球擦拭，方可持针操作。

3. 施术部位的消毒　一般用75%的酒精棉球擦拭消毒。也可先用2%的碘酊涂擦，稍干后再用75%的酒精棉球擦拭脱碘。注意应从腧穴部位的中心点向外绕圈擦拭。

四、进针法

（一）刺手与押手

毫针操作时，医者持针的手称为刺手，一般为右手。用右手拇、食两指夹持针柄，中指或无名指抵住针身（图4-10），也可用拇、食、中三指夹持针柄。按压腧穴局部、辅助进针的手称为押手，又称压手，一般为左手。

刺手的作用主要是持握针具施行手法操作，进针时运指力于针尖，使针能顺利刺入皮肤；行针时左右捻转，

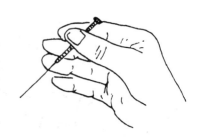

图4-10　持针姿势

上下提插和弹、震、刮、摇，以及出针的手法操作。押手的作用主要是固定腧穴皮肤，使毫针能准确地刺中腧穴，帮助进针时的指力，减少进针时的疼痛；夹持长针针身，使之不致摇晃和弯曲，辅助刺手进针和行针。

（二）常用进针法

1. 单手进针法　本法是只用刺手进针。右手拇、食指夹持针柄，中指指腹抵住针身下端，当拇指与食指向下用力时，中指随之屈曲，针尖随势迅速刺透皮肤。本法适用于短针的进针（图4-11）。

2. 双手进针法　本法是刺手和押手配合，协同进针。常用的有以下4种：

（1）指切进针法：又称爪切进针法。以左手拇指或食指的指甲切按在穴位旁，右手持针，紧靠左手指甲面将针刺入皮肤。适用于短针的进针（图4-12）。

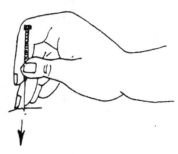

图4-11　单手进针法

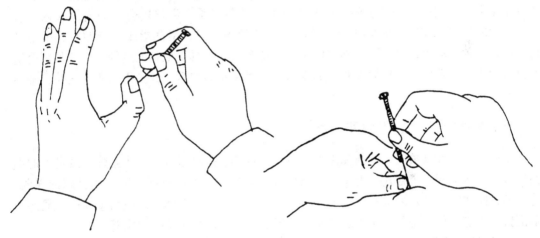

图4-12　指切进针法

（2）夹持进针法：又称骈指进针法。以左手拇、食二指夹持消毒干棉球，夹住针身下端露出针尖，将针尖固定在所刺腧穴的皮肤上，右手持针柄，使针身垂直，在右手指力下压时，左手拇、食二指同时用力，两手协同将针刺入皮肤。适用于长针的进针（图4-13）。

（3）提捏进针法：以左手拇、食二指将所刺部位的皮肤捏起，右手持针，从捏起部的上端将针刺入。适用于皮肉浅薄部位的腧穴进针（图4-14）。

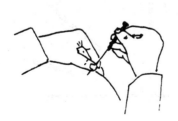

图4-13　夹持进针法

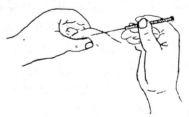

图4-14　提捏进针法

（4）舒张进针法：以左手拇、食二指或食、中二指将所刺腧穴部位的皮肤向两侧撑开绷紧，右手持针，从两指间将针刺入。适用于皮肤松弛部位的腧穴进针（图4-15）。

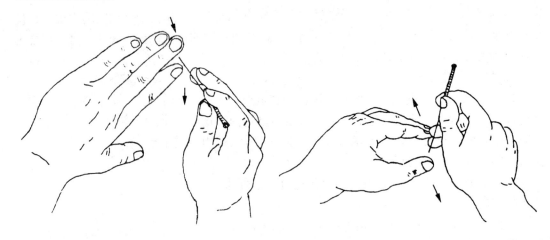

图 4 - 15   舒张进针法

此外，有人发明了专门用于进针的各种器具，常见的有针管进针和进针器进针。针管进针是用金属、塑料或有机玻璃等制成细针管，代替押手，将长短合适的毫针放入针管内，针管的下口放在腧穴的皮肤上，针尾露于针管的上口，用食指或中指叩打、弹击针尾，将针刺入，取出针管。进针器进针是用圆珠笔式或玩具手枪式的进针器，将长短合适的毫针装入进针器内，下口放在腧穴的皮肤上，手指拉扣弹簧，针尖迅速刺入皮肤，抽出进针器。

五、针刺的角度、方向和深度

掌握正确的针刺角度、方向和深度，是增强针感、提高疗效、防止意外事故发生的重要环节。临床上同一个腧穴，由于针刺的角度、方向和深度的不同，所产生针感的强弱、传感的方向和治疗的效果常有一定的差异。针刺的角度、方向和深度虽然主要以其局部的解剖特点决定，但还要兼顾病人的体质、体形、年龄、病情和治疗要求等。

（一）针刺的角度

针刺的角度是指进针时针身与皮肤表面所形成的夹角，分为直刺、斜刺和平刺 3 种（图 4 - 16）。

1. 直刺：针身与皮肤表面呈 90°左右，垂直刺入。适用于人体大部分腧穴，尤其是肌肉丰厚处的腧穴，如腰、臀、腹及四肢等处的腧穴。

2. 斜刺：针身与皮肤表面呈 45°左右，倾斜刺入。适用于肌肉较浅薄处，或内有重要脏器，或不宜直刺深刺的穴位，如胸背部及关节部等处的腧穴。

3. 横刺：针身与皮肤表面呈 15°左右刺入，又称平刺或沿皮刺。适用于皮肉浅薄处的穴位。如头皮、颜面、胸骨等处的腧穴。有时在施行透穴刺法时，也用这种方法。

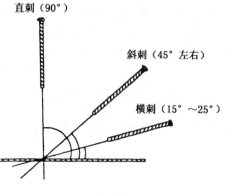

直刺（90°）

斜刺（45°左右）

横刺（15°～25°）

图 4 - 16   针刺角度

（二）针刺的方向

针刺的方向是指进针时针尖所指的方向。根据经络循行的方向，可顺经而刺，可逆经而刺。也有将针尖指向病所者。某些腧穴由于特定的解剖位置，为了保证针刺的安全，只能向某一特定的方向针刺。

（三）针刺的深度

针刺的深度是指针身刺入腧穴的深度。以既有针下得气的感觉，又不伤及组织器官为原则。但在临床实际操作中，还必须结合病人的年龄、性别、体质、体形、病位、病性、腧穴部位等因素综合考虑。一般而言，男性、青壮年、体壮、形胖者，宜深刺；女性、老年、儿童、体弱、形瘦者，宜浅刺。病变部位较深者，宜深刺；病变部位较浅者，宜浅刺。表证、阳证、虚证及新病者宜浅刺；里证、阴证、实证及久病者宜深刺；四肢臀腹等皮肉丰厚处，宜深刺；头面胸背部等皮肉浅薄处，宜浅刺。

针刺的角度、方向和深度三者之间有着密切的关系。深刺多用直刺，浅刺多用斜刺或横刺。对于眼部、延髓部、躯干部的腧穴，由于其内有重要器官，必须严格掌握针刺的角度、方向和深度，以免发生意外。

六、行针

行针是将针刺入腧穴后，为了使之得气、调节针感和进行补泻而施行的各种针刺手法。包括基本手法和辅助手法两类。

（一）基本手法

1. 提插法　是将针刺入腧穴一定深度后，使针在穴内上提下插的操作方法。针由深层向上退到浅层为提，由浅层向下刺入深层为插（图4－17）。使用提插法时，要注意提插时的指力、幅度、频率应均匀一致。一般认为，提插的幅度为3~5分，不宜过大；频率为60次/分钟左右，不宜过快。同时应保持针身垂直，不改变针刺的角度、方向。提插幅度的大小、层次的变化、频率的快慢和操作时间的长短，应根据病人的体质、病情、腧穴部位以及医者针刺目的等灵活掌握。

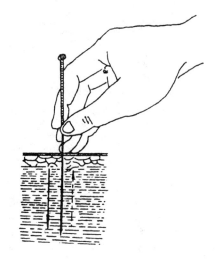

图4－17 提插法

2. 捻转法　是将针刺入腧穴一定深度后，以右手拇、食、中三指持住针柄，一前一后地旋转捻动的操作方法（图4－18）。使用捻转法时，应注意捻转时的指力、角度、频率应均匀一致。一般认为，捻转的角度以180°~360°为宜，不能单向捻转，否则针身易被肌纤维缠绕，引起局部疼痛、滞针而致出针困难。捻转角度的大小、频率的快慢和操作时间的长短，应根据病人的体质、病情、腧穴部位以及医者针刺目的等灵活掌握。

（二）辅助手法

1. 循法　是医生用手指沿经脉循行路线，在腧穴的上下部轻轻地按揉的方法（图4－19）。本

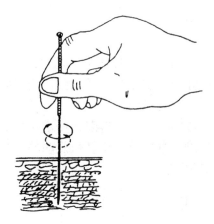

图4－18 捻转法

法能激发经气，促使针后易于得气。

2. **刮法**　是将毫针刺入一定深度后，以拇指或食指的指腹抵住针尾，用拇指、食指或中指指甲由下而上频频刮动针柄的方法（图4-20）。本法在针刺不得气时用之可以激发经气，在已得气时用之可以加强针刺感应的传导与扩散。

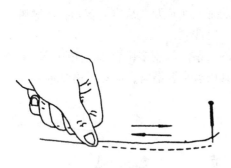

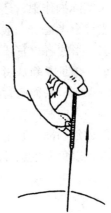

图4-19　循法　　　　　　　　　　　　　　图4-20　刮法

3. **弹法**　是在针刺留针过程中，以手指轻弹针尾或针柄，使针体轻微震动的方法（图4-21）。本法有催气、行气的作用。

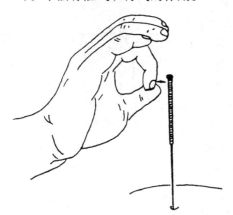

图4-21　弹法

4. **摇法**　是针刺入一定深度后，手持针柄轻轻摇动的方法（图4-22）。其摇法有二，一是直立针身而摇，以加强得气感应；二是卧倒针身而摇，使经气向一定方向传导。

5. **震颤法**　是针刺入一定深度后，小幅度、快频率地提插和捻转，使针体产生轻微震动的方法。本法可促使得气，增强针刺感应。

七、得气

得气是指针刺入腧穴后产生的经气感应，又称针感。

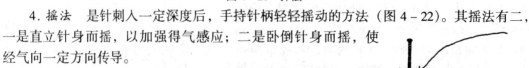

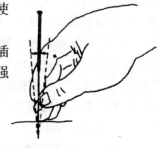

图4-22　摇法

（一）得气的临床表现

病人感觉腧穴局部酸、麻、胀、重等，有时会有不同程度的感应扩散或传导。医生感觉针下沉重、紧涩等。

（二）得气的意义

得气与否以及得气迟速与疗效密切相关。一般而言，得气迅速，疗效好；得气较慢，疗效差；若不得气，可能无效。得气是针刺产生治疗作用的关键，也是判断病人机体正气盛衰、病邪轻重、疾病预后等的依据。

（三）影响得气的因素

得气的强弱，因人、因病、因穴而异。得气的强弱，应以病人感觉舒适、疗效显著为原则。病人的体质和病情、医生的取穴准否和操作手法等均可影响得气。新病、体形强壮、病证属阳属实者，针下得气较快、较强；久病、体衰、病证属阴属虚者，针下得气较慢、较弱，甚或不得气。多数病人机体阴阳之气无明显偏颇者，得气感应适时而平和，既不迟钝，也不过敏。有的病人阳气偏盛，容易得气，并可出现循经感传。有的病人阴气偏盛，多需经过一定的行针过程才有感应。医者如取穴不准确，或操作不熟练，或未能掌握好针刺的角度、方向、深度和强度，或安排体位不当等，都是影响针刺不能得气或得气较慢、较弱的因素。晴天、温暖时，容易得气；阴天、寒冷时，得气较慢或不易得气。

（四）促使得气的方法

针后迟迟不得气时，可用候气、催气，或温针，或加灸等方法促使其得气。候气是指长时间地将针留置于腧穴内，或间歇提插和捻转，等候气至的方法。催气是指运用各种针刺手法，如均匀地进行提插、捻转，或以摇、弹、循、刮等法激发经气，催促气至的方法。

八、针刺补泻

针刺补泻是根据《灵枢·经脉》中"盛则泻之，虚则补之，热则疾之，寒则留之，陷下则灸之。"这一针灸治病的基本理论原则而确立的两种不同的治疗方法。针刺补泻就是通过针刺腧穴，采用适当的手法，激发经气以补益正气，疏泄病邪而调节人体脏腑经络功能，促使阴阳平衡而恢复健康。针刺补泻效果的产生，主要取决于以下3个方面。

（一）机体的机能状态

人体在不同的病理状态下，针刺可以产生不同的作用，即或补或泻的效果。当机体处于疲惫状态而呈虚证时，针刺可以起到补虚的作用。当机体处于邪盛而呈实证时，针刺又可以产生泻邪的作用。临床实践和实验研究表明，针刺之时的机能状态是产生针刺补泻效果的主要因素。

（二）腧穴特性

腧穴的作用不仅具有普遍性，而且还具有相对的特异性，即有的腧穴擅于补虚，有的腧穴擅于泻实。如足三里、关元、气海、膏肓俞等具有强壮作用，多用于补虚；如委中、十宣、十二井等具有泻邪作用，多用于泻实。临床必须结合腧穴作用的相对特异性，才能产生针刺补泻的效果。

（三）针刺手法

针刺手法是产生补泻作用、促使机体内在因素转化的主要手段。为了使针刺产生补泻作用，古今医家在长期的医疗实践过程中，创造并总结出不少针刺补泻手法。现将常用补泻手法列表如下：

常用补泻手法表

名称	补　法	泻　法
提插补泻	先浅后深，重插轻提，幅度小，频率慢，时间短，以下插为主	先深后浅，轻插重提，幅度大，频率快，时间长，以上提为主
捻转补泻	捻转角度小，用力轻，频率慢，时间短，拇指向前，食指向后（顺时针）	捻转角度大，用力重，频率快，时间长，拇指向后，食指向前（逆时针）
徐疾补泻	进针慢，出针快	进针快，出针慢
迎随补泻	针尖顺着经脉循行的方向刺	针尖逆着经脉循行的方向刺
呼吸补泻	呼气时进针，吸气时出针	呼气时出针，吸气时进针
开阖补泻	出针后按压针孔	出针后不闭针孔，或摇大针孔
平补平泻	进针得气后，均匀地提插、捻转	

其中，目前临床以提插补泻手法、捻转补泻手法、平补平泻手法最为常用。

九、留针法

当行针得气并施以补泻手法后，将针留置在穴内称为留针。留针也是毫针刺法的一个重要环节，对于提高针刺疗效有重要意义。通过留针可以加强针刺感应和延长刺激作用，还可以起到候气和调气的目的。

留针分为静留针和动留针两种。针下得气后，让毫针留在穴内静止不动，不再施用手法，到时出针者，称为静留针；针下得气后，让毫针留在穴内，间歇性地行针者，称为动留针。

针刺得气后，留针与否以及留针时间的长短，应根据病人的病情、体质、腧穴部位等而定。一般病证只要针下得气而施以适当的补泻手法后，即可出针，或留针10~20分钟。对一些特殊病证，如慢性、顽固性、痉挛性等病证，可适当延长留针时间，如某些急腹症、破伤风、角弓反张等病证，必要时可留针数小时；而昏厥、休克、虚脱者不宜久留针，以免贻误病情；对不合作的小儿、惧针者，也不宜留针。

十、出针法

出针时，医生用左手拇指、食指（或中指）固定腧穴周围的皮肤，右手持针轻轻捻动退至皮下，然后将针起出。除特殊需要外，出针后一般用消毒干棉球按压针孔，以防出血。如用"徐疾"、"开阖"补泻时，应按其各自的操作要求将针起出。出针后，病人休息片刻，方可活动。出针后针孔不要立即接触水和污染品。医生应注意检查、核对针数，以防遗漏。

十一、针刺异常情况的处理与预防

（一）晕针

晕针是指针刺过程中发生的晕厥现象。

1.**原因** 病人精神紧张，或素体虚弱，或饥饿、劳累、大汗后、大吐后、大泻后、大出血后，或体位不当，或医生手法过重等。多见于初针病人。晕针的直接原因是脑部暂时缺血。

2.**表现** 轻度晕针表现为头晕目眩，精神疲倦，恶心欲吐；重度晕针表现为面色苍白，心慌气短，冷汗，脉细弱；甚则突然晕厥，不醒人事，血压下降，四肢厥冷，唇甲青紫，脉微欲绝等。

3.**处理** 中止针刺，迅速出针，使病人平卧，头部稍低，注意保暖。轻者静卧片刻，给饮温开水或糖水，即可恢复。如未能缓解或晕厥者，可用手指掐或针刺人中、素髎、涌泉、内关、足三里等，灸百会、气海、关元、神阙等，必要时应配用西医急救措施。

4.**预防** 对初次接受针刺者，要做好解释工作，以防精神紧张；采取卧位；对体质虚弱或老年病人，取穴宜精，手法宜轻，宜少留针；对过累、过饥、过渴者，应令休息、进食、饮水后，再予针刺。医生在针刺时，要密切观察，及时发现，及时处理。

（二）滞针

滞针是指在行针时针下滞涩，捻转、提插、出针均感困难。

1.**原因** 病人精神紧张，当针刺入腧穴后，局部肌肉强烈收缩；或医生单向捻转太过，肌纤维缠绕针身，引起滞针。

2.**现象** 针在体内捻转不动，提插、出针均感困难；勉强捻转、提插时则疼痛较剧。

3.**处理** 根据引起滞针的不同原因，分别处理。因精神紧张，肌肉痉挛者，可嘱其放松，或按摩局部肌肉，或延长留针时间，或在其他处另刺一针。因单向捻转而肌纤维缠绕针身者，可向相反方向捻转。注意切忌强力硬拔。

4.**预防** 对精神紧张者，应先做好解释工作，消除病人的紧张情绪。注意行针的操作手法，避免单向捻转，防止肌纤维缠绕针身。

（三）弯针

弯针是指针身在体内形成弯曲。

1.**原因** 医生进针手法不熟练，用力过猛、过速，以致针尖碰到坚硬组织。或病人在针刺或留针时移动体位。或因针柄受到某种外力压迫、碰击等，均可造成弯针。

2.**现象** 针柄改变了原来的方向和角度，并且提插、捻转和出针均感困难，局部有疼痛感。

3.**处理** 如针身轻微弯曲，应慢慢将针起出；如针身弯曲较甚，应顺着弯曲方向将针起出；如因病人移动体位所致，应嘱咐病人恢复原来的体位，放松局部肌肉，将针缓缓起出。弯针时切忌猛拔，以防断针。

4.**预防** 医生进针手法应熟练，指力应均匀，并避免进针过速、过猛。选择适当体位，在留针过程中，嘱病人不要随意更动体位。注意保护针刺部位，防止针柄受到碰撞和压迫。

（四）断针

断针是指针体折断在体内，又称折针。

1. 原因　针具质量欠佳，针身或针根有损伤剥蚀，进针前疏于检查。或针刺时将针身全部刺入腧穴。或行针时强力提插、捻转，肌肉猛烈收缩。或留针时病人随意变更体位。或弯针和滞针未能及时处理等，均可造成断针。

2. 现象　残端部分针身尚露于皮肤外，或残端全部没入皮肤之下。

3. 处理　发现断针后，医生要冷静，嘱病人切勿更动体位，以防残端向肌肉深部陷入。若残端部分露于皮肤外时，可用手指或镊子将针起出；若残端与皮肤相平或稍凹陷于皮肤时，可用左手拇、食二指垂直向下挤压针孔两旁，使残端暴露于体外，右手持镊子将针取出；若残端完全深入皮下或肌肉深层时，应在 X 线下定位，手术取出；若残端全部深入四肢皮下时，可试用一针从针孔刺入，将残端顶出对侧皮肤。

4. 预防　应认真仔细地检查针具，剔出不符合质量要求的针具。避免过猛、过强的行针。嘱咐患者不要随意更换体位。不宜将针身全部刺入腧穴，应留部分针身在体外，以便于针根断折时取针。正确处理滞针、弯针，不可强行硬拔。

（五）血肿

血肿是指针刺部位出现皮下出血而引起的肿痛。

1. 原因　针尖带钩，使皮肉受损，或刺伤血管，或出针时没有即时按压针孔所致。

2. 现象　出针后，针刺部位肿胀疼痛，继则皮肤呈青紫色。

3. 处理　若微量出血，局部小块青紫时，一般不必处理，可自行消退；若青紫面积较大，肿胀疼痛较剧时，可先冷敷止血后，再作热敷，以促使局部瘀血消散、吸收。

4. 预防　针前应仔细检查针具，熟悉腧穴的解剖，避开血管针刺，注意手法不宜过重，切忌强力捣针，出针时应立即用消毒干棉球按压针孔。

（六）刺伤重要器官

1. 针刺性气胸

（1）原因　针刺胸背部腧穴时，针刺过深或方向不当，刺破肺组织，使气体进入胸腔内所致。

（2）症状　轻者胸痛、气闷、妨碍呼吸；重者伴有呼吸困难、口唇紫绀、出汗、心率加速、血压下降等，甚则休克。患侧胸部叩诊时呈过度反响，听诊呼吸音明显减弱或消失，严重者气管向健侧移位，X 线检查可以确诊。

（3）处理　一旦发生气胸，立即采取半卧位休息，要求患者平静，切勿反转体位。一般漏气量少者，可自然吸收。同时要密切观察，随时对症处理，如给予镇咳、消炎药物。对严重者应组织抢救，如胸腔排气、少量慢速输氧等。

（4）预防　凡针刺背部第 10 胸椎以上、侧胸部第 8 肋骨以上、前胸部第 6 肋骨以上、锁骨上窝部的腧穴时，必须思想集中，选择适当体位，严格掌握进针深度。提插幅度不宜过大，胸背部腧穴可采用斜刺或横刺。对于肺气肿患者针刺胸背时更应特别谨慎。

2. 刺伤重要内脏

（1）原因　医生缺乏解剖学、腧穴学的知识，对腧穴和脏器的部位不熟悉，加之针刺过深，或提插幅度过大，造成相应内脏损伤。

（2）症状　刺伤肝、脾时，可引起内出血，肝区或脾区疼痛，有的可向背部放射。如出血不止，腹腔聚血过多，出现腹痛、腹肌紧张，并有压痛及反跳痛等急腹症症状。刺伤心脏时，轻者可出现强烈刺痛，重者出现剧烈撕裂痛，可引起心外射血，导致休克等危重情况。刺伤肾脏时，可出现腰痛、肾区叩击痛、血尿，严重时血压下降、休克等。刺伤胆囊、膀胱、胃、肠等空腔脏器时，可引起疼痛、腹膜刺激征或急腹症等症状。

（3）处理 损伤轻者，卧床休息一段时间后，一般即可自愈。如损伤较重，或继续有出血倾向者，应加用止血药，或局部作冷敷止血处理，并加强观察，注意病情及血压变化。若损伤严重，出血较多，出现休克时，则必须迅速进行输血等急救措施。

（4）预防 医者要熟悉躯干部腧穴内的脏器组织。针刺胸腹、腰背部的腧穴时，应控制针刺深度和行针幅度。

3. 刺伤脑髓和脊髓

（1）原因 脑、脊髓是中枢神经统帅周身各种机体组织的总枢纽、总通道，而它的表层分布有督脉和华佗夹脊等一些重要腧穴，如风府、哑门、大椎、风池以及背部正中线第1腰椎以上棘突间腧穴。若针刺过深，或针刺方向、角度不当，均可伤及，造成严重后果。

（2）症状 如误伤延髓时，可出现头痛、恶心、呕吐、呼吸困难、休克和神志昏迷等。如误伤脊髓时，可出现触电样感觉向肢端放射，甚至引起暂时性肢体瘫痪，有时可危及生命。

（3）处理 首先应及时出针。轻者需安静休息，经过一段时间后，可自行恢复。重者则应结合有关科室如神经外科等，进行及时抢救。

（4）预防 如针刺风府、哑门穴，针尖方向不可上斜，不可过深；如针刺悬枢穴以上的督脉腧穴及华佗夹脊穴，均不可深刺。上述腧穴在行针时多行捻转，少行提插，禁用捣刺。

十二、针刺注意事项

1. 病人紧张、饥饿、疲劳时，不宜立即针刺；病人素体虚弱、气血不足时，针刺手法不宜过重，并尽量采用卧位。

2. 妇女怀孕3个月者，不宜针刺小腹部的腧穴。怀孕3个月以上者，腹部、腰骶部腧穴也不宜针刺。至于三阴交、合谷、昆仑、至阴等通经活血的腧穴，应予禁刺。如妇女行经时，若非为了调经，亦应禁针以上穴位。

3. 小儿囟门未闭合时，头顶部的腧穴不宜针刺。

4. 常发生自发性出血或损伤后出血不止的患者，不宜针刺。

5. 皮肤有感染、溃疡、瘢痕或肿瘤的部位，不宜针刺。

6. 在针刺神经干或神经根部位的腧穴时，如病人出现电击样放射感，应立即停针或退针少许，不宜再作大幅度反复捻转、提插，以免损伤神经组织。

7. 对胸、胁、腰、背脏腑所居之处的腧穴，不宜直刺、深刺。对眼区的腧穴和项部的风府、哑门等穴以及脊椎部的腧穴，要注意掌握好角度和深度，不宜大幅度地提插、捻转。对尿潴留等的患者在针刺小腹部腧穴时，也应掌握适当的针刺方向、角度、深度等。

第二节　三棱针刺法、皮肤针刺法、电针刺法

一、三棱针刺法

三棱针古称"锋针"，是一种常用的放血工具，用来刺破人体的一定部位，放出少量血液，以防治疾病的方法，又称刺络法。

（一）针具

三棱针一般用不锈钢制成，针长约 6cm，针柄较粗呈圆柱形，针身呈三棱形，尖端面有刃，针尖锋利（图 4 – 23）。

图 4 – 23　三棱针

（二）操作方法

1. 持针　右手拇、食两指持住针柄，中指扶住针尖部，露出针尖 3～5mm，以控制针刺深度（图 4 – 24）。针刺时以左手拇、食指用力捏住指（趾）部，右手持针刺入。

2. 消毒　三棱针刺法的创伤面比毫针大，必须注意严格的常规消毒。

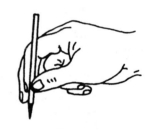

图 4 – 24　三棱针持针式

3. 针刺方法

（1）点刺法：先在针刺部位上下用左手推按，使血液积聚于腧穴处。常规消毒后，左手拇、食二指捏紧被刺穴位，右手持针，迅速刺入 3mm 左右，立即出针，轻轻挤压针孔周围，使之出血数滴，然后用消毒棉球按压针孔（图 4 – 25）。此法多用于手指或足趾末端穴位，如十宣、十二井；或用于头面部的太阳、印堂、攒竹等穴。

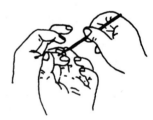

图 4 – 25　点刺法

（2）散刺法：此法是对病变局部周围进行点刺的一种方法。根据病变部位大小的不同，可刺 10～20 针左右。由病变外缘呈环形向中心点刺，以达到活血祛瘀、通经活络的作用（图 4 – 26），此法多用于局部瘀血、肿痛和顽癣等。

（3）泻血法：亦称刺络法。先用橡皮管结扎在应刺部位的上端，左手拇指压在应刺部位的下端，右手持三棱针对准针刺部位的浅静脉，迅速刺入 2～3mm，立即出针，使其流出少量血液，然后用消毒干棉球按压针孔（图 4 – 27）。出血时，也可轻按静脉上端，以助瘀血排出，毒邪得泄。此法常用于肘窝、腘窝及太阳穴等处的浅表静脉，治疗中暑、急性腰扭伤、急性淋巴管炎等疾病。

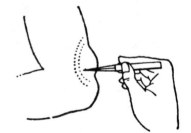

图 4 – 26　散刺法

（4）挑刺：左手按压施术部位的两侧，或捏起局部皮肤。右手持针，将已消毒过的腧穴或反应点的表皮挑破，使之出血或流出粘液，或再向皮内刺入 5mm，并将针身倾斜使针尖轻轻提高，挑破皮下纤维组织，然后覆盖敷料。此法适用于麦粒肿、痔疮、瘰疬等。挑刺一般 3～7 天进行 1 次，3～5 次为 1 个疗程，10～14 天后，方可行下一疗程。

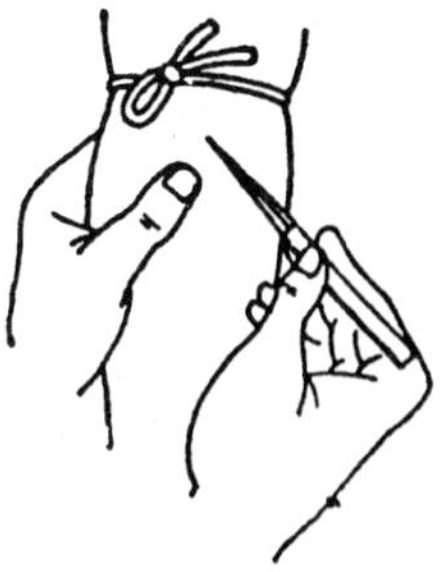

图 4－27　泻血法

（三）适用范围

三棱针刺法适用于急证、热证、实证、瘀证、痛证等病证。其主要的适应病证及选穴如下：

发热、高血压点刺耳尖；昏迷、晕厥点刺十宣、十二井；头痛点刺太阳、印堂；目赤肿痛点刺太阳、耳尖；咽喉肿痛点刺少商；中风失语点刺金津、玉液；疳积点刺四缝；顽癣散刺病位周围；关节肿痛散刺关节周围；中暑泻血曲泽、委中；急性腰扭伤泻血委中、腰部阿是穴；口眼歪斜泻血耳背静脉；麦粒肿挑刺耳尖、大椎；痔疮挑刺八髎及腰骶部；颈部瘰疬挑刺两肩胛内区脊柱两侧的反应点。

（四）注意事项

1. 注意无菌操作，以防感染。

2. 孕妇及产后应慎用本法。患者过饥、过饱、醉酒、患血液病或出血后不易止血者，应禁用本法。

3. 三棱针刺激较强，治疗过程中须注意患者体位要舒适，防止晕针。

4. 点刺放血时，手法宜轻、浅、快，注意切勿刺伤深部动脉而引起大出血。

5. 泻血一般需隔 2～3 天进行 1 次，出血量较多者应间隔 1～2 周。

二、皮肤针刺法

皮肤针刺法是用多支不锈钢短针集成一束，叩刺人体体表一定部位，以防治疾病的一种方法。

（一）针具

皮肤针外形似小锤，针柄有硬柄和软柄两种，软柄有弹性，一般用牛角做成，长度约 15～19cm，一端附有连蓬状的针盘，下边散嵌着不锈钢短针（图 4－28）。根据针数多少、式样不同，分别称为梅花针（五支针）、七星针（七支针）和罗汉针（十八支针）。针尖要求不可太锐，应呈松针形。

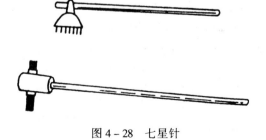

图 4－28　七星针

（二）操作方法

1. 持针式　硬柄皮肤针是以右手握针柄的后部，食指压在针柄上面，使用手腕之力进行叩刺（图 4-29）。软柄皮肤针是将针柄末端固定在掌心，拇指在上，食指在下，其余手指呈握拳状握住针柄（图 4-30）。

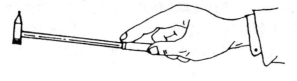

图 4-29   硬柄皮肤针持针式

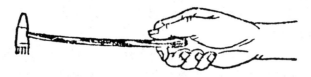

图 4-30   软柄皮肤针持针式

2. 叩刺方法   皮肤常规消毒后，针尖对准叩刺部位，使用手腕之力，将针尖垂直叩打在皮肤上，并立刻弹起，反复进行。频率不宜过快或过慢，一般每分钟叩打 70~90 次。

3. 刺激强度

（1）弱刺激：腕力轻，针尖接触皮肤时间较短，局部皮肤略见潮红，患者无疼痛感觉。适用于老年人、久病体弱者、孕妇、儿童，以及头面五官肌肉浅薄处。

（2）强刺激：腕力重，针尖接触皮肤时间稍长，局部皮肤可见隐隐出血，患者有疼痛感。适用于年壮体强，以及肩、背、腰、臀、四肢等肌肉丰厚处。

（3）中刺激：腕力介于弱、强刺激之间，局部皮肤潮红，但无渗血，患者稍觉疼痛。适用于多数患者，除头面五官等肌肉浅薄处外，其余部位均可选用。

（三）叩刺部位

1. 局部叩刺   即在病变部位叩刺。如治疗顽癣、扭伤等。

2. 穴位叩刺   根据辨证，选取腧穴进行叩刺。一般在穴位表面 0.5~2cm 直径范围内作圆形均匀密刺，每个穴位开始时 20 次，随后可增至 40~50 次。临床较常用的多为各种特定穴、华佗夹脊穴、阿是穴等。

3. 循经叩刺   循病变经络进行叩刺。最常用的是项、背、腰、骶部的督脉和膀胱经循行所过的部位，其次是四肢肘膝关节以下的经络。一般每隔 1cm 左右叩刺一下，可循经叩刺 8~16 次。

（四）适用范围

皮肤针刺法的适用范围较广，其主要的适应病证及选穴如下：

头痛用弱至中刺激，叩刺头项部、侧头部、有关循行经脉；失眠用弱至中刺激，叩刺头项部、夹脊、印堂、太阳、百会；口眼歪斜用中刺激，叩刺患侧颜面部、手阳明大肠经；眩晕用中刺激，叩刺头项部、夹脊、印堂、太阳；胃痛、呕吐用中刺激，叩刺上腹部、背俞穴、足阳明胃经；阳痿、遗精、遗尿、痛经用中刺激，叩刺下腹部、腰骶部、足三阴经脉；肩周炎用中至强刺激，先叩刺肩部，再拔火罐；痿证、痹证用中至强刺激，叩刺相关的局部和经脉；急性腰扭伤用强刺激，先叩刺脊柱两侧、阿是穴，再拔火罐；肌肤麻木、牛皮癣用中至强刺激，局部叩刺后加用悬灸；斑秃用中刺激，用皮肤针叩刺局部、背俞穴。

（五）注意事项

1. 施术前检查针具，如有钩曲、不齐、缺损等，应及时修理或更换。

2. 针刺前皮肤必须消毒。重刺后皮肤出血，须用消毒干棉球擦拭干净，保持清洁，以防感染。

3. 操作时针尖须垂直上下，用力均匀，避免斜刺或钩挑。

4. 局部皮肤有创伤、溃疡或瘢痕等，不宜使用本法。

三、电针刺法

电针刺法是用电针器输出脉冲电流，通过毫针作用于人体经络穴位以治疗疾病的一种方法。电针刺法不仅是毫针的刺激与电的生理效应的结合，而且在电针的针刺部位上，除沿用针灸传统穴位外，还着重提出了按神经在躯体上的分布，沿其行走路线予以刺激，或按神经节段选取有神经干通过的穴位及肌肉神经运动点予以刺激的方法，从而使针刺穴位与神经解剖学建立了密切联系。本法提高了针灸对某些疾病的治疗效果，扩大了针灸的治疗范围。

（一）电针仪器

目前我国普遍使用的电针仪器都是属于脉冲发生器的类型。其作用原理是在极短时间内出现电压和电流的突然变化，即电量的突然变化构成了电的脉冲，由于脉冲电对机体产生电的生理效应，因而显示出各种不同的治疗作用。这种治疗仪可以精确选择脉冲电波型和刺激强度，维持较长时间的针感。

电针机的种类较多，晶体管脉冲式电针机以其体积小、重量轻、耗电少、输出功能多、使用寿命长、安全可靠、携带方便等优点，基本上取代了老型号的电针机。它将基本脉冲波形的频率和强度加以调制后，可以输出连续波、疏密波、疏波、密波、断续波、起伏波等几种不同的波形，用以治疗不同的疾病。是目前临床应用最广泛、效果最理想的电针机。

（二）选择刺激部位

电针刺激部位的选择，一般以循经取穴为主，也可结合神经分布或按神经节段选取有神经干通过的穴位及肌肉神经运动点。例如：

头面部：听会、翳风（面神经）；下关、阳白、四白、夹承浆（三叉神经）。

上肢部：颈夹脊 6～7、天鼎（臂丛神经）；青灵、小海（尺神经）；手五里、曲池（桡神经）；曲泽、郄门、内关（正中神经）。

下肢部：环跳、殷门（坐骨神经）；委中（胫神经）；阳陵泉（腓总神经）；冲门（股神经）。

腰骶部：气海俞（腰神经）；八髎（骶神经）。

穴位的选择可配对，如属于神经功能受损，可按照神经分布特点取穴。如面神经麻痹，可取听会、翳风为主，皱额变浅配阳白、鱼腰，鼻唇沟变浅配人中，口角歪斜配地仓、颊车；坐骨神经痛取环跳、大肠俞为主，配殷门、委中、阳陵泉等穴。

（三）操作方法

针刺穴位得气后，把电针机上的输出电位器调至“0”值，将一对输出导线分别连在身体同侧的两根针的针柄上，在胸、背部的穴位上使用电针时，切不可将两个电极跨接在身体两侧，避免电流回路通过心脏。然后拨开电源开关，选择所需的波型和频率，逐渐调高输出电流至所需的电流量，使病人出现能耐受的酸麻感。电针治疗过程中，人体经过多次刺激后，会产生适应性。此时，应加大刺激量或改变频率，以保持恒定的刺激作用。每次通电时间一般为 10~20 分钟。治疗完毕，把电针机调到"0"值，关闭电源，撤去输出导线，取出毫针。一般 5~10 天为 1 个疗程，每日或隔日治疗 1 次，2 个疗程中间可以间隔 3~5 天。

如单穴电针时，可选取有主要神经干通过的穴位，将针刺入后，接在电针机的一个电极上，另一个则接在湿纱布上，作为无关电极，固定在同侧经络的皮肤上。

相邻相近的一对穴位进行电针时，毫针间要以干棉球相隔，以免短路，影响疗效，损坏机器。

（四）选择刺激参数

1. 波形：常见的有方形波、尖峰波、三角波和锯齿波。单个脉冲波以不同方式组合而形成连续波、疏密波、断续波和锯齿波等。

2. 波幅：电针的刺激强度主要取决于波幅的高低，波幅的计量单位是伏（V）。治疗时通常不超过 20V。若以电流表示，一般不超过 2mA，多在 1mA 以下。刺激强度因人而异，一般以中等强度、患者能耐受为宜。

3. 波宽：宽度越宽对病人的刺激量越大。电针机一般采用适合人体的输出脉冲宽度约为 0.4mS 左右。

4. 频率：频率由每分钟几十次至每秒钟几百次不等。频率快的叫密波，一般 50~100 次/秒；频率慢的叫疏波，一般是 2~5 次/秒。密波和疏波都属于连续波，还有疏密波、断续波、锯齿波等，临床使用时应根据不同病情选择适当波形。

密波能降低神经应激功能，常用于止痛、镇静、缓解肌肉和血管痉挛，也用于针刺麻醉等。疏波刺激作用较强，能引起肌肉收缩，提高肌肉韧带张力，常用于治疗痿证和各种肌肉、关节、韧带的损伤。疏密波是疏波和密波交替出现的一种波形，疏密交替持续的时间各约 1.5 秒，该波能克服单一波形易产生适应的特点，并能促进代谢、促进血液循环、改善组织营养、消除炎症水肿等，常用于扭伤、关节炎、痛证、面瘫、肌肉无力、冻伤等。断续波是有节律地时断时续自动出现的疏波，不易产生适应性，作用较强，能提高肌肉组织的兴奋性，对横纹肌有良好的刺激收缩作用。常用于治疗痿证、瘫痪。锯齿波是脉冲波幅按锯齿形自动改变的起伏波，接近人体呼吸频率，故可用于刺激膈神经，进行人工电动呼吸，配合抢救呼吸衰竭。

（五）适用范围

电针刺法的适用范围和毫针刺法基本相同，可广泛应用于内、外、妇、儿、五官、骨伤等多种疾病，并可用于针刺麻醉，尤其常用于各类痛证、痹证、痿证、骨关节病变、肢体瘫痪、脏腑疾患、五官疾患、神经官能症、预防保健等。

（六）注意事项

1. 电针机使用前必须检查其性能是否良好，输出是否正常。

2. 调节电流量应仔细，开机时应逐渐从小到大，切勿突然增大，以免发生意外。

3. 靠近延髓、脊髓等部位使用电针时，电流量宜小，不可过强刺激。

4. 用温针法使用过的毫针，针柄表面往往氧化而不导电，应用时须将输出线夹在毫针的针体上。

5. 孕妇慎用电针。年老、体弱、醉酒、饥饿、过饱、过劳等者，亦不宜用电针。

第三节　穴位注射法

穴位注射法是选用某些中西药物注射液注入人体有关穴位以防治疾病的一种方法，又称水针法。它是在针刺腧穴治疗疾病的基础上，结合药物的药理作用，将针刺与药物对穴位的双重刺激作用有机地结合起来，发挥其综合效能，提高疗效。

一、针具

根据使用药物的剂量大小及针刺的深浅，选用不同规格的注射器和针头。一般使用1ml、2ml、5ml 注射器。若肌肉肥厚部位可使用 10ml 注射器。针头可选用 5 ~ 7 号普通注射针头，或封闭用长针头。

二、选穴

选穴与一般针刺治疗的选穴相同，但以阳性反应点、俞、募、郄、原穴为主。软组织损伤时，可选用明显的压痛点；较长肌肉的肌腹或肌腱损伤时，可选用肌肉起止点；腰椎间盘突出时可选用脊神经根周围。阳性点的检查部位还包括：华佗夹脊穴、足太阳膀胱经第一和第二侧线、背俞穴、募穴、四肢部的郄穴、原穴、合穴以及压痛点。

三、药物的选择与剂量

（一）常用药液

供肌肉注射的中西药液多可选作穴位注射。常用的有

1. 中药类注射液　如当归、丹参、红花、黄芪、人参、鹿茸精、威灵仙、肿节风、丁公藤、板蓝根、鱼腥草、柴胡、辛夷花注射液等。

2. 维生素类注射液　如维生素 B_1、B_6、B_{12}注射液、复合维生素 B、维生素 C、维生素 K_3 以及维丁胶性钙注射液等。

3. 其他常用注射液　如葡萄糖注射液、生理盐水、注射用水、普鲁卡因、强的松龙以及 ATP、COA、加兰他敏、庆大霉素、黄连素注射液等。

（二）常用剂量

常用剂量决定于注射部位及药物的性质和浓度。一般面部每穴注射 0.3 ~ 0.5ml；四肢部每穴注射 1 ~ 2ml；胸背部每穴注射 0.5 ~ 1ml；腰臀部每穴注射 2 ~ 5ml。5% ~ 10% 葡萄糖或生理盐水每次可注射 10 ~ 20ml。

四、操作方法

根据所取穴位及用药剂量选择合适的注射器与针头，局部皮肤常规消毒后，用快速进针法将针刺入，然后缓慢刺入穴位或阳性点深部，上下提插，得气后，回抽无血，可将药物推入。如需注射较多药液时，可将注射针头由深部逐渐提到浅部肌层，边退边推药，或

将注射针头向几个方向注射药液。每日或隔日注射 1 次，7～12 次为 1 个疗程，疗程之间可休息 5～7 天。

针刺的深度根据穴位所在部位与病变组织的不同而定。头面及四肢远端等皮肉浅薄处的穴位多浅刺；腰部及四肢肌肉丰厚处的穴位多深刺。轻按即痛、病变在浅层的，注射宜浅，如三叉神经痛在面部有压痛点，可在皮内注射一个皮丘；用力按压始痛、病变在深层的，注射宜深，如腰肌劳损的部位多较深，宜深刺注射。

五、适应范围

穴位注射疗法的适应范围较广。现将部分常见病证的穴位注射法介绍如下。

肩关节周围炎选肩髃、肩髎、阿是穴，用丁公藤注射液、2% 普鲁卡因 2ml 加强的松龙 1ml；腰椎病选腰夹脊穴，腰肌劳损选肾俞、大肠俞、腰眼穴，梨状肌损伤选阿是穴，均可用当归注射液、威灵仙注射液、2% 普鲁卡因 2ml 加强的松龙 1ml；风湿性关节炎选肩髃、臂臑、曲池、外关、手三里、环跳、血海、梁丘、阳陵泉、阿是穴，用丁公藤注射液、肿节风注射液、威灵仙注射液、当归注射液；腓总神经麻痹选环跳、阳陵泉、足三里、悬钟，桡神经麻痹选肩髃、曲池、手三里，均可用当归注射液、丹参注射液、ATP、COA、加兰他敏、维生素 B_1、B_6、B_{12} 注射液；多发性神经炎选曲池、外关、足三里、阳陵泉，用 ATP、COA、加兰他敏、维生素 B_1、B_6、B_{12} 注射液；支气管哮喘选肺俞、定喘穴，发作期用鱼腥草注射液、维生素 K_3 注射液，缓解期用胎盘组织液、人参注射液；痢疾选上巨虚、足三里，用庆大霉素、黄连素注射液；阳痿选关元、八髎，用鹿茸精注射液；中风后遗症选曲池、手三里、足三里、阳陵泉，用丹参注射液、当归注射液、维脑路通注射液、胞二磷胆碱、ATP、COA、维生素 B_1、B_6、B_{12} 注射液；胃下垂选脾俞、胃俞、足三里，用黄芪注射液、人参注射液；子宫脱垂选子宫穴、肾俞、关元、维道、三阴交、足三里，用当归注射液、黄芪注射液、人参注射液、胎盘组织液；荨麻疹选曲池、合谷、血海，用维丁胶性钙注射液；慢性鼻炎选迎香、肺俞，用辛夷花注射液、0.5% 普鲁卡因 0.5 毫升/穴。

六、注意事项

（一）严格遵守无菌操作规程，防止感染。

（二）注意药物的性能、药理作用、剂量、配伍禁忌等，正确而安全地使用药物。对可引起过敏反应的药物，如青霉素、普鲁卡因，必须先做皮试，阴性者方可使用。

（三）年老体弱及初针者采用卧位，注射部位宜少，剂量宜轻。孕妇的下腹部、腰骶部及合谷、三阴交等穴不宜作穴位注射。

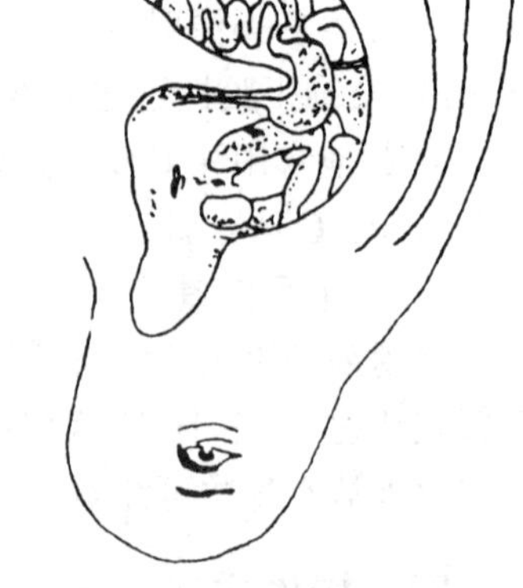

图 4-31 耳穴形象分布示意图

（五）药物不宜注入血管内、关节腔和脊髓腔。若误入关节腔，可致关节红肿、发热、疼痛；误入脊髓腔，有损伤脊髓的可能，严重者可致瘫痪。注意避开神经干，以免损伤神经。若针尖触到神经干，则有触电样感觉，应及时退针。

第四节 耳针法

耳针是用针刺或其他方法刺激耳廓上的穴位以防治疾病的一种方法。我国制定的《耳穴国际标准化方案》于 1987 年 6 月在汉城举行的"国际穴名标准化工作会议"上通过，对耳针疗法的发展作出了贡献。

一、耳穴的分布

耳穴在耳廓上的分布好像一个在子宫中倒置的胎儿，头部朝下，臀部朝上，胸腹躯干在中间。大体上，与头面部相应的穴位在耳垂及其附近；与上肢部相应的穴位在耳舟；与躯干和下肢相应的穴位在对耳轮和对耳轮上、下脚；与内脏相应的穴位在耳甲艇和耳甲腔；消化道在耳轮脚周围环行排列（图 4－32）。

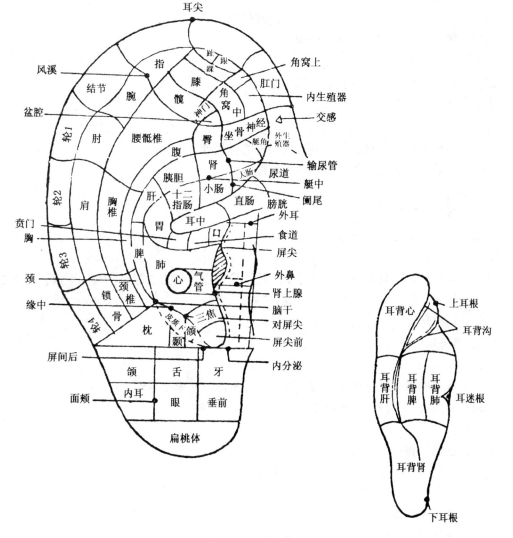

图 4－32　耳穴分布

二、常用耳穴的定位和主治（图4－32）

（一）耳轮脚及耳轮部

1. 耳中

部位：在耳轮脚上。

主治：呃逆，荨麻疹，皮肤瘙痒症，小儿遗尿，咯血。

2. 直肠

部位：耳轮起始部，近屏上切迹的耳轮处，与大肠穴同水平。

主治：便秘，腹泻，脱肛，痔疮。

3. 尿道

部位：直肠穴上方，与膀胱穴同水平的耳轮处。

主治：尿频，尿急，尿痛，尿潴留。

4. 外生殖器

部位：尿道穴上方，与交感穴同水平的耳轮处。

主治：睾丸炎，附睾炎，外阴瘙痒症。

5. 肛门

部位：与对耳轮上脚前缘相对的耳轮处。

主治：痔疮，肛裂。

6. 耳尖

部位：耳轮顶端，与对耳轮上脚后缘相对的耳轮处。

主治：发热，高血压，急性结膜炎，麦粒肿。

7. 肝阳

部位：耳轮结节处。

主治：头晕，头痛，高血压。

8. 轮1~6

部位：在耳轮上，自耳轮结节下缘至耳垂下缘中点，划为5等份，共6个点，由上而下，依次为轮1、轮2、轮3、轮4、轮5、轮6。

主治：扁桃体炎，上呼吸道感染，发热。

（二）耳舟部

1. 指

部位：耳舟的顶部。将耳舟分为5等份，自上而下，第1等份为指。

主治：甲沟炎，手指疼痛和麻木。

2. 风溪

部位：在指、腕两穴之间。

主治：荨麻疹，皮肤瘙痒症，过敏性鼻炎。

3. 腕

部位：耳舟5等份的第2部分。

主治：腕部扭伤、肿痛。

4. 肘

部位：耳舟5等份的第3部分。

主治：肱骨外上髁炎，肘部疼痛。

5. 肩

部位：耳舟5等份的第4部分。

主治：肩关节周围炎，肩部疼痛。

6. 锁骨

部位：耳舟5等份的第5部分。

主治：肩关节周围炎。

(三) 对耳轮上脚

1. 趾

部位：对耳轮上脚的后上方，近耳尖部。

主治：甲沟炎，足趾疼痛、麻木。

2. 跟

部位：对耳轮上脚的前上方，近三角窝上部。

主治：足跟痛。

3. 踝

部位：跟穴与膝穴之间。

主治：踝关节扭伤。

4. 膝

部位：对耳轮上脚的中1/3处。

主治：膝关节肿痛。

5. 髋

部位：对耳轮上脚的下1/3处。

主治：髋关节疼痛，坐骨神经痛。

(四) 对耳轮下脚

1. 臀

部位：对耳轮下脚的后1/3处。

主治：坐骨神经痛。

2. 坐骨神经

部位：对耳轮下脚的前2/3处。

主治：坐骨神经痛。

3. 交感

部位：对耳轮下脚的末端，与耳轮交界处。

主治：胃肠痉挛，心绞痛，胆绞痛，输尿管结石，植物神经功能紊乱。

（五）对耳轮部

1. 颈椎

部位：在对耳轮体部。将轮屏切迹至对耳轮上、下脚分叉处从上而下分为5等份，下1/5处为颈椎。

主治：落枕，颈椎综合征。

2. 胸椎

部位：在对耳轮体部的中2/5处。

主治：胸部疼痛，经前乳房胀痛，乳腺炎，产后泌乳不足。

3. 腰骶椎

部位：在对耳轮体部的上2/5处。

主治：腰骶部疼痛。

4. 颈

部位：颈椎前侧耳腔缘。

主治：落枕，颈项肿痛。

5. 胸

部位：胸椎前侧耳腔缘。

主治：胸胁疼痛，胸闷，乳腺炎。

6. 腹

部位：腰骶椎前侧耳腔缘。

主治：腹痛，腹胀，腹泻，急性腰扭伤。

（六）三角窝部

1. 神门

部位：在三角窝内，对耳轮上、下脚分叉处稍上方。

主治：失眠，多梦，痛证，戒断综合征。

2. 盆腔

部位：在三角窝内，对耳轮上、下脚分叉处稍下方。

主治：盆腔炎。

3. 角窝中

部位：三角窝中1/3处。

主治：哮喘。

4. 内生殖器

部位：三角窝前1/3处。

主治：痛经，月经不调，白带过多，功能性子宫出血，遗精，早泄。

5. 角窝上

部位：三角窝前上方。

主治：高血压。

（七）耳屏部

1. 外耳

部位：屏上切迹前方，近耳轮部。

主治：外耳道炎，中耳炎，耳鸣。

2. 外鼻

部位：耳屏外侧面正中稍前。

主治：鼻前庭炎，鼻炎。

3. 屏尖

部位：耳屏上部隆起的尖端。

主治：发热，牙痛。

4. 肾上腺

部位：耳屏下部隆起的尖端。

主治：低血压，风湿性关节炎，腮腺炎，间日疟，链霉素中毒性眩晕。

5. 咽喉

部位：耳屏内侧面上 1/2 处。

主治：声音嘶哑，咽喉炎，扁桃体炎。

6. 内鼻

部位：耳屏内侧面下 1/2 处。

主治：鼻炎，副鼻窦炎，鼻衄。

(八) 对耳屏部

1. 对屏尖

部位：对耳屏的尖端。

主治：哮喘，腮腺炎，皮肤瘙痒症，睾丸炎，附睾炎。

2. 缘中

部位：对屏尖与轮屏切迹之间。

主治：遗尿，内耳眩晕症。

3. 枕

部位：对耳屏外侧面的后上方。

主治：头晕，头痛，哮喘，癫痫，神经衰弱。

4. 颞

部位：对耳屏外侧面的中部。

主治：偏头痛。

5. 额

部位：对耳屏外侧面的前下方。

主治：头晕，头痛，失眠，多梦。

6. 皮质下

部位：对耳屏内侧面。

主治：痛证，间日疟，神经衰弱，假性近视。

(九) 耳甲腔部

1. 心

部位：耳甲腔中央。

主治：心动过速，心律不齐，心绞痛，无脉症，神经衰弱，癔病，口舌生疮。

2. 肺

部位：耳甲腔中央周围。

主治：咳喘，胸闷，声音嘶哑，痤疮，皮肤瘙痒症，荨麻疹，扁平疣，便秘，戒断综合征。

3. 气管

部位：在耳甲腔内，外耳道口与心穴之间。

主治：咳喘。

4. 脾

部位：耳甲腔的后上方。

主治：腹胀，腹泻，便秘，食欲不振，功能性子宫出血，白带过多，内耳眩晕症。

5. 内分泌

部位：耳甲腔底部，屏间切迹内。

主治：痛经，月经不调，更年期综合征，痤疮，间日疟。

6. 三焦

部位：耳甲腔底部，内分泌穴上方。

主治：便秘，腹胀，上肢外侧疼痛。

7. 口

部位：耳轮脚下方前 1/3 处。

主治：面瘫，口腔炎，胆囊炎，胆结石，戒断综合征。

8. 食道

部位：耳轮脚下方中 1/3 处。

主治：食道炎，食道痉挛，梅核气。

9. 贲门

部位：耳轮脚下方后 1/3 处。

主治：贲门痉挛，神经性呕吐。

10. 胃

部位：耳轮脚消失处。

主治：胃痉挛，胃炎，胃溃疡，失眠，牙痛，消化不良。

（十）耳甲艇部

1. 十二指肠

部位：耳轮脚上方后部。

主治：十二指肠溃疡，胆囊炎，胆石症，幽门痉挛。

2. 小肠

部位：耳轮脚上方中部。

主治：消化不良，腹痛，心动过速，心律不齐。

3. 大肠

部位：耳轮脚上方前部。

主治：腹泻，便秘，咳嗽，痤疮。

4. 阑尾

部位：大肠、小肠两穴之间。

主治：急性单纯性阑尾炎，腹泻。

5. 肝

部位：耳甲艇的后下部。

主治：胁痛，眩晕，经前期紧张症，月经不调，更年期综合征，高血压，假性近视，单纯性青光眼。

6. 胰胆

部位：肝、肾两穴之间。

主治：胆囊炎，胆石症，胆道蛔虫症，偏头痛，带状疱疹，中耳炎，耳鸣，听力减退，急性胰腺炎。

7. 肾

部位：对耳轮上、下脚分叉处下方。

主治：腰痛，耳鸣，神经衰弱，肾盂肾炎，哮喘，遗尿，月经不调，遗精，早泄。

8. 输尿管

部位：肾与膀胱两穴之间。

主治：输尿管结石绞痛。

9. 膀胱

部位：肾与艇角两穴之间。

主治：膀胱炎，遗尿，尿潴留，腰痛，坐骨神经痛，后头痛。

10. 艇角

部位：耳甲艇前上角。

主治：前列腺炎，尿道炎。

11. 艇中

部位：耳甲艇中央。

主治：腹痛，腹胀，胆道蛔虫症，腮腺炎。

（十一）耳垂部

（耳垂正面，从屏间切迹软骨下缘至耳垂下缘，划 3 条等距水平线，再在第 2 水平线上引 2 条垂直等分线，由前向后，由上向下，把耳垂分为 1、2、3、4、5、6、7、8、9 个区）

1. 牙

部位：在耳垂 1 区。

主治：牙痛，牙周炎，低血压。

2. 舌

部位：在耳垂 2 区。

主治：舌炎，口腔炎。

3. 颌

部位：在耳垂 3 区。

主治：牙痛，颞颌关节功能紊乱。

4. 垂前

部位：在耳垂 4 区。

主治：神经衰弱，牙痛。

5. 眼

部位：在耳垂 5 区。

主治：急性结膜炎，电光性眼炎，麦粒肿，假性近视。

6. 内耳

部位：在耳垂 6 区。

主治：内耳眩晕症，耳鸣，听力减退。

7. 面颊

部位：在耳垂 5 区、6 区交界线周围。

主治：周围性面瘫、三叉神经痛，痤疮，扁平疣。

8. 扁桃体

部位：在耳垂 8 区。

主治：扁桃体炎，咽炎。

9. 目$_1$

部位：耳垂正面，屏间切迹前下方。

主治：假性近视。

10. 目$_2$

部位：耳垂正面，屏间切迹后下方。

主治：假性近视。

（十二）耳背部

1. 上耳根

部位：耳根最上缘。

主治：鼻衄，脊髓侧索硬化症。

2. 耳迷根

部位：在耳背与乳突交界的根部，耳轮脚对应处。

主治：胆囊炎，胆石症，胆道蛔虫症，鼻塞，心动过速，腹痛，腹泻。

3. 下耳根

部位：耳根最下缘。

主治：低血压，下肢瘫痪，小儿麻痹后遗症。

4. 耳背沟

部位：对耳轮上、下脚及对耳轮体在耳背面呈"Y"形的凹沟部。

主治：高血压，皮肤瘙痒症。

5. 耳背心

部位：耳背上部。

主治：心悸，失眠，多梦。

6. 耳背脾

部位：耳轮脚消失处的耳背部。

主治：胃痛，消化不良，食欲不振。

7. 耳背肝

部位：在耳背脾穴的耳轮侧。

主治：胆囊炎，胆石症，胁痛。

8. 耳背肺

部位：在耳背脾穴的耳根侧。

主治：咳喘，皮肤瘙痒症。

9. 耳背肾

部位：在耳背的下部。

主治：头晕，头痛，神经衰弱。

三、耳穴的探查

机体发病时，往往在耳廓上出现各种阳性反应。耳廓上耳穴部位的阳性反应既是辅助诊断的依据，也是治疗疾病的刺激点。

常用的耳穴探察方法有：望，即用肉眼或放大镜直接观察耳廓皮肤有无变色、变形；压，即用探棒在疾病相应部位由周围向中心以均匀的压力仔细探压；查，即用耳穴电子探查仪器测定有无电阻值降低、电流增大而形成良导点。

四、耳穴的选穴原则

1. 按部选穴法　即根据病变部位，选取相应耳穴。如胃病取胃穴、肩关节周围炎用肩关节穴等。

2. 按辨证选穴法　即根据中医学理论辨证选取相关穴。如眼病选肝穴、失眠选心穴、脱发取肾穴。

3. 按西医学理论选穴法　如神经衰弱取皮质下穴、消化道溃疡取皮质下穴和交感穴、月经不调取内分泌穴等。

4. 按经验选穴法　如耳中穴有止呃逆作用，神门穴有止痛镇静作用，耳尖有降压和退热作用。

五、操作方法

在准备选用的穴区内，寻找阳性反应点作为刺激点。若探查不到反应点，则按耳穴定位治疗。先用 2% 碘酒消毒，再用 75% 酒精脱碘。

常用的耳穴刺激方法有毫针法、埋针法和压丸法三种。

（一）毫针法

毫针法是用毫针刺激耳穴的一种方法。操作时，医生左手拇、食指固定耳廓，中指托住针刺部位的耳背，右手拇、食指持针刺入耳穴。一般直刺 1~2 分，斜刺 2~3 分。刺激强度根据病情、体质、耐痛程度而异。手法以小幅度捻转为主。留针时间一般为 20~30 分钟。起针时，左手托住耳廓，右手起针，并用消毒干棉球按压针孔。7~10 次为 1 个疗程，2 疗程间隔 2~3 天。

（二）埋针法

埋针法是将皮内针埋于耳穴的一种方法。所用针具以揿针最为常用。操作时，左手固定耳廓，右手用镊子夹住已消毒的揿针刺入耳穴，再用小块胶布固定。一般仅埋患侧穴，每次可选 3~5 穴，每日按压 3~5 次，留针 3~5 天。

（三）压丸法

压丸法是在耳穴表面贴敷光滑而质硬的小粒药物种子、药丸、磁珠等的一种方法。本法安全、无创、无痛，且能起到持续刺激的作用，易被患者接受。压丸最常用的是王不留行籽。操作时，将王不留行籽粘附在 0.5cm×0.5cm 大小的胶布中央，然后贴敷于耳穴上，并给予按压，使耳廓有发热、胀痛感，每日按压数次，每次每穴 1~2 分钟。两耳轮流，3 天 1 换。也可两耳同时贴压。

六、适应范围

耳针法的适应范围较广，几乎适用于临床各科，近年来还用于减肥、戒烟、戒毒。

七、注意事项

1. 严格消毒，以防感染。如果针后见针孔周围焮红，耳廓肿胀疼痛，应涂以 2% 的碘酒，并同时服用抗菌药。

2. 耳廓有溃疡、冻伤，不宜用本法。

3. 孕妇慎用本法；有习惯性流产史的孕妇不宜用本法。

4. 埋针时，耳廓不能洗浴，以防感染。

5. 年老体弱、高血压、动脉硬化者，针刺前后要适当休息，刺激量不宜过大，以防意外。

第五节　头针法

头针法是用毫针刺激头皮上的特定部位以防治疾病的一种方法，又称头皮针法。1984年 5 月世界卫生组织在西太区针灸穴名标准化会议上通过了"国际标准头针穴名"，为头针的国际交流起到了促进作用。

一、头皮刺激线的定位及主治

按《中国头皮针施术部位标准化方案》，头针施术部位分为 4 个区、14 条标准线。现将其定位及主治分述如下。

（一）额中线

定位：在头前部，从督脉神庭穴向前引一直线，长 1 寸（图 4-33）。

主治：神志病，鼻病等。

（二）额旁 1 线

定位：在头前部，从膀胱经眉冲穴向前引一直线，长 1 寸（图 4-33）。

主治：冠心病、心绞痛、支气管哮喘、支气管炎、失眠等。

（三）额旁 2 线

定位：在头前部，从胆经头临泣穴向前引一直线，长 1 寸（图 4 - 33）。

主治：腹部病、眼病等。

（四）额旁 3 线

定位：在头前部，从胃经头维穴内侧 0.75 寸起向下引一直线，长 1 寸（图 4 - 33）。

主治：功能性子宫出血，阳痿，早泄，子宫脱垂，眼病等。

（五）顶中线

定位：在头顶部，即从督脉百会穴至前顶穴之段（图 4 - 34）。

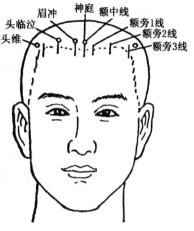

图 4 - 33　头皮刺激线

主治：腰腿足病，如瘫痪、麻木、疼痛，以及皮层性多尿、脱肛、小儿夜尿、高血压、头顶痛等。

（六）顶颞前斜线

定位：在头顶部及头侧部，从头部经外奇穴前神聪（百会前 1 寸）至颞部胆经悬厘引一斜线（图 4 - 35）。

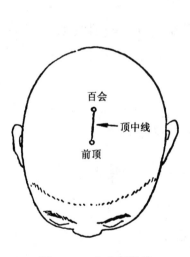

图 4 - 34　头皮刺激线

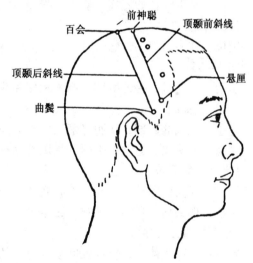

图 4 - 35　头皮刺激线

主治：全线分 5 等份，上 1/5 治疗对侧下肢和躯干瘫痪，中 2/5 治疗上肢瘫痪，下 2/5 治疗中枢性面瘫、运动性失语、流涎、脑动脉粥样硬化等。

（七）顶颞后斜线

定位：在头顶部及头侧部，顶颞前斜线之后 1 寸，与其平行的线。从督脉百会至颞部胆经曲鬓穴引一斜线（图 4 - 35）。

主治：全线分 5 等份，上 1/5 治疗对侧下肢和躯干感觉异常，中 2/5 治疗上肢感觉异常，下 2/5 治疗头面部感觉异常。

（八）顶旁 1 线

定位：在头顶部，督脉旁开 1.5 寸，从膀胱经通天穴向后引一直线，长 1.5 寸（图 4 – 36）。

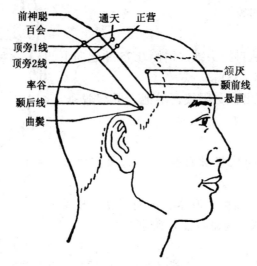

图 4 – 36　头皮刺激线

主治：腰腿病证如瘫痪、麻木、疼痛等病。

（九）顶旁 2 线

定位：在头顶部，督脉旁开 2.25 寸处，从胆经正营穴向后引一直线到承灵穴，长 1.5 寸（图 4 – 36）。

主治：肩、臂、手的瘫痪、麻木和疼痛病证等。

（十）颞前线

定位：在头的颞部，从胆经颔厌穴至悬厘穴连一直线（图 4 – 36）。

主治：偏头痛、运动性失语、周围性面神经麻痹和口腔疾病。

（十一）颞后线

定位：在头的颞部，从胆经率谷穴向下至曲鬓穴连一直线（图 4 – 36）。

主治：偏头痛、耳鸣、耳聋、眩晕等。

（十二）枕上正中线

定位：在后头部，即督脉强间至脑户穴的连线（图 4 – 37）。

主治：眼病、足癣等。

（十三）枕上旁线

定位：在后头部，由枕外粗隆督脉强间至脑户穴旁开 0.5 寸（图 4 – 37）。

主治：皮层性视力障碍，白内障，近视眼等。

（十四）枕下旁线

定位：在后头部，从膀胱经玉枕穴向下引一直线，长 2 寸（图 4 – 37）。

主治：小脑疾病引起的平衡障碍及白内障、近视眼等。

二、针具

一般选用粗细为 28 ~ 30 号，长度为 25 ~ 50mm 的毫针。

三、操作方法

病人体位一般取坐位，特殊时也可取卧位。

头皮局部常规消毒后，针尖与头皮呈 30°左右夹角，快速将针刺入，当针尖达帽状腱膜下层时，指下感觉阻力减小，应将针与头皮平行。沿刺激线刺入 0.5 ~ 1.5 寸（15 ~ 45mm）。若进针角度不当，使针尖抵达颅骨或仅达皮下层，患者有痛感且医者手下有抵抗感，此时应改变进针角度，重新刺入。

头针的行针十分重要。医者肩、肘、腕关节、拇指固定，食指半屈曲状，用拇指第 1 节的掌侧面与食指桡侧面夹持针柄，以食指的掌指关节快速连续屈伸，使针体左右旋转，旋转速度每分钟可达 200 次左右。捻转持续 2 ~ 3 分钟，然后静留针 5 ~ 10 分钟再捻转，反复操作 2 ~ 3 次，即可起针。偏瘫患者留针或捻转时嘱其活动肢体，重症患者可作被动活动，加强患肢功能锻炼，有助于提高疗效。

起针时用消毒干棉球按压针孔片刻，防止出血。一般每日针刺 1 次或隔日 1 次，10 次为 1 个疗程，休息 3 天后，再行下一疗程。

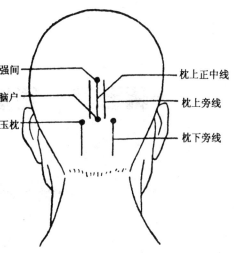

图 4 - 37 头皮刺激线

四、适应范围

头针主要治疗脑源性疾患，如中风偏瘫、皮层性视力障碍、小脑性平衡障碍、皮层性多尿、遗尿、帕金森病、舞蹈病等。此外，对某些非脑源性疾患也可起到治疗、缓解作用，如腰腿痛、神经痛、哮喘、呃逆、耳源性眩晕、耳鸣、听力障碍、胃脘痛、子宫脱垂等。

五、注意事项

1. 严格消毒，防止感染。
2. 头皮血管丰富，容易出血，出针时应按压针孔。若出现皮下血肿，可轻轻揉按，促其消散。
3. 局部有瘢痕、水肿、感染等不宜使用本法。
4. 高热、心力衰竭、病情危重、血压过高及婴幼儿囟门未闭合者，不宜使用本法。

第五章　灸法及拔罐法

第一节　灸法

"灸"，是烧灼的意思。灸法是用艾绒等燃烧材料，点燃后熏灼或温熨体表一定部位，通过调整经络脏腑功能以防治疾病的一种方法。

一、灸用材料

施灸的材料很多，但多以艾叶为主。其气味芳香，辛温味苦，容易燃烧，火力温和持久，易于深透肌肤，取材方便，价格低廉，且具有温经通络、行气活血、祛湿逐寒、消肿散结、回阳救逆及防病保健的作用，故为施灸的最佳材料。艾以陈久者为好。

其他灸用材料有灯心草、桑枝、桃枝、白芥子、毛茛、斑蝥等。

二、灸法的分类和操作

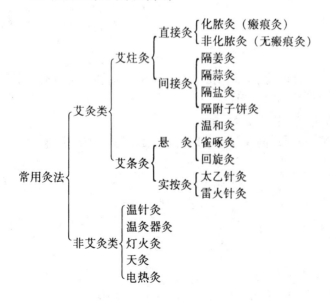

（一）艾炷灸

用纯净的艾绒搓捏成锥形艾团（图 5-1），称之为艾炷。艾炷灸是将艾炷放在腧穴上施灸的一种方法。手工制作艾炷要求搓捻紧实，耐燃而不爆。有条件者可用艾炷器制作。艾炷有大、中、小之分。大艾炷如半截橄榄大，常用于间接灸；中艾炷如半截枣核大（艾炷高 1cm，艾炷底直径约 0.8cm，艾炷重 0.1g，可燃烧 3～5 分钟），临床较为常用；小艾炷如麦粒大，可用于直接灸。每燃尽 1 个艾炷，称为 1 壮。

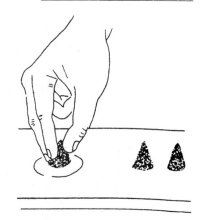

图 5-1　艾炷

艾炷灸可分为直接灸和间接灸两种。

1.直接灸　是将艾炷直接放在皮肤上施灸的一种方法。根据灸后有无烧伤化脓又分为非化脓灸和化脓灸两种。

（1）非化脓灸：又称无瘢痕灸。将艾炷直接放在皮肤上，从上端点燃，当患者感到烫时，用镊子夹去，换艾炷再灸，一般 3～7 壮，以皮肤充血、潮红为度。可在腧穴皮肤上涂少量蒜汁或凡士林，以增加粘附性。

（2）化脓灸：又称瘢痕灸。将艾炷直接放在皮肤上，从上端点燃，燃尽后除去灰烬，以纱布蘸冷水抹净，换艾炷再灸，灸 7～9 壮。灸时局部疼痛，可在周围用手轻轻拍打，以减少疼痛，亦有用麻醉方法来防止疼痛的。灸毕在局部贴敷玉红膏，1～2 天换 1 次药，大约 1 周左右出现无菌性化脓反应，化脓时每天换膏药 1 次，灸疮 40 天左右结痂、脱落，留有瘢痕。化脓期间应注意清洁，防止感染。

2.间接灸　是将艾炷与皮肤之间垫隔上某些物品而施灸的一种方法。根据间隔物的不同，常用的有 4 种。

（1）隔姜灸：以鲜生姜作为间隔物，上置艾炷点燃施灸（图 5-2）。鲜生姜切成约 0.5cm 厚的薄片，中间用针穿数孔。适用于感冒、呕吐、腹痛、腹泻、风寒痹痛等。

（2）隔蒜灸：以鲜蒜片作为间隔物，上置艾炷点燃施灸。大蒜切成约 0.5cm 厚的薄片，中间用针穿数孔。适用于肺结核、未溃疮疡等。

（3）隔盐灸：以食盐填敷脐部，上置艾炷点燃施灸。适用于回阳、救逆、固脱等。

（4）隔附子（饼）灸：以附子片或附子饼作为间隔物，上置艾炷点燃施灸。附子饼的做法是将附子研末，以黄酒调和做饼，直径约 2cm，厚约 0.5cm，中间穿数孔。适用于阳痿、早泄、疮疡久溃不敛等。

图 5-2　隔姜灸

（二）艾条灸

艾条是指用桑皮纸包裹艾绒卷成圆柱形的长条。艾条直径 1.5cm，长 20cm（图 5-3）。根据艾条内有无含其他药物，分为纯艾条（又称清艾条）和药艾条。因其使用简便，不起泡，无痛苦，病人还可以自灸，临床应用广泛。

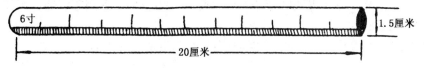

图 5-3　艾条

1. 悬灸　根据其操作方法分为3种。

（1）温和灸：将点燃的一端距皮肤2~3cm熏烤（图5-4），一般10~15分钟，至皮肤红晕为度。

（2）雀啄灸：将点燃的一端像鸟雀啄食一样，一上一下地移动（图5-5）。

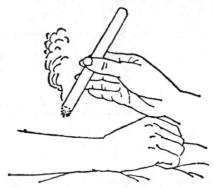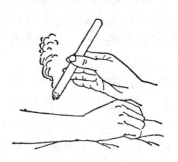

图5-4　艾条温和灸　　　　　　　　　图5-5　艾条雀啄灸

（3）回旋灸：将点燃的一端均匀地向左右方向移动或反复旋转地运动（图5-6）。

2. 实按灸　在腧穴上垫上数层纸或布，将药艾条的一端点燃，乘热按于其上，稍留1~2秒，使热力渗透深部，火灭后，再点、再按（图5-7），每穴5~7次；或以7层布包于点燃的艾条实按。由于药艾条里所含药物的不同，又有太乙针灸和雷火针灸等不同。

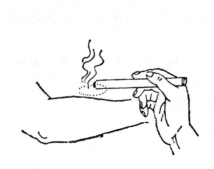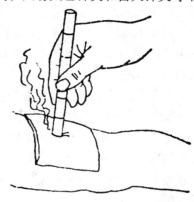

图5-6　艾条回旋灸　　　　　　　　　图5-7　实按灸

（三）温针灸

温针灸是针刺得气后，在针柄上套一段2cm左右的艾卷，或在针尾上搓捏少许艾绒点燃施灸，直至燃尽，除去灰烬。是针和灸结合的一种方法。适用于既需针刺留针又需施灸的疾病。为防止艾火脱落，可在施灸的下方垫一纸片。

（四）温灸器灸

温灸器是一种专门用于施灸的器具（图5-8）。施灸时将艾绒放入温灸器内点燃，再将其放在腧穴上熨烫，直至皮肤红晕，一般可灸15~20分钟，适用于腹部、腰部。

（五）非艾灸法

非艾灸法是指用艾绒以外的物品作为施灸材料的灸法，常用的有灯火灸、天灸和电热灸三种。

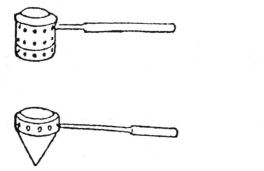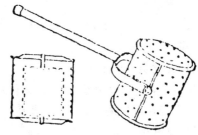

图 5-8 各种温灸器

1. 灯火灸 灯火灸是取 10～15cm 长的灯心草蘸麻油或其他植物油，浸渍后点燃，对准穴位猛一接触，可听到"叭"的一声，皮肤有黄点，偶起小泡。适用于小儿急性病证，如腮腺炎、小儿惊风、消化不良、胃痛等。这是民间的一种简便灸法。

2. 天灸 天灸又称药物发泡疗法，是将激惹性的药物，如细辛、白芥子、毛茛、斑蝥、甘遂等，涂敷于皮肤，使其起泡以刺激腧穴的方法。

3. 电热灸 电热灸是将特制的电灸器通电达到一定温度后，在腧穴上点灸或来回熨烫的一种方法。

三、灸法的适应范围

灸法以治疗虚证、寒证和阴证为主，适用于慢性久病、阳气不足之证。如风寒湿痹、风寒感冒、呕吐、泄泻、腹痛、久泄、久痢、遗尿、遗精、阳痿、早泄、痛经、中风脱证、内脏下垂、阴挺、脱肛、疮疡初起或溃久不愈、瘰疬等。此外，灸法还可用于防病保健。

四、保健灸

保健灸法，古称"逆灸"，是无病而灸，以期增强身体的抗病能力和抗衰老能力，从而达到祛病延年的目的。灸法能补气助阳、温益脾肾，用之于保健，在我国有悠久的历史。现代研究发现，它可以调整脏腑功能，促进机体新陈代谢，增加白细胞、红细胞的数量和吞噬功能，增强人体免疫力。

保健灸常用穴位及方法：

（一）足三里灸

足三里具有补脾益胃、调和气血的功效。为中、老年人保健要穴。古人亦灸此穴预防中风。本穴古人多采用化脓灸，有"若要安，三里莫要干"的谚语。

（二）神阙灸

具有温补元阳、健运脾胃、益气延年之功效。为保健灸要穴。其方法有隔盐灸、隔姜灸、神阙熏脐法。隔盐灸、隔姜灸每次 3～5 壮，隔日 1 次，每月 10 次，每晚 9 点钟灸之为佳，每次以感到局部温热舒适为度。古人多累积灸至三五百壮。神阙熏脐法的药物处方为：生五灵脂24g，生青盐15g，乳香3g，没药3g，夜明砂6g（微炒），地鼠粪9g（微炒），木通9g，干葱头6g，麝香（少许）。共研细末备用。取面粉适量，用水调和作圆圈置于脐上，再将药末6克放在脐内，另用槐树皮剪成圆币形，将脐上的药末盖好。随年壮（1岁

1 壮），灸治 1 次换 1 次药末，每月可灸 1 次。

（三）气海灸

气海又名丹田，为保健要穴。具有培补元气、益肾固精之作用。常用的有温和灸、隔姜灸和隔附子饼灸。

（四）关元灸

关元也称丹田，为保健要穴。具有温肾固经、补气回阳、通调冲任之功效。常用的有温和灸、隔姜灸和隔附子饼灸。

（五）身柱灸

为小儿强身保健要穴。具有通阳理气、祛风退热、清心宁志、降逆止嗽之效。多采用温和灸法，用烟卷大小的艾条，每次灸 5 ~ 10 分钟，隔日 1 次，每月不超过 10 次。

（六）风门灸

具有宣肺解表、祛风通络之功效。多用于预防感冒，采用隔姜灸，在感冒流行期间每日灸 1 次，每次 10 ~ 15 壮。

五、注意事项

1. 施灸的先后顺序一般先阳后阴，先上后下，先小后大，先少后多。

2. 头面部、乳头、大血管、关节处不宜行化脓灸，孕妇的腹部、腰骶部不宜灸。

3. 灸后若起小水泡，不宜擦破，应任其吸收；若起大水泡，则用消毒针头刺破，放出水液后，涂以龙胆紫。

4. 选用化脓灸时，必须先征得病人同意。

第二节　拔罐法（附：刮痧法）

拔罐法是利用燃烧等排除罐内空气，形成负压，使罐吸附于体表，造成局部充血、瘀血以防治疾病的一种方法。

一、罐的种类

（一）玻璃罐

玻璃罐（图 5 - 9）有大、中、小三种型号。优点是质地透明，可以看见罐内的情况，便于随时掌握。缺点是容易破碎。临床使用最多。

（二）竹罐

将直径 3 ~ 6cm 的细毛竹截成长约 6 ~ 10cm 的竹筒，一端留节作底，另一端作罐口，制成壁厚 2 ~ 3mm，中间呈腰鼓形的竹罐（图 5 - 9）。其取材容易、轻巧价廉，不易破碎；缺点是容易燥裂、漏气。在民间应用较广。

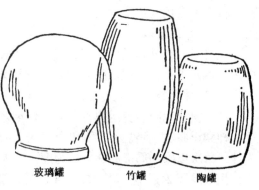

玻璃罐　　竹罐　　陶罐

图 5 - 9　玻璃罐、竹罐、陶罐

（三）陶罐

因其较重，且落地易碎，现临床极少使用
（图5－9）。

（四）抽气罐

抽气罐用玻璃或塑料制成，将抽气机筒与罐嘴对接，将罐扣于体表，抽拉机筒至适宜的负压；有橡皮排气球抽气罐，挤压排气球可将气体排出；有电动抽气罐，其负压大小可以调节，且可连接测压表，随时观察罐内负压。抽气罐易于掌握，可避免烫伤。缺点是没有火罐的温热刺激。

（五）代用罐

杯子、小口碗及玻璃罐头瓶等，只要瓶口光滑，无破损，均可使用。

二、操作方法

（一）吸拔方法

1. 闪火法：用镊子夹95％的酒精棉球，点燃后，在罐内中段绕一圈抽出，迅速将罐叩在应拔的部位上，即可吸附住（图5－10）。此法因罐内无火，比较安全，是最常用的拔罐方法。

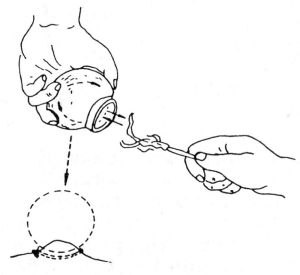

图5－10 闪火法

2. 贴棉法：用大小适宜的95％酒精棉球1块，贴在罐内壁的下1/3处，以火点燃后，迅速叩在应拔的部位上，即可吸住。注意棉花不可太大、太厚，蘸酒精不可太多。此法易于掌握，适用于初学者。

3. 投火法：将易燃纸片点燃后投入罐内，不等纸片烧完即叩在应拔部位上，即可吸附住（图5－11）。此法民间多用。

（二）罐的用法

1. 留罐：当罐拔上后，留置10～15分钟再起罐。

2. 闪罐：将罐拔上后，立即取下，反复多次，至皮肤潮红为度。

3. 走罐：在罐口和体表先涂润滑油，拔罐后，右手握罐上下推移，至皮肤充血、瘀血为度。

4. 针罐法：针刺得气后留针，以针为中心点拔罐，10～15分钟起罐出针。

5. 刺络拔罐法：用三棱针点刺出血，或皮肤针叩刺后，再拔罐，使之出血，以加强刺血作用，一般针后留罐10～15分钟。

（三）起罐

一般先用左手拿住火罐，右手拇指或食指将罐口边缘的皮肤轻轻按下，使空气进入罐内，即可将罐取下（图5－12）。不可用力猛拔，以免损伤皮肤。

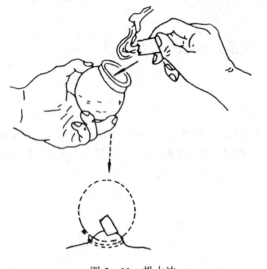

图5－11　投火法

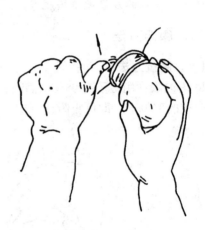

图5－12　起罐法

三、适应范围

拔罐法的适应范围较广，现将常见的适应病证及选穴简介如下：

外感病及呼吸系统病，选取大椎、肺俞、孔最等拔罐；胃肠病选取脾俞、胃俞、大肠俞、天枢、气海、足三里、下巨虚等拔罐；中暑选取大椎、委中、十宣等多用针罐法；高血压选取曲池、合谷、委中、三阴交、涌泉、足三里、肝俞、心俞、肾俞等拔罐；腰痛选取肾俞、大肠俞、腰阳关、委中等拔罐；面瘫选取下关、地仓、颊车、太阳、风池、印堂、合谷等拔罐；风湿痹痛、落枕选取疼痛局部拔罐；急、慢性软组织损伤选取患处刺络拔罐，或加取阳陵泉、血海等拔罐；疮疡选取局部拔罐，另加取灵台等拔罐；痤疮选取大椎刺络拔罐；荨麻疹选取神阙、血海、曲池等拔罐，另加取局部拔罐；妇科疾患选取肾俞、肝俞、八髎、中极、关元、三阴交、血海等拔罐；肥胖症选取中脘、天枢、关元、石门、足三里、阴陵泉、巨阙、丰隆、三阴交、箕门、髀关等拔罐。

四、注意事项

1. 拔罐动作要稳、准、轻、快。

2. 拔罐时，嘱咐患者不要变更体位，以免罐具脱落。拔罐数目多时，每罐之间不宜过近，以免牵拉皮肤发生疼痛或罐具脱落。

3. 留罐时间不宜过长，以免皮肤出现水泡。

4. 孕妇的腹部和腰骶部不宜拔罐。

5. 皮肤有过敏、溃疡、水肿和大血管处，以及高热抽搐、有出血倾向的疾病均不宜拔罐。

附：刮痧法

刮痧法是用光滑的硬物蘸上润滑剂，在人体一定部位的皮肤上刮摩，使皮肤表面呈现瘀血点或瘀血斑，以防治疾病的一种方法。

刮痧法过去用于治疗夏秋季节感受秽浊、疫气引起的"痧证"。随着医学的发展，其运用越来越广泛。刮痧法具有操作简便、运用灵活、疗效显著、副作用少、经济实惠等优点，从古至今一直深受广大群众的喜爱。

一、常用器具

刮痧法可使用的工具很多，如苎麻、麻线、棉纱线团；铜钱、银元、硬币；钮扣、瓷调羹、木梳背；檀香或沉香木刮板、水牛角板等。另外，还有清水、食用油、润肤剂及正红花油等辅助材料。

二、操作方法

（一）基本方法

刮痧的操作手法有平刮、竖刮、斜刮、角刮等，这是运用刮痧板的平、弯、角而采取的不同操作手法。

平刮是用刮痧板的平边着力于皮肤上，按一定的方向进行较大面积的平行刮摩；竖刮与平刮不同的是方向为竖直上下；斜刮是用刮痧板的平、边、弯着力于皮肤上，用于某些不能进行平、竖刮的部位；角刮是用刮痧板的边角着力于皮肤上，进行较小面积的刮摩。

一般根据病情选择适当的体位，常规消毒后，在刮摩部位上涂抹润滑剂等，使皮肤表面光滑滋润，将刮痧板的平面朝下或朝外，以45°角沿一定的方向刮摩。刮摩时多自上而下、由内及外地依次顺刮，不可逆向而刮。在刮摩过程中，由点到线到面，或是由面到线到点，刮摩面尽量拉长拉大，直至皮肤出现紫红色瘀点、瘀斑。特殊部位可采取其他刮法，如在骨骼、关节处，可用角刮法。一般每部位刮3~5分钟，刮摩20~30次。

（二）辅助方法

刮痧治疗时常配合扯痧、放痧等手法。

1. 扯痧法：医者以手指用力提扯病人的皮肤，使细小血管破裂，扯出痧点。具体操作时又分为挤法和拧法两种。

挤法是医者两手拇指及食指相对，用力挤压，连续挤出一块块或一小排紫红痧斑为止。如在头额部挤压，治疗头痛脑胀。

拧法又称揪法，是医者五指屈曲，食指、中指的第2节对准局部皮肤，用力提拧，然后松开，反复进行。每部位提拧6~7次。如提拧颈部两侧适用于咽喉肿痛、心胸胀闷；提拧印堂、太阳穴处适用于头痛。

2. 放痧法：医者用三棱针等刺破病人体表的一定部位，放出少量血液。刺破"痧筋"，即肘窝和腘窝的青筋（静脉），痧证即可减轻。在腘窝部的委中穴处放痧，治疗两腿酸胀沉重；在肘窝部的曲泽穴处放痧，治疗两臂酸胀；在十指尖端的十宣穴处放痧，治疗高热之烦躁不安、神志不清；在人中、委中、金津、玉液处放痧，称为开四门，对危重的痧证有较好的作用。

三、适应范围

痧是民间的习惯称法，类似于西医学何种疾病，目前尚难确定。古人认为，主要由风、湿、热（火）三气相搏为病。夏秋时节，三气较甚，若劳逸失度，则外邪侵袭肌肤，阳气不得宣泄，易发痧证。一般表现为头昏脑胀、心烦郁闷、脘腹痞满、恶心呕吐、全身酸胀、倦怠无力、四肢麻木，甚则厥冷如冰；急重证表现为发病时即心胸憋闷烦躁、胸腹大痛，或吐或泻，或欲吐不吐，或欲泻不泻，甚则突然昏仆、面色青白、口噤不语、手足厥冷，或冷汗如珠，或全身无汗，或青筋外露、针放无血，或痧点时隐时现。

除治疗头昏脑胀、胸闷欲吐的痧证以外，还用于治疗内、儿、妇、外、五官科等多种疾病。此外，刮痧还用于保健。

四、保健刮痧

保健刮痧具有疏通经络、调和气血阴阳、扶正祛邪、防病保健、延年益寿的作用。要求手法柔和适中、力度均匀，以局部皮肤发红、发热为度。保健刮痧可以不用润滑剂，亦可隔衣刮摩。一般每部位或每条线刮摩 10～20 次，刮 3～5 分钟。

（一）头部

头顶和后头部一般先沿正中线从前发际开始，由前向后刮摩至后发际，再分别刮摩左、右两侧线，即左目正中线由前发际到后发际的左侧线，右目正中线由前发际到后发际的右侧线。

前额和侧头部一般刮摩前发际至眉毛之间、太阳穴、角孙穴处。先从前额正中向左右太阳穴刮摩，次从眉梢向太阳穴刮摩，后从太阳穴向角孙处刮摩。

（二）面部

由眶下缘向下，或由鼻旁、口角向耳部方向刮摩。还可刮摩眼眶周围、口角四周。

（三）颈项部

分为 4 路刮摩，颈部前正中线为前路；从耳前或耳后经颈部至肩峰为左、右两路；从后发际中点至大椎为后路。先自上而下地刮摩前路，次从内向外地刮摩左、右两路，后自上而下地刮摩后路。

（四）肩部

先从乳突至肩峰，次从肩胛骨外缘至肩峰，后由肩峰至腋窝部。左右肩部分别刮摩。

（五）脊背部

脊背部分上、中、下三部和左、中、右三线。大椎至第 7 胸椎之间为上部，第 7 胸椎至第 2 腰椎之间为中部，第 2 腰椎至尾骨之间为下部。督脉为中线，其左侧旁开 2 横指为左线，其右侧旁开 2 横指为右线。操作时，先自上而下、由内而外分部刮摩上、中、下三部。后自上而下、由中向外分部刮摩中、左、右三线。

（六）胸部

从胸骨开始，沿肋间隙由内向外，自上而下顺序刮摩，手法应轻柔和缓。

（七）腹部

腹部刮摩 5 条线。腹正中线、距腹正中线左、右旁开 2 横指、距腹正中线左右旁开 4 横指。从腹部正中线开始，按顺序由下而上地向两侧刮摩。

（八）四肢部

上肢外侧分前缘、中间、后缘三条线，均由手指背侧开始刮摩至肩部；上肢内侧分前缘、中间、后缘三条线，均由肩部开始刮摩至手指内侧部；下肢外侧分前缘、中间、后缘三条线，均由髋关节开始刮摩至足趾部；下肢内侧分前缘、中间、后缘三条线，均由足趾（足心）开始刮摩至腹股沟部。一般外侧手法稍重，内侧手法轻柔。

五、注意事项

1. 刮摩时用力要均匀、适中，不可忽轻忽重，以病人能耐受为度，刮拭面尽量拉长。

2. 要顺一个方向刮摩，不可来回刮。刮完一处或一线后，再换位置。

3. 顺序一般是先头颈部、背部，再胸腹部，最后四肢部和关节。

4. 刮摩 2~3 天内出现疼痛感，属于正常反应。

5. 孕妇的下腹部、腰骶部以及活血通经的腧穴禁止刮摩。

第六章　针灸治疗

第一节　针灸治疗概述

一、针灸治疗原则

针灸治疗原则是根据病位的深浅和疾病发展变化的性质而确立的，是针灸治疗疾病必须遵循的准绳，在"论治"和整个治疗过程中，均应以治疗原则为指导。在《内经》中对针灸的治疗原则即有详细的描述，指出针灸治病，凡邪气盛满时，当用泻法，以泻其实邪；正气不足，身体虚弱时，应用补法，以补其不足，使正气充实；若属热邪，应用疾刺法或刺出血，以疏泻其邪热；若寒邪过盛，脏腑经络之气凝滞时，用针刺出血之法，以祛除其瘀；若阳气不足而脉陷下时，则宜用灸法，以升阳举陷；若非其他经所犯而本经有病者，则取本经腧穴，以调其气血。根据中医学的基本思想和针灸治疗疾病的具体情况，可将针灸治疗原则归纳为标本缓急、补虚泻实和三因制宜等。

（一）标本缓急

标与本、缓与急是一个相对的概念，在疾病的发生、发展过程中，标本缓急复杂多变。《素问·标本病传论篇》曰："知标本者，万举万当，不知标本，是谓妄行。"强调治疗疾病必须掌握治标治本原则的重要性。根据《内经》"治病必求于本"、"谨察间甚，以意调之，间则并行，甚则独用"的理论和临床实践的经验，标本缓急的运用原则有以下4点。

1. 治病求本　治病求本，是针对疾病的本质进行治疗。临床症状只是疾病反映于外表的现象，通过辨证，由表及里，由现象到本质进行分析，找出疾病发生的原因、病变的部位、病变的机制，归纳为某一证型，这一证型大体上概括出疾病的本质。然后，针对这一具体证型立法处方，以达到治病求本的目的。如头痛，可由多种原因引起，如外感、血虚、血瘀、气郁、痰阻等，仅用止痛的方法选取局部腧穴治疗，虽可起到缓解疼痛的作用，但容易复发。必须针对引起头痛的原因，分别采取解表、养血、活血化瘀、理气解郁、化痰等法，选用相应经脉的腧穴予以治疗，才能收到根治的效果。

2. **急则治标** 在特殊情况下，标与本在病机上往往相互夹杂，其证候表现为标病急于本病，如不及时处理，标病可能转化为危重病证，论治时则应随机应变，先治标病，后治本病。如治疗某些疾病引起的二便不通，则当先通其便，然后治其本病，即张景岳所说："盖二便不通，乃危急之候，虽为标病，必先治之，此所谓急则治其标也。"

3. **缓则治本** 在一般情况下，本病病情稳定，或虽可引起其他病变，但无危急证候出现，或标本同病，标病经治疗缓解后，均可按"缓则治本"的原则予以处理。如前所述，治疗某些疾病引起的二便不通，若已通其便，标病缓解者，则应治疗本病。

4. **标本兼治** 当标病与本病处于俱缓或俱急时，可采用标本兼治的方法。如由肝失疏泄而引起的脾胃不和，出现胁肋胀痛、嗳腐吞酸、食少呕吐、大便溏泄等症状，可在疏肝理气的同时兼调脾胃；本病标病俱急，亦可采取标本兼治之法。例如，热病中症见高热、神昏，又兼见小腹胀满、小便不通时，则应表里同治，既泻热开窍，又通利小便。

总之，病有标本缓急，治有先后独并。治病求本是治疗的根本原则，急则治标，缓则治本，标本兼治是根据具体病情而制定的具体治疗原则。

（二）补虚泻实

补虚泻实是指导针灸治疗的基本原则，运用针灸补虚泻实的原则，除正确掌握针灸补泻的操作方法外，还必须熟悉本经补泻、异经补泻和子母经补泻等方法。

1. **补虚** 针灸补虚主要是补其本经、表里经和虚则补其母的方法选穴配伍，并结合针刺手法"补法"的施用，达到"补"的目的。

某脏腑的虚证，未涉及其他脏腑者，可选取本经腧穴，用补法治疗。例如，肺虚取肺经腧穴，大肠虚取大肠经腧穴等。若涉及与之相表里的脏腑，均可选取与其相表里脏腑的经脉腧穴。此外，还可根据五行生克理论，采取虚则补其母的方法。

2. **泻实** 针灸泻实主要是采取泻本经、表里经和实则泻其子的方法选穴配伍，并结合针灸手法"泻法"的施用，达到"泻实"的目的。

某脏腑实证，未涉及其他脏腑者，可选取本经腧穴，用泻法治疗。例如，肝实选取肝经腧穴，胆实选取胆经腧穴等。泻其本经，一般多取本经合穴和本腑募穴；急症属实者，可取本经郄穴和井穴。若涉及与之相表里的脏腑，均可选取相表里经脉腧穴，并施以泻法治疗。此外，还可根据五行生克理论，采取实则泻其子的方法。

3. **补泻兼施** 疾病的临床证候常表现为虚实夹杂，治疗上当补泻兼施。例如肝实脾虚证，临床常见胁肋胀痛、嗳腐吞酸的肝实症状，又同时兼见腹痛、食欲不振、便溏等脾虚症状，治疗时应泻足厥阴经和足少阳经，补足太阴经和足阳明经。

补泻兼施临床常用，除补虚与泻实并重外，还应视程度的轻重缓急，以决定补泻的多少先后。

（三）三因制宜

"三因制宜"，指因时、因地、因人制宜，根据季节（包括时辰）、地理和治疗对象的不同情况而制定适宜的治疗方法。

1. **因时制宜** 因时制宜是根据不同的季节和时辰特点，制定适宜的治疗方法。四时气候的变化，对人体的生理功能、病理变化均可产生一定的影响。春夏之季，阳气升发，人体气血趋向体表，病邪伤人亦多在浅表；秋冬之季，阴气渐盛，人体气血潜藏于内，病邪伤人亦多在深部。治疗上，春夏宜浅刺，秋冬宜深刺。人体气血也出现与时辰变化相应的规律，因此针灸治疗注重取穴与时辰的关系，强调择时选穴，即根据不同的时辰选取不同的腧穴进行治疗。子午流注针法、灵龟八法、飞腾八法均是按时选穴治疗疾病的方法，也是"因时制宜"治疗原则的具体运用，此外，因时制宜还应把握针灸的有效时机，如治疗疟疾多在发作前2～3小时针治，治疗痛经一般宜在月经来临前开始针治等。

2. 因地制宜　因地制宜是根据不同的地理环境特点制定适宜的治疗方法。由于地理环境、气候条件和生活习惯的不同，人体的生理活动和病理特点也有区别，治疗方法亦有差异。《素问·异法方宜论篇》指出："北方者……其地高陵居，风寒冰冽，其民乐野处而乳食，藏寒生满病，其治宜灸。南方者……其地下，水土弱，雾露之所聚也，其民嗜酸而食胕，故其民皆致理而赤色，其病挛痹，其治宜微针。"说明治疗方法的选择与地理环境、生活习惯和疾病性质有密切关系。

3. 因人制宜　因人制宜是根据患者的性别、年龄、体质等的不同特点制定适宜的治疗方法。男女性别不同，各有其生理特点，尤其是对于妇女患者经期、怀孕、产后等情况，治疗时须加以考虑。年龄不同，生理功能和病理特点亦不同，治疗时应予以考虑。《灵枢·逆顺肥瘦》说："年质壮大，血气充盈，肤革坚固，因加以邪，刺此者，深而留之。"又载："婴儿者，其肉脆血少气弱，刺此者，以毫针，浅刺而疾发针，日再可也。"

二、针灸治疗的作用

针灸治病是在中医基础理论指导下，运用针和灸的方法，对人体腧穴进行针刺和艾灸，通过经络的作用，达到防治疾病的目的。在正常的生理情况下，机体处于经络疏通、气血畅达、脏腑协调、阴阳平衡的状态。而在病理情况下，则经络壅滞、气血不畅、脏腑失调、阴阳失衡。通过针刺或艾灸腧穴，以疏通气血，调节脏腑阴阳，达到治疗疾病的目的。

(一) 调和阴阳

阴阳学说是中医基础理论的重要内容，对认识人体、认识疾病、辨证论治等均具有重要指导作用。若因六淫七情等因素导致阴阳的偏盛偏衰，失去相对平衡，就会使脏腑经络功能活动失常，从而引起疾病的发生。"阴胜则阳病，阳胜则阴病。"针对人体疾病的这一主要病理变化，运用针灸方法调节阴阳的偏盛偏衰，可以使机体转为"阴平阳秘"的状态，恢复脏腑经络的正常功能，从而达到治愈疾病的目的。

针灸调和阴阳的作用，主要是通过经穴配伍和针刺手法完成的。例如，胃火炽盛引起的牙痛，属阳热偏盛，治宜清泻胃火，取内庭，针用泻法；肾阴不足、肝阳上亢引起的头痛，属阴虚阳亢，治宜育阴潜阳，取太溪，针用补法，可配行间，针用泻法。又如阳气盛、阴气虚导致失眠，阴气盛、阳气虚则可引起嗜睡，根据八脉交会穴的特点，取照海和申脉进行治疗，失眠应补阴泻阳，嗜睡则应补阳泻阴。

(二) 疏通经络

经络"内属于府藏，外络于肢节"，其主要生理功能是运行气血。经络功能正常，气血运行通畅，则"内溉脏腑，外濡腠理"，各脏腑器官得以营养，脏腑体表得以沟通。若经络功能失常，气血运行受阻，则会影响人体正常功能活动，进而出现病理变化，引起疾病的发生。

经络不通，则气血运行受阻，临床表现为疼痛、麻木等，针灸治疗通过经络、腧穴和针灸手法的作用，使经络通畅，促使气血正常运行，达到治疗疾病的目的。

（三）扶正祛邪

扶正，就是扶助正气，提高机体抗病能力；祛邪，就是祛除病邪，消除致病因素。疾病的发生、发展及其转归的过程，实质上是正邪相争的过程。正盛邪祛则病情缓解，正虚邪盛则病情加重。因此，扶正祛邪是保证疾病趋向良性转归的基本原则。

针灸治病在于能够发挥其扶正祛邪的作用。《素问·刺法论篇》说："正气存内，邪不可干。"《素问·评热病论篇》说："邪之所凑，其气必虚。"说明疾病的发生是由于正气相对不足，邪气相对强盛所致。因此，治疗上必须坚持补虚泻实的方法，起到扶正祛邪的目的。运用针灸手法的补法，选配一定的腧穴，可以起到扶正的作用；运用针灸手法的泻法，选配一定的腧穴，可以起到祛邪的作用。临床运用时，多根据正邪在病变过程中所处的地位来决定扶正与祛邪的主次先后。一般而言，扶正适用于正虚邪不盛的病证，祛邪适用于邪实而正未伤的病证，扶正与祛邪同时进行适用于正虚邪实的病证。正邪相搏，正虚为主宜扶正兼祛邪，邪盛为主则宜祛邪兼扶正。病情较重，正气虚弱不耐攻伐时，应先扶正后祛邪；病邪强盛，正气虽虚但尚可攻伐时，宜先祛邪后扶正。

三、配穴处方

配穴处方是指针灸治疗疾病时，根据治疗的需要，选用适当的腧穴组合成方，或针或灸，或针灸并用。处方的组成与疗效有密切的关系。因此，配穴处方时应根据中医基本理论，在辨证论治的原则指导下，结合腧穴的功能、特性严密组方，做到有方有法，灵活多变。处方的组成、变化有一定规律，配穴亦有一定的方法。因此，配穴处方是辨证论治过程中不可缺少的重要环节。选取适当的腧穴，采取正确的刺灸方法，是配穴处方的主要内容。以下重点介绍取穴原则、配穴原则。

（一）取穴原则

选取适当的腧穴是配穴处方的主要内容之一，人体上的每个穴位都有一定的特性，其主治功能不尽相同。只有依据经络、腧穴理论，结合临床具体实践，掌握取穴的一般原则，才能合理地选取适当的腧穴，为正确拟定针灸处方打下基础。针灸处方中腧穴的选取以脏腑经络学说为指导，以循经取穴为主，并根据不同证候选取不同腧穴。因此，取穴原则主要包括近部取穴、远部取穴和随证取穴。

1. 近部取穴　近部取穴是指选取病痛的所在部位或邻近部位的腧穴，这一取穴原则是根据腧穴具有近治作用的普遍特点提出来的。其应用非常广泛，大凡其症状在体表部位反映较为明显和较为局限的病证，均可按近部取穴原则选取腧穴治疗。例如，鼻病取迎香，口齿病取颊车、地仓；胃痛取中脘、梁门；癃闭取关元、气海等。均属于近部取穴。

2. 远部取穴　远部取穴是选取距离病痛较远处部位的腧穴，这一取穴原则是根据腧穴具有远治作用的特点提出来的。人体的许多腧穴，尤其是四肢肘膝关节以下的经穴，不仅能治疗局部病证，而且还可以治疗本经循行所及的远隔部位的病证。远部取穴临床上运用非常广泛，取穴时既可取所病脏腑经脉的本经腧穴，也可取表里经或其他相关经脉上的腧穴。例如，咳嗽、咳血属肺系病证，可选取手太阴肺的尺泽、鱼际；胃脘疼痛属胃的病证，可选取足阳明胃经的足三里，同时可选取足太阴脾经的公孙（表里经），必要时还可加取内关（即其他相关经脉上的腧穴）；面部疾患取合谷，目赤肿痛取行间，久痢脱肛取百会，急性腰痛取水沟等，均为远部取穴的具体应用。

3. 随证取穴　随证取穴，亦名对证取穴，又称辨证取穴，是针对某些全身疾病的病因病机而选取腧穴，这一取穴原则是根据中医理论和腧穴主治功能而提出的。近部取穴和远部取穴适用于疼痛部位明显或局限者，但临床上有许多疾病往往难以明确其病变部位，如发热、失眠、多梦、自汗、盗汗、虚脱、抽风、昏迷，对于这一类病证，可以按照随证取穴的原则选取适当的腧穴。例如，治高热可选取大椎、陶道，治失眠多梦可选取神门、大陵，治盗汗可选取阴郄、后溪，治虚脱可选取气海、关元，治昏迷可选取素髎、水沟等，均属随证取穴的范畴。有些腧穴对某一方面的病证有特殊的治疗效果，在治疗时经常选用，如属气病的胸闷、气促等取膻中，属血病的血虚、慢性出血等取膈俞，属筋病的筋骨酸痛等取阳陵泉，这些也都属随证取穴的范畴。

上述取穴原则在临床上除可单独应用外，还经常相互配合应用。例如，治疗哮喘实证，选取膻中、中府、尺泽、列缺，中府为近部取穴，尺泽、列缺为远部取穴，膻中为随证取穴。

（二）配穴方法

配穴方法是在选穴原则的基础上，选取主治相同或相近，具有协同作用的腧穴加以配伍应用的方法。配穴是选穴原则的具体应用，配穴是否得当，直接影响治疗效果。因此，历代医家非常重视并总结出多种行之有效的配穴方法，主要包括本经配穴、表里经配穴、上下配穴、前后配穴和左右配穴等。配穴时要处理好主与次的关系，坚持少而精的原则，突出主要腧穴的作用，适当配伍次要腧穴。

1. 本经配穴法　某一脏腑、经脉发生病变时，即选取某一脏腑经脉的腧穴配成处方。如肺病咳嗽，取局部腧穴肺募中府，同时远取本经之尺泽、太渊。《灵枢·厥病》载："厥头痛，项先痛，腰脊为应，先取天柱，后取足太阳"等，均属于本法的具体应用。

2. 表里经配穴　本法是以脏腑、经脉的阴阳表里配合关系作为配穴依据。即某一脏腑经脉有病，取其表里经腧穴组成处方施治。在临床上常取相应里经的腧穴配合应用。《灵枢·五邪》载："邪在肾，则病骨痛，阴痹……取之涌泉、昆仑。"这就是表里经配合应用。特定穴中的原络配穴法，也是本法在临床上的具体运用。

3. 上下配穴法　是指将腰以上的腧穴和腰部以下的腧穴配穴应用的方法。上下配穴法在临床上应用广泛，如治疗胃病取内关、足三里；治疗咽喉痛、牙痛取合谷、内庭；治疗脱肛、子宫下垂取百会、长强。此外，八脉交会穴配合应用等也属于本法的具体应用。

4. 前后配穴法　前指胸腹，后指背腰。选取前后部位腧穴配合应用的方法称为前后配穴法，又称腹背阴阳配穴法。《灵枢·官针》所谓"偶刺"法和俞募配穴法，均属于本法范畴。凡治脏腑疾患，均可采用此法。例如，胃痛时前取中脘、梁门，后取胃俞、胃仓。

5. 左右配穴法　本法是指选取肢体左右两侧腧穴配合应用的方法。临床应用时，一般左右穴同时取用，加强协同作用，如心病取两侧心俞、内关，胃痛取双侧胃俞、足三里等。风中经络出现面瘫、偏瘫、偏头痛、痹痛等，左右侧不同名的腧穴也可同时并用，如左侧面瘫，取左侧颊车、地仓，并配合右侧合谷等；左侧头角痛，取左侧头维、曲鬓并配合右侧阳陵泉、侠溪等。

（三）处方变化规律

针灸处方在临床运用时往往发生变化，其变化是为了适应病情和治疗需要。处方的变化有如下规律。

1. 补泻操作的变化 补与泻是针灸施治的基本法则，其操作方法不同，各自的作用相反。临床上，疾病常有虚实的变化，处方中的补泻操作亦随之而变。补泻操作的不同还体现在用同一处方可治不同的病证。如补合谷，泻三阴交，有行气活血、通经化瘀的作用，用以治血滞经闭；反之，泻合谷，补三阴交，有养血理气固经之功，可治疗月经过多或崩漏之疾。

2. 针刺深浅的变化 针刺的深浅与处方的作用密切相关，一般根据疾病在表在里而决定。同一处方，既可治里病，也可治表证，但由于里病宜深刺，表证宜浅刺，故产生的疗效有明显差别。针刺的深浅变化，还常常根据疾病由表入里或由里出表而变化，需要灵活处方。临床上，针刺的深浅变化还须因时、因人来决定。如春夏阳气在上，人体之气行于浅表，刺宜较浅；秋冬阳气在下，人体之气潜伏于里，刺宜较深。又如形体肥胖者宜深刺，形瘦者宜浅刺。这在临床上是较为重要而且也是应该掌握的。

3. 针与灸的变化 针与灸虽同属于外治法，但在临床运用时有所区别，所起的作用并不尽同。同一处方，既可用于实证、热证，也可用于虚证、寒证。运用时应根据具体病情酌情施术，考虑用针或用灸，或针灸并用，或多针少灸，或多灸少针等，才能取得应有的效果。

4. 腧穴加减的变化 针灸处方的变化中，根据治疗需要，尚有腧穴加减的变化。一个处方中的腧穴增加或减少，会改变处方主治和影响治疗效果。如高热可用大椎、曲池，若加用合谷则清热之力更强；若有神昏，则加人中、十宣。针后神志清醒，则又可去人中、十宣。又如临床上取合谷为主，加曲池为治上焦的要方，若加足太阴经的三阴交，则可行气活血、调理月经；若加足少阴经的复溜，则可发汗、止汗。这种不同的作用，都取决于腧穴的加减变化，临床运用时应予以重视。

附：针灸处方的常用符号

在针灸处方时，为简便起见，有些内容可不用文字说明，而以下列符号代之。

| ：针用平补平泻　　　　　　　Ｔ：针用补法
⊥：针用泻法　　　　　　　　↓：三棱针点刺出血
＊：皮肤针　　　　　　　　　×：艾条灸
△：艾炷灸　　　　　　　　　仐：温针灸
N：电针　　　　　　　　　　Im：水针
○̣：拔罐

四、特定穴的内容和应用

特定穴是指十四经穴中具有某种特殊治疗作用的一类腧穴。因分布、特性和作用的不同，特定穴各有不同的含义和命名。特定穴的临床应用范围较广，在选穴配伍上也有一定的特点。

（一）五输穴的内容和应用

五输穴是十二经穴中井、荥、输、经、合 5 类腧穴的简称，这些腧穴均分布在四肢肘、膝关节以下部位，其分布特点是在四肢末端依次按井、荥、输、经、合的次序向肘、膝部位排列。每经 5 穴，十二经共有 60 穴。

古代医家认为，经脉之气的流注运行与自然界水之流动相似，即由小到大，由浅入深，流注于江河，汇聚于海洋，用以说明经气运行中经脉所过部位的浅深不同，其具体的作用也不同。这说明了五输穴的特性，如《灵枢·九针十二原》所载："所出为井，所溜为荥，所注为输，所行为经，所入为合。"五输穴不仅分属于十二经脉，而且具有自身的五行属性。五输穴五行属性按"阴井木"、"阳井金"的阴阳五行学说归类，十二经脉五输穴的穴名及其五行属性见以下两表。

阴经五输穴表

经脉名称	井（木）	荥（火）	输（土）	经（金）	合（水）
手太阴肺经	少商	鱼际	太渊	经渠	尺泽
手厥阴心包经	中冲	劳宫	大陵	间使	曲泽
手少阴心经	少冲	少府	神门	灵道	少海
足太阴脾经	隐白	大都	太白	商丘	阴陵泉
足少阴肾经	涌泉	然谷	太溪	复溜	阴谷
足厥阴肝经	大敦	行间	太冲	中封	曲泉

阳经五输穴表

经脉名称	井（金）	荥（水）	输（木）	经（火）	合（土）
手阳明大肠经	商阳	二间	三间	阳溪	曲池
手少阳三焦经	关冲	液门	中渚	支沟	天井
手太阳小肠经	少泽	前谷	后溪	阳谷	小海
足阳明胃经	厉兑	内庭	陷谷	解溪	足三里
足少阳胆经	足窍阴	侠溪	足临泣	阳辅	阳陵泉
足太阳膀胱经	至阴	足通谷	束骨	昆仑	委中

五输穴是十二经脉之气出入之所，具有治疗十二经脉、五脏六腑病变的作用。《难经·六十八难》说："井主心下满，荥主身热，输主体重节痛，经主喘咳寒热，合主逆气而泄。"主要是从阴经五输穴五行属性与五脏五行属性相关的角度，说明五输穴的主治作用。阴经井穴治疗肝的病变，荥穴治疗心的病变，输穴治疗脾的病变，经穴治疗肺的病变，合穴治疗肾的病变。

五输穴的五行属性与脏腑的五行属性相合，五行之间存在"生我"、"我生"的母子关系，《难经》提出"虚者补其母，实者泻其子"的选取适当的五输穴治疗疾病的方法。这一取穴法亦称为子母补泻取穴法，它包括本经母子补泻和他经子母补泻两种取穴法。例如，肺在五行属金，肺经的实证可取肺经五输穴中属水的合穴（尺泽）以泻之。因"金"生"水"，"水"为"金"之子，取尺泽合"实则泻其子"之义。若肺的虚证，则按"虚者补其母"的方法取穴，"土"生"金"，"土"为"金"之母，故选取肺经五输穴中属土的输穴（太渊）以补之，即为本经子母补泻取穴。除本经子母补泻取穴外，还有他经子母补泻取穴。如肺经实证，可取肾经的阴谷穴，肺属"金"，肾属"水"，取肾经是取子经，再取其子经上属"水"的子穴阴谷；若肺经的虚证，可取脾经的太白穴，肺属"金"，脾属"土"，取脾经是取其母经，再取其母经上属"土"的母穴太白。此即为他经子母补泻取穴。各经五输穴子母补泻取穴详见下表。

子母补泻取穴表

		脏						腑					
		金	水	木	火	相火	土	金	水	木	火	相火	土
本经	经脉	肺经	肾经	肝经	心经	心包经	脾经	大肠经	膀胱经	胆经	小肠经	三焦经	胃经
子母穴	母穴	太溪	复溜	曲泉	少冲	中冲	大都	曲池	至阴	侠溪	后溪	中渚	解溪
	子穴	尺泽	涌泉	行间	神门	大陵	商丘	二间	束骨	阳辅	小海	天井	厉兑
他经	母经	脾经	肺经	肾经	肝经	肝经	心经	胃经	大肠经	膀胱经	胆经	胆经	小肠经
子母穴	母穴	太白	经渠	阴谷	大敦	大敦	少府	足三里	商阳	通谷	足临泣	足临泣	阳谷
	子穴	阴谷	大敦	少府	太白	太白	经渠	通谷	足临泣	阳谷	足三里	足三里	商阳

十二经脉五输穴的气血流注不仅具有从四肢末端向肘膝方向运行的特点，而且与时辰的变化密切相关。古代医家总结出以五输穴配合阴阳五行为基础，运用天干地支配合脏腑按时取穴的方法，即子午流注针法。子午流注针法作为一种特殊的择时选穴治疗疾病的方法，具有重要的理论和应用价值。子午流注针法的具体应用可以参考有关书本上的知识。

（二）俞募穴的内容和应用

俞募穴是俞穴和募穴的合称。俞穴是脏腑经络之气输注之处，均位于背腰部，故又称背俞穴；募穴是脏腑之气汇集之处，均位于胸腹部，故又称腹募穴。俞为阳，是阴病行阳的重要之所；募为阴，是阳病行阴的重要之所。每一脏腑均有各自的俞穴和募穴，详见下表。

十二脏腑俞募穴表

		脏						腑				
	肺	心包	心	肝	脾	肾	胃	胆	膀胱	大肠	三焦	小肠
俞穴	肺俞	厥阴俞	心俞	肝俞	脾俞	肾俞	胃俞	胆俞	膀胱俞	大肠俞	三焦俞	小肠俞
募穴	中府	膻中	巨阙	期门	章门	京门	中脘	日月	中极	天枢	石门	关元

临床可通过观察、触扪俞募穴处的异常变化，来诊断相应脏腑疾病，又可利用针刺、艾灸作用于俞募穴来治疗相应脏腑疾病。俞穴和募穴常配伍运用。俞穴和募穴主治作用各有一定特点，一般而言，脏病、虚证多取俞穴，腑病、实证多取募穴。例如，五脏虚损，取相应背俞穴以补之；六腑实满，取相应腹募穴以泻之。此外，俞募穴单穴独用还可治疗与脏腑经络相联属的组织器官所发生的病证，如肝俞治疗目疾，肾俞治疗耳疾等，均为临床所常用。

（三）原络穴的内容和运用

原穴是脏腑的原气输注经过和留止的部位。每一脏腑各有一个原穴，故有"十二原"之称，其分布均位于腕、踝部附近。原穴与三焦有密切关系。三焦为原气之别使，三焦之气导源于肾间动气，输布全身，调和内外，宣导上下，关系着脏腑气化功能，而原穴就是其留止之处，故无论虚实均可取之。因此，对于脏腑之疾，可取相应的原穴治疗，即所谓

"五脏六腑之有疾者，皆取其原也"。临床上还可根据原穴的反应变化，推断脏腑功能的盛衰，以诊断脏腑疾病。

络穴是络脉由经脉别出部位的腧穴，也是表里两经联络之处。十二经脉各有 1 个络穴，皆位于肘、膝关节以下。十二络脉的主要功能是加强经脉中表里经之间的联系，故络穴在临床上具有主治表里两经有关病证的作用。

原穴和络穴在临床上既可单独应用，也可相互配合应用。本经原穴与其相表里经的络穴相互配合应用时，称为"原络配穴"。相表里脏腑经络同病，先病者为主，取本经原穴（主穴），后病者为客，取相表里经脉络穴（客穴），故又称"主客原络配穴"，属表里配穴法的一种。如肺经先病，即先取其经的原穴"太渊"，大肠后病，再取其经的络穴"偏历"。反之，若大肠先病，即先取其经的原穴"合谷"，肺经后病，再取其经的络穴"列缺"。十二经原穴、络穴列表如下：

十二经脉原穴、络穴表

经　脉	原穴	络穴
手太阴肺经	太渊	列缺
手厥阴心包经	大陵	内关
手少阴心经	神门	通里
足太阴脾经	太白	公孙
足厥阴肝经	太冲	蠡沟
足少阴肾经	太溪	大钟
手阳明大肠经	合谷	偏历
手少阳三焦经	阳池	外关
手太阳小肠经	腕骨	支正
足阳明胃经	冲阳	丰隆
足少阳胆经	丘墟	光明
足太阳膀胱经	京骨	飞扬

（四）八脉交会穴的内容和应用

八脉交会穴指奇经八脉与十二经脉之气相交会的 8 个腧穴，又称交经八穴，均分布于腕踝部上下。八脉交会穴具有主治奇经病证的作用。临床应用时，可以单独治疗各自相通的奇经病证。如脊柱强痛、角弓反张等督脉病证，可取通于督脉的后溪穴；胸腹气逆而拘急的冲脉病证，可取通于冲脉的公孙穴。按一定的原则两穴配伍，可以治疗两脉相合部位的病证。如公孙通冲脉，内关通阴维脉，两穴配伍可以治疗冲脉、阴维脉相合部位（心、胸、胃部）病证；后溪通督脉，申脉通阳跷脉，两穴配合可以治疗督脉阳跷脉相合部位（目锐眦、颈项、身、肩部）病证，这属于上下配穴法范畴。八脉交会穴具体配合应用及治疗部位详见下表。

八脉交会穴表

公孙通冲脉
内关通阴维脉　　　　}合于心、胸、胃

后溪通督脉
申脉通阳跷脉　　　　}合于目内眦、颈项、耳、肩

足临泣通带脉 ⎱
外关通阳维脉 ⎰合于目锐眦、耳后、颊、颈、肩

列缺通任脉 ⎱
照海通阴跷脉 ⎰合于肺系、咽喉、胸膈

（五）八会穴的内容和应用

八会穴是指人体气、血、筋、脉、骨、髓、脏、腑等精气所会聚的 8 个腧穴。在临床运用时，凡气、血、筋、骨、髓、脉、脏、腑的病变，都可取其所会聚的腧穴治疗。如腑病取中脘，筋病取阳陵泉即是。附八脉交会穴如下：

脏会———章门　　　筋会———阳陵泉

腑会———中脘　　　脉会———太渊

气会———膻中　　　骨会———大杼

血会———膈俞　　　髓会———绝骨

（六）郄穴的内容和应用

郄穴是经气深聚部位的腧穴。十二经脉及阴维脉、阳维脉、阴跷脉、阳跷脉各有 1 个郄穴，共有 16 穴。临床运用郄穴时，治疗本经循行部位及所属脏腑的急性病证是其主治特点。阴经郄穴多治血证，如孔最治咳血，中都治崩漏即是；阳经郄穴多治急性疼痛，如胃脘痛取梁丘等。各经郄穴如下表。

十六郄穴表

经　脉	郄穴
手太阴肺经	孔　最
手厥阴心包经	郄　门
手少阴心经	阴　郄
手阳明大肠经	温　溜
手少阳三焦经	会　宗
手太阳小肠经	养　老
足太阴脾经	地　机
足厥阴肝经	中　都
足少阴肾经	水　泉
足阳明胃经	梁　丘
足少阳胆经	外　丘
足太阳膀胱经	金　门
阴维脉	筑　宾
阳维脉	阳　交
阴跷脉	交　信
阳跷脉	跗　阳

（七）下合穴的内容和应用

下合穴是指六腑合于下肢三阳经的 6 个腧穴。临床上运用时，按照疾病所属的六腑，即取用所属相应的下合穴治疗。如胆合于阳陵泉，胆有病即可取阳陵泉治疗；又如胃合于足三里，胃有病，即可取足三里治之。六腑所属的下合穴列表如下。

下合穴表

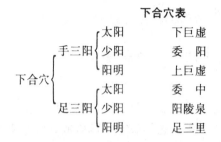

下合穴 {
手三阳 {
太阳　　　下巨虚
少阳　　　委　阳
阳明　　　上巨虚
}
足三阳 {
太阳　　　委　中
少阳　　　阳陵泉
阳明　　　足三里
}
}

第二节　常见病证的针灸治疗

一、内科疾病

（一）感冒

感冒是外邪侵袭人体所致的常见外感疾病，临床表现以鼻塞、流涕、咳嗽、恶寒、发热、头身疼痛为主。为常见的外感病，一年四季都可发生，但以冬春季发病率较高。轻者称为伤风；重者称为重伤风；同时在某一地区流行者，则称为时行感冒。

西医学中的上呼吸道感染属于中医"感冒"范畴，流行性感冒属"时行感冒"范畴。

【病因病机】

正气存内，邪不可干；邪之所凑，其气必虚。感冒的发生，往往是在正气不足的情况下，外邪乘虚侵入机体而发生；而体内痰热、伏火、痰湿等邪气内蕴，肺卫失于调节，亦易感受外邪而发病。本病的病因虽系风邪，但因风邪多与寒、热、暑、湿之邪夹杂为患，故秋冬多风寒，春夏多阳热，长夏多暑湿。又因人体有阴阳偏盛偏衰之别，感受同一外邪则有从热化、从寒化的不同，故虽为感冒，却有不同的病理机制和临床表现。寒为阴邪，主收引，风寒束表则毛窍闭塞，肺气不宣；热为阳邪，风热犯肺则肺失清肃，腠理疏泄；暑必挟湿，湿为阴邪，其性重浊，暑湿伤表，阻遏清阳，肺卫不和，留连难解。

【临床表现】

1.风寒束表　恶寒发热，无汗，头痛身疼，鼻塞流涕，喷嚏，苔薄白，脉浮紧或浮缓。

2.风热犯肺　发热恶风，汗出，头胀痛，鼻塞流黄涕，咽喉肿痛，咳嗽，舌边尖红，苔白或薄黄，脉浮数。

3.暑湿袭表　多见于夏季，头昏胀重，鼻塞流涕，恶寒发热，或身热不扬，无汗或少汗，胸闷泛恶，苔黄腻，脉濡数。

【治疗】

1.刺灸法

（1）风寒束表

治法：祛风散寒，解表宣肺。取手太阴肺经、手阳明大肠经穴为主。

处方：列缺　迎香　支正　风门　合谷

方义：寒邪外束，致毛窍闭塞，肺气失宣，故取手太阴经络穴列缺配鼻旁的迎香穴，宣肺气，利鼻窍。太阳主表，为一身之藩篱，阳维脉主一身之表，外感风寒先犯太阳，故用手太阳之支正、足太阳之风门、足少阳与阳维脉交会穴风池，疏风散寒。合谷祛风宣肺，解表退热。

操作：针用泻法，并可加灸。

随症选穴：头痛甚，加印堂、太阳。脊背酸楚甚者，可在背部膀胱经分布处用走罐法。

（2）风热犯肺

治法：疏散风热，清利肺气。取手太阴肺经、手阳明大肠经穴和督脉穴为主。

处方：尺泽　鱼际　曲池　大椎　外关

方义：风热犯表，肺受热灼，清肃失司，故取手太阴肺经的尺泽、鱼际解表清肺、止咳利咽。曲池、大椎、外关以解表泻热。大椎点刺出血，以泻热邪。

操作：针用泻法，大椎可用三棱针点刺出血。

随症选穴：咽喉肿痛甚者，加少商点刺出血。

（3）暑湿袭表

治法：清暑化湿，疏表和里。取手太阴肺经、足阳明胃经穴为主。

处方：孔最　合谷　中脘　足三里　支沟

方义：暑湿伤表，肺卫不和，故取孔最、合谷宣肺解表、清暑化湿。暑湿内蕴，升降失权，故取中脘、足三里和中健胃、化湿降浊。支沟可调三焦气机、祛暑化湿。

操作：针用平补平泻。

随症选穴：恶心呕吐者加内关。

2. 耳针

选穴：肺、气管、内鼻、耳尖、胃、脾、三焦。

方法：每次选 2~3 穴，强刺激，留针 10~20 分钟。

3. 穴位注射

选穴：曲池

方法：选用防风、柴胡注射液 0.5~1ml，注入曲池，适用于退热。

【注意事项】

1. 针灸对本病疗效较好。

2. 本病与某些传染病早期症状相似，应注意鉴别。

3. 本病流行期间，针刺足三里（双），用补法，每日 1 次，连续 3 天，有预防作用。

4. 预防方法：每日自我用手指按摩迎香、合谷 2~3 次，每次 3~5 分钟，以局部有酸胀感为宜，亦可用艾炷灸足三里 3~5 壮。平时常使室内通风，坚持户外活动和体育锻炼，以增强防御外邪的能力。

（二）咳嗽

咳嗽是因邪客肺系，肺失宣肃，肺气不清所致，以咳嗽、咯痰为主要症状的病证。"咳"指肺气上逆作声，有声无痰；"嗽"指咯吐痰液，有痰无声。有声有痰为"咳嗽"。多因六淫外邪袭肺、有害气体刺激、痰饮停肺、气阴亏虚等而致肺失清肃宣降，肺气上逆所致。

西医学的上呼吸道感染，急、慢性支气管炎，支气管扩张，肺结核等病所致咳嗽，均可参考本节治疗。

【病因病机】

本病病因不外乎外感和内伤两大类。外感咳嗽多为六淫外邪侵袭肺系；内伤咳嗽为脏腑功能失调，内邪干肺。不论邪从外入或自内发，均可引起肺失宣肃、肺气上逆作声而咳。

外感咳嗽：肺主气，司呼吸，开窍于鼻，外合皮毛，主一身之表，不耐邪侵。一旦遭受外邪侵袭，遂使肺气壅遏不宣，清肃之令失常，使肺气上逆而为咳嗽。

内伤咳嗽：肺为娇脏，其他脏腑有病，常可影响到肺。如饮食不节，嗜食肥甘辛辣，损伤脾胃，脾失健运，酿湿生痰，痰湿上贮于肺；或七情所伤，肝失条达，气郁化火，气火循经上逆犯肺所致。因肺脏自病者，常由肺系多种疾病迁延不愈，导致肺脏虚损、气阴两伤和肃降无权而为咳嗽。

【临床表现】

1. 风寒咳嗽　咳嗽声重，咳痰稀薄色白，伴头痛、鼻塞、恶寒发热、无汗等表证，苔薄白，脉浮或浮紧。

2. 风热咳嗽　咳嗽痰黄稠，咳而不爽，口渴咽痛，身热，或见头痛，恶风有汗，苔薄黄，脉浮数。

3. 燥热伤肺　干咳少痰，咯痰不爽，鼻咽干燥，口干，舌尖红，苔薄黄少津，脉细数。

4. 痰热壅肺　咳嗽气粗，痰多黄稠，烦热口干，舌红，苔黄腻，脉浮数。

5. 肝火犯肺　气逆作咳，痰少质粘，咳嗽阵阵，面红喉干，咳时引胁作痛，舌红，苔薄黄少津，脉弦数。

6. 肺阴亏虚　干咳少痰，或痰中带血，潮热颧红，失眠盗汗，心烦，手足心热，形瘦乏力，舌红少苔，脉细数。

7. 痰湿蕴肺　咳嗽痰多，色白而粘，胸脘作闷，身重易倦，苔白腻，脉濡滑。

8. 肺气亏虚　咳声低微，咳而伴喘，咯痰清稀色白，食少，气短胸闷，神倦乏力，自汗畏寒，舌淡嫩，苔白，脉弱。

【治疗】

1. 刺灸法

(1) 风寒咳嗽

治法：解表散寒，宣肺止咳。取手太阴肺经、手阳明大肠经穴为主。

处方：合谷　列缺　肺俞　外关

方义：外关通于阳维脉，阳维脉主阳主表，故外关可疏泄阳邪，解表散寒。合谷为手阳明大肠经原穴，列缺为手太阴肺经络穴，两穴相配可表里相应，宣通手太阴肺经经气。肺俞可宣肺理气止咳。

操作：针用泻法，并可加灸。

随症选穴：头痛者，加风池、上星。肢体痛楚者，加昆仑、温溜。

(2) 风热咳嗽

治法：疏风清热，宣肺化痰。取手阳明大肠经、手太阴肺经穴为主。

处方：大椎　曲池　尺泽　肺俞

方义：大椎为诸阳经交会穴，可疏泄阳邪而退热。曲池为大肠经合穴，与肺经合穴尺泽相配，表里相应以疏散热邪。取肺俞清热化痰。

操作：针用泻法，大椎、尺泽可点刺出血。

随症选穴：咽喉干痛者，加少商点刺出血。汗出不畅者，加合谷。

（3）燥热伤肺

治法：滋阴润肺，清热止咳。取手太阴肺经和足少阴肾经穴为主。

处方：太溪　肺俞　列缺　照海

方义：取肾经原穴太溪滋肾阴，使津液上济以润肺止咳。肺俞宣通肺气而止咳。照海、列缺为八脉交会穴相配为用，善治喉咙胸膈肺系疾患。

操作：针用平补平泻法。

随症选穴：咳血者，加孔最、血海。

（4）痰热壅肺

治法：清热化痰，降逆止咳。取手太阴肺、手阳明大肠经和足阳明胃经穴为主。

处方：尺泽　肺俞　丰隆　列缺　曲池

方义：列缺、尺泽为手太阴肺经的络穴和合穴，与肺俞相配可宣肺气、清肺热。丰隆功善涤痰。曲池清热理肺。

操作：针用泻法。

随症选穴：烦热口干者，加大椎、廉泉。便秘者，加天枢、支沟。

（5）肝火犯肺

治法：平肝降火，清肺止咳。取足厥阴肝经和手太阴肺经穴为主。

处方：肺俞　尺泽　阳陵泉　太冲

方义：尺泽配肺俞以清热化痰止咳。阳陵泉为胆经合穴，太冲为肝经原穴，两穴相配可疏肝利胆，使火不灼金。

操作：针用泻法。

随症选穴：咽喉干痒者，加照海。咯血者，加孔最。

（6）肺阴亏虚

治法：滋阴润肺，止咳化痰。取手太阴肺经和足厥阴肝经穴为主。

处方：肺俞　中府　太渊　太溪　经渠

方义：肺俞、中府为俞募相配，可调补肺气、止咳化痰。太渊为肺经原穴，太溪为肾经原穴，两穴相配可滋补肺肾之阴以降虚火。经渠理肺气而止咳。

操作：针用平补平泻法。

随症选穴：心烦失眠者，加神门。潮热盗汗者，加膏肓。咯血者，加孔最。

（7）痰湿蕴肺

治法：健脾化湿，祛痰止咳。取手太阴肺和足太阴脾经穴为主。

处方：太渊　太白　肺俞　脾俞　丰隆

方义：太渊、肺俞调理肺气，止咳化痰。太白、脾俞、丰隆健运中州，运化水湿而祛痰。

操作：针用平补平泻法，并可加灸。

随症选穴：咳嗽兼喘者，加定喘穴。脘闷纳呆者，加足三里、内关。

（8）肺气亏虚

治法：补益肺气，止咳平喘。取手太阴肺经和足阳明胃经穴为主。

处方：太渊　列缺　肺俞　足三里　气海

方义：太渊为肺经原穴，与肺俞相配可补益肺气。列缺宣通肺气，止咳平喘。足三里为足阳明胃经合穴，可补益脾胃以培土生金。气海补元气，以益肺气。

2. 耳针

选穴：肝　神门　肺　气管

方法：针双侧，用中等刺激，留针 10 ~ 20 分钟，或用王不留行籽压贴，每日 1 次。

3. 穴位注射

选穴：大椎　肺俞　风门　天突　膻中

方法：每次取 2 ~ 4 穴，用黄连素、丙酸睾丸酮、普鲁卡因等药，注射量根据不同的药物及具体辨证而定。局部常规消毒，在选定穴位处刺入，待局部有酸麻或胀感后再将药物注入。每日或隔日 1 次。

4. 穴位贴敷法

选穴：肺俞　定喘　风门　膻中　丰隆

方法：用白芥子 16%、洋金花 48%、川椒 33%、樟脑 3% 制成粉剂，将药粉少许置穴位上，用胶布贴敷，每 3 ~ 4 日更换 1 次，最好在三伏天应用。亦可用白芥子、甘遂、细辛、丁香、苍术、川芎等量研成细粉，加入鲜姜汁，调成糊状，制成直径 1cm 的圆饼，贴在穴位上，胶布固定，每 3 日更换 1 次，5 次为 1 个疗程。

5. 穴位埋藏法

选穴：肺俞　膻中

方法：常规消毒，局部浸润，用三角缝合针将"0"号羊肠线埋于一穴位下肌肉层，15 日换埋另一穴。

6. 拔罐

选穴：肺俞　膈俞　风门　膏肓

方法：每日 1 次，留罐 15 分钟。

【注意事项】

1. 咳嗽多见于多种呼吸系统疾病，治疗时必须明确诊断，必要时配合药物治疗。

2. 急、慢性咳嗽与气候、饮食、情志等有关，故应注意保暖，忌食辛辣厚味，远烦戒怒。

3. 戒烟对本病的恢复有重要意义。

4. 针灸疗法对本病发作期或初发期疗效较满意，久病患者可配合其他疗法治疗。

（三）哮喘

哮病系宿痰伏肺，因外邪、饮食、情志、劳倦等因素致气滞痰阻，气道挛急、狭窄而发病。以发作性喉中哮鸣有声，呼吸困难，甚则喘息不得平卧为主要表现。由于金元以前哮病与喘病统属于喘促一门，中医文献多不加区别。但两者性质实有不同，应予以区分。其区别在于："哮"是呼吸急促，喉间有哮鸣声，哮病有宿根，为一种经常发作性疾病；喘病则多发于各种急、慢性疾病中，喘是呼吸困难，甚则张口抬肩。哮必兼喘，故一般通称为哮喘，而喘未必兼哮。

本病一年四季均可发生，尤以寒冷季节和气候急剧变化时较多，且易复发，男女老幼皆可罹患。西医学中的支气管哮喘、慢性喘息性支气管炎、肺炎、肺气肿、心源性哮喘等均属于中医"哮喘"范畴。

【病因病机】

本病的病因主要是痰饮内伏，病位主要在肺，但亦与脾、肾关系密切。

1.寒痰内伏　屡感寒邪，失于表散，则寒邪深入肺脏；或饮食生冷，伤及肺脏，皆使上焦津液不布，凝聚而成寒痰，内伏于肺与膈上，往往因外感而触发。

2.痰热内蕴　饮食酸咸甘肥太过，伤及脾胃，内酿痰热，上贮于肺，敛聚不散，随感而发。但从临床情况来看，因寒痰内郁化热而转成痰热者较为多见，病后阴伤及素体阳盛者，每易变生此证。

3.劳欲久病　劳欲过度，久病气虚，肺气耗损，气不化津，痰饮内生；或阴虚火盛，热蒸液聚，痰热胶固而为病。亦有由肺及肾，肾之真元伤损，气失摄纳，逆气上奔而致本病。

【临床表现】

1.发作期

(1)冷哮：喉中哮鸣有声，胸膈满闷，咳痰稀白，面色晦滞，或见恶寒发热、头身痛，舌淡，苔白滑，脉浮紧。

(2)热哮：喉中哮鸣有声，气粗息涌，胸膈烦闷，呛咳阵作，痰黄胶粘，伴有发热，心烦口渴，舌红，苔黄腻，脉滑数。

2.缓解期

(1)肺气亏虚　平素自汗，怕风，常易感冒，每因气候变化而诱发，发病前喷嚏频作、鼻流清涕，苔薄白，脉濡。

(2)脾气亏虚　平素痰多，倦怠无力，食少便溏，每因饮食失当而诱发，苔薄白，脉细缓。

(3)肾气亏虚　平素气息短促，动则为甚，腰酸腿软，脑转耳鸣，不耐劳累，下肢欠温，小便清长，舌淡，脉沉细。

【治疗】

1.刺灸法

(1)发作期

①冷哮

治法：温肺散寒，豁痰利窍。取手太阴肺经和任脉腧穴为主。

处方：列缺　尺泽　风门　肺俞　天突

方义：肺俞、列缺、尺泽宣肃手太阴经经气。风门疏风宣肺。天突化痰止哮。

操作：针刺用泻法，背部穴位可加灸。

随症选穴：头痛身痛者，加温溜；寒热者，加外关。

②热哮

治法：宣肺清热，化痰降逆。取手太阴肺经、手阳明大肠经和任脉腧穴为主。

处方：膻中　合谷　大椎　丰隆　中府　孔最　天突

方义：合谷、大椎疏表散热。中府、孔最肃肺平喘。丰隆化痰。天突、膻中降气止哮。

操作：针刺用泻法。

随症选穴：热甚者，加曲池、二间。

（2）缓解期

①肺气亏虚

治法：补益肺气，化痰止哮。取手太阴肺经和背俞穴为主。

处方：定喘　膏肓　肺俞　太渊

方义：定喘是止哮喘的经验穴。膏肓主治虚劳咳嗽哮喘，多用于慢性哮喘。太渊属手太阴经的土，配肺俞补土生金，以求治本。

操作：针用补法，或补泻兼施，或用灸法。

随症选穴：鼻塞而痒者，加印堂、迎香。

②脾气亏虚

治法：健脾益气，祛痰止哮。取手太阴肺经、足太阴脾经穴和背俞穴为主。

处方：定喘　膏肓　肺俞　太渊　脾俞　足三里　太白　丰隆

方义：定喘、膏肓、肺俞、太渊诸穴已如前所述。脾俞、太白、足三里补益脾胃，健运中州。丰隆涤除痰湿。

操作：针刺用补法，或用灸法。

随症选穴：恶心者，加内关；眩晕者，加百会、气海；腹胀痛者，加天枢、神阙。

③肾气亏虚

治法：固本培元，纳气止哮。取足少阴肾经穴和背俞穴为主。

处方：定喘　膏肓　肺俞　气海俞　肾俞　太渊　太溪

方义：定喘、膏肓、肺俞诸穴如前所述。气海俞、肾俞可补肾气。太渊为肺经原穴，太溪为肾经原穴，补之可益肺肾之气，使上有所主而下有所摄，气机得以升降。

操作：针刺用补法，或用灸法。

随症选穴：五心烦热、盗汗者，加复溜、阴郄；浮肿者，加气海、水分；夜尿者，加关元。

2. 穴位贴敷法

选穴：肺俞　膏肓　膻中　定喘

方法：用白芥子30g、甘遂15g、细辛15g共研细末，用生姜汁调药粉成糊状，每穴涂药如蚕豆大，外敷胶布，贴30~60分钟取掉，以局部红晕微痛为度。若起泡，消毒后挑破，涂龙胆紫。

3. 穴位埋线法

选穴：膻中　定喘　肺俞

方法：常规消毒后，局部浸润麻醉，用三角缝合针将"0"号羊肠线埋于穴下肌肉层，每10~15日更换1次。

4. 耳针

选穴：下屏尖　肾上腺　气管　皮质下　交感

方法：每次选2~3穴，强刺激，留针5~10分钟。

【注意事项】

1. 针灸治疗哮病的疗效较好。

2.哮病发作缓解后，应积极治疗其原发病，对发作严重而出现哮喘持续状态者，应配合药物治疗。

3.哮病患者应注意保暖，防止感冒，忌食易引起哮病发作的食物，避免接触诱发因素。戒烟是减少发作和防止病情加重的条件之一。

（四）中暑

中暑是夏季在烈日或高温环境下劳动、生活或活动时，因暑热侵袭，致邪热内郁，体温调节功能失常而发生的急性病变。俗称"发痧"。症见头晕、头痛、懊侬、呕恶者称"伤暑"，根据不同临床表现又可分为"阴暑"和"阳暑"。猝然昏倒者称"暑厥"，兼见抽搐者称"暑风"。

【病因病机】

本病的发生多有夏季曝晒或高温环境下体力劳动、长途行走、田间作业史。年老、产妇、体弱者可在通风不良、过度疲劳、过量饮酒时复感暑热、湿浊之邪而发本病。

1.伤暑　暑热挟湿，郁于肌表，汗出不畅，热不外泄。

2.暑陷心包　暑热燔灼，内犯心包，蒙蔽心窍，如热邪炽盛，还可导致气阴两伤的危重证候。

【临床表现】

1.轻证　头昏头痛，心烦胸闷，口渴多饮，全身疲软，汗多身热，面红，舌红苔薄，脉浮数者，为阳暑。若见精神疲惫，肢体困倦，胸闷不畅，多汗肢冷，微有恶寒，恶心呕吐，渴不欲饮，舌淡，苔薄腻，脉濡细者，为阴暑。

2.重证　壮热无汗，肌肤灼热，面红目赤，口唇干燥，烦渴多饮，神志昏迷，烦躁不安，手足痉挛或抽搐，舌红无津，苔黄，脉洪数或脉伏欲绝。

【治疗】

1.刺灸法

（1）轻证

治法：解表清暑，和中化湿。取督脉、手阳明大肠经和足阳明胃经穴为主。

处方：大椎　合谷　陷谷　内关　足三里

方义：大椎属督脉经穴，为诸阳经交会穴，可通阳泄热；配合谷、陷谷疏泄阳明，共奏解暑清热之效。内关清心除烦，和胃降逆止呕。足三里和中化湿，益气扶正祛邪。

操作：阳暑针用泻法。阴暑针用平补平泻法。

随症选穴：头痛者加头维；呕吐者加中脘。

（2）重证

治法：清暑泻热，宁心开窍。取督脉、手阳明大肠经穴为主。

处方：百会　水沟　十宣　曲泽　委中　合谷　曲池

方义：百会、水沟、十宣清热开窍醒神。合谷、曲池退热解痉。曲泽、委中泻营血之暑热。

2.耳针法

选穴：耳尖　神门　肾上腺　心　枕

方法：取双侧，强刺激，留针20分钟，耳尖点刺放血。

【注意事项】

中暑发病骤急，必须及时抢救。将患者移到通风阴凉的地方。危重病人应严密观察病情变化，采取综合治疗措施。

（五）呕吐

呕吐系因胃失和降、胃气上逆而出现以胃内容物从口吐出为主要临床表现的病证，可见于多种急、慢性疾病之中。呕与吐在古代文献中有所区别，以有声有物谓之呕；有物无声谓之吐，无物有声谓之干呕。临床上呕与吐常同时发生，故全称呕吐。

西医学中的急性胃肠炎、贲门痉挛、幽门痉挛或梗阻、慢性胃炎、胃粘膜脱垂、食道癌、十二指肠壅滞症等，以及其他如神经性呕吐、内耳眩晕性呕吐、颅脑病变所致的呕吐，均可参照此病辨证施治。

【病因病机】

胃主受纳，腐熟水谷，其气以降为顺，若气逆于上则发生呕吐。导致胃气上逆的原因很多，如风、寒、暑、湿之邪和秽浊之气侵犯胃腑，致胃失和降，气逆于上则发生呕吐；或饮食不节，过食生冷肥甘，误食腐败不洁之物，损伤脾胃，导致食滞不化，胃气上逆而呕吐；或因恼怒伤肝，肝失条达，横逆犯胃，胃气上逆，忧思伤脾，脾失健运，致胃失和降而呕吐；或因劳倦内伤，中气被耗，中阳不振，寒浊阻滞，聚而生痰，积于胃中，饮邪上逆，也可发生呕吐。

【临床表现】

1.寒邪犯胃　呕吐食物残渣，量多如喷，胸脘满闷，可伴有恶寒发热、头身疼痛，苔白腻，脉浮滑。

2.食滞胃肠　呕吐酸腐食物，吐出为快，大便秘结或秽臭不爽，嗳气厌食，脘痞腹胀，苔厚腻或垢，脉滑或沉实。

3.痰饮停胃　呕吐清水痰涎，脘闷痞满，口干不欲饮，饮水则吐，或头眩心悸，苔白滑或腻，脉弦滑。

4.肝气犯胃　呕吐泛酸，口苦嗳气，胸胁烦闷不适、嘈杂，舌边红，苔薄或微黄，脉弦。

5.脾胃虚寒　呕吐反复，迁延日久，劳累过度或饮食不慎即发，神疲倦怠，胃脘隐痛，喜暖喜按，畏寒肢冷，面色㿠白，舌淡或胖，苔薄白，脉弱。

6.胃阴不足　干呕，呕吐少量食物粘液，反复发生，胃脘嘈杂，饥不欲食，口燥咽干，大便干结，舌红少津，脉细数。

【治疗】

1.刺灸法

（1）寒邪犯胃

治法：解表祛寒，和胃止呕。取任脉、足阳明胃经和手厥阴心包经穴为主。

处方：中脘　足三里　内关　合谷　风池

方义：中脘、足三里疏理气机，和胃降逆。内关是手厥阴心包经的络穴，通阴维脉，手厥阴经下膈历络三焦，阴维脉主一身之里，故有通调上、中焦气机的作用，是治疗呕吐之效穴。合谷配风池，可解表祛风寒。

操作：针用泻法，并可加灸。

随症选穴：干呕者灸间使；呕吐黄水者加丘墟。

（2）食滞胃肠

治法：消食化滞，和胃降逆。取任脉、足阳明胃经穴为主。

处方：下脘 璇玑 足三里 腹结 内关 内庭

方义：下脘为任脉与足太阴脾经交会穴，配璇玑能行气导滞而消宿食；足三里、内关和胃降逆；腹结除腹痞胀，亦治便秘；内庭为荥穴，"荥主身热"，可清泻阳明积热。

操作：针用泻法。

随症选穴：腹胀者加气海。

（3）痰饮停胃

治法：逐饮化痰，和胃降逆。取足太阴脾经穴为主。

处方：章门 公孙 中脘 丰隆 内关

方义：脾之募穴章门配公孙健脾蠲饮；胃之募穴中脘配丰隆和胃化痰，痰饮既除，则胃气降而呕吐止；内关如前述。

操作：针用补泻兼施，或加灸。

随症选穴：肠鸣者加脾俞、大肠俞，心悸者加神门。

（4）肝气犯胃

治法：疏肝和胃，降逆止呕。取任脉和足厥阴肝经穴为主。

处方：上脘 阳陵泉 太冲 梁丘 神门

方义：上脘宽膈，配梁丘平胃止呕；太冲、阳陵泉疏肝解郁；神门宁心定志除烦。

操作：针用泻法。

随症选穴：泛酸干呕者加内关、公孙。

（5）脾胃虚寒

治法：温中健脾，和胃止呕。取任脉和足阳明胃经穴为主。

处方：中脘 内关 足三里 脾俞 胃俞 章门 关元

方义：中脘、胃俞、章门、脾俞为俞募配穴法，以调补脾胃，振奋中阳，使升降功能恢复正常；内关、足三里宽胸降逆，和胃止呕；关元补元气而温脾阳。

操作：针用补法，加灸。

随症选穴：腹痛者加天枢。

（6）胃阴不足

治法：滋养胃阴，降逆止呕。取背俞穴、足阳明胃经穴为主。

处方：脾俞 胃俞 血海 三阴交 足三里 内关

方义：脾俞、胃俞健脾胃，以促气血生化；血海、三阴交补阴以养血，阴液得复，胃得其濡养；足三里、内关和胃降逆。

操作：针用补法。

随症选穴：胃中灼热者加太溪；干呕甚者加公孙。

2. 穴位注射

选穴：中脘 内关 足三里

方法：用维生素 B_1 或维生素 B_{12} 注射液，每穴注射 0.5ml，每日 1~2 次，各穴交替应用。

3. 耳针法

选穴：胃　贲门　食道　交感

方法：毫针刺，每日1次，每次留针30分钟，或用王不留行籽贴压，每3～5日更换1次。

【注意事项】

针灸治疗呕吐有确切的疗效。但上消化道严重梗阻、癌肿引起的呕吐以及脑源性呕吐，有时针灸只能作对症处理，应重视原发病的治疗。

（六）呃逆

呃逆是指气逆上冲，喉间呃呃连声，声短而频，连续或间断发作，令人不能自主为主要临床表现的疾病。古称为"哕"，俗称"打呃"。呃逆可偶然单独发生，亦可为其他疾病的兼有症状。若在急食饱餐、风冷之气入口之后而出现一时性呃逆，症状轻微且不治自愈者，一般不视为病态。若在一些急、慢性疾病或大病后期突然出现呃逆，多为病趋危重的预兆。

西医学的肠胃神经官能症、胃炎、胃扩张、肝硬化晚期、脑血管疾病、尿毒症及其他胃、肠、腹膜、纵隔、食道的疾病引起膈肌痉挛发生呃逆者，均可参考本病治疗。

【病因病机】

呃逆的发生主要是胃气上逆动膈而成。胃处中焦，上贯胸膈，以通为顺。若因饮食不节，过食生冷、寒凉药物，则寒积于胃；过食辛辣，则胃热内盛；情志不畅，郁怒气滞，则化火犯胃。亦有久病体弱，脾胃阳虚，清浊之气升降失常，或因热病之后，胃阴耗伤，虚火上逆等等，均可导致胃失和降，气逆动膈而发生呃逆。

【临床表现】

1. 胃中寒冷　呃声沉缓有力，膈间及胃脘不舒，得热则减，遇寒则甚，食欲减少，口不渴，苔白润，脉迟缓。

2. 胃火上逆　呃逆声音洪亮，冲逆而出，口臭而渴，喜冷饮，小便短赤，大便秘结，苔黄，脉滑数。

3. 气滞痰阻　呃逆连声，上冲胸胁，胀闷不舒，常因情志不畅而诱发或加重，纳减，恶心嗳气，肠鸣矢气，苔薄腻，脉弦而滑。

4. 脾胃阳虚　呃声低弱无力，气不得续，面色苍白，手足不温，食少困倦，舌淡苔白，脉沉细弱。

5. 胃阴不足　呃声短促而不连续，口干舌燥，烦躁不安，口渴，大便干结，舌红少津或有裂纹，苔少而干，脉细数。

【治疗】

1. 刺灸法

（1）胃中寒冷

治法：温中祛寒，降逆止呃。取足阳明胃经、手厥阴心包经穴为主。

处方：天突　膈俞　内关　足三里　中脘　关元　胃俞　章门　脾俞

方义：天突为任脉和阴维脉之会，能和中降逆。内关通阴维脉，能宽胸利膈。膈俞有利膈镇逆之功。足三里为胃的下合穴，能和胃降逆。中脘为胃的募穴，章门为脾的募穴，分别与胃俞、脾俞相配，乃俞募配穴，调理脾胃气机。关元补元气，以助温中散寒之力。

操作：针刺用泻法，并可加灸。

随症选穴：兼呕吐酸水或清水者加梁门。

（2）胃火上逆

治法：清降泻热，和胃止呕。取足阳明胃经、手厥阴心包经穴为主。

处方：天突　膈俞　内关　足三里　天枢　合谷　内庭　公孙

方义：前四穴则如前所述。手阳明经穴合谷与足阳明经荥穴内庭、大肠经募穴天枢相伍，以泻阳明胃火。公孙属足太阴脾经穴，通于冲脉，与内关相配，可降胃气。

操作：针刺用泻法。

随症选穴：口干口苦者加陷谷。

（3）气滞痰阻

治法：理气化痰，和胃止呃。取足阳明胃经和足厥阴肝经穴为主。

处方：天突　膈俞　内关　足三里　侠溪　期门　太冲

方义：方中前四穴如前所述。配足厥阴经原穴太冲及募穴期门，以疏调肝之气机；足少阳胆经穴侠溪，以助顺气解郁之力。

操作：针刺用泻法。

随症选穴：眩晕者加风池、百会。

（4）脾胃阳虚

治法：温补脾肾，和中降逆。取足阳明胃经、手厥阴心包经穴为主。

处方：天突　膈俞　内关　足三里　中脘　脾俞　胃俞　气海

方义：前四穴如前所述。配胃募穴中脘、脾胃背俞穴，以健补脾胃。灸气海可益气助阳。

操作：针刺用补法，可加灸。

随症选穴：腰膝酸软发凉已见肾阳虚象者，加灸关元。

（5）胃阴不足

治法：生津养胃，降逆止呃。取足阳明胃经穴为主。

处方：天突　膈俞　内关　足三里　胃俞　中脘　太溪

方义：前四穴如前所述。取胃的募穴中脘与胃俞相配乃俞募配穴，以益胃气、生津濡润。更配足少阴经之原穴太溪，以滋阴生津。

操作：针刺用补法。

随症选穴：不思饮食者可加太白、下脘。

2. 耳针法

选穴：耳中　神门　皮质下　胃　脾　肝

方法：每次选2～3穴。在穴位范围内找压痛点，中等刺激，留针30分钟。顽固性呃逆可用埋皮内针法。

3. 呃逆轻证的治法

可用如下方法治疗，也可用作辅助治疗，以加强针灸疗效。

（1）刺鼻取嚏法：以草刺鼻，嚏作而呃逆已。

（2）大惊法：突然惊吓患者，适用于情志因素而患病者。

（3）控制呼吸法：捏住患者鼻子，屏气2分钟。

（4）饮温水法：饮服温热开水。

（5）压眼法：按压眼球至酸胀程度。

（6）按压攒竹穴法：两手拇指按压双侧攒竹穴，由轻到重，持续 3~5 分钟。

（7）掌压天宗法：用手掌按压天宗，按压 5 分钟左右。

（8）指压天突穴法：用拇指按压天突，由轻到重，指端稍向下用力，患者自觉有酸胀感，并憋气，约 1 分钟后起手。

（9）按压翳风穴法：用手指重力按压双侧翳风穴，使局部产生较强的酸胀感。

【注意事项】

1. 针灸对于病程短的实证疗效较好，病程长的虚证疗效较差。

2. 健康人偶因受寒或饮水失节，刺激胸膈而致呃逆，可喝热开水，配合作深呼吸，或用语言猝然使患者精神转移，也可用纸捻触鼻引嚏等，呃逆一般也可停止。

3. 如呃逆见于危重病后期，正气虚败，呃逆不止，饮食不进，出现虚脱倾向者，预后不良，应予以注意。

（七）胃脘痛

胃脘痛是指以自觉剑突下的上腹部位疼痛为主要症状的疾病。多因寒热侵扰，饮食失调，阴阳气血不足，气滞血瘀等使胃失和降所致。胃脘痛又称"胃痛"，是临床常见病证。古代统称"心痛"，但与真心痛有显著区别。

本病相当于西医学的胃和十二指肠炎症、溃疡、痉挛等疾病。

【病因病机】

胃主受纳腐熟水谷，若寒邪客于胃中，寒凝不散，气机失调，可致胃气不和而疼痛；或因饮食不节，饥饱无常，或过食肥甘，食滞不化，气机受阻，胃失和降而引起胃痛；肝对脾胃有疏泄作用，如因忧思恼怒，气郁伤肝，肝失条达，横逆犯胃，亦可发胃痛；若劳倦内伤，久病脾胃虚弱，可导致脾阳不振，胃失温养，内寒滋生，中焦虚寒而痛；亦有气郁日久，瘀血内结，气滞血瘀阻碍中焦气机而致胃痛发作。

【临床表现】

1. 肝胃气滞　胃脘痞胀疼痛或攻窜胁背，嗳气频作，苔薄白，脉弦。

2. 寒邪犯胃　胃脘冷痛暴作，呕吐清水痰涎，畏寒喜暖，口不渴，苔白，脉弦紧。

3. 胃热炽盛　胃痛急迫或痞满胀痛，嘈杂吐酸，心烦，口苦或粘，舌红，苔黄或腻，脉数。

4. 食滞胃肠　胃脘胀痛，嗳腐吞酸，或呕吐不消化食物，吐后痛缓，苔厚腻，脉滑或实。

5. 瘀阻胃络　胃痛较剧，痛如针刺或刀割，痛有定处而拒按，或大便色黑，舌紫黯，脉涩。

6. 胃阴亏虚　胃痛隐隐，灼热不适，嘈杂似饥，食少口干，大便干燥，舌红少津，脉细数。

7. 脾胃虚寒　胃痛绵绵，空腹为甚，得食则缓，喜热喜按，泛吐清水，神倦乏力，手足不温，大便多溏，舌淡，脉沉细。

【治疗】

1. 刺灸法

（1）肝胃气滞

治法：疏肝理气，和胃止痛。取足厥阴肝经穴为主。

处方：足三里　中脘　太冲　期门

方义：足三里、中脘疏通胃气以升清降浊；太冲为肝经原穴，期门为肝之募穴，两穴相配以平抑肝气之冲逆，降逆和胃。

操作：针刺用泻法。

随症选穴：嗳气甚者加内关、膻中。

（2）寒邪犯胃

治法：温胃散寒，行气止痛。取任脉和足阳明胃经穴为主。

处方：中脘　足三里　内关　公孙

方义：胃之募穴中脘与下合穴足三里相配，以疏调胃气而止痛；内关、公孙是八脉交会穴相配，能宽胸理气，开郁止痛，善治胸胃疼痛。

操作：针刺用泻法，可加灸。

随症选穴：痛甚者加梁丘。

（3）胃热炽盛

治法：清胃泻火，和胃止痛。取足阳明胃经穴为主。

处方：上脘　梁丘　行间　内庭　合谷

方义：上脘穴位于胃上口，是任脉和足阳明胃经的交会穴，能开胃腑受纳之门，降逆和胃；梁丘为足阳明经的郄穴，以治急性胃痛；行间以清泻肝胆湿热，和胃止痛；胃经荥穴内庭配合谷清泻胃热。

操作：针刺用泻法。

随症选穴：口苦、舌红甚者加少府。

（4）食滞胃肠

治法：消食导滞，和胃止痛。取足阳明胃经穴为主。

处方：天枢　足三里　内关　里内庭　下脘

方义：足三里能健胃消积，推陈导滞；天枢穴既为足阳明胃经之穴，又为大肠之募穴，可通调腑气，使食滞下行；内关宽胸利膈，降逆止呕；里内庭、下脘功专消宿食。

操作：针刺用泻法。

随症选穴：胃脘胀痛、苔厚腻者加阴陵泉。

（5）瘀阻胃络

治法：活血化瘀，通络止痛。取任脉和足阳明胃经穴为主。

处方：中脘　足三里　内关　膈俞　期门　公孙　三阴交

方义：中脘、足三里疏调胃气以止痛；内关、公孙是八脉交会穴相配，能宽胸理气、通络止痛；膈俞乃血之会，配足厥阴经期门，可舒肝活血；三阴交为足三阴经之交会穴，可活血通络。

操作：针刺用泻法。

随症选穴：便血者加血海。

（6）胃阴不足

治法：滋养胃阴，和胃止痛。取俞、募穴为主。

处方：脾俞　胃俞　中脘　章门　足三里　内关　血海　三阴交

方义：脾俞、胃俞、章门、中脘乃俞募配穴法，加足三里、内关，可健脾和胃以促气血化生；血海、三阴交补阴以养血，使阴液得复，胃得其濡养。

操作：针用补法。

随症选穴：便黑者加隐白、膈俞。

（7）脾胃虚寒

治法：温中散寒，健脾和胃。取俞、募穴为主。

处方：脾俞　胃俞　章门　中脘　内关　公孙　关元

方义：脾俞、胃俞与章门、中脘相伍为俞募配穴法，针补加灸，可温中散寒，健脾补胃；内关、公孙乃八脉交会穴相配，可健脾和胃；取任脉之关元，以壮真火，助其温中补虚之效。

操作：针刺用补法，加灸。

随症选穴：心悸气短者加内关、神门。

2．耳针

选穴：脾　胃　肝　交感　神门　皮质下

方法：每次选取 2～3 穴。疼痛剧烈时用强刺激；疼痛缓解时用轻刺激。隔日 1 次，或每日 1 次。

3．皮肤针

方法：脊柱两侧。重点叩胸 5～12，中度或较重刺激。

【注意事项】

1．针灸治疗胃脘痛效果良好，但其证候有时可与肝胆疾患及胰腺炎相似，须注意鉴别。

2．对溃疡出血、穿孔等重证，应及时采取措施或外科治疗。

3．平时注意饮食调养，保持精神乐观，如远劳怒、戒烟酒、饮食定时、少量多餐等，对减少复发和促进康复有重要意义。

（八）泄泻

泄泻系因感受外邪，或饮食内伤，致脾失健运、传导失司，以大便次数增多、质稀溏或如水样为主要表现的病证。本病一年四季均可发生，尤以夏、秋两季最为多见。急性暴泻起病突然，病程短，可伴有恶寒、发热等症；慢性久泻起病缓慢，病程较长，反复发作，时轻时重。

本病相当于西医学的急、慢性肠炎或肠功能紊乱等疾病。

【病因病机】

急性泄泻多因饮食不节，进食生冷不洁之物，损伤脾胃，或因感受寒湿暑热之邪，客于肠胃，脾受湿困，邪滞交阻，气机不利，肠胃运化和传导功能失常，以致清浊不分，水谷夹杂而下，发生泄泻。慢性泄泻多因脾胃素弱，或久病气虚，或外邪迁延日久，脾胃虚弱，受纳运化失职，水湿谷滞内停，清浊不分而下；亦有肝失疏泄，横逆乘脾，或肾阳不振，命门火衰，不能温煦脾土，腐熟水谷，而致下泄。

【临床表现】

(1) 寒湿困脾　大便清稀或如水样，腹痛肠鸣，恶寒食少，苔白滑，脉濡缓。

(2) 肠腑湿热　腹痛即泻，泻下急迫，粪色黄褐秽臭，肛门灼热，或发热，舌红，苔黄腻，脉濡数。

(3) 食滞胃肠　腹满胀痛，大便臭如败卵，泻后痛减，纳呆，嗳腐吞酸，苔垢或厚腻，脉滑。

(4) 肝气郁滞　腹痛，肠鸣泄泻，每因情志不畅而发，舌红，苔薄白，脉弦。

(5) 脾气亏虚　大便溏薄，夹有不消化食物，稍进油腻则便次增多，伴神疲乏力，舌淡，苔薄白，脉细。

(6) 肾阳亏虚　晨起泄泻，大便夹有不消化食物，脐腹冷痛，喜暖，形寒肢冷，舌淡胖，苔白，脉沉细。

【治疗】

1. 刺灸法

(1) 寒湿困脾

治法：疏风散寒，和中化湿。取手阳明大肠经、足阳明胃经穴为主。

处方：合谷　中脘　天枢　上巨虚

方义：合谷疏风散寒；中脘为胃募、腑会，天枢为大肠募，上巨虚为大肠下合穴，三穴相配，可疏调胃腑气机，升清降浊。

操作：针用平补平泻法，可加灸。

随症选穴：腹痛甚者加神阙。

(2) 肠腑湿热

治法：清热利湿，调和胃肠。取手阳明大肠经、足阳明胃经穴为主。

处方：合谷　内庭　中脘　天枢　足三里　金津　玉液　委中

方义：中脘、天枢、足三里调和胃肠气机，升清降浊；合谷、内庭清泻胃肠湿热；金津、玉液、委中刺络出血，使热随血去。

操作：针用泻法，金津、玉液、委中刺络出血。

随症选穴：腹痛发热甚者加曲池、大椎。

(3) 食滞胃肠

治法：消食导滞，调和肠胃。取俞募穴为主。

处方：中脘　章门　胃俞　脾俞　足三里　下脘　璇玑　里内庭

方义：中脘、章门与胃俞、脾俞相伍，乃俞募配穴，合足三里健脾和胃；下脘、璇玑、里内庭为消宿食效穴。

操作：针用泻法。

随症选穴：伴呕吐者加内关、公孙。

(4) 肝气郁滞

治法：疏肝理气，健脾止泻。取足厥阴肝经、足阳明胃经穴和背俞穴为主。

处方：脾俞　肝俞　中脘　天枢　期门　太冲　足三里　阳陵泉

方义：肝俞、期门为俞募配穴，加肝之原穴太冲、胆之下合穴阳陵泉以疏泄肝郁之气，缓急止痛；脾俞、中脘、天枢、足三里理气和胃，健脾止泻。

操作：针用泻法。

随症选穴：胸胁痞闷者，加内关。

(5) 脾气亏虚

治法：健脾益气，化湿止泻。取任脉、足太阴脾经穴和背俞穴为主。

处方：中脘　水分　天枢　脾俞　胃俞　大肠俞　足三里　三阴交

方义：中脘、天枢、胃俞、大肠俞为俞募配穴法，以调理胃肠气机；脾俞、足三里健脾益气；三阴交、水分化湿止泻。

操作：针用补法，加灸。

随症选穴：腹痛者加关元、神阙。

(6) 肾阳亏虚

治法：温肾健脾，固涩止泻。取俞募穴为主。

处方：肾俞　关元　中脘　脾俞　章门　天枢　足三里

方义：关元、肾俞温肾壮阳；脾俞、章门、足三里健脾温中；中脘、天枢调理胃肠之气。

操作：针用补法，加灸。

随症选穴：脐腹冷痛甚者加命门、神阙。

2. 穴位注射

选穴：天枢　上巨虚

方法：用黄连素注射液，或维生素 B_1、维生素 B_{12} 注射液，每穴每次注射 0.5～1.0ml，每日 1 次。

3. 耳针法

选穴：大肠　胃　脾　肝　肾　交感

方法：根据病因病情，每次选 3～4 穴，毫针刺，每日 1 次，每次留针 30 分钟，亦可用揿针埋藏或用王不留行籽贴压，每 3～5 日更换 1 次。

【注意事项】

1. 针灸对泄泻的疗效一般来说，急性易治，慢性较难，但都有较好的疗效。若泄泻频繁有严重脱水现象或由恶性病变引起的腹泻，则当采取综合疗法。

2. 发病期间应注意饮食，忌生冷油腻之品，平时也应注意饮食卫生。

(九) 腹痛

腹痛是指胃脘以下、脐周四旁的部位疼痛，临床上极为常见，亦可出现于多种疾病中，病因复杂，贵在辨证。一般分为有形和无形之痛，有形之痛多由食积、瘀血、虫积、癥结而起；无形之痛多因气郁、寒、热、血虚而生。有形之痛，痛有定处，胀痛无休；无形之痛，痛无定处，走窜聚散不定。此外，有关脏腑、经脉受侵，均可导致腹痛。

西医学认为腹痛症状多见于内、妇、外科等疾病，而以消化系统和妇科病为常见。

【病因病机】

腹痛致病原因很多，涉及范围很广，临证必须审证求因，可从寒、热、虚、实方面归纳讨论。若外感寒邪，或过食生冷，中阳受伤，脾胃运化无权，寒邪留滞于中，气机阻滞，经脉不通，不通则痛。若为热邪所侵，或恣食辛辣厚味，湿热食滞交阻，导致气机不和，腑气不通，传导失司，引起腹痛。若因素体阳虚，脾阳不振，健运无权；或寒湿停滞，阻遏中阳，气血不足，脏腑经脉失养，腹痛而作。若暴饮暴食，或误食不洁之物，使脾胃损伤，气机失于调畅；或情志抑郁，肝气横逆，肝失条达，气机阻滞；或因外伤跌仆，气滞血瘀；或由虫积骚动，气血逆乱，均可导致实证腹痛。

西医学亦认为引起腹痛的原因颇多，如急、慢性肝、胆、胰腺炎症和胃肠痉挛、胃肠急、慢性炎症及腹膜炎、消化系疾病、盆腔疾患、寄生虫病等均可引起腹痛。

【临床表现】

1. 寒证腹痛　腹痛暴急，得温则减，遇冷更甚，腹胀肠鸣，四肢欠温，口不渴，大便溏薄，小便清长，苔白，脉沉紧。

2. 热证腹痛　腹痛拒按，胀满不舒，烦渴引饮，汗出，大便秘结，小便短赤，苔黄腻，脉濡数。

3. 虚证腹痛　腹痛绵绵，时作时止，痛时喜按，神疲乏力，饥饿、劳累后加剧，得食、休息后稍减，畏寒怕冷，舌淡苔白，脉沉细。

4. 实证腹痛　脘腹胀满，疼痛拒按，嗳气吞酸，腹痛欲泄，泄则痛减，或大便秘结，苔腻，脉滑实。若气滞血瘀，则腹痛胀满，连及胁肋；如以气滞为主，则痛无定处，嗳气或矢气后痛减，苔薄白，脉弦；如以血瘀为主，痛势较甚，疼痛多固定不移，舌质紫暗，脉弦或涩。

【治疗】

1. 刺灸法

（1）寒证腹痛

治法：温经散寒，理气止痛。取任脉经和足阳明胃经穴为主。

处方：中脘　神阙　足三里

方义：中脘乃腑会，胃之募穴，可升清降浊，调理胃肠，配足三里健运脾胃；灸神阙温暖下元以消寒积。

操作：针刺用平补平泻法，并可加灸，神阙隔盐艾灸。

随症选穴：泄泻可配天枢。

（2）热证腹痛

治法：清热导滞，行气止痛。取任脉和足阳明胃经穴为主。

处方：中脘　上巨虚　内庭

方义：中脘升清降浊，调理胃肠气机；上巨虚乃大肠下合穴，疏通腑气，行气消滞；内庭为胃经荥穴，以泄热邪，釜底抽薪。

操作：针刺用泻法。

随症选穴：泄泻可配天枢。

（3）虚证腹痛

治法：温运脾阳，缓急止痛。以俞募配穴为主。

处方：脾俞　胃俞　中脘　章门

方义：取脾之背俞穴配章门，胃俞配中脘，俞募相合，振奋脾胃阳气，脾阳得复，健运有权，气机得理，疼痛自除。

操作：针刺用补法，可加灸。

随症选穴：大便溏泄配天枢。

（4）实证腹痛

治法：通调肠胃，行气导滞。取足阳明胃和足厥阴肝经穴为主。

处方：中脘　太冲　天枢

方义：中脘调理胃肠气机，升清降浊；天枢乃大肠募穴，调理肠胃，行气祛瘀以止痛；太冲是肝经原穴，疏肝理气，解郁消滞，缓急止痛。

操作：针刺用泻法。

随症选穴：大便秘结配支沟。

2．耳针法

选穴：胃　大肠　交感　神门　耳背脾

方法：针刺，每日 1 次，每次留针 30 分钟，亦可用揿针埋藏或王不留行籽贴压。

3．穴位注射

选穴：天枢　足三里

方法：用异丙嗪和阿托品各 50mg 混合液，常规消毒，进针得气、回抽无血后方可推药，每穴注射 0.5ml，每日 1 次。

【注意事项】

针灸治疗腹痛不仅有较好的止痛效果，而且能治疗原发病。如急、慢性肠炎、阑尾炎、肠痉挛等所引起的腹痛。对急腹症所致的腹痛，可配合电针治疗，有缓解疼痛作用，但应严密观察，凡适应急诊手术的急腹症，须立即转科作出相应处理。

（十）便秘

便秘系因气阴不足，或燥热内结，腑气不畅所致，以排便间隔时间延长超过 3 日以上、大便干结难解为主要临床表现的病证。本病多见于各种急、慢性疾病中，只是其中一个症状，本节专论便秘，是以便秘为主要症状者。

本病相当于西医学的习惯性便秘。

【病因病机】

饮食入胃，经脾胃运化、吸收其精华之后，所剩糟粕最后由大肠传送而出，遂为大便。若肠胃受病，或因燥热内结，或因气滞不行，或因气虚传送无力，或因阴血亏虚，肠道失润，以及阴寒凝结等，均能导致便秘。

1．肠道实热　素体阳盛，或过食辛辣香燥，少食蔬菜，致肠腑积热，津液中干，肠道失润，因而大便干燥而腑气不通。

2．肠道气滞　忧思过度，情志不畅，肝气郁滞，疏泄失职；或久坐少动，气机郁滞，不能宣达，通降失常，传导失职致糟粕内停，不得下行，因而大便秘结。

3．脾虚气弱　劳倦、饮食内伤或病后、产后以及年老体虚之人，致脾气受损，化源不足，气血两亏，气虚则转运无力，血虚则肠失润泽，故大便秘结。

4．脾肾阳虚　素体阳虚，或年高体衰，或劳伤脾肾，致脾肾阳虚，阴寒内结，致大便秘结。

5．阴虚肠燥　素体阴虚或热病伤阴而致肠道阴液枯涸，无水行舟，故大便干结难下。

【临床表现】

1．肠道实热　大便干结，腹部胀满，按之作痛，口干或口臭，苔黄燥，脉滑实。

2．肠道气滞　大便不畅，欲解不得，甚则少腹作胀，嗳气频作，苔白，脉细弦。

3.脾虚气弱 大便秘结，临厕无力努挣，挣则汗出气短，面色㿠白，神疲气怯，舌淡，苔薄白，脉弱。

4.脾肾阳虚 大便秘结，面色苍白无华，时作眩晕、心悸，甚则脘腹冷痛、小便清长、畏寒肢冷，舌淡，苔白润，脉沉迟。

5.阴虚肠燥 大便干结，状如羊屎，口干少津，神疲纳呆，舌红苔少，脉细小数。

【治疗】

1.刺灸法

（1）肠道实热

治法：清热保津，通腑利便。取手阳明大肠经穴为主。

处方：合谷 曲池 腹结 上巨虚

方义：合谷、曲池泻阳明之热，清热以保津。上巨虚为大肠的下合穴，与腹结相配可疏通大肠腑气。

操作：针用泻法。

随症选穴：烦热口渴者加少府、廉泉；口臭甚者加承浆、劳宫。

（2）肠道气滞

治法：调理气机，通腑利便。取任脉和足厥阴肝经穴为主。

处方：中脘 阳陵泉 气海 行间 天枢

方义：腑会中脘、大肠募穴天枢配气海以疏通腑气；行间配阳陵泉疏肝理气，使疏泄复常。

操作：针刺用泻法。

随症选穴：胸胁胀满疼痛者加期门、支沟；腹胀甚者加大横。

（3）脾虚气弱

治法：健脾益气，兼以通便。取背俞穴、足太阴脾经穴为主。

处方：脾俞 胃俞 大肠俞 三阴交 足三里 关元 天枢

方义：脾俞、三阴交、胃俞、足三里健脾胃益中气，以资生化之源。关元补下焦元气，以益脾气。大肠俞、天枢以助大肠传导之力。

操作：针刺用补法，并可加灸。

随症选穴：多汗者加复溜；心悸者加内关。

（4）脾肾阳虚

治法：补肾健脾，助阳温通。取足少阴肾经、足太阴脾经穴为主。

处方：气海 照海 石关 肾俞 脾俞 三阴交 天枢

方义：气海、照海、石关、肾俞补益肾气，助阳驱寒，温煦下焦以散凝结。三阴交、脾俞可温补脾阳，以利健运之功。更配天枢疏调大肠气机。

操作：针刺用补法，并可灸。

随症选穴：脱肛者加长强、百会；腰冷者加委中、命门。

（5）阴虚肠燥

治法：滋阴润燥。取背俞穴、足少阴肾经穴为主。

处方：脾俞 三阴交 太溪 足三里 照海 大肠俞 天枢

方义：照海、太溪以滋肾阴；脾俞、三阴交、足三里益气血之源，滋阴润燥；大肠俞、天枢增强大肠传导功能。

操作：针刺用补法。

随症选穴：口干少津甚者加金津、玉液；心烦少寐者加神门、行间。

2. 耳针法

选穴：大肠　直肠下段　脾

方法：强刺激，留针 1～2 小时，留针期间捻针 2 次，每次 3 分钟。每日 1 次。

【注意事项】

1. 针刺治疗单纯性便秘效果较好。

2. 患者平时应注意改变饮食习惯，多吃蔬菜水果。坚持体育锻炼，以促进胃肠蠕动，并培养定时排便的习惯。

（十一）胸痛

胸痛是由邪痹心络、气血不畅而致以胸闷心痛，甚则心痛彻背、短气喘息不得卧等为主要症状的心脏疾病。以中、老年发病者居多。

本病多见于西医学的冠状动脉硬化性心脏病。慢性气管炎、肺气肿等亦可发生胸痛。

【病因病机】

本病的发生多与寒邪内侵、饮食不当、情志失调、年老体虚有关。其病机有虚、实两方面，实为寒凝、气滞、血瘀、痰阻等痹阻胸阳阻滞心脉；虚为心脾肝肾亏虚，心胸失养。

1. 寒邪内侵　素体阳衰，胸阳不足，阴寒之邪乘虚侵袭，寒凝气滞，痹阻胸阳而成胸痹心痛。

2. 饮食不当　饮食不节，如过食肥甘生冷，或嗜酒成癖，以致脾胃损伤，运化失健，聚湿成痰，痰阻脉络，胸阳失展，发为本病。

3. 情志失调　忧思伤脾，脾虚气结，气结则津液不得输布，聚而为痰。郁怒伤肝，肝失疏泄，肝郁气滞，甚则气郁化火，灼津成痰。由于气滞或痰阻均可使血行失畅、脉络不利而致气滞血瘀；或痰郁交阻，胸阳不运，心脉痹阻，不通则痛，发为本病。

4. 年迈气虚　年过半百，肾气渐衰，如肾阳虚衰则不能鼓舞五脏之阳，可致心气不足或心阳不振；肾阴亏虚则不能滋养五脏之阴，可引起心阴内耗，心阴亏虚，心阳不振，心胸失养而酿成本病。

【临床表现】

1. 心血瘀阻　心胸阵痛，如刺如绞，固定不移，入夜为甚，伴有胸闷心悸，面色晦黯，舌紫黯，或伴有瘀斑，舌下络脉青紫，脉沉涩或结代。

2. 寒凝心脉　心胸痛如缩窄，遇寒而作，形寒肢冷，胸闷心悸，甚则喘息不得卧，舌淡，苔白滑，脉沉细或弦紧。

3. 痰浊内阻　心胸窒闷或如物压，气短喘促，多形体肥胖，肢体沉重，脘痞，痰多口粘，苔浊腻，脉滑。痰浊化热则心痛如灼，心烦口干，痰多黄稠，大便秘结，舌红，苔黄腻，脉滑数。

4. 心气虚弱　心胸隐痛，反复发作，胸闷气促，动则喘息，心悸易汗，倦怠懒言，面色㿠白，舌淡或有齿痕，苔薄白，脉弱或结代。

5. 心肾阴虚　心胸隐痛，久发不愈，心悸盗汗，心烦少寐，腰酸膝软，耳鸣头晕，气短乏力，舌红，苔少，脉细数。

【治疗】

1．刺灸法

（1）心血瘀阻

治法：活血化瘀，通络止痛。取手厥阴心包经、手少阴心经穴为主。

处方：阴郄　郄门　心俞　膈俞　巨阙　膻中

方义：巨阙、心俞为俞募相配，调心气化瘀血。郄穴善救急，故取心及心包经郄穴阴郄、郄门缓急止痛。取气会膻中、血会膈俞以行气活血、祛瘀通络。

操作：针刺用泻法。

随症选穴：舌紫黯者加少商、少冲点刺出血。

（2）寒凝心脉

治法：温散寒邪，通阳开痹。取手厥阴心包经、手少阴心经和任脉穴为主。

处方：心俞　厥阴俞　内关　通里　气海　关元

方义：心俞、厥阴俞助心阳而散寒邪。内关、通里是心经和心包经的络穴，能行血通络而止痛。气海、关元针后加灸，可起温散寒凝之效。

操作：针用泻法，可加灸。

随症选穴：恶寒者可灸肺俞、风门。

（3）痰浊内阻

治法：通阳化浊，豁痰开窍。取手厥阴心包经和足阳明胃经穴为主。

处方：膻中　巨阙　郄门　太渊　丰隆

方义：膻中为气会及心包募穴，可调心气止痛。巨阙为心之募穴，郄门为心包经郄穴，两穴合用可振奋心阳。配太渊、丰隆以蠲化痰浊，痰浊得去则胸阳得展、气血通畅。

操作：针用泻法，可加灸。

随症选穴：脘闷纳呆者加足三里、中脘；痰浊化热者加内庭、合谷、阴陵泉。

（4）心气虚弱

治法：补脾益气，养心止痛。取手厥阴心包经、手少阴心经穴为主。

处方：膻中　巨阙　阴郄　气海　足三里

方义：膻中为气会，心包募穴，可调心气而止痛。巨阙为心的募穴，阴郄为心的郄穴，两穴合用可补益心气。气海补养先天元气，足三里补养后天之气而益心气。

操作：针刺用补法，可加灸。

随症选穴：兼见形寒肢冷、舌淡或紫黯者，为心阳虚，加灸关元、命门。

（5）心肾阴虚

治法：滋阴益肾，养心止痛。取手少阴心经、足少阴肾经穴为主。

处方：心俞　肾俞　神门　太溪　三阴交　内关

方义：心俞、内关、肾俞、太溪补益心肾，神门补心除烦，三阴交养血滋阴。

操作：针刺用补法。

随症选穴：便秘者加天枢、照海。

2．耳针

选穴：心、小肠、交感、皮质下为主穴，辅以脑点、肺、肝、胸、降压沟、兴奋点、枕。

方法：针刺用泻法，每次选 3~5 穴，留针 1 小时，隔天 1 次，6 次为 1 个疗程。

3．穴位注射

选穴：（1）足三里、内关；（2）合谷（小儿禁用）、三阴交；（3）太冲、曲池。

方法：三组交替使用。每穴用 0.25% 盐酸普鲁卡因 1ml，每日或隔日 1 次。10 次为 1 个疗程。

【注意事项】

1．针灸治疗本病，无论是在发作即刻还是缓解期均有一定疗效。

2．患者往往因情绪波动和精神刺激而反复发作和加重，故慢性患者应保持恬静乐观。

3．患者应少食多餐，忌暴饮暴食，少食肥甘，禁食辛辣。适当多吃些蔬菜水果，保持大便通畅。

4．睡眠应充足，注意气候变化和劳逸适度。

5．若心痛剧烈，手足青至节，汗出肢冷，脉沉细或结代者，属真心痛，多见于急性心肌梗死疾病，应采取综合治疗措施。

（十二）心悸

心悸是由心失所养或邪扰心神，致心跳异常、自觉心慌悸动不安的病证。本病多呈阵发性，也有呈持续性者。可伴有胸闷胸痛、气短喘息，或头晕失眠等症。古籍中据临床表现及病因病机不同而分别命名为"惊悸"、"怔忡"。

本病多见于西医学的心神经官能症及风湿性心脏病、冠状动脉硬化性心脏病、肺源性心脏病等引起的心律失常或心率失常。

【病因病机】

心主血脉主神志，心神不宁是本病的基本病机。导致心神不宁虽有突受惊恐或劳倦过度等外部因素，但必有内因存在，其内因常与心虚胆怯、心脾两虚、阴虚火旺、心血瘀阻、水气凌心、心阳虚弱等有关。其病变常虚实兼夹，但以虚为主。

1．心虚胆怯　平素心虚胆怯之人，突受惊恐，如耳闻巨响，目睹异物，或遇险临危，使心惊神摇不能自主，渐致稍惊则心惊不已。

2．心脾两虚　久病体虚，失血过多或思虑过度，劳伤心脾，使气血化生不足。心血耗伤，渐致心失所养，发为心悸。

3．阴虚火旺　久病体虚，或房室过度，或遗泄频繁，伤及肾阴；或肾水素亏，水不济火，虚火妄动，发为心悸。

4．心血瘀阻　一是由于心阳不振，血行不畅；二是由痹证发展而来，风寒湿邪痹于血脉，内犯于心，则心脉痹阻、血行不畅，发为心悸。

5．水气凌心　素体虚弱，久病失调，肾阳虚衰，不能温煦水液，水气凌心，致心阳受阻，发为心悸。

6．心阳虚弱　大病久病之后，阳气衰弱，不能温养心脉而发为心悸。

【临床表现】

1．心虚胆怯　心悸由惊恐而发，悸动不安，气短自汗，神疲乏力，少寐多梦，舌淡，苔薄白，脉细弦。

2．心脾两虚　心悸不安，失眠健忘，面色㿠白，头晕乏力，气短易汗，纳少胸闷，舌淡红，苔薄白，脉弱。

3. **阴虚火旺** 心悸不宁，思虑劳心尤甚，心中烦热，少寐多梦，头晕目眩，耳鸣，口干，面颊烘热，舌红，苔薄黄，脉细弦数。

4. **心血瘀阻** 心悸怔忡，胸闷心痛阵发，或面唇紫黯，舌紫黯或有瘀斑，脉细涩或结代。

5. **水气凌心** 心悸怔忡不已，胸闷气喘，咳吐大量泡沫痰涎，面浮足肿，不能平卧，目眩，尿少，苔白腻或白滑，脉弦滑数疾。

6. **心阳虚弱** 心悸，动则为甚，胸闷气短，形寒肢冷，头晕，面色苍白，舌胖苔白，脉沉细迟或结代。

【治疗】

1. 刺灸法

（1）心虚胆怯

治法：益气安神。取手少阴心经、手厥阴心包经穴为主。

处方：心俞　巨阙　间使　神门　胆俞

方义：心俞、巨阙为俞募配穴，功在调补心气、定悸安神。胆俞可壮胆气而定志。间使、神门宁心安神。

操作：针刺用补法。

随症选穴：善惊者加大陵；自汗、气短甚者加足三里、复溜。

（2）心脾两虚

治法：养血益气，定惊安神。取足阳明胃经穴及背俞穴为主。

处方：心俞　巨阙　膈俞　脾俞　足三里

方义：心俞、巨阙为俞募配穴，调补心气。血会膈俞，可补血养心。气血的生成赖水谷精微所化，故取脾俞、足三里健中焦以助气血生化。

操作：针刺用补法。

随症选穴：腹胀便溏者加上巨虚、天枢。

（3）阴虚火旺

治法：滋阴降火，养心安神。取足少阴肾经和手少阴心经穴为主。

处方：肾俞　太溪　阴郄　神门

方义：本证源于肾阴不足，水不济火，故取肾俞、太溪滋阴而上济心火，以治其本。阴郄、神门养心安神定悸。

操作：针刺用平补平泻法；或肾俞、太溪、阴郄用补法。

随症选穴：手足心热者加劳宫、涌泉。

（4）心血瘀阻

治法：活血化瘀，理气通络。取任脉、手厥阴心包经和足太阳膀胱经穴为主。

处方：内关　膻中　心俞　气海　膈俞　血海

方义：内关、膻中、心俞可强心定惊止痛；灸气海助阳益气，气推血行；血海、膈俞活血化瘀。

操作：针刺用平补平泻法。

随症选穴：失眠健忘者加神门；气短自汗者加复溜。

（5）水气凌心

治法：振奋阳气，化气行水。取手少阴心经和任脉经穴为主。

处方：关元　肾俞　内关　神门　阴陵泉

方义：关元、肾俞壮肾阳以行水气；内关、神门宁心定悸；阴陵泉健脾以化水饮。

操作：针刺用平补平泻法。

随症选穴：伴有胸闷气喘甚而不能平卧者加膻中。

（6）心阳虚弱

治法：温补心阳，安神定悸。取手少阴心经、手厥阴心包经穴为主。

处方：心俞　厥阴俞　内关　神门　关元

方义：心俞、厥阴俞相配可助心阳、益心气；内关、神门安神定悸；关元针刺后加灸，以振奋阳气。

2. 穴位注射

选穴：心俞　内关

方法：用西地泮注射液 2mg 加入 5% 葡萄糖 4ml 中，分注 2 穴，每日 1 次。

3. 皮肤针

选穴：后颈　骶部　气管两侧　颌下部　内关　三阴交　膻中　人迎

方法：中等强度刺激至局部出现红晕略有出血点为度。发作时可每日治疗 2 次。

4. 耳针

选穴：心　神门　胸　肺　皮质下　肾

方法：每次选 2～3 穴，常规消毒，毫针进针 1 分许，旋捻转手法 1 分钟，留针 20 分钟，每日或隔日治疗 1 次。

【注意事项】

1. 针灸对治疗各种原因所致的心悸，不仅能控制症状，而且对疾病本身也有治疗作用，并且能改善心功能。但对器质性心脏病出现心衰倾向时，应及时采取综合治疗措施。

2. 患者平时应注意调和情志，回避忧思、恼怒、惊恐等刺激。

（十三）失眠

失眠是指脏腑功能紊乱，气血亏虚，阴阳失调，导致不能获得正常睡眠的病证。轻者入寐困难或寐而易醒，醒后不寐，重者彻夜难眠，常伴有头痛、头昏、心悸、健忘、多梦等。本病又称不寐、失寐、不得眠等。

西医学的神经衰弱、贫血等引起的失眠可参照本病治疗。

【病因病机】

睡眠由心神所主，神安则寐。但神安需依赖阴血充养，卫气充和，肝气调达，心肾相济，以维持气血阴阳的协调，使阴与阳交，睡眠正常。大凡阴血不足，或阳热过亢，均会造成失眠。

1. 肝郁化火　情志过极，肝失条达，气郁不舒，郁而化火，火性炎上，扰动心神，心神不安而为失眠。

2. 痰热内扰　饮食不节，或思虑劳倦，伤及脾胃，脾失健运，胃不消谷，致使饮食停滞，痰浊内生，郁而化热，上扰心神，引发失眠。

3. 阴虚火旺　先天不足，素体虚弱，或房室太过，或大病久病，以致肾阴耗伤，不能上济于心而制约心火，使心阳独亢，神不得安，发为失眠。

4. 心脾两虚 思虑劳倦，损伤心脾，营血亏虚，心神失养；或病后体虚，产后失血，年迈血亏，以致心血不足，心失所养，心神不宁，均可引起失眠。

5. 心虚胆怯 心胆素虚，或暴受惊吓，致使心神不安而夜寐不宁。

【临床表现】

1. 肝郁化火 心烦不能入睡，烦躁易怒，胸闷胁痛，头痛胁痛，头痛面红，目赤口苦，便秘尿黄，舌红，苔黄，脉弦数。

2. 痰热内扰 睡眠不安，心烦懊恼，胸闷脘痞，口苦痰多，头晕目眩，舌红，苔黄腻，脉滑或滑数。

3. 阴虚火旺 心烦不寐，或时寐时醒，手足心热，头晕耳鸣，心悸健忘，颧红潮热，口干少津，舌红苔少，脉细数。

4. 心脾两虚 多梦易醒，或夜寐朦胧不实，心悸健忘，头晕目眩，神疲乏力，面色少华，舌淡苔薄，脉细弱。

5. 心虚胆怯 夜寐多梦易惊，心悸胆怯，舌淡，苔薄，脉弦细。

【治疗】

1. 刺灸法

（1）肝郁化火

治法：平肝降火，解郁安神。取足厥阴肝经、手少阴心经穴为主。

处方：行间 足窍阴 风池 神门

方义：行间平肝降火。足窍阴降胆火以除烦。风池疏调肝胆而止头痛头晕。神门以宁心安神。

操作：针刺用泻法。

随症选穴：耳鸣者加翳风、中渚；目赤者加太阳、阳溪。

（2）痰热内扰

治法：健脾化痰，清热安神。取足阳明胃经和手少阴心经穴为主。

处方：内庭 公孙 丰隆 神门

方义：内庭、公孙泻脾胃之热；丰隆化痰和中；神门以宁心安神。

操作：针刺用泻法。

随症选穴：便秘者加天枢、上巨虚。

（3）阴虚火旺

治法：滋阴降火，宁心安神。取足少阴肾经和手少阴心经穴为主。

处方：大陵 太溪 神门 心俞

方义：泻大陵降心火；补太溪滋肾阴；补神门、心俞宁心安神。

操作：针刺用补泻兼施法。

随症选穴：眩晕者加风池；耳鸣者加听宫；遗精者加志室。

（4）心脾两虚

治法：补气益血，宁心安神。取手少阴心经、足太阴脾经穴为主。

处方：脾俞 心俞 神门 三阴交

方义：脾俞、三阴交健脾益气养血；心俞、神门养心安神定悸。

操作：针刺用补法，针灸并用。

随症选穴：多梦者加魄户；健忘者灸志室、百会。

（5）心虚胆怯

治法：补心益胆，安神定志。取手少阴心经和足少阳胆经穴为主。

处方：心俞　胆俞　大陵　丘墟　神门

方义：心俞、大陵、神门宁心安神；胆俞、丘墟益胆镇惊。

操作：针刺用补法。

随症选穴：神疲体倦者加百会、足三里；多汗者加膏肓。

2．耳针法

选穴：皮质下　交感　心　脾　神门

方法：每次取 2 ~ 3 穴，轻刺激，留针 30 分钟。每日 1 次。

3．灸法

选穴：百会

方法：每晚临睡前用艾条温和灸，施灸 10 ~ 15 分钟。

4．皮肤针刺法

选穴：脊柱两旁（0.5 ~ 3 寸）　骶部及颞区

方法：皮肤针轻叩，使局部皮肤潮红即可，每日或隔日 1 次。

【注意事项】

1．针灸治疗失眠有较好的疗效，并可避免用安眠药引起的毒副作用。

2．由其他疾病引起的失眠需针对病因治疗。配合心理疗法也很重要，必要时作一些暗示，往往收效更佳。

3．老年人睡眠时间逐渐缩短而容易醒觉，如无明显症状则属生理现象。

（十四）头痛

头痛是临床上常见的一个症状，可发生于多种急、慢性疾病中，其病因病机极为复杂，本节讨论内容仅以内科疾病之头痛为主。急性温热病所引起的头痛，本节未作讨论，但可参考相关章节。

【病因病机】

头为诸阳之会，髓海之所在。五脏六腑之气血循手三阳经从手走头，交足三阳经从头走足，顺其常度，则无头痛。若外感六淫，内伤七情六欲，使经络血脉闭塞，运行不顺，则发头痛。

1．风寒湿邪　感受风寒湿邪，留滞于头部经络，气血痹阻，遂成头痛。若风寒得解，则其痛停止。但因湿邪内伏，每遇风寒天气则复发，故称头风。此为风湿头痛。

2．肝郁化火　情志抑郁，气郁化火，肝阳偏亢；或肾阴素亏，水不涵木，肝阳上亢，风阳上扰而头痛。此为肝阳头痛。

3．痰湿困扰　素来体质肥胖，偏嗜肥甘，湿盛生痰，痰浊阻遏经隧，清阳不展而致头痛。此为痰浊头痛。

4．气血虚弱　久病体虚或大病之后，血虚不能上荣脑髓，络脉空虚而为头痛。此为血虚头痛。

5．气滞血瘀　头痛日久，久病入络，络脉瘀滞；或因跌仆损伤，脑髓受损，气血运行不畅，均可形成头痛。此为血瘀头痛。

【临床表现】

1. 风湿头痛　头痛遇风寒而诱发，痛多偏于一侧，或左右交替发作，或全头皆痛，呈胀痛。或搏动性疼痛，痛处头皮偶见肿块，鼻塞流涕，苔白，脉弦紧。

2. 肝阳头痛　头角抽动，多偏于一侧，眩晕，面部热，多烦善怒，目赤口苦，舌质红，脉弦。常因精神紧张而发病。

3. 痰浊头痛　头额昏痛如裹，胸脘痞闷，恶心，呕吐痰涎，便溏，舌苔白腻，脉滑。

4. 血虚头痛　头昏而痛，痛势绵绵，休息痛减，神疲，心悸，面色少华，或有久病及失血病史，舌质淡，脉细。

5. 瘀血头痛　头痛如刺，经久不愈，痛处固定不移，视物花黑，记忆力减退，舌微紫，脉细或涩。

【治疗】

1. 刺灸法

（1）风湿头痛

治法：祛风散寒，化湿通络。取手足少阳、阳明经腧穴为主。

处方：风池　头维　通天　合谷　三阳络

方义：本方以近部取穴为主，远部取穴为辅。通天疏散太阳，风池和解少阳，头维、合谷清泄阳明，共奏疏风散寒化湿之效。本方通调三阳经气，使络脉通畅，血气和顺，则头痛可止。

操作：针刺用泻法。每日1次，留针10～20分钟，6次为1个疗程。

随症选穴：头重者加孔最；呕吐者加内关；咳嗽吐痰者加丰隆。

（2）肝阳头痛

治法：平肝降逆，熄风潜阳。取足少阳、厥阴、少阴经腧穴为主。

处方：悬颅　颔厌　太冲　太溪

方义：肝阳上亢，多挟少阳风热循经上犯，故头痛偏于额角。本方近部取悬颅、颔厌，使针感直达病所，有清热、熄风、镇痛作用。远部取太冲平肝，太溪补肾，是育阴潜阳的治法。

操作：针刺用泻法。每日1次，留针10～20分钟，6次为1个疗程，一般治疗1～2个疗程。

随症选穴：目赤者加关冲放血；面觉烘热者加内庭；眩晕甚者加曲池。

（3）痰浊头痛

治法：运脾化痰，通络止痛。取任、督、足阳明经腧穴为主。

处方：中脘　丰隆　百会　印堂

方义：中脘配丰隆，健运脾胃，以降浊化痰治其本。百会配印堂，善于宣发清阳，通络止痛而治其标。

操作：针刺用泻法。每日1次，留针10～20分钟，6次为1个疗程，一般治疗2～4个疗程。中脘、丰隆可多针，百会、印堂痛止可停针。

随症选穴：呕吐者加内关；便溏者加天枢。

（4）血虚头痛

治法：益气养血，和络止痛。取督脉、足阳明、太阴经腧穴为主。

处方：上星　血海　足三里　三阴交

方义：督脉并于脊里，入脑。本方取上星疏导督脉，和络止痛。足三里、血海补脾健胃，益气养血，使气血充沛，则髓海得以濡养而头痛可蠲。

操作：针刺用补法，并可用灸法。每日1次，留针5~10分钟，6次为1个疗程，一般治疗3~5个疗程。

随症选穴：头痛缓解后，酌灸肝俞、脾俞、肾俞、气海等穴。以补养肝血，振奋生血之源。

（5）瘀血头痛

治法：活血化瘀，行气定痛。取阿是穴及手阳明、足太阴经腧穴为主。

处方：阿是穴　合谷　三阴交

方义：瘀血头痛多由外伤或久痛络脉蓄血所致。故随痛处进针，出针后不按孔穴，任其流出恶血，亦可加拔火罐。同时补合谷以行气，泻三阴交以活血化瘀定痛。

操作：针刺多用泻法，亦可补泻结合。每日1次，留针10~20分钟，6次为1个疗程，一般治疗3~5个疗程。

随症选穴：眉棱骨痛加刺攒竹；侧头痛加刺太阳；后头痛加刺瘈脉；头顶痛加刺四神聪。

2. 耳针法

选穴：枕　额　皮下　神门

方法：每次取一侧或双侧，泻法，留针20~30分钟，间隔5分钟捻转1次。或埋针3~7天。顽固性头痛可取耳背静脉放血。

3. 皮肤针

选穴：太阳　印堂　阿是穴

方法：用皮肤针重叩太阳、印堂及阿是穴放血。本法适用于风袭经络、肝阳上亢引起的头痛。

【注意事项】

针灸治疗头痛有较好的疗效，但应注意与脑实质性病变作鉴别，以便及时治疗原发病。在治疗上，除审因论治外，应注意传统按部位论治。如前额头痛加刺上星、阳白；头顶痛加刺百会、前顶；后头痛加刺天柱、后顶；侧头痛加刺率谷、太阳。

（十五）面痛

面痛指面颊抽动疼痛而言。本病多发于一侧，亦有两侧俱病者。发病年龄以40~60岁为多。初起每次疼痛时间较短，发作间隔时间较长，久则发作次数越来越频，疼痛程度越来越重，病情顽固，自愈者极少。

西医学的三叉神经痛可参照本病治疗。

【病因病机】

本病系外邪侵袭面部筋脉或气血痹阻而致。

1. 风寒侵袭　风寒之邪袭于手阳明筋脉，寒性收引，凝滞经脉，气血痹阻，发为面痛。

2. 风热浸淫　风热邪毒浸淫面部筋脉，气血不畅而致面痛。

3. 血气痹阻　久病入络，或因外伤，致气滞血瘀而发面痛。

【临床表现】

疼痛突然发作，呈阵发性电击样疼痛，如针刺、火灼、撕裂样，患者极难忍受，每次疼痛时间很短，数秒钟或数分钟后自行缓解，但连续在数小时或数日内反复发作。疼痛时间短可几日，长可数年，周期不定。疼痛部位以面颊、上下颌部为多，额部疼痛较为少见。疼痛常有一起点，可因吹风、洗脸、说话、吃饭等刺激此点而发作。

风寒证多有面部受寒因素，痛处遇寒则甚，得热则轻，鼻流清涕，苔白，脉浮；风热证多在感冒发热之后，痛处有灼热感，流涎，目赤流泪，苔薄黄，脉数；气滞血瘀者，可由情志因素而诱发，痛处不移，舌黯或有瘀斑，脉细涩。

【治疗】

1. 刺灸法

治法：疏通经脉，祛风止痛。取手阳明大肠经、足阳明胃经穴为主。

处方：额部痛：攒竹　阳白　头维　率谷　合谷　解溪

　　　上颌部：四白　颧髎　上关　迎香　合谷

　　　下颌部：承浆　颊车　下关　翳风　内庭　夹承浆

方义：本方以近部取穴为主，远部取穴为辅，旨在疏通面部经脉的经气，祛寒清热，使气血调和，通则不痛。

操作：针刺用泻法。少数面痛患者因病程较久，遭受长期的剧烈疼痛折磨，饮食睡眠减少，精神紧张，呈现消瘦、多汗、短气等虚弱证候。此时针刺应采取"静以久留"的补法，以扶正祛邪。

随症选穴：有风寒和风热表证者加风池。气滞血瘀者加太冲、三阴交。

2. 耳针法

选穴：面颊　颌　额　神门

方法：每次取 2～3 穴，强刺激，留针 20～30 分钟，约隔 5 分钟捻转 1 次，或用埋针的方法。

3. 穴位注射法

选穴：阿是穴

方法：用维生素 B_{12} 或 B_1 注射液，或 1% 普鲁卡因注射液，注射压痛点，每次取 1～2 穴，每点注入 0.5ml。每隔 2～3 日注射 1 次。

【注意事项】

针灸治疗本病效果较好。但应注意排除颅内的占位性病变。

（十六）面瘫

面瘫是以口眼歪斜为主要症状的疾病。任何年龄均可发生，但以青壮年为多见。本病发病急速，为单纯性的一侧面颊筋肉弛缓，无半身不遂、神志不清等症状。

西医学的周围性面神经麻痹和周围性面神经炎，均可参照本节治疗。面神经麻痹是指茎乳突孔内急性非化脓性面神经炎引起的周围性面神经麻痹，又称贝尔（Bell）麻痹。为常见的脑神经疾病。属中医"口僻"、"面瘫"范畴。

【病因病机】

本病的发生多由正气不足，脉络空虚，卫外不固，风邪乘虚入中经络，导致气血痹阻，面部少阳脉络、阳明经筋失于濡养，以致肌肉纵缓不收而发。

【临床表现】

本病起病突然，每在睡眠醒来时，发现一侧面部板滞、麻木、瘫痪，不能作蹙额、皱眉、露齿、鼓颊等动作；口角歪斜，漱口漏水，进餐时食物常常停滞于病侧齿颊之间；病侧额纹、鼻唇沟消失，眼睑闭合不全，迎风流泪。部分患者初起有耳后、耳下及面部疼痛，还可出现患侧舌前 2/3 味觉减退或消失、听觉过敏等症。病程延久，部分患者口角歪向病侧，名为"倒错"现象。

风寒证多有面部受凉因素，如迎风睡眠、电风扇对着一侧面部吹风过久等。一般无外感表证。风热证往往继发于感冒发热、中耳炎、牙龈肿痛之后，伴有耳内、乳突轻微作痛。

【治疗】

1. 刺灸法

治法：祛风散寒，通经活络。取手、足阳明及手、足少阳经腧穴为主。

处方：太阳　阳白　地仓透颊车　翳风　合谷

方义：本病乃风中经络，气血痹阻，经脉失养，纵缓不收所致，取太阳、阳白、地仓、颊车疏调局部经气，温经散寒，濡润筋肉；翳风疏解风寒；合谷循经远取，亦有"面口合谷收"之意。

操作：初期针用泻法，后期针用补法。亦可都用平补平泻法，可加温灸，每日 1 次，每次留针 30 分钟，合谷穴可取健侧穴位。

随症选穴：鼻唇沟平坦者加迎香、口禾髎；鼻唇沟歪斜者加水沟；颏唇沟歪斜者加承浆；目不能合者加阳白、攒竹或申脉、照海；燥热伤阴者加太溪。

2. 电针法

选穴：参照刺灸法的穴位。

方法：选 2 穴为 1 组，得气后接通电极各 1 头，每次选 1~2 组，通电 15~20 分钟，每日 1 次，10 次为 1 个疗程。刺激量以患者能耐受为宜，早期患者不宜用电针法。

3. 穴位注射法

选穴：参照刺灸法穴位。

方法：用维生素 B_1 或维生素 B_{12} 或加兰他敏，每穴注射 0.5ml，每次用 3~4 穴，每日或隔日 1 次。

4. 穴位贴敷法

选穴：参照刺灸法穴位

方法：将马钱子锉成粉末约 1~2 分，撒于胶布上，然后贴于穴位处，5~7 日换药 1 次。或用蓖麻子捣烂加少许麝香，取绿豆粒大的团贴敷穴位上，每隔 3~5 日更换 1 次。或用白附子研细末，加少许冰片做面饼，贴敷穴位，每日 1 次。

【注意事项】

1. 面瘫分周围性和中枢性两种，应注意鉴别。

2. 治疗期间，局部避免受寒吹风，必要时可戴口罩、眼罩防护，面部可做按摩和热敷。

3. 因眼睑闭合不全，灰尘容易侵入，每日点眼药水 2~3 次，以防感染。

（十七）眩晕

眩晕是由风阳上扰，痰瘀内阻或脑髓不充，脑窍失养所致，以头晕目眩，视物旋转为主要表现的疾病。轻者闭目自止；重者如坐车船，旋转不定，不能站立，或伴有恶心呕吐，甚则昏倒等症状。本病亦称头眩、掉眩、巅眩、冒眩、风眩等。

眩晕是西医学中神经系统疾病的一个症状，系指患者对空间定向感觉的主观体会错误。常见于内耳性眩晕、颈椎病、椎 – 基底动脉系统血管病、高血压病、脑动脉硬化及贫血等。

【病因病机】

脑居颅内，由髓汇集而成，为"神门之府"，所以肾虚精亏，气血不能上奉，髓海不足；肝风内动，肝阳上扰；痰浊阻滞，阳气不升等均会影响于脑而生眩晕。本病的病因病机主要有以下几个方面：

1. 风阳上扰　素体阳盛，或因忧郁恼怒，气郁化火，肝阴暗耗，肝阳升动，上扰清窍，发为眩晕。

2. 痰浊上蒙　嗜酒肥甘，饥饱劳倦，伤于脾胃，健运失司，以致水谷不化，聚湿为痰，痰湿中阻，则清阳不升，浊阴不降，引起眩晕。

3. 气血亏虚　久病不愈，耗伤气血；先天不足，禀赋素虚；或失血之后，虚而不复；或脾胃虚弱，不能化生气血，以致气血两虚，气虚则清阳不展，血虚则脑失所养，皆能发生眩晕。

4. 肝肾阴虚　先天不足，肾阴亏虚，肝失所养，或郁怒伤肝等，致肝阴不足；或年老肾亏，或久病伤肾，或房室过度等，致肾精亏耗，不能生髓，髓海不足，发生眩晕。

【临床表现】

1. 风阳上扰　眩晕耳鸣，头痛且胀，易怒，失眠多梦，或面红目赤，口苦，舌红，苔黄，脉弦。

2. 痰浊头痛　头重如裹，视物旋转，胸闷作恶，呕吐痰涎，苔白腻，脉濡滑。

3. 气血亏虚　头晕目眩，面色淡白，神疲乏力，心悸少寐，舌淡，苔薄白，脉弱。

4. 肝肾阴虚　眩晕久发不已，视力减退，少寐健忘，心烦口干，耳鸣，神疲乏力，腰膝酸软，舌红，苔薄，脉弦细。

【治疗】

1. 刺灸法

（1）风阳上扰

治法：平肝潜阳，清泻肝胆。取足厥阴肝经、足少阳胆经穴为主。

处方：肝俞　行间　风池　侠溪

方义：风池、行间、侠溪疏泄肝胆之热；肝俞潜降肝阳。

操作：针刺用泻法。

随症选穴：失眠多梦甚者加神门、三阴交。

（2）痰浊上蒙

治法：健脾除浊，化痰调中。取手厥阴心包经和足太阴脾经腧穴为主。

处方：阴陵泉　丰隆　中脘　内关　头维

方义：阴陵泉、丰隆化痰除湿，中脘、内关可消胸脘之痞满，头维疏调局部气机操作：针刺用平补平泻法。

(3) 气血亏虚

治法：益气升阳，滋阴补血。取足阳明胃经和足太阴脾经腧穴为主。

处方：百会　血海　膈俞　足三里　三阴交　气海

方义：百会为诸阳之会，可升举阳气以帅血上荣。血海、膈俞可补血；足三里、三阴交以调脾胃，益生化之源；气海培补元气。

操作：针刺用补或用灸法。

随症选穴：气短自汗者加膻中、复溜。

(4) 肝肾阴虚

治法：滋补肝肾，育阴潜阳。取足少阴肾经和足厥阴肝经穴为主。

处方：肝俞　肾俞　太溪　太冲　神门　照海

方义：肝俞与太冲滋阴潜阳；肾俞与太溪益肾滋阴，使髓海得充；神门宁心安神，以治少寐健忘、心烦；照海通阴维脉，善治口干。

操作：针刺用补法。

随症选穴：五心烦热者加内关、三阴交。

2．头针

选穴：晕听区

方法：针与头皮呈 30°左右夹角，用夹持进针法刺入帽状腱膜下，达到该区的应用长度后，每分钟捻转 200 次；捻转 2～3 分钟，留针 5～10 分钟。

3．耳针

选穴：(1) 风阳上扰　选肝、胆、高血压点、目$_1$、目$_2$；

　　　　(2) 中气不足　选肾上腺、皮质下、脾、胃；

　　　　(3) 肾精不足　选肾、肾上腺、内分泌、皮质下、胃；

　　　　(4) 痰湿中阻　选脾、胃、肺、耳尖。

方法：常规消毒，每次选 2～4 穴，以毫针刺，留针 20～30 分钟，留针期间可间隔捻针，亦可穴位注射，常用药物为 5%～10% 葡萄糖溶液、维生素 B$_{12}$或 0.5%～1% 普鲁卡因等。

4．穴位注射

选穴及方法：肝阳上扰取三阴交、肝俞、胆俞注入当归注射液，每穴各为 0.3ml，左右交替，每日 1 次；心脾两虚取足三里、血海、脾俞，注入当归注射液，每次 0.3～0.5ml，每日 1 次。痰浊中阻取丰隆、中脘，注射阿托品，每穴 0.3ml；肝肾不足取肝俞、肾俞、悬钟，注入维生素 B$_{12}$，每穴 0.3ml，每日 1 次。均令注药穴位产生较强的酸胀感。

【注意事项】

1．针灸治疗本病效果较好，但应分辨标本缓急。眩晕急重者，先治其标；眩晕较轻或发作间歇期，注意求因治本。

2．眩晕发作时可令患者闭目，安卧（或坐位），作悠缓、细匀的呼吸动作，或以手指按压印堂、太阳穴，使头面经气疏畅，眩晕症状即减轻。

3．痰浊上蒙型患者应以清淡食物为主，禁食油腻厚味及动物内脏食品，以免助湿生痰，酿热生风。也应避免辛辣及烟酒，以防风阳升散。

（十八）中风

中风是以突然昏仆，不省人事，伴口角㖞斜，语言不利，半身不遂；或不经昏仆仅以口㖞、半身不遂为主症的一种疾病。因起病急骤，症见多端，变化迅速，与自然界之风性善行速变特性相似而名为中风；又因其发病突然亦称"卒中"。本病发病率和死亡率均较高，常留有后遗症，是威胁人类生命的一大疾患。

西医学的脑血管病均归属中医"中风"范畴。

【病因病机】

中风的发生，风、火、痰是其主因，病及心、肝、脾、肾等脏。因正气不足，卫外不固，外邪入中经络，气血痹阻；劳累过度，肝肾阴虚，肝阳鸱张，气血上逆；饮食不节，恣食厚味，脾虚痰热内盛，风阳挟痰上升，蒙蔽清窍；五志过极，暴怒伤肝，引动心火，风火相煽，气血上冲，发为中风。若风、火、痰流窜经络，气血阻滞，则见经络失常症状；若阴阳之气逆乱，常发为闭证；若正气衰微，阴阳之气离绝，可发生脱证。

西医学认为高血压病、动脉硬化、脑血管畸形或动脉瘤等导致脑出血、蛛网膜下腔出血，以及风湿性心脏病、心房颤动、细菌性心内膜炎等形成的脑血栓、脑栓塞，均可发生本病。

【临床表现】

1. 中风先兆　多因气血上逆而病，症见眩晕、心悸、肢体麻木、手足乏力、舌强等症。

2. 中经络　病位浅者，病情轻，多无神志改变。若脉络空虚，风邪入中，则症见手足麻木，口角㖞斜，语言不利，甚或半身不遂，苔薄白，脉弦滑或弦数。若因肝肾阴虚，风阳上扰，则症见头晕头痛，耳鸣目眩，突然口角㖞斜，舌强语謇，肢体麻木，半身不遂，舌红苔黄，脉弦细而数或弦滑。

3. 中脏腑　病位较深，病情危急，根据病因病机不同，可分为闭证和脱证。闭证症见突然昏仆，不省人事，口㖞，半身不遂，牙关紧闭，两手握固，面赤气粗，喉中痰鸣，二便不通，脉弦滑而数。脱证症见突然昏仆，不省人事，目合口张，鼻鼾息微，手撒肢冷，二便失禁，脉细弱；如见汗出如油，瞳孔散大或两侧不对称，脉微欲绝或浮大无根，为真阳外越之危候。

【治疗】

1. 刺灸法

（1）中经络

①半身不遂

治法：疏通经络，调和气血。取手足阳明经穴为主，辅以太阳、少阳经穴。一般初病单刺患侧，久病则刺灸双侧；亦可先刺健侧，后刺患侧，即"补健侧，泻患侧"的治法。

处方：上肢：肩髃　曲池　手三里　外关　合谷

下肢：环跳　阳陵泉　足三里　解溪　昆仑

方义：阳主动，肢体运动障碍，其病在阳，故本方取手足阳明经的腧穴。阳明为多气多血之经，阳明经气血通畅，正气旺盛，则运动功能易于恢复，故在三阳经中又以阳明为主。半身不遂迁延日久，患肢往往发生广泛性的筋肉萎缩或强直拘挛，故根据上下肢经脉循行路线，分别选取手足三阳经的要穴，目的在于加强疏通经脉、调和气血的作用，促进康复。

操作：毫针刺，补虚泻实，每日1次，每次留针20～30分钟，10次为1个疗程。

随症选穴：除上述腧穴外，半身不遂还可以取患侧井穴，点刺出血；上肢还可以取肩髃、阳池、后溪等，下肢还可以取风市、悬钟等；病久，上肢瘫可配大椎、肩外俞，下肢瘫可配腰阳关、白环俞等；如患侧经筋屈曲拘挛者，肘部配取曲泽，腕部配取大陵，膝部配取曲泉，踝部配取太溪；如语言謇涩，配哑门、廉泉、通里；肌肤不仁，可用皮肤针叩刺患部。

②口眼歪斜

治法：疏调阳明，通经活络。取手足阳明、太阳经穴，初起单取患侧，久病可取双侧，先针后灸。

处方：地仓　颊车　合谷　内庭　太冲

方义：口面部为手足阳明经脉的分野，足太阳经筋为目上网，足阳明经筋为目下网，口眼歪斜是经脉瘀滞、筋肉失养所致。取地仓、颊车穴疏调局部经气，远取合谷、内庭、太冲乃循经取穴，以调本经经气。

操作：毫针刺，平补平泻，每日1次，每次留针20～30分钟，10次为1个疗程。

随症选穴：按病位酌配牵正、水沟、下关等穴。

(2) 中脏腑

①闭证

治法：平肝熄风，清心豁痰，醒脑开窍。取督脉、十二井穴为主，辅以手足厥阴、足阳明经穴。

处方：人中　十二井　太冲　丰隆　劳宫

方义：闭证的病机乃肝阳化风，心火暴盛，血随气升，上犯脑髓，痰浊瘀血壅闭经隧，蒙蔽神明。速取十二经井穴放血，以决壅开闭，接通三阴三阳经气，协调阴阳使之平衡，此即《内经》所谓"血实者宜决之"之意。督脉连贯脑髓，人中是督脉的要穴，泻之能改善督脉气血的运行，可收醒脑开窍之效。肝脉上达巅顶，泻肝经的原穴太冲，以镇肝降逆，潜阳熄风。"荥主身热"，泻手厥阴的荥穴劳宫，降心火而安神。痰浊内生，咎在中焦运化输布失职，故取足阳明经的络穴丰隆，振奋脾胃气机，蠲浊化痰。

操作：十二井穴点刺放血，人中向上斜刺用泻法，太冲、丰隆、劳宫用泻法，每日1次，每次留针30分钟。

随症选穴：如神志渐醒，则减十二井、人中，酌加百会、印堂、风市、三阴交等穴。牙关紧闭者，加地仓、颊车；失语者，加通里、哑门；吞咽困难者，加照海、天突。

②脱证

治法：回阳固脱。取任脉穴为主。

处方：关元　神阙

方义：任脉为阴脉之海。根据阴阳互根的原理，如元阳外脱，必从阴救阳。关元为任脉与足三阴经的交会穴，为三焦元气所出，联系命门真阳，是阴中有阳的穴位。脐为生命之根蒂，神阙位于脐中，为真气所系，故用大艾炷同时重灸二穴，以挽回将绝之阳气而救虚脱。

操作：关元大艾炷灸，神阙隔盐艾灸，直至四肢转温为止。

随症选穴：汗出不止配阴郄、复溜，小便失禁配三阴交。

2. 头针法

选穴：顶颞前斜线　顶旁 1 线　顶旁 2 线

方法：选用 28～30 号长 1.5～2.0 寸毫针，针与头皮呈 30°夹角快速刺入头皮下，快速捻转 2～3 分钟。每次留针 30 分钟，留针期间反复捻转 2～3 次。治疗时让患者活动肢体，一般隔日 1 次。

3. 耳针法

选穴：脑点　皮质下　肝　三焦

方法：毫针刺，中等刺激强度，每日 1 次，后遗症隔日刺 1 次，每次留针 30 分钟，亦可用王不留行籽贴压。

【注意事项】

1. 针灸治疗中风疗效较满意，对中风急性期应采取综合治疗措施。

2. 后遗症期应配合功能锻炼。

3. 凡老年形盛气虚，或有中风预兆者，宜保持心情平静，饮食清淡，起居有常，并可针灸风市、足三里等穴预防中风。

（十九）痹证

"痹"有闭阻不通之义，是由风、寒、湿、热等外邪侵袭人体，闭阻经络，气血不能畅行，引起以肌肉、筋骨、关节等酸痛、麻木、重着、伸屈不利，甚或关节肿大灼热等为主要临床表现的病证。临床根据病邪偏胜和症状特点，分为行痹、痛痹、着痹和热痹。

西医学的风湿性关节炎、风湿热、类风湿性关节炎、骨关节炎、纤维组织炎和神经痛等病，均属中医痹证范畴。

【病因病机】

痹证发生多由正气不足，感受风、寒、湿、热之邪所致。如素体虚弱，腠理疏松，营卫不固，外邪乘虚而入；或居处潮湿，涉水冒寒；或劳累之后，汗出当风，以致风寒湿邪侵袭人体，注于经络，留于关节，气血痹阻，发为风寒湿痹。《素问·痹论篇》说："风寒湿三气杂至，合而为痹也。"或因素体阳盛或阴虚有热，复感风寒湿邪，郁久化热；或感热邪，留注关节，出现关节红肿热痛或发热，发为热痹。

【临床表现】

1. **风痹**　肢体关节疼痛，游走不定，痛无定处，关节屈伸不利，麻木难忍，或见恶风发热，苔薄白或淡黄，脉浮弦。

2. **寒痹**　肢体关节疼痛较剧，遇寒加重，得热痛减，昼轻夜重，关节不能屈伸，痛处不红，触之不热，苔白滑，脉弦紧。

3. **湿痹**　肢体关节重着酸痛，痛处固定，下肢为甚，或有肿胀，肌肤麻木，逢阴雨天加重，苔白腻，脉濡缓。

【治疗】

1. 刺灸法

（1）风痹

治法：祛风通络，散寒除湿。取督脉及局部穴位为主。

处方：风池　膈俞　血海　大椎

方义：风池属胆经与阳维脉之交会穴，阳维脉主一身之表；大椎属督脉，为诸阳经交会穴，督脉总督一身之阳，故两穴相配可祛风散寒；膈俞为血之会，配血海可活血散瘀祛风。

操作：针刺用泻法。

随症选穴：可循经分部取穴如下：

肩部：肩髎、肩髃、臑俞。

肘臂：曲池、合谷、天井、外关、尺泽。

腕部：阳池、外关、阳溪、腕骨。

脊背：水沟、身柱、腰阳关。

髀部：环跳、居髎、悬钟。

股部：秩边、承扶、阴陵泉。

膝部：犊鼻、梁丘、阳陵泉、膝阳关。

踝部：申脉、照海、昆仑、丘墟、解溪。

（2）寒痹

治法：温经散寒，祛风除湿。取足太阳膀胱经、督脉和局部穴位为主。

处方：肾俞　关元　大椎　风门

方义：肾俞、关元皆为补肾壮阳的要穴，两穴配伍可温阳散寒，理气止痛；大椎可振奋阳气而祛寒；风门为散风之专穴。

操作：针用补法，且针后可加灸。

随症选穴：可参考风痹。

（3）湿痹

治法：除湿通络，祛风散寒。取足太阴脾经和督脉穴为主。

处方：大椎　膈俞　脾俞　足三里　阴陵泉

方义：大椎可祛风散寒；膈俞活血通络；阴陵泉、足三里、脾俞健脾除湿，通络止痛。

操作：针刺用平补平泻法，可加灸。

随症选穴：亦可参考风痹。

2.穴位注射

选穴：参照刺灸法的穴位。

方法：采用当归、防风、威灵仙等注射液，每穴每次注射 0.5～1ml，注意勿注入关节腔，每隔 1～3 日注射 1 次，10 次为 1 个疗程。

3.耳针

选穴：耳区相应部位　肾上腺　神门

方法：毫针刺，每日 1 次，每次留针 15～20 分钟，或用撳针埋置或用王不留行籽贴压，每 3～4 日更换 1 次。

4.电针法

选穴：参考刺灸法的穴位。

方法：进针得气后，接通电针仪，先用连续波 5 分钟，后改疏密波，通电时间为 10～20 分钟，每日或隔日 1 次，10 次为 1 个疗程，疗程间间隔 3～5 日。

【注意事项】

1. 针灸治疗"三痹"有较好的效果，但类风湿性关节炎病情缠绵，必要时应采取综合治疗。

2. 本病还须与骨结核、骨肿瘤相鉴别，以免延误病情。

（二十）腰痛

腰痛是指自觉腰部脊柱或其两侧疼痛，为临床常见的一种症状。可表现在腰部的一侧或两侧疼痛。腰为肾之府，肾经经脉循行"贯脊属肾"，腰痛除与肾关系密切外，腰脊部经脉、经筋、络脉的病损亦可产生腰痛。

西医学认为腰痛是一种由多种疾病引起的症状，诸如腰部的肌肉、韧带和关节发生损伤或病变，任何原因导致的姿势失衡和某些内脏疾病都可引起腰痛，如风湿病、肾脏疾患和腰部肌肉、骨骼的劳损，以及外伤、腰椎增生、盆腔疾患等。本处内容主要讨论寒湿腰痛、腰肌劳损、肾虚腰痛等的针灸治疗，其他腰痛可参照治疗。

【病因病机】

腰痛之因不外乎外感与内伤。寒湿腰痛多因感受风寒或久居寒冷湿地，或涉水冒寒，风寒水湿之邪浸渍经络，经络阻滞，气血运行不畅，发为腰痛。腰肌劳损多因劳累过度，闪挫跌仆，经筋络脉受损，或因各种原因引起体位不正，致气滞血瘀、脉络受阻而发腰痛。亦有素体禀赋不足，或年老精血亏衰，或房劳伤肾，精气耗损，肾气虚惫，发为腰痛。

【临床表现】

1. **寒湿腰痛**　腰部重痛、萎麻，或拘急强直不可俯仰，或痛连骶、臀、股、腘。疼痛时轻时重，患部恶冷，天气寒冷阴雨时则发作，舌苔白腻，脉沉。

2. **劳损腰痛**　多有陈伤宿疾，劳累时加剧，腰部强直痛，其痛固定不移，转侧俯仰不利，腘中常有络脉瘀血，苔脉多无变化。

3. **肾虚腰痛**　起病缓慢，隐隐作痛，绵绵不已。如见神倦、肢冷、滑精、舌淡、脉细属肾阳虚；伴有虚烦、溲黄、舌红、脉数者属肾阴虚。

【治疗】

1. **刺灸法**

（1）寒湿腰痛

治法：散寒除湿，温经通络。取足太阳膀胱经腧穴为主，督脉腧穴为辅。

处方：肾俞　委中　大肠俞

方义：腰为肾之府，取肾俞灸之可补益肾气，且能祛寒。委中为膀胱经之穴，可通调太阳经经气而散风寒，且委中又为治腰痛之重要穴位，该穴放血可泻瘀散邪，故对瘀血腰痛者更宜。大肠俞可宣导阳气，亦为治腰痛之要穴。三穴共奏散寒湿、通经络之效。

操作：针刺用泻法，并可加灸。每日1次，留针20~30分钟，1周为1个疗程，一般1~2个疗程可获显著效果。

随症选穴：腰部冷甚者，加灸腰俞；湿偏盛者，加刺足三里。

（2）劳损腰痛

治法：活血化瘀，理气止痛。取足太阳膀胱经腧穴为主，足少阳胆经腧穴为辅。

处方：膈俞　委中　支沟　阳陵泉

方义：委中为腰痛之要穴，配膈俞、支沟、阳陵泉则可增强活血散瘀、疏筋止痛之功，故可治血瘀腰痛。

操作：针刺用泻法，可放血加拔火罐。每日1次，不留针，腰痛缓解后停针。委中及局部放血一般隔日1次，不超过1周。

随症选穴：急性腰扭伤疼痛剧烈，可加刺人中；瘀血症状明显，加刺三阴交。

（3）肾虚腰痛

治法：补肾强筋。以督脉、足太阳膀胱经腧穴为主。

处方：命门　志室　肾俞　委中

方义：灸命门、志室可温肾中之阳。肾俞灸之可补益肾气，且能祛寒。委中为治腰痛之要穴。

操作：针刺用补法，并可加灸。每日1次，留针20～30分钟，针后加灸5～15壮。1周为1个疗程，可行多个疗程治腰痛之要穴。

随症选穴：腰部疼痛伴活动困难者加脊中。

2．耳针法

选穴：腰骶椎　肾　神门

方法：毫针刺患侧耳穴，针刺后嘱患者活动腰部，每次留针30分钟，每日1次，或用揿针埋置，或用王不留行籽贴压。

3．穴位注射

选穴：以压痛点为主穴。

方法：用地塞米松5ml和普鲁卡因2ml混合液，严格消毒后刺入痛点，回抽无血后推药液，每次每穴注射0.5～1ml，每日或隔日1次。

【注意事项】

1．针刺治疗各种腰痛均有较好的疗效，但因肿瘤、脊柱结核等引起的腰痛不宜在病灶局部针刺，并须配合其他疗法治疗。

2．平时常用双手掌根揉擦腰部，早、晚各1次，可减轻腰痛和防止腰痛发作。

二、妇科、外科、伤科疾病

（一）痛经

妇女行经期间或行经前后出现周期性小腹或腰骶部疼痛或胀痛，甚则剧痛难忍，甚或恶心呕吐等，称为痛经。本病以青年妇女较为多见。

西医学分为原发性痛经和继发性痛经两类，前者生殖器官无器质性病变，后者常见于子宫内膜异位症及急、慢性盆腔器官炎或子宫颈狭窄阻塞、子宫内膜增厚、子宫前倾或后倾等。

【病因病机】

经水为血所化生，而血又随气运行。若气血充沛，气顺血和，则经行通畅无阻，自无疼痛之患。若情志不舒，或寒客胞宫，致气滞血瘀，经气涩滞不畅，不通则痛；或气血不足，胞宫失养，不荣则痛，均可发生痛经。

1．气血瘀滞　多因情志不舒，肝气郁结，气机不畅，血不能随气流通，以致经血滞于胞宫而作痛。

2.**寒湿凝滞** 久居潮湿之地，或经期冒雨涉水，或过食生冷，寒湿之邪客于胞宫，血得寒则凝，以致经行不畅而作痛。

3.**肝郁湿热** 素多抑郁或恚怒伤肝，肝气郁结；更值经行、产后，摄生不慎，或洗涤不洁，不禁房事，湿热之邪内犯胞中，留于冲任，肝气与湿热互结于胞脉，发为痛经。

4.**气血亏虚** 素体虚弱，或脾胃素弱，生化乏源；或大病、久病伤耗气血，以致精血不足，胞脉失养而作痛；或素体阳虚气不振，血失温运，胞宫阳虚寒凝，经水滞行而作痛。

【临床表现】

1.**气滞血瘀** 经前或经期小腹胀痛拒按，或伴有乳房胀痛，经行量少不畅，色紫黑有血块，血块下后痛减，舌紫黯或有瘀点，脉沉弦或涩。

2.**寒湿凝滞** 经行小腹冷痛，得热则痛减，经量少，色紫黯有血块，形寒肢冷，小便清长，苔白，脉沉紧。

3.**肝郁湿热** 经前或经期小腹疼痛，甚则痛及腰骶，或感腹内灼热，经行量多质稠，色鲜或紫，有小血块，乳胁疼痛，小便短赤，带下黄赤，舌红，苔黄腻，脉弦数。

4.**气血亏虚** 经期或经后小腹隐痛喜按，经行量少质稀，神疲肢倦，头晕眼花，心悸气短，舌淡，苔薄，脉细数。

【治疗】

1.**刺灸法**

（1）**气滞血瘀**

治法：行气活血，祛瘀止痛。取足厥阴肝经穴为主。

处方：太冲 曲泉 三阴交 气海

方义：太冲、曲泉能疏肝解郁，调理气机；三阴交调气行血；气海通胞宫，能调理冲任，理气活血。

操作：针刺用泻法或平补平泻法，或灸。

随症选穴：胸胁、乳房痛甚者加外关、肝俞；恶心呕吐者加内关、足三里；小腹剧痛者加次髎。

（2）**寒湿凝滞**

治法：散寒除湿，温经止痛。取任脉和足太阴脾经腧穴为主。

处方：中极 水道 三阴交 地机

方义：中极起于胞中，灸之能温经散寒，调理冲任；水道、中极可温运水湿，调经止痛；地机、三阴交能健脾除湿，调经止痛。

操作：针刺用泻法，或针灸并用，多灸。

随症选穴：形寒肢冷、小便清长者，加肾俞、关元；腰痛、身痛者，加肾俞、大杼；神疲气短者，加灸百会、气海。

（3）**肝郁湿热**

治法：清热除湿，行滞止痛。取足厥阴肝经和足太阴脾经腧穴为主。

处方：太冲 次髎 中极 三阴交

方义：太冲为足厥阴肝经之原穴，配三阴交以疏肝解郁、调理气血；取任脉中极配次髎、三阴交能清利湿热、调理冲任。

操作：针刺用泻法。

随症选穴：小腹灼痛加曲泉；经血夹块者加行间。

（4）气血亏虚

治法：补益气血，调经止痛。取任脉和足太阴脾经穴为主。

处方：气海　足三里　脾俞　三阴交　子宫

方义：气海能益气壮阳，调和冲任；脾俞、足三里、三阴交益气血生化之源；子宫为局部取穴，调气血止疼痛。

操作：针刺用补法，并灸。

随症选穴：小腹冷痛者加气冲、关元。

2．耳针法

选穴：内生殖器　内分泌　交感　神门

方法：毫针刺，中等强度捻转，每次取 2～3 穴，每次留针 15～20 分钟。亦可用揿针埋置或用王不留行籽贴压，每 3～5 日更换 1 次。

3．穴位注射法

选穴：关元　地机　三阴交　血海

方法：用 5% 当归注射液或 10% 红花注射液，每次取 2 穴，每穴注射 0.5～1ml，每日 1 次，连续注射 2～5 次。

4．皮肤针刺法

选穴：下腹部任脉　足太阴脾经　足少阴肾经　足厥阴肝经　腹股沟部　腰骶部督脉

方法：中或重等刺激强度，每日叩打 1 次，于月经前 1～2 日开始治疗。

【注意事项】

1．针灸治疗痛经有很好的作用，但痛经原因较多，必要时作妇科检查，以明确诊断。

2．痛经的治疗时间以经前 3～5 日开始至月经期末为宜，连续治疗 3 个月经周期。

3．平时注意经期卫生，避免精神刺激，防止受冷或过食生冷。

（二）经闭

发育正常的女子年龄超过 18 岁不见月经来潮，或已形成月经周期，但又连续中断 3 个月以上者，称为经闭。西医学将前者称为原发性闭经，后者称为继发性闭经。至于妊娠期、哺乳期和绝经期以后的停经则属正常生理现象，不属于经闭范畴。

【病因病机】

经闭多因禀赋不足、肾气未充或多产堕胎，耗损气血，或失血过多等均可导致血海空虚而发病；亦有七情内伤，肝气郁结，气滞血瘀；或饮冷受寒，血为寒凝等，均能使冲任阻滞不通，胞脉闭阻而致经闭。

西医学认为，正常月经有赖于大脑皮层、下丘脑、垂体、卵巢、子宫等功能的协调，如果这些环节发生病变，即可导致经闭。其他如甲状腺、肾上腺皮质功能障碍，或某些精神因素、寒冷、消耗性疾病、放射线等也能引起经闭。

【临床表现】

1．肾气不足　年逾 18 岁，月经未至或来潮后复闭，素体虚弱，伴头晕耳鸣，腰腿酸软，腹无胀痛，小便频数，或第二性征不足，舌淡红，苔薄少，脉沉细。

2．气血亏虚　月经周期后延，经量偏少，继而经闭，伴面色不华，头晕目眩，心悸气短，神疲乏力，舌淡边有齿痕，苔薄少，脉细无力。

3. 痰湿阻滞　月经停闭，形体肥胖，神疲嗜睡，头晕目眩，胸闷泛恶，多痰，带下量多，苔白腻，脉濡或滑。

4. 阴虚内热　月经先多后少，渐至经闭，伴五心烦热，两颧红赤，潮热盗汗，口干舌燥，舌红或有裂纹，苔薄少或薄黄乏津，脉细数。

5. 血寒凝滞　经闭不行，小腹冷痛，得热痛减，四肢欠温，大便稀溏，苔白润，脉沉紧。

6. 气滞血瘀　月经停闭，小腹胀痛，胸胁胀满，精神抑郁，舌紫黯或有瘀点，苔薄白，脉沉涩或沉弦。

【治疗】

1. 刺灸法

（1）肾气不足

治法：益肾养血，调补冲任。取背俞穴和任脉腧穴为主。

处方：肾俞　关元　气冲　三阴交

方义：肾俞、关元补肾气、益精血而调经；气冲为冲脉与足阳明的交会穴，三阴交为足三阴经的交会穴，两穴相配能培益中土，滋补肝肾，调补冲任。

操作：针刺用补法，并用灸法。

随症选穴：头晕耳鸣较剧者加太冲。

（2）气血亏虚

治法：益气扶脾，养血调经。取背俞穴及足太阴脾经、足阳明胃经腧穴为主。

处方：脾俞　膈俞　足三里　三阴交　气海

方义：脾俞、足三里、三阴交健脾益胃，以化生气血；膈俞、气海能益气养血，盈冲脉，使月经来潮。

操作：针用补法，加灸。

随症选穴：头晕目眩甚者加肝俞、百会。

（3）痰湿阻滞

治法：健脾除湿，豁痰通经。取任脉和足阳明胃经腧穴为主。

处方：膻中　中脘　气海　丰隆

方义：膻中为气会穴，能通调上焦之气以蠲饮；丰隆调理脾胃之气以除痰；中脘益脾胃之气以助运化；气海针灸并用可调理下焦之气以通胞脉，又可温脾以祛痰湿。

操作：针刺用平补平泻法，并灸。

随症选穴：白带多者加次髎。

（4）阴虚内热

治法：滋阴养血，调经通闭。取足少阴肾经腧穴和背俞穴为主。

处方：心俞　肾俞　太溪　太冲　三阴交

方义：心俞、肾俞、太溪相配，能滋肾水、益心血、交通心肾；三阴交为妇科效穴，滋养三阴，调养冲任；太冲为肝经原穴，能养肝血、清虚热、调经益冲。

操作：针刺用补法。

随症选穴：心悸失眠者加神门、内关。

（5）血寒凝滞

治法：温经散寒，活血行滞。取任脉和督脉腧穴为主。

处方：关元　命门　中极　合谷　三阴交

方义：血得热则行，得寒则凝，故取命门、关元、中极温散寒邪，调理冲任；合谷、三阴交以通经活血。

操作：针刺用平补平泻法，多灸。

随症选穴：肢冷较甚者加用隔姜灸神阙。

（6）气滞血瘀

治法：理气行滞，逐瘀通经。取任脉和足厥阴肝经腧穴为主。

处方：气海　行间　三阴交　血海

方义：气海配三阴交理气活血，通调冲任；行间配血海疏理肝气，活血祛瘀。

操作：针刺用泻法，可灸，期门可刺络拔罐。

随症选穴：胸胁胀满甚者加期门、阳陵泉。

2. 耳针法

选穴：内生殖器　内分泌　卵巢

方法：毫针刺，中等量刺激，每次2～3穴，每日1次，每次留针15～20分钟，10次为1个疗程。亦可用揿针埋置或用王不留行籽贴压，每3～5日更换1次。

3. 皮肤针刺法

选穴：腰骶　督脉　膀胱经　足三阴经

方法：轻或中等刺激强度叩击，每日1次，10次为1个疗程。

【注意事项】

1. 针刺治疗经闭效果较好，本病除坚持针灸治疗外，配合药物治疗效果更佳。

2. 针刺治疗本病时必须进行有关检查，以明确发病原因，采取相应的配合治疗方法。同时注意与早妊鉴别。

（三）崩漏

崩漏是指妇女非正常行经而阴道下血如崩或淋漓不尽。势急而出血量多者为崩；势缓而出血量少、淋漓不断者为漏。崩与漏虽出血情况不同，但在发病过程中两者常互相转化，崩发展可能致漏，漏发展亦可能为崩。故临床上多以崩漏并称。青春期和更年期妇女多见。

西医学中的功能性子宫出血及其他原因引起的子宫出血，可参照本病辨证施治。

【病因病机】

崩漏发生的机理主要是冲任损伤，不能固摄经血，以致经血从胞宫非时妄行。有因素体阳盛，外感热邪，过食辛辣之品，致热伤冲任，迫血妄行；或素性抑郁，肝郁化火，致藏血失职；有因七情所伤，冲任郁滞，或经期产后余血未尽，瘀阻冲任，血不归经发为崩漏；有因饮食劳倦，忧思过度，以致损伤脾气，统摄无权，造成冲任不固；有因肾阳虚衰，失于封藏，致冲任不固；或肾阴虚，虚火动血而成崩漏。

【临床表现】

1. 血热内扰　经血量多，或淋漓不净，色深红或紫红，质粘稠，夹有少量血块，面赤头晕，烦躁易怒，口干喜饮，便秘尿赤，舌红，苔黄，脉弦数或滑数。

2. 气不摄血　经血量多，或淋漓不净，色淡质稀，神疲懒言，面色萎黄，动则气促，头晕心悸，纳呆便溏，舌淡或有齿痕，苔薄少，脉细弱或芤而无力。

3. 肾气亏虚　肾阳虚者见经血量多，或淋漓不净，色淡质稀，精神不振，面色晦黯，肢冷畏寒，腰膝酸软，小便清长，舌淡胖，苔薄润，脉沉细无力。肾阴虚者见经血时多时少，色鲜红，头晕耳鸣，五心烦热，夜寐不安，舌红或有裂纹，苔少或无苔，脉细数。

4. 瘀滞胞宫　经血淋漓不绝，或骤然暴下，色黯黑，夹有瘀块，小腹疼痛，块下痛减，舌紫黯或有瘀斑，苔薄白，脉沉涩或弦紧。

【治疗】

1. 刺灸法

（1）血热内扰

治法：清热凉血，固经止血。取足太阴脾经穴为主。

处方：三阴交　血海　隐白　曲池

方义：血海、曲池清血中伏热；隐白配三阴交，固冲止血，以制约经血妄行。

操作：针刺用泻法。隐白可施灸法。

随症选穴：口干喜饮、便秘尿赤者加少府、天枢；面赤头晕者加太冲、然谷。

（2）气不摄血

治法：益气温中，升阳固摄。取任脉、足太阴脾经和足阳明胃经腧穴为主。

处方：气海　脾俞　百会　足三里　隐白

方义：气海、脾俞、足三里补元气；百会升提阳气；隐白为止崩漏要穴。

操作：针刺用补法，并灸。

随症选穴：纳呆、便溏者加天枢。

（3）肾气亏虚

治法：肾阳虚者补肾助阳，温经止血；肾阴虚者滋阴补肾。取背俞穴、任脉穴为主。

处方：肾俞　关元　子宫　三阴交

方义：三阴交、肾俞补脾肾，固冲任；关元、子宫补下元，固胞宫。

操作：肾阳虚者宜针刺用补法加灸；肾阴虚者针刺用补法，或平补平泻法。

随症选穴：肢冷畏寒者加灸命门、气海；头晕耳鸣者加阴谷、太溪。

（4）瘀滞胞宫

治法：活血化瘀，导滞止血。取任脉和足太阴脾经穴为主。

处方：中极　气冲　隐白　三阴交　血海　膈俞

方义：中极穴下近胞宫，为局部取穴；三阴交可调理冲任；隐白乃治崩漏要穴；气冲调经祛瘀，使血有所归；血海、膈俞活血化瘀，以治其本。

2. 穴位注射

选穴：三阴交　血海　膈俞　足三里

方法：每次选 2～3 穴。用 5% 当归注射液或维生素 B_2 注射液，每穴注入 0.5ml，每日 1 次。

3. 头针

选穴：双侧生殖区（或额旁 3 线）

方法：毫针刺，同时捻转 1 分钟，间歇 3～5 分钟捻转 1 次，反复运针，留针 0.5～1

小时。

4．耳针

选穴：皮质下　内分泌　肝　脾　神门

方法：实证毫针刺，每次选 2～3 穴，中等强度刺激。留针 1～2 小时，或间歇行针，每日 1 次或 2 次，左右耳交替施针；虚证用王不留行籽贴压，隔日 1 次，左右耳交替。

【注意事项】

1．针灸治疗本病有一定效果。

2．患者应注意饮食调摄，加强营养，忌食辛辣及生冷饮食，防止过度劳累。绝经期妇女如反复多次出血，应作妇科检查以明确诊断。

3．出血量多时宜卧床休息或住院治疗，临床观察应记录出血的期、量、色、质的变化。若出血量骤多不止，宜采用综合疗法，以免暴伤阴血发生虚脱危象。

（四）带下病

带下病系由湿邪影响冲任，带脉失约，冲任失固，导致阴道分泌物量多或色、质、气味异常的一种病证，以阴道缠绵不断流出如涕如脓、气味臭秽的浊液为特征。但女子自青春期开始，肾气渐盛，精血渐充，冲脉始盛，任脉始通，阴道内常有少量的白色透明无臭的分泌物，于月经前后、排卵期或妊娠期其分泌物稍有增加，属滋润阴道、防御病邪入侵的生理性白带，不能作带下病论。

西医学称本病为病理性白带或白带异常，多见于阴道、宫颈及盆腔炎症性疾病，也可由内分泌失调、宫颈宫体肿瘤等引起。上述疾病均可参照本节论治。

【病因病机】

本病主要由脾虚失运，内湿下注，或肾虚带脉失约，或湿热毒邪侵袭阴部而成。

1．脾虚湿困　饮食失节，或劳倦过度，或忧思气结，损伤脾气，运化失司，水湿内停，流注下焦，致任脉失固，带脉失约，则生带下。

2．肾阴亏虚　素体阴虚，或房劳多产，久病及肾，肾阴亏耗，相火内动，灼伤阴络，血溢于下，与津液参合而为赤白带或赤带。

3．肾阳亏虚　命门火衰，或大病、久病及肾；或年老肾阳日衰，蒸腾失司，下元不温，寒湿内盛，损及任带，则内湿下注而为病。

4．湿热下注　脾虚湿盛，或食膏粱厚味，酿生湿热；或肝郁化火，蕴生肝热脾湿，致湿热下注，损及任带，则生带下；亦有因久居湿地、房事不洁，六淫湿热之邪直犯阴部而成者。

【临床表现】

1．脾虚湿困　阴道分泌物色白或淡黄，量多如涕而无臭，绵绵不断，恶心纳少，身困肢倦，舌淡胖，苔白腻，脉缓弱。

2．肾阴亏虚　阴道分泌物色黄或兼赤，质粘无臭，阴户灼热，五心烦热，腰酸耳鸣，头晕心悸，舌红，苔少，脉细数。

3．肾阳亏虚　阴道分泌物量多，清稀如水，或透明如鸡子清，绵绵不绝，腰酸腹冷，小便清长，夜间尤甚，舌淡胖，苔白滑，脉沉迟。

4．湿热下注　阴道分泌物量多，色黄或兼色绿，质粘稠，或如豆渣，或似泡沫，气臭秽，阴户灼热瘙痒，小便短赤，或伴有小腹掣痛，或乳胁胀痛，头痛口苦，烦躁易怒，大便干结，舌红，苔黄或黄腻，脉濡数或弦数。

【治疗】

1.刺灸法

（1）脾虚湿困

治法：健脾益气，利湿止带。取任脉、足太阴脾经穴为主。

处方：气海 带脉 白环俞 脾俞 三阴交

方义：气海补元气而助脾运。白环俞助下焦气化，祛湿止带。带脉穴可约束诸经而止带。脾俞、三阴交健脾运湿，益气固本。

操作：针刺用补法，可并用灸法。

随症选穴：纳少、便溏者加中脘、天枢；下肢浮肿者加阴陵泉、足三里。

（2）肾阴亏虚

治法：滋阴清热，调营止带。取足太阳膀胱经、足少阴肾经穴为主。

处方：肾俞 太溪 次髎 三阴交 带脉

方义：肾俞、太溪滋阴壮水，以清泻虚热。三阴交调补三阴，以强营阴生化之源。次髎、带脉约束诸经而止带下。

操作：针刺用补法。

随症选穴：头晕心慌者加太冲、神门。

（3）肾阳亏虚

治法：温补肾阳，除湿止带。取任脉、足太阳膀胱经穴为主。

处方：关元 命门 肾俞 带脉 次髎 足三里

方义：关元、命门、肾俞补命门之火，壮元阳，温运寒湿。带脉约束诸经而止带。次髎为治带效穴。足三里补益中州以助运化。

操作：针刺用补法，可并重施灸法。

随症选穴：大便溏或五更泻者加灸神阙、上巨虚。小腹冷痛者加灸子宫、中极。

（4）湿热下注

治法：清泻湿热，益脾止带。取任脉、足太阴脾经穴为主。

处方：中极 阴陵泉 带脉 次髎

方义：中极、次髎清泻下焦湿热。阴陵泉健脾除湿。带脉约束诸经止带。

操作：针刺用泻法或平补平泻法。

随症选穴：外阴灼热瘙痒者加蠡沟、侠溪。

2.耳针法

选穴：内生殖器 肾上腺 神门 脾 肾 肝 三焦

方法：每次选2~4穴，毫针中度刺激，留针20分钟，隔日1次。

3.电针法

选穴：带脉 三阴交

方法：毫针直刺，得气后留针，左、右分别连一组线，通电15~20分钟，通电量以患者能耐受为度。

4.穴位注射法

选穴：三阴交

方法：常规消毒，每次注入黄连素注射液 1~3ml，每日或隔日 1 次。

【注意事项】

1. 针灸治疗带下病有一定的效果，如赤带量多时，应作妇科检查，明确诊断，进行治疗。

2. 年龄 40 岁以上的妇女，带下赤黄，应首先排除恶性肿瘤。平时均应节制房事，注意经期卫生，保持外阴清洁。

（五）阴挺

阴挺系指肾虚气弱，失于固摄，出现子宫位置下垂，甚至脱出阴户之外，形如鸡冠、鹅卵，色淡红的病证。又名阴痔、阴脱、阴菌等。多发于产后，故又有产肠不收或子肠不收之称。素体虚弱，产后过早活动，孕产过多从事体力劳动的妇女易患本病。

本病主要指西医学的子宫脱垂，阴道壁膨出也可参照本病论治。

【病因病机】

本病的发生，主要由中气下陷，肾气不足，冲任不固，系胞无力而致，亦有湿热下注，损伤冲任，胞脉弛纵而成者。年老、久咳、便秘常是本病发生的诱因。

1. 脾虚气陷　素体虚弱，中气不足，或分娩用力过度，或助产不力，产程过长，耗伤中气；或产后操劳过早，劳伤气，致中气下陷，提摄无权，则生阴挺。

2. 肾阳亏虚　先天禀赋不足，或后天房劳过度，孕育过频，损伤肾气，肾虚带脉失约，冲任不固，胞失固摄而下脱，则成阴挺。

3. 湿热下注　脾虚失运，水湿内聚，郁遏化热，湿热下注；或感受湿热之邪，损伤任带，致胞脉弛纵，不能束胞，胞宫外脱，亦发阴挺。若宫脱于外，兼感六淫毒邪，浸蚀胞壁，则易并发下焦湿热重证。

【临床表现】

1. 脾虚气陷　子宫脱垂或阴道内有物脱出，小腹、阴道、会阴部有下坠感，劳则加剧，卧则减轻或消失，面色少华，四肢乏力，少气懒言，带下色白，量多质稀，舌淡，苔薄少，脉细弱。

2. 肾阳亏虚　子宫脱垂，小腹下坠感，腰酸腿软，头晕耳鸣，畏寒肢冷，小便频数而澄澈清白，舌淡红，苔白滑，脉沉弱。

3. 湿热下注　胞宫下脱日久，胞面糜烂，黄水淋漓，或兼阴部灼痛，小便黄赤，或口干口苦，舌红，苔黄腻，脉滑数。

【治疗】

1. 刺灸法

（1）脾虚气陷

治法：益气健脾，升阳举陷。取任脉和督脉腧穴为主。

处方：百会　关元　气海　维道　足三里

方义：百会升阳益气，以治中气下陷；气海、关元益下焦之气，以固摄胞宫；维道为足少阳、带脉之会，可加强维系带脉、束固胞宫之功；足三里可补中益气。

操作：针刺用补法，并施灸法。

随症选穴：下腹坠胀甚者加中脘、脾俞。

（2）肾阳亏虚

治法：温补肾阳，固摄胞宫。取任脉腧穴为主。

处方：关元 大赫 照海 子宫

方义：关元针补加灸有温补肾中元气、固冲任而摄胞宫之效；大赫、照海补益肾气，升提胞宫；子宫是治疗阴挺的常用穴位。

操作：针刺用补法，并施灸法。

随症选穴：腰膝酸软者加肾俞、太溪；头晕耳鸣者加百会、肾俞。

（3）湿热下注

治法：健脾利湿，清泻热毒。取足太阴脾经和足厥阴肝经腧穴为主。

处方：脾俞 阴陵泉 蠡沟 中极 次髎

方义：脾俞、阴陵泉健脾利湿；蠡沟清泻湿热；中极、次髎为局部取穴，可清湿热、调冲任。

操作：针刺用平补平泻法。

随症选穴：纳呆腹胀者加天枢、足三里。

2. 耳针

选穴：内生殖器 皮质下 脾 肾

方法：毫针刺，间歇性强刺激，每次选 2~3 穴，每日 1 次，每次留针 30 分钟，10 次为 1 个疗程。

3. 穴位注射

选穴：曲泉 维胞 肾俞

方法：用催产素 10U 加生理盐水至 10ml，或维生素 B_1、维生素 B_{12}，或复方当归注射液。根据病情，任选一种药液进行穴位注射。上穴取双侧，分左、右两组交替治疗，每次每穴注入 1~2ml 药液，每日 1 次，7 日为 1 个疗程。

4. 电针

选穴：子宫 足三里

方法：子宫穴向胞宫方向斜刺，以患者感到子宫上提、腰部和阴部酸胀为度。足三里用补法，两穴得气后接通电针仪，用断续波或疏密波，电流强度以患者能耐受为度。每次通电 15~20 分钟，每日或隔日 1 次，10 次为 1 个疗程。

【注意事项】

1. 针灸治疗本病有一定的疗效，治疗期间患者不宜参加重体力劳动，除应避免负重外，尚可配合提肛锻炼，每日 1 次，每次 10~15 分钟，以利于本病尽早恢复。

2. 体质虚弱或有继发感染者可配合药物治疗。

（六）胎位不正

胎位不正是指妊娠 30 周后，胎儿在子宫的位置不居头位。本病常见于经产妇或腹壁松弛的孕妇，无自觉症状，诊断需作产科检查，并确定其臀位、横位或斜位等异常胎位。

妊娠 30 周以前发现胎位不正，可暂不作处理，因至妊娠后期大多自行转成头位（枕前位）。

【治疗】

1. 艾灸法

选穴：至阴

方法：嘱孕妇放松腰带仰卧床上，或坐在靠背椅上，以艾条灸两侧至阴穴 15～20 分钟，每日 1～2 次，灸至胎位正常。若灸数次无效当查明原因，转科处理。

2. 耳针法

选穴：内生殖器　交感　皮质下　肝　肾　腹

方法：将王不留行籽压贴在上述耳穴上，胶布固定。每 3～4 日更换 1 次，左右两侧耳穴轮换贴压，每日早、中、晚饭后约 30 分钟，依次用指压穴 15 分钟，每晚临睡前放松腰带，取半卧位再按压耳穴 1 次。

【注意事项】

导致胎位不正的原因甚多，如为盆腔狭窄、子宫畸形等所致，不属针灸治疗范围，应由产科处理。

（七）脱肛

脱肛是指直肠下端脱出肛门之外，俗称"掉大肠头"，好发于老人、产妇、儿童。西医学称直肠脱垂，即指肛管、直肠、乙状结肠下段的粘膜或全层肠壁脱出肛门外的疾病。

【病因病机】

脱肛是因肺脾肾气虚，中气下陷，固摄失司所致。以大便后或劳累、下蹲时直肠粘膜或直肠全层脱出肛外，少数可发生部分乙状结肠脱出，甚至不能自行回复为主要表现的下垂类疾病。

【临床表现】

初起仅在大便时感觉肛门胀坠，肠端轻度脱出，可自行回纳，日久失治，脱肛日趋严重，稍劳即发，脱垂后收摄无力，须以手助回纳，常伴面色萎黄，神疲乏力，头晕心悸，舌淡苔白，脉细弱；若有湿热或痔疮迫使直肠垂脱，可伴局部红、肿、热感，苔黄，脉弦滑。

直肠脱垂可分为 3 度：

Ⅰ度为直肠粘膜脱出，长 3～5cm，触之柔软，无弹性，不易出血，便后自行纳回。

Ⅱ度为直肠全脱，长 5～10cm，表面为环状有层次的粘膜皱襞，触之较厚，有弹性，肛门松弛，便后有时需手助回复。

Ⅲ度为直肠及部分乙状结肠脱出，长达 10cm 以上，呈圆柱形，触之很厚，肛门松弛无力。

【治疗】

1. 刺灸法

治法：虚证益气升提，实证清利湿热。取督脉、足太阳膀胱经腧穴为主。

处方：百会　长强　大肠俞

方义：百会为督脉与三阳经脉在头顶部的交会穴，气属阳，统于督脉，针之可使阳气旺盛，有升提收摄之力；长强为督脉之别络，又近肛门，可增强肛门约束能力；大肠俞为大肠经气转输之处，可充实大肠腑气。

操作：毫针刺，虚证用补法，实证用泻法；百会可施灸，每日 1 次，每次留针 30 分钟，10 次为 1 个疗程。

随症选穴：肺气不足配肺俞；肾虚配肾俞、三阴交；湿热下注配阴陵泉、承山。

2．耳针

选穴：直肠　皮质下　神门

方法：取双侧，中强刺激，留针30分钟，每日1次，可用于脱肛早期。

3．挑治

选穴：在腰3至骶2之间，脊柱中线旁开1.5寸的纵线上，任选一点进行挑治。

方法：在该区内找寻皮肤反应点，用三棱针或圆利针挑破出血，外敷消毒纱布。

4．电针

选穴：长强　承山　大肠俞　会阳

方法：针快速刺入后捻转，使针感向肛门方向传导，然后加电针，刺激量逐渐加大，每次10分钟，也可休息片刻后重复治疗2~3次，每日1次。

【注意事项】

针灸治疗脱肛效果较好，但重度脱肛或局部感染者应综合治疗。

（八）乳痈

乳痈系指乳房红肿疼痛，乳汁排出不畅，以致结脓成痈的急性化脓性病证。多发生于产后哺乳的产妇，尤其是初产妇多见，发病多在产后2~4周，未分娩时、非哺乳期或妊娠后期也可偶见本病。本病相当于西医的急性化脓性乳腺炎。

【病因病机】

本病多由忧思恼怒，肝气郁结，疏泄失常；或过食肥甘厚味，胃腑壅热，致使肝气、胃热相互郁结，气血蕴热阻滞经络，结而为肿痛；或因产妇的乳头皲裂，乳汁不能吸尽而结；或因产后身体虚弱，外邪易于侵入；或因乳汁壅滞；或因胎气旺盛，胸满气胀，气机失于疏泄。

【临床表现】

1．气滞热壅　乳汁瘀积结块，皮色不变或微红，肿胀疼痛，伴有恶寒发热、头痛、周身酸楚、口渴、便秘、苔黄、脉数。

2．热毒炽盛　壮热，乳房肿痛，皮肤焮红灼热，肿块变软，有应指感，或切开排脓后引流不畅，红肿热痛不消，有"传囊"之变，舌红，苔黄腻，脉洪数。

3．正虚邪恋　溃脓后乳房胀痛虽轻，但疮口脓水不断，脓汁清稀，愈合缓慢或形成乳漏，伴有全身乏力、面色少华，或低热不退、饮食减少，舌淡，苔薄，脉弱无力。

【治疗】

1．刺灸法

（1）气滞热壅

治法：泻热解郁，通络消肿。取足厥阴肝经和足阳明胃经穴为主。

处方：太冲　足三里　乳根　膻中　肩井　少泽

方义：乳头属足阳明胃经，乳房属足厥阴肝经。乳痈乃胃热肝郁所致，故取太冲以疏肝解郁，足三里、乳根以降胃火，清阳明之滞。膻中可疏调气机，解郁通乳。足少阳经循胸过季胁，故取肩井以疏理胸胁气机。肩井、少泽为治疗乳痈的经验效穴。

操作：针刺用泻法。

随症选穴：寒热甚者加合谷、外关；乳房胀痛甚者加足临泣；胸闷、烦躁易怒、口苦纳呆者加期门、行间、内关。

（2）热毒炽盛

治法：清热解毒，通乳透脓。取足阳明胃经穴为主。

处方：膺窗　肩井　足三里　丰隆　行间　内庭

方义：膺窗为局部取穴，能通经活络，行气消肿。远部取胃之下合穴足三里、络穴丰隆，配荥穴内庭、行间及少阳经穴肩井，以清泻阳明、厥阴之郁热。

操作：针用泻法。

随症选穴：若乳房胀痛甚者可加足临泣。

（3）正虚毒恋

治法：补气养血，扶正祛邪。取足阳明胃经和足太阴脾经穴为主。

处方：足三里　三阴交　气海　膻中　膈俞　膏肓　乳根

方义：足三里、三阴交相配，可补脾胃，养气血，以扶正祛邪。气海、膏肓可疗诸病体虚，用以扶正。膈俞为血会，针刺用平补平泻法，可养血活血。膻中配乳根用平补平泻法，调气机通乳络，以除余毒。

操作：针用补泻兼施法。

2．艾灸法

选穴：阿是穴

方法：初起时用葱白或大蒜捣烂，敷患处，用艾条熏灸 10～20 分钟，每日 1～2 次。本法适用于乳痈尚未成脓者。

3．拔罐法

选穴：早期选大椎、第 4 胸椎夹脊、乳根（患侧）　溃脓期局部取穴

方法：乳痈早期在所选穴处用三棱针点刺出血后拔火罐，每日 1 次。

【注意事项】

1．针灸治疗本病初期未化脓者疗效较为满意。

2．乳痈初期，可配合局部热敷、按摩，以提高疗效。化脓者要及时切开排脓，如高热肿痛重者应采取综合疗法治疗。

3．注意饮食调配，宜清淡，忌食辛辣肥甘之品。

4．哺乳妇女乳头应经常清洗，断乳时应先逐渐减少哺乳时间，再行断乳，以防乳汁瘀积。同时，应注意精神调养，避免情绪激动。

（九）痤疮

痤疮俗称"青春痘"、"暗疮"、"粉刺"，是青少年最为常见的一种毛囊皮脂腺结构的慢性疾患。男女均有，一般男多于女。好发于面部多脂部位，如颊、鼻前端及两侧、额、下巴等处，以及胸背部皮脂腺丰富的部位。可形成粉刺、丘疹、脓疱、脓肿及瘢痕等损害，有碍美观。有些患者大为苦恼，胡乱求医或自己乱治，以致病情恶化，产生更多瘢痕，遗恨终生。

【病因病机】

本病外由肺经风热熏蒸肌肤；或过食辛辣油腻之物，脾胃湿热蕴积，侵蚀肌肤；或因冲任不调，肌肤疏泄功能失畅而发。

西医学认为痤疮是一种多因素引起的疾病，其发病机理至今尚未完全清楚。一般来说，在遗传因素的条件下，雄性激素分泌增加（尤其是皮肤组织中双氢睾酮增加）和毛囊

口的痤疮棒状杆菌等微生物的作用是痤疮发病的两个主要因素。

【临床表现】

本病多见于 15～30 岁的青年男女，损害的主要部位为前额、双颊部，其次是胸背部。初起为粉刺，有的为黑头丘疹，可挤出乳白色粉质样物；常呈对称分布，可散在分布。在发展过程中可演变为炎性丘疹、脓疱、结节、囊肿，甚至瘢痕等，往往数种同时存在。病程缓慢，常持续到中年才逐渐缓解而痊愈，遗留或多或少的凹陷状萎缩性瘢痕或瘢疙瘩。

1. 肺经风热　多以丘疹损害为主，可有脓疱、结节、囊肿等，苔薄黄，脉数。

2. 脾胃湿热　多有颜面皮肤油腻不适，皮疹有脓疱、结节、囊肿等，伴有便秘，苔黄腻，脉濡数。

3. 冲任不调　病情与月经周期有关，可伴有月经不调、痛经，舌黯红，苔薄黄，脉弦细数。

【治疗】

1. 刺灸法

治法：宣肺清热化湿。取手、足阳明经穴为主。

处方：合谷　曲池　内庭　阳白　四白

方义：本方取合谷、曲池清泻阳明之热，阳明为多气多血之经，其经脉上走于面，故配内庭以清泄阳明经气，四白、阳白疏通局部气血，使肌肤疏泄功能得以调畅。

操作：毫针刺用泻法。

随症选穴：肺经风热配少商、风门，脾胃湿热配阴陵泉、天枢，冲任不调配血海、三阴交。

2. 耳针法

选穴：耳尖　肺　大肠　内分泌　交感

方法：每次选 3～4 穴，耳尖点刺放血，余穴用毫针刺，中度刺激，每次留针 20～30 分钟，每日 1 次。

3. 耳穴割治法

选穴：交感　耳中　相应部位耳穴

方法：用碘酒和乙醇常规消毒后，用小手术刀片轻轻在上述耳穴处划割，以渗血为度，稍微出血后用消毒干棉球压迫止血，每周割治 1～2 次，两耳交替。

【注意事项】

针灸治疗本病有一定效果，局部勿滥涂外用药物，勿用手挤压，以防感染。

（十）痄腮

痄腮又称"蛤蟆瘟"，是以发热、耳下腮肿胀疼痛为特征的一种急性传染病。

本病全年均可发病，多见于冬、春两季，好发于 5～9 岁的儿童，成人发病证状往往较儿童为重。绝大多数可获终生免疫，也有少数反复发作者。

本病相当于西医学的流行性腮腺炎。

【病因病机】

本病的病因为外感风温邪毒从口鼻而入，壅阻经脉，郁而不散，结于腮部。少阳之脉从缺盆上项，系耳后。邪入少阳，经脉壅滞，气血流行受阻，故耳下腮颊肿胀而有痛感。少阳与厥阴互为表里，病则相互传变。足厥阴之脉过阴器，抵少腹，若受邪较重，可并发少腹痛、睾丸肿痛。若温毒炽盛，热极生风，内窜心肝，则可出现高热昏迷、痉厥等病变。

【临床表现】

1. 温毒袭表　发热轻，一侧或两侧耳下腮部肿大，压之疼痛有弹性感，舌尖红，苔薄白，脉浮数。

2. 热毒蕴结　壮热，头痛，烦躁，腮部肿胀，疼痛拒按，舌红，苔黄，脉数有力。

3. 毒陷心肝　腮部肿胀，高热，嗜睡，项强，呕吐，甚则昏迷、抽搐，舌红绛，苔黄糙，脉洪数。

4. 邪郁肝经　腮部肿胀，发热，男性睾丸肿痛，女性少腹痛，舌偏红，苔黄，脉弦数。

【治疗】

1. 刺灸法

(1) 温毒袭表

治法：疏风清热，消肿散结。取手少阳三焦经和足阳明胃经穴为主。

处方：颊车　翳风　外关　合谷

方义：风温邪毒壅阻少阳经脉，故取手足少阳之会翳风，合以足阳明经穴颊车，以宣散局部气血壅滞。外关配合谷既能疏风解表，又能散结消肿。

操作：针刺用泻法。

随症选穴：热甚者加大椎、商阳点刺出血。

(2) 热毒蕴结

治法：清热解毒，软坚散结。取手少阳三焦经和足阳明胃经穴为主。

处方：大椎　曲池　合谷　中渚　足临泣　颊车　翳风

方义：曲池、合谷清阳明邪热；中渚清少阳邪热；大椎泻热毒以退热；足临泣可导热下行；翳风、颊车能宣散局部气血之壅滞，以消郁结之肿块。

操作：针刺用泻法。

随症选穴：头痛甚者加太阳、头维；咽喉肿痛者取少商点刺出血。

(3) 毒陷心肝

治法：清热解毒，熄风镇痉。取督脉穴、十宣为主。

处方：劳宫　百会　水沟　行间　十宣

方义：劳宫清心包之热。行间平肝熄风。水沟、百会以清醒神志。十宣放血，以宣泄营血之毒热。

操作：针刺用泻法，十宣用三棱针点刺出血。

随症选穴：高热不退者加大椎、曲池、合谷；项强者加天柱；头痛甚者加太阳、印堂；呕吐者加内关。

(4) 邪郁肝经

治法：清肝泻胆，活血止痛。取足厥阴肝经和足少阳胆经穴为主。

处方：大敦　足临泣　曲泉　归来

方义：大敦浅刺，疏通厥阴经气，消肿止痛。足临泣、曲泉以清泻厥阴邪热。归来调理气机，以止少腹之痛。

操作：针刺用泻法。

随症选穴：高热腮肿者取穴按本病热毒蕴结证处理。

2. 灯火灸

选穴：角孙 翳风

方法：用灯心草1根（亦可用火柴棒代替），蘸麻油点燃后，对准病侧角孙和翳风迅速点灸皮肤，一点即起，灸时听到一响声即可。

3. 耳针

选穴：耳尖 对屏尖 面颊 肾上腺

方法：耳尖用三棱针点刺出血，余穴用毫针强刺激，每次留针20~30分钟，每日或隔日1次。

【注意事项】

1. 针灸治疗本病有较好的效果。

2. 本病属于呼吸道传染病，故治疗期间应注意隔离，一般至腮腺肿大完全消失为止。

3. 如有严重合并症，应配合其他疗法。

(十一) 风疹

风疹是以身体异常瘙痒，皮肤出现成片、成块的风团为主症的常见的过敏性皮肤病。又称"瘾疹"。其特征是皮肤上出现淡红色或苍白色瘙痒性疹块，时隐时现。急性者短期发作后多可痊愈，慢性者常反复发作、缠绵难愈。

本病相当于西医学之"荨麻疹"。如单纯发生在眼睑、口唇等组织疏松部位，水肿特别明显，俗称游风，即西医学所谓巨大荨麻疹或血管神经性水肿，不属于本病的范畴。

【病因病机】

本病多由腠理不固，风邪乘虚侵袭，遏于肌肤而成；或体质素虚，或食用鱼虾荤腥食物，以及肠道寄生虫等，导致胃肠积热，复感风邪，使内不得疏泄，外不得透达，郁于肌肤之间而发。

西医学认为本病致病原因甚多，发病机制复杂，但主要因素是机体敏感性增强，皮肤真皮表面毛细血管炎性病变、出血和水肿所致。

【临床表现】

1. 风热犯表 风团色鲜红，灼热剧痒，遇热加重，伴发热恶寒，咽喉肿痛，苔薄黄，脉浮数。

2. 风寒束表 皮疹色白，遇风寒加重，得暖则减，伴恶寒，口不渴，舌淡，苔薄白，脉浮紧。

3. 肠胃实热 皮疹色红，成块成片，伴脘腹疼痛、恶心呕吐、便秘或泄泻，苔黄腻，脉滑数。

4. 血虚风燥 皮疹反复发作，迁延日久，午后或夜间加剧，伴心烦少寐、口干、手足心热，舌红，少苔，脉细数无力。

【治疗】

1. 刺灸法

(1) 风热犯表

治法：疏风清热，调和营卫。取督脉和手阳明大肠经腧穴为主。

处方：大椎　曲池　血海　风门

方义：大椎为诸阳之会，三棱针点刺出血加拔火罐以泻热祛邪。风池为足少阳与阳维之会，阳维主一身之表；风门为足阳明与督脉之会，为风邪入侵之门户，两穴相配以疏风清热解表。曲池与血海相配，清血热泻郁毒，祛风止痒。

操作：针刺用泻法或三棱针点刺出血。

随症选穴：伴高热者加委中；咽喉肿痛甚者加少商、鱼际；兼有呼吸困难者加天突。

（2）风寒束表

治法：疏风散寒，调和营卫。取足太阳膀胱经和手阳明大肠经腧穴为主。

处方：风门　肺俞　风池　曲池　血海

方义：风门、肺俞配风池，疏风散寒，调和营卫，以固其表；曲池、血海理血和营，祛风止痒。

操作：针刺用泻法，或加灸。

随症选穴：头痛者加印堂、太阳；若挟湿兼见面部水肿者加阴陵泉、三阴交。

（3）肠胃实热

治法：清热和营。取手阳明大肠经和足太阴脾经为主。

处方：曲池　合谷　足三里　血海　三阴交

方义：曲池、合谷、足三里清泻实热，调和肠胃。血海、三阴交理血和营。

操作：针刺用泻法。

随症选穴：脘腹疼痛者加中脘、天枢；恶心呕吐者加内关。

（4）血虚风燥

治法：益气养血，润燥祛风。取足太阴脾经和背俞穴为主。

处方：足三里　血海　三阴交　膈俞　脾俞　气海　风门

方义：足三里、脾俞、气海补脾益气助化源；血海、三阴交配血会膈俞，既可补血润燥祛风，又能理血调营；风门轻泻，疏风解表祛邪以治标。

操作：针刺用补泻兼施法。

随症选穴：心烦少寐、手足心热者加神门、阴郄。

2．皮肤针

选穴：风池　血海　夹脊（胸$_{2\sim5}$，骶$_{1\sim4}$）

方法：沿经轻叩，每日1次，每次叩打20分钟，穴位处重叩至点状出血。

3．耳针

选穴：肺　肾上腺　枕　神门　胃

方法：毫针刺，每次选取3～4穴，中等刺激强度捻转，每日1次，每次留针30分钟。亦可用揿针埋置或王不留行籽贴压，隔日1次。

【注意事项】

1．针灸治疗风疹效果良好，多次反复发作者须查明原因，针对病因治疗。

2．本病是一种常见的过敏性皮肤病，病原很难找到，对某些慢性风疹较难根治。若发作时出现呼吸困难（合并过敏性哮喘），应采取综合治疗，以免发生窒息死亡。

3．平素应慎起居，避风寒，忌食易致过敏的食物和药物；便秘者应保持大便通畅。

（十二）扭伤

扭伤是指四肢关节或躯体的软组织损伤，如肌肉、肌腱、韧带、血管等扭伤，而无骨折、脱臼、皮肉破损的证候。主要表现为受伤部位肿胀疼痛，关节活动受限，多发于肩、肘、腕、腰、髋、膝、踝等部位。

【病因病机】

本病多由剧烈运动或负重不当，或不慎跌仆、外伤、牵拉和过度扭转等原因，引起肌肉、肌腱、韧带、血管等软组织的痉挛、撕裂、瘀血肿胀，以致气血壅滞局部而成。

【临床表现】

扭伤部位因瘀阻而肿胀疼痛，伤处肌肤青紫，患关节有不同程度的功能障碍，常伴有局部热痛。

1. 新伤 局部微肿，肌肉压痛，肌肤发红，则伤势较轻；如肿胀高起，皮色紫红，关节屈伸不利，疼痛剧烈，表示伤势较重，或有瘀血留滞。

2. 陈伤 一般肿胀不明显，以疼痛、关节功能障碍为主，常因风寒侵袭或劳作而反复发作。

【治疗】

1. 刺灸法

治法：活血止痛，祛瘀消肿。取局部穴位为主。

处方：肩部：肩髎 肩髃 肩贞

肘部：曲池 小海 天井

腕部：阳池 阳溪 阳谷

腰部：肾俞 腰阳关 委中

髋部：环跳 秩边 居髎

膝部：膝阳关 梁丘 血海 膝眼

踝部：解溪 昆仑 丘墟

方义：扭伤主要是由气血壅滞而致局部肿胀疼痛，故治疗当取近部腧穴，起到行气血、通经络之目的，使损伤组织恢复正常；伤势较重者，可用循经近刺和远刺相结合的方法。

操作：新伤毫针刺，用泻法，或用粗针点刺放血；陈伤毫针刺，用温通手法，或留针加灸，每日1次，每次留针30分钟。

随症选穴：疼痛较重配合谷、太冲，瘀血肿胀甚者配血海、三阴交。

2. 拔罐

选穴：阿是穴

方法：皮肤针重叩肿胀明显部位至微出血，或用粗针点刺出血，加拔火罐，每次留罐10～15分钟。适用于新伤局部血肿明显，陈伤瘀血久留等证。

3. 耳针

选穴：相应扭伤部位 皮质下 神门 肾上腺

方法：毫针刺，中强刺激，每次留针10～30分钟，每日1次。

（十三）落枕

落枕系由睡眠时颈部位置不当，或因负重颈部扭转，或因风寒侵袭项背，局部脉络受损，经气不调所致。以单纯性颈项强痛、活动受限为主要临床表现。本病为常见的颈部伤筋，一年四季均可发生。多见于成年人，儿童患者极少，中、老年患者往往是颈椎病变的反映，并有反复发生的特点。

【病因病机】

落枕多系睡眠姿势不良或感受风寒后所致。一是气滞血瘀，主要是睡眠姿势不当，枕头高低不适，颈部骨节筋肉遭受长时间的过分牵拉而发生痉挛，或因颈部扭伤，局部经脉气血不通；二是风寒外袭，颈项部感受风寒，局部经脉为风寒之邪所滞，气血运行受阻所致。

【临床表现】

1. 气滞血瘀　晨起颈项疼痛，活动不利，活动时患侧疼痛加剧，头部歪侧局部有明显压痛点，有时可见筋结，舌紫黯，脉弦紧。

2. 风寒外袭　颈项部强痛，拘紧麻木，可兼有淅淅恶风、微发热、头痛等表证，舌淡，苔薄白，脉弦紧。

【治疗】

1. 刺灸法

（1）气滞血瘀

治法：活血化瘀，舒筋止痛。取手太阳小肠经和足少阳胆经腧穴为主。

处方：落枕穴　压痛点　后溪　悬钟

方义：本方用远近相结合的取穴方法。取局部的压痛点可疏通疼痛部位的经气；落枕穴为治疗落枕的经外奇穴；后溪、悬钟分属小肠和胆经，其经脉、经筋分布于项背部，从远端疏导项背部的经气。

操作：针刺用泻法，并可加灸。

随症选穴：肩痛者加曲垣、肩髃；背痛者加大杼、肩外俞。

（2）风寒外袭

治法：祛风散寒，舒筋活络。取督脉、手太阳小肠经腧穴为主。

处方：大椎　天柱　肩外俞　悬钟　后溪

方义：风寒袭表，局部筋脉为寒邪所中，气血运行不畅，筋脉拘急，故取悬钟、后溪以疏通少阳、太阳经脉；取大椎、天柱、肩外俞，以助祛风散寒之功。

操作：针刺用泻法，局部穴针后加灸或针灸并用。

随症选穴：恶寒、头痛者加合谷、外关；不能前后俯仰者加昆仑、列缺；不能左右回顾者加支正。

2. 皮肤针

选穴：局部　肩背压痛点

方法：先用皮肤针叩刺颈项部强痛部位，使局部皮肤微红，然后叩刺肩背压痛点。

3. 耳针

选穴：颈　颈椎　压痛点

方法：强刺激，捻针时嘱病人徐徐转动颈项约2～3分钟，留针60分钟，每日1次，痛解后仍须针1～2次。

【注意事项】

1. 针刺对本病的疗效是肯定的。

2. 本病应注意睡觉时枕头不宜过高。

三、小儿及五官科疾病

(一) 疳积

疳积是由多种慢性疾患引起的一种疾病，临床以面黄肌瘦、毛发稀疏枯焦、腹部膨隆、精神萎靡为特征。一般多见于 5 岁以下的婴幼儿，常见于小儿喂养不良、病后失调、慢性腹泻、肠道寄生虫病等之后。

"疳"字的含义有二：一是"疳者，甘也。"指本病的发病原因，多因小儿恣食肥甘，损伤脾胃，积滞中焦，日久形成疳疾；二是"疳者，干也。"指其病机和病证，多因气阴耗伤过重而致形体干瘦。

本病相当于西医学的营养不良。

【病因病机】

本病的主要原因是由于乳食不节，喂养失宜；或因虫证，或久病体弱，以致脾胃虚损所引起。

1. 乳食不节　乳食无度，壅积中焦，影响腐熟运化功能。脾胃乃后天之本，气血生化之源。如果脾之运化失职，水谷精微不能化生，脏腑百骸失于濡养，渐致形体羸瘦，气血内亏而成疳疾。

2. 喂养不当　因母乳不足或断乳过早，或喂养不当（如饮食单调、偏食、挑食）而致营养物质缺乏，脏腑、肌肉、四肢百骸营养不良，渐致形体羸瘦而成疳疾。

西医学亦认为本病多因长期喂养不当，食物营养不能被充分吸收利用，以致不能维持正常代谢，致使生长发育停滞的一种慢性营养缺乏症。

【临床表现】

1. 疳气　形体略见消瘦，面色稍萎黄，食欲不振，或食多便多，大便干稀不调，精神不振，好发脾气，苔腻，脉细数。多见于本病的初期。

2. 疳积　形体消瘦明显，脘腹胀大，甚则青筋暴露，面色萎黄，毛发稀疏易落，烦躁；或见揉眉挖鼻，吮指磨牙，食欲减退；或善食易饥，大便下虫；或嗜食生米、泥土等异物，舌偏淡，苔淡黄而腻，脉濡细而滑。多见于本病的中期。

3. 干疳　极度消瘦，皮包骨头，呈老人貌，皮肤干枯有皱纹，精神萎靡，啼哭无力，无泪，或见肢体浮肿，或有紫癜、鼻衄、齿衄等，舌淡或光红少津，脉弱。多见于本病的晚期。

【治疗】

1. 刺灸法

(1) 疳气

治法：健脾和胃，培中化滞。取俞募穴、足太阴脾经和足阳明胃经腧穴为主。

处方：中脘　章门　脾俞　胃俞　足三里　公孙　四缝

方义：中脘、章门、脾俞、胃俞是俞募配穴，可健脾和胃；足三里、公孙调补脾胃，消食导滞；四缝为治小儿疳病的经验要穴。

操作：针刺用补法。四缝穴用三棱针点刺，挤出少量黄水。

随症选穴：腹胀、便溏者加天枢、气海；睡眠不佳者加神门、三阴交。

（2）疳积

治法：消积，理脾，驱虫。取任脉和足阳明胃经穴为主。

处方：膻中　中脘　天枢　百虫窝　足三里　章门　气海

方义：膻中行气降浊；中脘、天枢疏通胃肠积滞；百虫窝为经外奇穴，为驱虫要穴；章门为脾之募穴，配气海以健脾理气。

操作：针刺用补泻兼施法。

随症选穴：烦躁不安者加神门、三阴交。

（3）干疳

治法：补益气血。取背俞穴和足阳明胃经腧穴为主。

处方：肝俞　脾俞　膈俞　肾俞　关元　足三里　三阴交

方义：脾胃为后天之本，故取脾俞、足三里、三阴交调理脾胃，以益生化之源；肾为先天之本，肾气旺则精气自充，故取肾俞、关元以补肾气；肝藏血，脾统血，故取肝俞、脾俞及血会膈俞，以调血养血。

操作：针刺用补法。

随症选穴：纳少便溏者加中脘、天枢；肢体浮肿者加阴陵泉。

2. 皮肤针

选穴：脾俞　胃俞　华佗夹脊（第 7～12 椎）

方法：轻度叩打，每日 1 次，每次叩打 20 分钟。

【注意事项】

1. 本病的护理和预防较治疗更为重要。

2. 乳幼儿喂养尽可能以母乳喂养。

3. 小儿喂养要定质、定量、定时，逐渐增加辅食。并且要掌握先稀后干、先素后荤、先少后多的原则。

4. 不要过早断乳，断乳后给予易消化而富有营养的食物。

5. 经常带小儿进行户外活动，呼吸新鲜空气，晒太阳，以增强体质。

（二）麦粒肿

麦粒肿俗称"挑针眼"，是一种常见的眼睑腺组织急性化脓性炎症，又称睑腺炎。因发病所在部位不同，有内、外麦粒肿之分。凡睫毛所属皮脂腺的化脓性炎症称外麦粒肿，而睑板腺的化脓性炎症为内麦粒肿，是青少年的多发病。

【病因病机】

本病多因风邪外袭，客于胞睑化热，风热煎灼津液变成疮疖；或因多食辛辣炙煿等物，以致脾胃蕴积湿热，遂使气血凝滞，停聚于胞睑皮肤经络之间而成。若反复发作多因余邪未消，热毒蕴伏，或体质虚弱。屈光不正等为诱因。

西医学认为本病多因金黄色葡萄球菌感染而成。

【临床表现】

1. 风热外袭　本病初起时，痒痛微作，局部硬结微红肿，触痛明显，或伴有头痛发热、全身不适，苔薄黄，脉浮数。

2. **热毒炽盛** 胞睑红肿，硬结较大，灼热疼痛，有黄白色脓点，或见白睛壅肿、口渴喜饮、便秘溲赤，舌红，苔黄或腻，脉数。

3. **脾胃积热** 麦粒肿反复发作，但症状不重，多见于儿童，面色少华，好偏食，腹胀便结，舌红，苔薄黄，脉细数。

【治疗】

1. 刺灸法

（1）风热外袭

治法：疏风清热，调和营卫。取手阳明大肠经和手少阳三焦经穴为主。

处方：合谷 天井 风池 少泽

方义：合谷疏风清热，调和营卫；天井通达三焦气机，以助解表清热；配风池疏风解表，用治目疾；刺少泽出血，可清热解毒。

操作：针刺用泻法，少泽可用三棱针点刺出血。

随症选穴：头痛重者加太阳；麦粒肿若在上睑内眦部加睛明、攒竹；若在外眦部加瞳子髎、丝竹空；若在两眦之间加鱼腰；若在下睑者加承泣、四白。

（2）热毒炽盛

治法：清热解毒，消肿止痛。取手阳明大肠经和足阳明胃经腧穴为主。

处方：曲池 内庭 行间 支沟 少冲

方义：取手阳明大肠经合穴曲池，足阳明胃经荥穴内庭，足厥阴肝经荥穴行间，意在泻热解毒；支沟通腑祛实以泻胃肠实热；刺少冲出血，以泻心火。

操作：针刺用泻法。少冲可用三棱针点刺出血。

随症选穴：可根据患病部位配穴，参考风热外袭型；若伴有发热者加大椎。

（3）脾胃积热

治法：健脾利湿，清热解毒。取足太阴脾经和足阳明胃经腧穴为主。

处方：阴陵泉 曲池 足三里 大横

方义：阴陵泉、足三里为足太阴、足阳明经合穴，健运脾胃而利湿；泻曲池清热解毒；泻大横调理脾胃，治疗大便秘结。

操作：针刺用补泻兼施法。足三里施以补法，余穴施以泻法。

随症选穴：兼有腹胀、疳积者加四缝，用三棱针点刺，挤出粘液或血水。

2. 耳针

选穴：眼 肝 脾 肾上腺 耳尖

方法：耳尖点刺出血，余穴每日针1次，每次留针30分钟，反复运针2次，5次为1个疗程。

3. 挑治法

选穴：肩胛间第1~5胸椎旁淡红色皮疹

方法：挑断皮疹下白色纤维组织，并捏挤使之点状出血，每挑2~3根，每日1次。

4. 拔罐

选穴：大椎

方法：用三棱针散刺出血后拔罐。

【注意事项】

1. 针灸治疗本病，炎症初起可促使其吸收、消肿、止痛；但切忌挤压。

2. 平素应注意眼部卫生，增强体质，防止发病。

（三）近视眼

近视眼是眼科常见的疾病。表现为视近物清晰、视远物模糊。其与远视、散光同属于屈光不正一类眼病，古称"能近怯远"症。发病年龄常为青少年。

【病因病机】

近视眼的发生多因先天禀赋不足、后天发育不良、劳心伤神、心阳耗损，心肝肾不足之全身因素致睛珠形态异常而成本病；或因过近距离夜读，书写姿势不当，照明不足，使目络瘀阻、目失所养而致。本病多发于青少年时期。

1. 心阳不足　心主血脉，内寓君火，心阳衰弱，目窍失去温养，神光不得发越于远处。

2. 脾虚气弱　脾主运化而统血，为气血生化之源。脾失健运则化源不足，影响升清输布。

3. 肝肾亏虚　肝藏血，开窍于目，目得血而能视；肾藏精，精生髓。久视伤目或过劳伤肾，髓海空虚，目失所养。

【临床表现】

1. 心阳不足　视近清晰，视远模糊，视力减退，或伴有心烦、失眠健忘、神疲乏力、畏寒肢冷，舌淡，苔薄，脉弱。

2. 脾虚气弱　视近清晰，视远模糊，目视疲劳，目喜垂闭，或伴病后体虚、食欲不振、四肢乏力，舌淡红，苔薄白，脉弱。

3. 肝肾亏虚　远视力下降，目视昏暗，眼前黑花飞舞，伴头昏耳鸣、夜寐多梦、腰膝酸软，舌淡红，少苔，脉细。

【治疗】

1. 刺灸法

（1）心阳不足

治法：温阳补心，安神明目。取手少阴心经及眼区周围穴位为主。

处方：睛明　风池　心俞　膈俞　内关　神门

方义：睛明为治眼病的常用穴；风池为足少阳与阳维之交会穴，补之以温经养血明目。心俞调补心血；膈俞为血之会穴，通经活血；内关为手厥阴心包经之络穴，神门为手少阴心经之输穴，两穴可安神补心。

操作：针刺用补法。心俞、膈俞针后可加灸。

随症选穴：心悸、怔忡者加巨阙、郄门；兼有头痛者加攒竹、上星。

（2）脾虚气弱

治法：补中益气，健脾明目。取足阳明胃经、足太阴脾经腧穴为主。

处方：承泣　四白　脾俞　胃俞　足三里　三阴交

方义：承泣、四白属足阳明胃经穴，是治眼疾之效穴；脾俞、胃俞、足三里、三阴交调理脾胃，以助运化。

操作：针用补法。脾俞、胃俞、足三里、三阴交可针灸并施。

随症选穴：前额疼痛者加头维、神庭。

（3）肝肾亏虚

治法：滋补肝肾，补虚明目。取足少阴肾经、背俞穴和眼区穴为主。

处方：睛明 攒竹 肝俞 肾俞 太溪 光明

方义：睛明、攒竹疏调局部经气；肝俞、肾俞调补肝肾经气；太溪为足少阴经原穴，滋补肾精；光明为足少阳胆经络穴，可调肝胆而明目。

操作：针刺用补法。除睛明、攒竹外，余穴可针灸并用。

随症选穴：眩晕者加风池；耳鸣、耳聋者加听宫、听会。

2. 皮肤针

选穴：颈椎两旁至大椎处 眼区周围

方法：颈椎两旁至大椎处用重叩法叩打 5～10 次，眼周围由内向外转圈轻叩 3～5 次，每日 1 次，10 次为 1 个疗程。

3. 耳针

选穴：眼 肝 脾 肾 心

方法：毫针刺，每次 2～3 穴，每次留针 30～60 分钟，间歇运针；或用揿针埋置或王不留行籽贴压，每 3～5 日更换 1 次，双耳交替，嘱患者每日自行按压数次。治疗 5 次测视力表 1 次，观察视力改善程度。

4. 头针

选穴：枕上旁线 枕上正中线

方法：两区交替使用，每日 1 次，15 次为 1 个疗程。

【注意事项】

1. 针灸对轻、中度近视疗效肯定，对假性近视疗效显著。年龄愈小治愈率愈高，多数患者一经配镜矫正，针灸效果往往不如不戴者为好。

2. 有人统计，在视力减退的学生中，近视眼占 80% 以上，说明防治视力减退的主要问题是预防近视。

3. 在针灸治疗期间，同时必须重视对眼的保护，坚持做眼保健操，进行经络穴位按摩。在看书等用眼时间较长后，应闭目养神或向远处眺望，对于保护眼睛和预防近视具有重要的作用。

（四）耳鸣、耳聋

耳鸣、耳聋都是听觉异常。耳鸣是指耳内鸣响，如蝉如潮，妨碍听觉，耳聋是指听力不同程度减退或失听。两者虽有不同，但往往同时存在，后者多由前者发展而来。

对少数听觉器官发育不良所致的先天性耳聋、中耳炎、听神经病变、高血压和某些药物中毒引起的耳聋可参照本法治疗。

【病因病机】

耳为胆经所辖，若情志不畅，气机郁结，气郁化火；或暴怒伤肝，逆气上冲，循经上扰清窍；或饮食不节，水湿内停，聚而为痰，痰郁化火，以致蒙蔽清窍发为本病。

素体不足或病后精气不充，恣情纵欲等可使肾气耗伤，髓海空虚，导致耳窍失聪；或饮食劳倦，损伤脾胃，使气血生化之源不足，经脉空虚，不能上承于耳而发为本病。

【临床表现】

1.实证　突发耳鸣、耳聋，耳中闷胀或响声不断，声响如蝉鸣或海潮声，按之不减。肝胆火旺者多伴有头胀，面赤，口苦，咽干，夜寐不安，烦躁，舌红苔黄，脉弦数。痰火壅塞者，多见脘腹满闷，呕吐痰涎，口苦，舌质红，舌苔黄腻，脉弦数。

2.虚证　耳鸣耳聋已久，或耳鸣时作时止，劳则加剧，多伴有头晕目眩，腰膝酸软，虚烦失眠，遗精带下，神疲纳少，脉细弱等。

【治疗】

1.刺灸法

(1) 实证

治法：清泄肝胆或豁痰通窍。取手、足少阳、足阳明经穴位为主。

处方：翳风　听会　外关　足临泣　耳门　中渚　丘墟　丰隆

方义：手、足少阳经脉循行于耳之立脚点后，故取手、足少阳经之翳风、听会、耳门、外关、足临泣、中渚、丘墟以疏通少阳之经气。本方既有局部穴位，又有远端穴位，上下配穴以通上达下。中渚和丘墟还具有清泄肝胆之功；丰隆有清化痰热之效。

操作：针刺用泻法。耳周围穴位可行平补平泻法。

随症选穴：肝胆火旺者加行间、侠溪；痰热郁结者加劳宫配丰隆以泄热豁痰而通窍。

(2) 虚证

治法：补肾精益气血。取足少阳、阳明、太阳经腧穴为主，配合局部穴位。

处方：翳风　耳门　三阴交　太溪　听会　关元　足三里

方义：翳风、耳门、听会通利耳窍。肾开窍于耳，肾虚则精气不能上注于耳，所以补足少阴肾经之原穴太溪以益肾精。三阴交为肝、脾、肾三经之交会穴，可以益肾健脾，有助于精血之生化。关元培补元气，配足三里增强其补虚之力。诸穴合用，共奏止鸣复聪之功效。

操作：均用补法。气虚、阳虚者加灸法。

随症选穴：虚烦失眠者加大陵、神门，头晕目眩者加印堂、百会。

2.耳针

选穴：皮质下　内分泌　肝　肾

方法：取一侧耳穴，每日1次，两侧耳穴交替使用。若同时取双侧耳穴治疗，则每周针3次。每次留针30～60分钟。15～20次为1个疗程。

3.穴位注射

选穴：听宫　翳风　完骨　肾俞

方法：采用654－2注射液，每次两侧各选1穴，每穴注射5mg；或用维生素B_{12}注射液，每穴0.2～0.5ml。也可用普鲁卡因作穴位封闭。

【注意事项】

1.针灸治疗本病有一定效果，但其发生原因较多，可对因治疗。

2.耳鸣、耳聋的治疗效果与其病因有关。一般属实证、病程较短者效果较好。若因药物致聋或鼓膜已严重损害，或高年肾虚者，治疗效果较差。

(五) 咽喉肿痛

咽喉肿痛是口咽和喉咽部病变的一个主要症状，以咽喉部红肿疼痛、吞咽不适为特征，又称"喉痹"。

本病包括西医学的急、慢性扁桃体炎和急、慢性咽炎、单纯性喉炎，以及扁桃体周围脓肿等。

【病因病机】

本病的发生，主要是风热犯肺，热邪熏灼肺系，或因过食辛辣煎炒，引动胃火上蒸，津液受灼，煎炼成痰，痰火蕴结，皆可导致本病，属实热证。若肾阴不足，阴液不能上润咽喉，虚火上炎，灼于咽喉，亦可导致本病，属于阴虚证。

1. **风热外袭**　外感风热，邪毒循口、鼻而入，首先犯肺，搏结于咽喉。

2. **肺胃实热**　外邪入里化热，或肺胃热盛，热邪上灼，煎津成痰，搏结于咽喉；或多食炙烤，过饮热酒，热毒上攻咽喉。

【临床表现】

1. **风热外袭**　扁桃体红肿疼痛，有干燥灼热感，吞咽不利，当吞咽或咳嗽时疼痛加剧，伴有恶寒发热、头痛，舌红，苔薄，脉浮数。

2. **肺胃实热**　扁桃体红肿疼痛，痛连耳根和颌下，颌下有臖核，压痛明显，伴有高热头痛、烦渴、咽干口臭、咯痰黄稠、腹胀便秘、小便黄赤，舌红，苔黄，脉洪数。

3. **肺肾阴虚**　扁桃体稍见红肿，色暗红，疼痛较轻，伴有口干舌燥、颧颊红赤、手足心热，入夜症状加重，或有虚烦失眠、耳鸣，舌红，苔少，脉细数。

【治疗】

1. **刺灸法**

（1）**风热外袭**

治法：疏风清肺，清利咽喉。取手太阴肺经腧穴为主。

处方：少商　商阳　尺泽　合谷

方义：少商、商阳分别为手太阴、手阳明经井穴，刺血可清泻肺热。尺泽为手太阴经合穴、水穴，取实则泻其子之意。合谷疏风解表，清咽止痛。

操作：针刺用泻法。少商、尺泽可用三棱针点刺出血。

随症选穴：声音嘶哑者加廉泉、扶突；咳嗽者加肺俞针后拔罐；咯痰不爽者加天突。

（2）**肺胃实热**

治法：清胃泻热，消肿止痛。取足阳明胃经穴为主。

处方：内庭　天突　丰隆　天鼎　少商

方义：取足阳明经荥穴内庭，配手阳明经少商、天鼎，清阳明郁热，以消肿止痛；天突为任脉与阴维脉交会穴，可清利咽喉；丰隆为足阳明经的络穴，泻之以清热涤痰。

操作：针刺用泻法。少商可点刺出血。

随症选穴：便秘、腹痛者加支沟、天枢。

（3）**肺肾阴虚**

治法：滋阴降火，清利咽喉。取足少阴肾经穴为主。

处方：太溪　照海　鱼际　天突

方义：太溪为足少阴肾经原穴，照海通于阴跷脉，两穴滋阴降火，引虚火下行，为治虚热咽喉痛的要穴；鱼际为手太阴肺经荥穴，旨在清肺利咽；天突为任脉与阴维脉交会穴，以助清利咽喉。

操作：针刺用平补平泻法。

随症选穴：伴有失音者加通里、廉泉。

2. 耳针

选穴：咽喉　轮 1～4　扁桃体　肾上腺

方法：实证毫针强刺激，嘱患者作吞咽动作，每次留针 60 分钟，每日 1 次。

3. 刺血法

选穴：咽部的下 1/2 处

方法：患者张口，医者左手持压舌板将舌体压平，右手持较长毫针沿舌板向下咽部下 1/2 处散刺约 1 分深，共 3～5 处，以出血为度，刺后吹入牛黄吹咽散，禁食 2 小时。未愈者可隔 2～3 日再行 1 次。

4. 穴位激光照射

选穴：增音穴（甲状软骨两侧凹陷处）

方法：用氦－氖激光治疗机，输出电流 1～10mA，照射距离 10～20cm，电流量 8mA，每次照射 1～3 分钟，每日或隔日 1 次。适用于慢性扁桃体炎。

【注意事项】

1. 针刺治疗急性扁桃体炎效果较好。若扁桃体周围脓肿可转科治疗。

2. 减少食用刺激物，有助于防止其复发。

（六）牙痛

牙痛是指牙齿因某种原因引起的疼痛，为口腔疾病中最常见的症状之一，遇冷、热、酸、甜等刺激时发作或加重。属中医的"牙宣"、"骨槽风"范畴。

西医学中的龋齿、牙髓炎、根尖炎、牙周炎和牙本质过敏等多有本症状出现，任何年龄和季节均可发病。

【病因病机】

本病多因胃火、风火和肾阴不足所致。

由于手、足阳明经分别入上、下齿，故而肠胃火盛，或过食辛辣，或风热邪毒外犯，引动胃火循经上蒸牙床，伤及龈肉，损伤络脉为病者属实证。

肾主骨，齿为骨之余，平素体虚和先天不足，或年老体弱，肾元亏虚，肾阴不足，虚火上炎，灼烁牙龈，骨髓空虚，牙失营养，致牙齿松动而痛者为虚证。

【临床表现】

1. 风火牙痛　牙痛剧烈，齿龈肿胀，兼形寒身热，苔薄白，脉浮数。

2. 实火牙痛　牙痛剧烈，牙龈红肿，兼有口臭口渴、便秘，或有牙龈肿胀连及腮颊，出血出脓等，苔黄，脉洪。

3. 虚火牙痛　牙痛隐隐，时作时止，常在夜间加重，或呈慢性轻微疼痛，齿龈微肿微红，齿根松动，咀嚼无力，口不臭，可兼有头晕耳鸣、腰酸等症，舌红，脉细或细数。

【治疗】

1. 刺灸法

（1）风火牙痛

治法：疏风清热，止痛。取手阳明大肠经腧穴为主。

处方：合谷　颊车　下关　外关　风池

方义：手阳明之脉入下齿中，足阳明之脉入上齿中，手、足阳明经相接，故取合谷、颊车、下关等阳明经穴通经止痛；配风池、外关疏风解表。

操作：针刺用泻法。

随症选穴：咽喉痛者加少商、商阳。

（2）实火牙痛

治法：清胃泻热，止痛。取足阳明胃经腧穴为主。

处方：颊车　下关　合谷　内庭　二间

方义：颊车、下关、合谷皆属于阳明经，取之通经止痛；二间、内庭分别为手足阳明经的荥穴，取之可清热泻火止痛。

操作：针刺用泻法。

随症选穴：头痛者加太阳；梦魇者加厉兑。

（3）虚火牙痛

治法：滋阴补肾，降火止痛。取足少阴肾经、足阳明胃经穴为主。

处方：太溪　合谷　颊车　下关　行间

方义：合谷、颊车、下关皆属于阳明经，是治疗牙痛的效穴；太溪为足少阴经原穴，滋阴补肾，以治其本；行间为足厥阴经荥穴，用以清热降火。

操作：针刺用补泻兼施法。太溪用补法，余穴用泻法。

随症选穴：伴有腰痛者加肾俞；头痛眩晕者加涌泉。

2. 耳针

选穴：神门　屏尖　牙

方法：毫针刺，每次取 2～3 穴，强刺激，每日 1 次，每次留针 30 分钟。

3. 穴位注射

选穴：合谷　下关

方法：柴胡或鱼腥草注射液，每穴注射 0.5ml，每日或隔日注射 1 次。

4. 电针

选穴：颊车　下关　合谷

方法：先行毫针刺，得气后用脉冲电流，选用密波，通电 20～30 分钟，每日 1～2 次，直至缓解为止。

【注意事项】

1. 针刺治疗牙痛有很好的止痛效果，但平时应注意口腔卫生。

2. 牙痛原因很多，对龋齿感染、坏死性牙髓炎、智齿难生等，应同时针对病因治疗。

3. 本病遇咀嚼硬物和冷、热、酸、甜等刺激时加剧，若防护得当，可减少发作。

第七章　练　功

　　练功是我国古代劳动人民所创造的一种锻炼身体、增强体质的方法，一直流传至今。推拿疗法是以手法作为主要治疗方法，因此，传统上学习推拿的人是很强调练功的。练功的方法很多，本章把练功分为医生进行身体锻炼的自我练功与医生指导患者康复锻炼的医疗练功两个方面。

第一节　自我练功

　　自我练功，可采用现代和古代的方法进行练习。

　　现代练功方法是借助臂力器、握力器、杠铃、哑铃、健身器等器械和采用俯卧撑、健身操等方法进行练习，能提高肌力，增强体质。

　　古代练功方法是在"导引"、"吐纳"术的基础上演变而来的。它强调"意"、"气"、"力"并练。这样，不仅可以增强腰、腿、臂、指的力量，还可以调整脏腑功能，增长内力，从而达到"养气蓄力、气力深透"。所以练功是推拿学的必修课。另外，患者也可以根据自己的身体情况，有选择地进行锻炼，有利于扶正祛邪，消除病痛。

　　我们这里只介绍基本裆势、少林内功和易筋经三种功法，其他如八段锦、五禽戏、太极拳和太极剑等亦可选练。但不论练何功法，在进行锻炼时都应注意：①态度端正，目的明确，持之以恒，循序渐进。②练功前做好准备工作，要宽衣松带，穿软底鞋。③练功时要全神贯注，呼吸调匀，达到细、匀、长。④一般宜在清晨练功，选择清静避风的环境，切忌汗出当风。⑤过饥、过饱及妊娠时均不宜练功。久病之后，妇女经期，均宜酌情练功。

一、基本裆势

　　裆势是练功中最基本的功夫。通过基本裆势的锻炼，不仅能提高身体素质，而且还可为进一步练功打下良好的基础。基本裆势的种类较多，下面着重介绍站裆、马裆和弓箭裆。

（一）站裆

【预备姿势】

两脚平行分开，与肩同宽。

【动作要领】

1．两眼平视，舌抵上颚，下颌内含，上肢放松。

2．两脚平均着力（避免重心落于足跟），如树生根。

3．宁神静气，身心放松，呼吸自然。

4．意守丹田，但意念不要太重（图 7－1）。

【锻炼要点】

这是一种民间保健功法，主要强调在此基础上进行意守和呼吸的练习。开始只要求采用自然呼吸，练纯熟后改为腹式呼吸，并进行两手下按，或环抱，或前撑式练习。练功时应细心体会身体产生的轻松舒适、意如苍松屹立之感，即所谓"立如松"。开始每次可站 10～30 分钟。最后每次可站 60 分钟或更长时间。

注：还有一种站势，见少林内功之伸臂亮掌势。

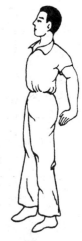

图 7－1
站裆

（二）马裆

【预备姿势】

两脚分开，约相当于本人 3 脚掌的距离，两脚尖向前，微内扣。

【动作要领】

1．两腿屈膝半蹲，大腿平行于地面，膝盖不超过足尖。

2．两眼平视，舌抵上颚，下颌内含，呼吸自然。

3．两手侧平举，或前平举或环抱（图 7－2）。

【锻炼要点】

同站裆。使身体保持不动，持续一定时间，开始时每次持续时间为 1～3 分钟，以后可逐渐增加至 5～10 分钟或更长时间。

（三）弓箭裆

【预备姿势】

两脚分开，约相当于本人 4 脚掌的距离，两脚尖向前。

【动作要领】

1．两眼平视，舌抵上颚，下颌内含，呼吸自然。

2．上体向右转，右腿屈膝，足尖微内扣，膝与脚基本垂直。

3．两手叉腰或下按，或沉肩垂肘，两手握拳置于腰部。

4．左腿伸直，足尖斜向前约 45°～60°。

5．两脚全着地，呈右弓左箭之势，为右弓箭裆；反之则为左弓箭裆（图 7－3）。

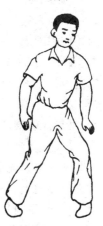

图 7－2 马 裆

【锻炼要点】

同马裆，可左右交替练习。

二、少林内功

少林内功是一种运动量较大的功法，着重于腰腿的霸力和上

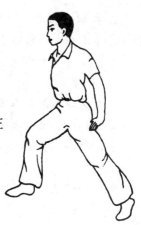

图 7－3 弓箭裆

肢锻炼。练少林内功时，要求心静，不静则气不清，神不定；前胸微挺，后背要拔，腹要蓄，腰要塌；后臂宜敛。通过有意识的动作配合呼吸"蓄力养气"，徐徐运力，以"内练精、气、神"，"外练筋、骨、皮"，通经络，调气血，和脏腑，活四肢，达到气与力同练，内与外俱壮。初练时，每势一般练3~5次，练纯熟后再逐渐增加。每势练后必须接着练站档或指定的档势，以达到动静结合的要求。

少林内功的功势繁多，这里仅选最常练的几种加以介绍。

（一）伸臂亮掌

【预备姿势】

立正。

【动作要领】

1. 左脚向左横跨一步，与肩同宽，足尖内扣成内八字，五趾着地，为中档。

2. 两臂后伸，肘直腕屈，四指并拢，拇指外分，前胸微挺，后臂要蓄，两目平视，精神贯注，自然呼吸（图7-4）。

图7-4
伸臂亮掌

【锻炼要点】

本势为锻炼少林内功的基础站桩功，能扶助正气，行气血，健脏腑，使阴阳周流平衡。锻炼时要三直四平（即腿、身、臂直，肩、手、脚、眼平），精神贯注，呼吸自然，蓄劲注掌。久练则能以意运气，以气生力，气循经络达于四末，调整脏腑之功能，使精力充沛，增强指、臂、腰、腿等力，以达却病延年的作用。锻炼时间为初练1~10分钟。

（二）前推八匹马

【预备姿势】

站好中档或指定的档势（马档或弓箭档皆可，以下均同），两手屈肘，掌心向上，置于两胁部。

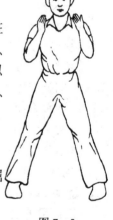

图7-5
前推八匹马

【动作要领】

1. 两肩臂徐徐用力前推，推时掌心相对，拇指伸直，四指并拢，力注指端，以达肩与掌相平为度。胸微挺，臂略收（图7-5）。

2. 两肩臂运动，缓缓屈肘收回两臂，收时拇指上跷，虎口用力，指端为主力求与手臂成直线。

3. 由直掌变俯掌下按，两臂后伸，同站档势或指定的档势。

【锻炼要点】

本势为培本的基本姿势。是锻炼手臂、指端为主之功法，以气催力，贯掌达指，即所谓蓄劲于腰，发力于指，是推拿治疗的基本功。

（三）倒拉九头牛

【预备姿势】

站好中档或指定的档势，两手握拳，置于两胁。

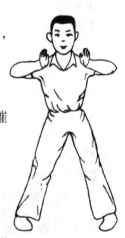

图7-6
倒拉九头牛

【动作要领】

1. 两拳化掌渐渐内旋运动前推，推时掌心相对，边推边虎口朝下，指端相对，四指并拢，拇指外分，肘直腕曲，运动达掌，勿抬肩，力求掌与肩平。

2. 五指向掌心屈曲化拳，如握物状，劲注拳心（图7-6），旋腕，拳眼朝上，紧紧内收，势如向后倒拉，徐徐行达两胁，上身微前倾，臀部微收。

3. 将收回之拳变俯掌下按，两臂后伸，回站裆势或指定的裆势。

【锻炼要点】

本势以意行气，使气随意，为锻炼两臂之悬劲与掌之握力的主要姿势，是临床应用推、拿、点、运诸法的基本功。

（四）凤凰展翅

【预备姿势】

同前推八匹马。

【动作要领】

1. 两掌交叉，掌背相对，处于上胸，两臂运动，缓缓向左右外分，犹如开弓之势。指要跷，腕要曲，肩、肘、腕须平（图7-7）。

2. 两掌旋腕，屈肘内收，两臂蓄劲着力，徐徐收回，使掌心逐渐相对，处于胸前交叉成立掌。

3. 变俯掌下按，两臂后伸，同站裆或指定的裆势。

【锻炼要点】

本势为锻炼肩、臂、肘、腕、指端的基本功，尤其对腕、指功力有很大裨益。要求以意领气，以气发劲，蓄劲如开弓，发劲如放箭，劲由肩循臂、肘贯于腕达于指，为临床应用推、提、揉、摇诸法的基本功。

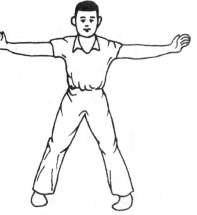

图7-7 凤凰展翅

（五）霸王举鼎

【预备姿势】

站好中裆或指定的裆势，两手屈肘，掌心向上，置于两胁部。

【动作要领】

1. 两掌用劲缓缓上托，掌心朝天，过肩部掌根外展，指端由左、右向内旋转，虎口相对，犹如托重物徐徐上举，肘部微挺，两目平视（图7-8）。

2. 旋腕翻掌，指端朝上，掌心相对，蓄力而下达于腰。

3. 将腰部之仰掌化俯掌下按，两臂后伸，同站裆或指定的裆势。

【锻炼要点】

使气随意，以气发劲，劲由肩循臂贯腕注于掌心，为临床应用推、按、拔伸、抖、搓诸法的基本功。

（六）风摆荷叶

【预备姿势】

同霸王举鼎。

【动作要领】

1. 两臂屈肘，掌心向上，在胸前指端相对，虎口外旋，徐徐运劲前

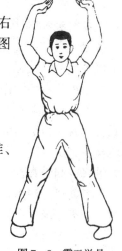

图7-8 霸王举鼎

推，待推出后缓缓向左、右外分平举，四指并拢，拇指外侧向下蓄劲，以达肩、肘、掌平（图7-9）。

2. 两臂用劲慢慢合拢，左在右上或右在左上，交叉相叠，掌心朝上。

3. 将相叠仰掌回收，屈肘，由胸前变俯掌下按，两臂后伸，同站裆或指定的裆势。

【锻炼要点】

蓄力运动时，劲由肩循臂贯肘达于指端，为增加臂力和悬劲的一个主要功势，为临床应用推、拿、点、揉、捻诸法的基本功。

（七）饿虎扑食

【预备姿势】

站好弓箭裆，两拳心向上，置于腰部。

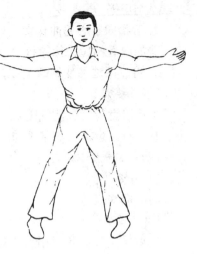

图7-9　风摆荷叶

【动作要领】

1. 两拳化掌用劲前推，边推边指端内展，虎口朝下，掌心朝前，腰亦随势前俯，下部要稳，前腿得势似冲，后腿使劲不可松（图7-10）。

2. 两手握拳，用劲内收至腰，收时五指用力内收拳，旋腕，拳眼朝天，劲注掌心，屈肘紧紧内收，身随势正。

3. 将收回之拳变俯掌下按，两臂后伸，同弓箭裆。

【锻炼要点】

本势是锻炼腿部力量与肩、臂悬劲的基本功势，为临床应用推、按、扳、击、揉诸法的基本功。

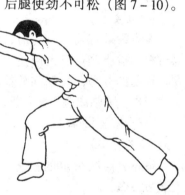

图7-10　饿虎扑食

三、易筋经

易筋经相传为5世纪70年代达摩和尚所创，清代凌延堪《校礼堂文集》认为是天台紫凝道人所创，假托达摩之名而问世。其实十二式易筋经原是劳动人民仿效舂谷、载运、进仓、收囤和珍惜谷物等各种农活的姿势演化出来的一套形象的锻炼动作。

易筋经的名称中，"易"是改变，"筋"是肌肉，"经"是方法。顾名思义，易筋经就是介绍将松弛无力的肌肉变得强壮坚实的一种锻炼方法。它强调以意调息，领气帅血，周流全身，濡养筋、骨、肉，再配合静止性增力，又可促进气血运行，如此循环反复，则气血通畅，筋骨强健。

易筋经的锻炼要领简而言之即为：松静自然，意守丹田，排除杂念，腹式呼吸，均匀深长，循序渐进，持之以恒。

易筋经历史悠久，经过历代相传、演变，流派众多，这里选用的是姿势多变、拳掌并用的"十二"势。

（一）韦驮献杵第一势

【原文】

立身期正直，环拱手当胸。气定神皆敛，心澄貌亦恭。

【动作要领】

1. 左脚向左平跨一步，两脚与肩同宽，两手自然下垂，头身端正，两眼平视，全身放松，精神集中。

2. 两臂缓缓向上抬起与肩平，翻掌，掌心相对，屈肘，两手缓缓向胸前合拢，合十当胸，指尖向上作拱手状（图7－11）。

【锻炼要点】

本势为起势，要求初步做到调身（身体端正、自然放松），调心（思想平定、精神集中），调息（从自然呼吸过渡到腹式呼吸）。呼气时掌根用暗劲内挤，指向外跷，呼气时小臂放松。

（二）韦驮献杵第二势

【原文】

足趾挂地，两脚平开，心平气静，目瞪口呆。

【动作要领】

1. 接上势。

2. 足趾抓地，两手同时向左右分开，掌心向下，两臂成侧平举，同时足跟微微提起离地，脚尖点地（图7－12）。

【锻炼要点】

手和足的动作要求同时配合进行。意念集中于两掌劳宫穴及足趾，自然呼吸，练纯熟后改腹式呼吸，吸气时意念集中于劳宫穴，呼气时意念集中于足大趾，每吸气时胸部扩张，臂向后挺，呼气时指尖内跷，掌向外撑。

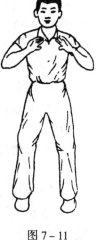

图7－11
韦驮献杵第一势

（三）韦驮献杵第三势

【原文】

掌托天门目上观，足尖着地立身端，力周腿胁浑如植，咬紧牙关不放宽，舌可生津将腭抵，鼻能调息觉心安，两拳缓缓收回处，用力还须挟重看。

【动作要领】

1. 接上势。

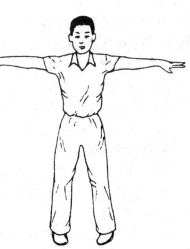

图7－12 韦驮献杵第二势

2. 两手从左右缓缓作弧形上举，掌心向上，手指朝里，直对天门，作托天状，同时两足跟稍提起，足尖点地，牙关紧咬，舌抵上腭，呼吸细长，"内视"两手（通过天门）。

3. 两手握拳，两臂循原路线缓降至侧平举位，同时脚跟放下。

【锻炼要点】

"内视"两手指用意而不是用眼看。吸气时气沉丹田，臂肌慢慢放松，呼气时意念转入两掌之间，两掌运动上托。再吸气时气沉丹田，如此反复进行。

（四）摘星换斗势

【原文】

只手擎天掌复头，更从掌内注双眸，鼻端吸气频调息，用力收回左右侔。

【动作要领】

1. 接上势。

2. 右手缓缓向右上方高举，覆掌（掌心向下），头斜向右前方，眼凝视右手心，左臂屈肘于背后，手背贴于腰部；呼吸 3～5 次（图 7－13）。

3. 左手高举，右手背贴于腰部，动作要领同上，呼吸 3～5 次。

【锻炼要点】

每呼气时，意念在上手心内劳宫穴；吸气时，意念在下手外劳宫穴。

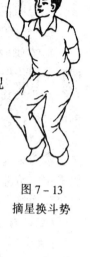

图 7－13
摘星换斗势

（五）倒拽九牛尾势

【原文】

两腿后伸前屈，小腹运气空松，用力在于两膀，观拳须注双瞳。

【动作要领】

1. 接上势。

2. 右腿前跨屈膝，左腿伸直，成弓箭步，同时右手从腰部撤回，并顺势向右前方翻腕展臂，至手与肩平，肘微屈，五指撮拢，指尖向外；同时左手放下，顺势向左后方伸出，五指撮拢，拳心向上（图 7－14）。

3. 左脚向左前方迈出一大步，换左弓右箭步，左手反抄向左前方，右手收回伸向右后方，动作要领同上一步。

【锻炼要点】

吸气时两眼内视前伸之手，向后做倒拉九牛尾状；呼气时，两眼内视后伸之手，向前做顺势牵牛状。如此反复做 3～5 遍，腿、身、肩、肘也随着"倒拉"和"顺牵"的姿势而相应地做轻微的颤动。

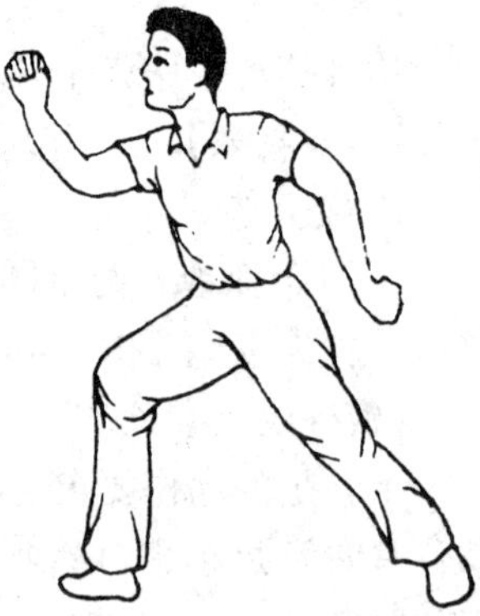

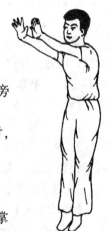

图 7－14　倒拽九牛尾势

（六）出爪亮翅势

【原文】

挺身兼怒目，推手向当前，用力收回处，功须七次全。

【动作要领】

1. 接上势。右脚向前与左脚并拢，两手收回放在胸前两侧，两臂胸旁屈肘，变成"排山掌"（掌指直立与腕呈 90°角，掌心向前）。

2. 两"排山掌"缓缓向前推出，劲力逐渐加重，至两肘充分伸直时，五指用力外分，同时身体直立闭息，两目圆睁，凝视前方（图 7－15）。

3. 两掌缓缓收回，贴拢于左、右两胁部。如此反复做 7 次。

【锻炼要点】

每呼气时，两掌用力前推，指向后扳；吸气时，臂掌放松收回；推掌向前时，开始用轻力逐渐加重，至推尽时用力有如排山，故称"排山掌"。意念集中于两掌之间。

图 7－15
出爪亮翅势

（七）九鬼拔马刀势

【原文】

侧首弯肱，抱顶及颈，自头收回，弗嫌力猛，左右相轮，身直气静。

【动作要领】

1. 接上势，右手上提至后脑，用掌心贴枕部抱头，手指轻轻压拉左耳，头向左转，右腋张开，同时左手收回，反手以手背贴于肩胛间区（图 7－16）。

2. 右手放下，反手以手背贴在肩胛间区，同时左手收回提起至后脑，用掌心贴枕部抱头，手指轻轻压拉右耳，头向右旋，左腋张开。

【锻炼要点】

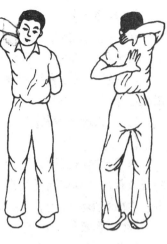
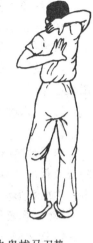

图 7－16 九鬼拔马刀势

吸气时，"内视"抱头攀耳之手的肘尖，微微牵拉，头颈与身体同时前倾；呼气时，"内视"贴于背部之手的外劳宫穴，气沉丹田。左右反复做 3～5 次。

（八）三盘落地势

【原文】

上腭坚撑石，张眸意注牙，足开蹲似踞，手按猛如拿，两掌翻齐起，千斤重有如，瞪眼兼闭口，起立足无斜。

【动作要领】

1. 接上势，左脚向左跨一步，距离略比肩宽，两手向两侧平伸，与肩相平成侧平举，掌心向下。

2. 两膝缓屈成马裆势，含胸拔背，上体正直，同时两手下按如握物状，悬于膝上或虚掌置于膝盖，上身稍向前俯（图 7－17）。

3. 翻掌，掌心向上，如托千斤重物。用力缓缓提起，两膝亦逐渐伸直。如此做 3～4 次。

【锻炼要点】

下按时呼气，上托时吸气，意念集中于两手掌，整个动作要求缓慢，沉稳有力。

（九）青龙探爪势

【原文】

青龙探爪，左从右出，修士效之，掌平气定，力周肩背，围收过膝，两目注平，息调心谧。

【动作要领】

1. 接上势，左脚收回与肩同宽，两臂胸旁屈肘，掌心向上。

图 7－17 三盘落地势

2. 左手翻掌向下，五指小关节屈曲，掌心涵空，借助腰劲，左肘领先，向左缩去；同时右手掌也翻转朝下，五指小关节屈曲，掌心涵空，左掌后缩姿势，向左侧方向伸出，头颈和腰身也相应左转（图 7－18）。

3. 右掌回缩，左掌右探，动作要领如上。唯方向相反。如此做 3～5 次。

【锻炼要点】

在左缩左探或右缩右探的过程中吸气，将气缓缓送入丹田；缩、探至尽处时呼气，同时十指小关节轻轻一抓，意念集中于两手掌。左缩左探或右缩右探应同时进行，协调一致，探爪应如波浪相连伸出。

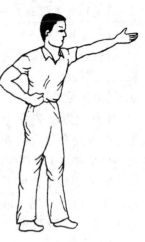

图 7 - 18　青龙探爪势

（十）饿虎扑食势

【原文】

两足分蹲身似倾，屈伸左右腿相更，昂头胸作探前势，偃背腰还似砥平，鼻息调元均出入，指尖着地赖支撑，降龙伏虎神仙事，学得真形亦卫生。

【动作要领】

1. 接上势，两手收回，两臂自然下垂。

2. 右脚踏前一步呈右弓左箭步，同时身体前倾，两手向前下扑，五指着地，成俯撑姿势，头略抬起，圆睁两眼，凝视前方（图 7 - 19）。

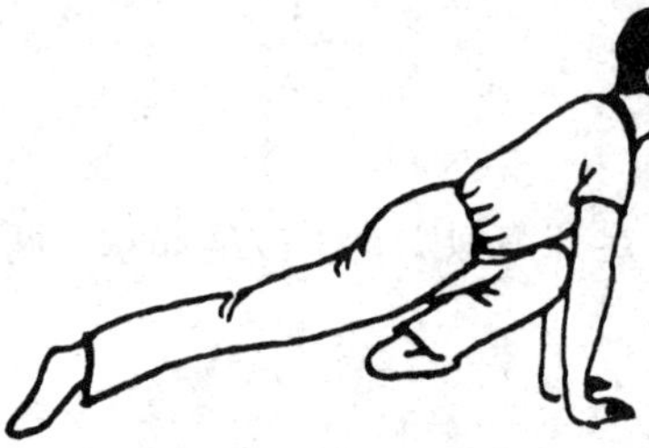

图 7 - 19　饿虎扑食势

3. 前足收回，足背放于后足跟上，先做一个俯卧撑再下俯，臀部慢慢后收，腰部放松，收至两臂伸直，似虎扑食。

4. 头昂起，前胸低势，头、腰、臀、四肢呈波浪形向前运动，目视前方，至前臂呈垂直时，挺胸稍停，再收回，如此反复 3~5 次。最后还原成右弓左箭步。

5. 收回右脚，还原到起始姿势，再跨出左脚成左弓右箭步，动作要领同上，最后恢复起始姿势。

【锻炼要点】

做俯卧撑时，撑起时吸气，下俯时呼气；向后挪动时吸气，收腹，"内视"丹田，向前运行时呼气，"内视"正前方，有向前捕捉之感。"扑食"时腰部要放松，脊柱保持凹平，不要拱起，若指力不够，不必勉强用五指指尖支撑体重，可改用掌心贴地支撑体重。

（十一）打躬势

【原文】

两手齐持脑，垂腰至膝间，头惟探胯下，口更齿牙关，掩耳聪教塞，调元气自闭，舌尖还抵腭，力在肘双弯。

【动作要领】

1. 接上势，两手抱头后部，掌心掩耳，肘弯着劲与头争力，肘与肩平，用中指敲脑后部（即"鸣天鼓"）片刻。

2. 十指相握抱头后部，俯身弯腰，头探入膝间作打躬状（图 7 - 20）。

3. 随即腰部慢慢直立，再度鸣天鼓与弯腰，如此反复 3 ~ 5 次。

【锻炼要点】

吸气时身体直立，俯身弯腰时呼气，吸气时"内视"丹田，呼气时"内视"两手掌。

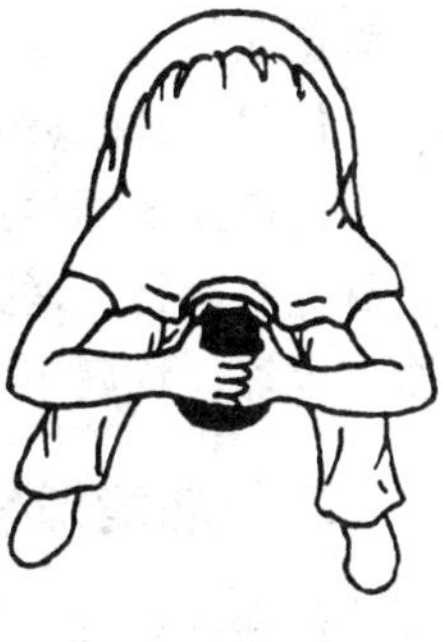

（十二）掉尾势

【原文】

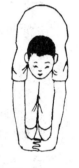

图 7 - 20 打躬势

膝直膀伸，推手至地，瞪目昂首，凝神抑志；起而顿足，二十一次，左右伸肱，以七为志；更作坐功，盘膝垂眦，口注入心，息调于鼻；定静及起，厥功维备，总考其法，图成十二，却病延年，功无与类。

【动作要领】

1. 接上势，两手自然下垂。

2. 两手提起，两掌向正前方推出，两臂伸直。

3. 两手十指交叉，掌心向下，缓缓收回至胸前约两拳处，随即慢慢下推及地，两腿挺直，然后左右各推 1 次，头亦随之摇摆（图 7 - 21）。

4. 缓缓伸腰，两掌同时上提松开，分别向左、右各屈伸手臂 7 次，结束全套动作。

【锻炼要点】

此势采用自然呼吸，推掌时"内视"两手掌心；直立时"内视"鼻尖。本势为全套动作的最后一个功势，具有舒松经络之功，做完此势有轻松舒适之感。

图 7 - 21
掉尾势

第二节 医疗练功

医疗练功是通过肢体的运动来增强人体的抗病能力，从而达到防治疾病、恢复肢体功能的一种疗法，系推拿治疗的重要方面。这种疗法远在秦汉以前就已成为防治疾病的一种重要手段。《素问·异法方宜论》云："中央者其地平以湿……故其病多痿厥寒热，其治宜导引按跷……"唐·王冰注："导引，谓摇筋骨、动肢节。按，谓抑按皮肉。跷，谓捷举手足。"

一、功能锻炼的分类

功能锻炼分为局部锻炼、全身锻炼和器械锻炼三种形式。

（一）局部锻炼

指肢体局部的自主活动，多以关节活动为主，使功能尽快地恢复，防止肢体筋肉萎缩、关节僵硬。

（二）全身锻炼

指进行全身的锻炼，它可促进气血运行，调整脏腑功能，使其能尽快地恢复正常。故全身锻炼不仅可以防治疾病，还能补方药之所不及。《杂病源流犀烛》云："导引、运功，本养生家修炼要决，但欲长生，必先却病，其所导所运，皆属祛病之法，今各附于篇末，病者遵而行之，实可佐参药所不逮。"

（三）器械锻炼

指借助于器械进行功能锻炼的一种方法，它既可加强肢体局部的功能活动，又有促进全身气血运行、增强体质的功效，如目前常用的"拉滑车"、"蹬车"、"健身球"、"健身器"等等，均属于器械锻炼的范畴。

二、功能锻炼的原则

1. 辨明病情，估计预后，医患结合，正确选择锻炼方法。
2. 功能锻炼一定要以自主活动为主，循序渐进，身体力行，切不可急于求成。

三、功能锻炼的注意事项

1. 锻炼时思想要集中，定心静气，动作缓慢，严格按照要求，在医生的指导下进行锻炼。
2. 锻炼时要局部锻炼与全身锻炼相结合。
3. 锻炼过程中，要随着病情的变化而及时改变锻炼方法或增加锻炼的强度。
4. 过饥或过饱，或久病体虚，或妊娠、经期，均不宜进行锻炼。
5. 锻炼过程中要加强辅导，注意保暖，免受风寒，防止发生意外。

四、功能锻炼的方法

功能锻炼的方法很多，本节主要根据推拿常见病——颈、肩、腰、腿等部位疾病的预防和康复练功方法进行介绍。

（一）颈臂争力
【预备姿势】
两脚分开与肩同宽（或取坐势），双手叉腰，颈部挺直，下颌内含，两眼平视，呼吸自然。
【动作】
一式：双手交叉紧抵枕后，头颈用力后伸，双手用力阻之，项臂持续用劲相抗，片刻后放松还原，共做5~8次（图7-22）；二式：两手于头后枕部相握，两前臂紧夹两侧颞部，头颈用力左转，同时左前臂持续相抗，片刻后放松还原。然后反方向操作，各做6~8次（图7-22）。
【作用】
能增强颈部的肌肉力量，对颈部疾病有较好的防治作用。

（二）左顾右盼
【预备姿势】
同颈臂争力。
【动作】
头轮流向左、右旋转。动作要缓，幅度要大，每当转到最大限度时，稍稍转回少许后，紧接着使劲超过原来的幅度，两眼亦随之尽可能朝后方或后上方看。各转8~12次（图7-23）。

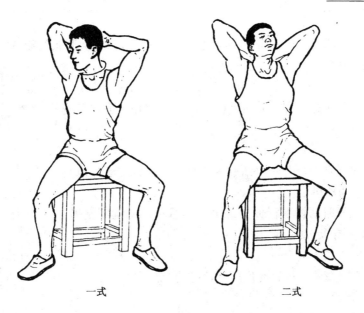

一式　　　　　　　　　　二式

图 7 – 22　颈臂争力

【作用】

同颈臂争力。

(三) 擦颈按摩

【预备姿势】

同颈臂争力。

【动作】

1. 两手摩擦，令掌发热。

2. 两手小鱼际自风池穴沿颈部两侧缓缓按摩至肩部。如此反复 20～30 次（图 7-24）。

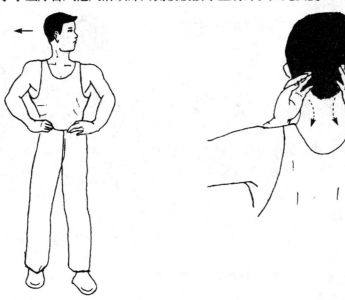

图 7 – 23　左顾右盼　　　　　　图 7 – 24　擦颈按摩

【作用】

同颈臂争力。同时，擦颈按摩有舒筋活血，解除颈部肌肉紧张与疲劳的作用。

（四）左右开弓

【预备姿势】

两脚开立与肩同宽，两掌横放于目前，掌心朝外，手指自然屈曲，肘斜向前。

【动作】

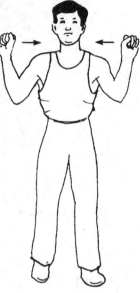

1. 两掌同时向左右分开，手渐握成空拳，两前臂逐渐与地面垂直，胸部尽量向前挺出。

2. 还原。拉开时两臂平行伸开，缓缓向后拉，使胸部挺出，重复 12 ~ 16 次（图 7 - 25）。

【作用】

增强肩部肌肉力量，对肩部疾病有较好的防治作用。

（五）手指爬墙

亦称蝎子爬墙。

【预备姿势】

面对墙壁，两脚开立，患肢肘关节微屈，五指伸开，扶于墙上。

图 7 - 25　左右开弓

【动作】

整个手掌与手指贴于墙面上，随手指向上爬行而逐渐伸直手臂，当手不能再往上爬时，用手掌扶住墙面，向墙做正面压肩动作。然后转体变侧立于墙，做侧压肩动作，（图 7 - 26）。

【作用】

促进肩关节功能的恢复。

此法还可用于肩周炎患者推拿治疗前后测量上肢抬举高度，以检测治疗效果。

（六）四面摆动

【预备姿势】

两脚开立，与肩同宽，身体前倾，患肢下垂。

【动作】

先做左右摆动，摆动时尽量使肩部内收、外展；后做前后摆动，使肩膀部前屈、后伸，各重复 30 ~ 100 次。

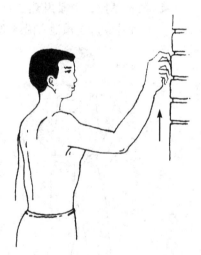

【作用】

促进肩关节功能恢复。

（七）体后拉肩

【预备姿势】

两脚开立，与肩同宽，双手置于身体背后腰骶部，用健肢手握住患肢手或腕上。

图 7 - 26　手指爬墙

【动作】

用健肢牵拉患肢手，尽量使患侧肘关节屈曲，以拉动患侧肩关节，一拉一推，反复进行，一般重复12~36次（图7-27）。

【作用】

同左右开弓。同时对恢复肩关节的内旋、后伸功能有较好的作用。

（八）抓空增力

【预备姿势】

两脚开立，与肩同宽（或端坐），前臂平行伸开，肘关节屈曲90°（或两肩前屈90°，肘关节伸直）。

【动作】

将手指缓缓伸展，尽量张开，然后再用力将手指慢慢屈成紧握拳状，左右交替进行，亦可左右同时进行，重复30~100次或更多。

【作用】

舒筋活血，强筋健骨，对前臂、腕部及掌指关节的疾病有很好的防治作用。

（九）上跷下钩

【预备姿势】

同抓空增力。

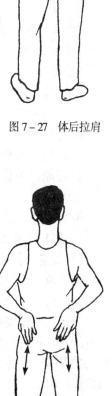

图7-27 体后拉肩

【动作】

将两手掌跷起，成立掌姿势，然后缓慢用力，逐渐下垂变钩手。重复20~50次或更多。

【作用】

对腕关节背伸、掌屈功能的恢复有较好的作用。

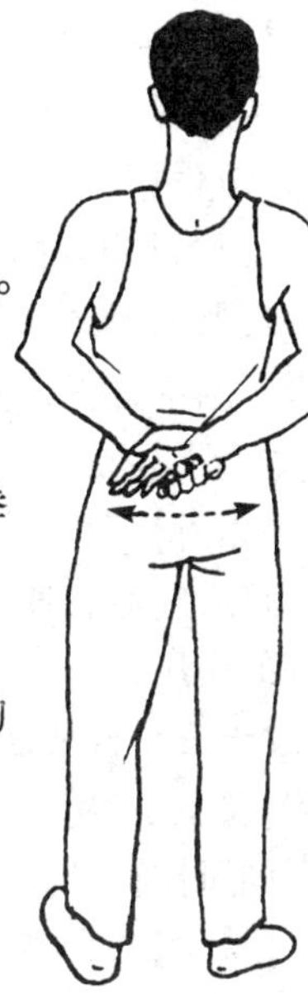

（十）叠掌摩腹

【预备姿势】

两脚开立，与肩同宽（或仰卧位），双掌重叠，置于腹部。

【动作】

令掌从上腹部开始按顺时针方向摩全腹部；再按逆时针方向摩全腹部。各摩3分钟。

【作用】

消积除胀，理气止痛，调理胃肠，健脾和胃，对消化系统疾病有很好的防治作用。

（十一）按摩腰眼

【预备姿势】

两脚开立，与肩同宽（或端坐）。

【动作】

1. 两手摩擦发热后，以掌心分别紧按两侧腰眼片刻。

2. 双手自两侧腰部擦至骶部。每次3~5分钟（图7-28）。

图7-28 按摩腰眼

【作用】

舒筋活血，温经散寒，对防治各种腰痛均有较好的效果。

（十二）风摆荷叶

【预备姿势】

两脚开立，略宽于肩，两手叉腰，拇指在前。

【动作】

1. 腰部自左向前、右、后做回旋活动3～5次。

2. 腰部自右向前、左、后回旋活动3～5次。两腿伸直，上体挺直，两手轻托，护住腰部，腰部回旋范围可逐渐增大。重复12～36次（图7－29）。

【作用】

疏通气血，通利关节，对防治腰部疾病，增强腰部肌肉力量有较好的作用。

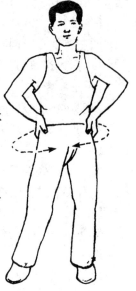

图7－29　风摆荷叶

（十三）前屈后伸

【预备姿势】

同风摆荷叶。

【动作】

1. 尽量使腰部前屈。

2. 还原。

3. 尽量使腰部后伸。

4. 还原。两腿伸直，两手护住腰部，屈曲时动作缓慢。重复12～36次。

【作用】

滑利关节，舒筋活络，增强腰肌力量，对各种腰痛有较好的防治作用。

（十四）飞燕点水

【预备姿势】

俯卧位，头转向一侧。

【动作】

一式：两腿交替做过伸动作，重复20～30次；二式：两腿同时做过伸动作，维持体位时间越长越好，重复练习3～5次；三式：腿不动（两腿可由人按住），上身做背伸动作，抬得越高越好，并维持一段时间，休息一会儿再做，重复练习3～5次；四式：上身与两腿同时做背伸动作，维持时间越长越好，重复练习3～5次（图7－30）。

【作用】

同前屈后伸。

（十五）白鹤转膝

【预备姿势】

两脚立正，两膝并拢，微屈，身体前倾，两手轻按膝上，眼视前下方。

【动作】

1. 两膝同时自左向后、右、前回旋3～5次。

2. 两膝同时自右向后、左、前回旋3～5次。重复10～20次（图7－31）。

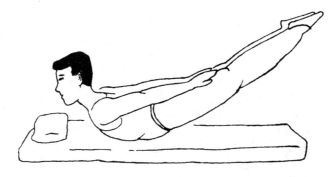

图 7 - 30 飞燕点水

【作用】

滑利关节，舒筋活络，对膝关节疾病有较好的防治作用。

（十六）仰卧举腿

【预备姿势】

仰卧位，两腿伸直，两手自然放置体侧。

【动作】

单侧下肢做直腿抬举，角度可逐渐增大，后期还可在小腿远端绑上沙袋进行练习，两腿亦可交替进行，每次 50～100 次（图 7 - 32）。

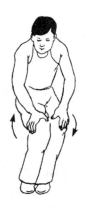

图 7 - 31
白鹤转膝

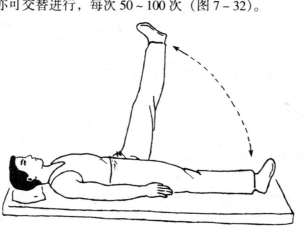

图 7 - 32 仰卧举腿

【作用】

增强下肢伸肌特别是股四头肌的力量，防止股四头肌萎缩。

（十七）蹬空增力

【预备姿势】

同仰卧举腿。

【动作】

1. 一侧下肢屈髋屈膝，同时使踝关节极度背伸。

2. 向斜上方进行蹬踏，并使踝关节尽量蹠屈。重复 12～36 次（图 7 - 33）。

【作用】

增强下肢血液循环，防止下肢肌肉萎缩，改善髋、膝、踝关节的屈伸功能。

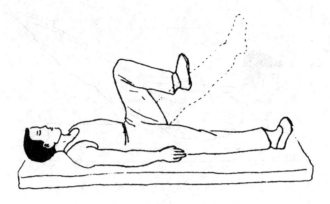

图7-33 蹬空增力

（十八）罗汉伏虎

【预备姿势】

两脚开立，略宽于肩，两手叉腰，四指在前。

【动作】

1. 右腿屈膝，左腿伸直，自然下蹲。

2. 还原。

3. 左腿屈膝，右腿伸直，自然下蹲。

4. 还原。上体宜直，两眼平视，呼吸自然。初练时不必过于下蹲。重复50~100次。

【作用】

锻炼腰部、髋部、腿部的肌肉，对治疗髋关节酸痛及股内收肌麻木和萎缩亦有一定的作用。

（十九）搓滚舒筋

【预备姿势】

坐于凳上，患足踏在竹筒或圆木棒上。

【动作】

做前后滚动竹筒或圆木棒的动作，使踝、膝关节做屈、伸的运动。每次5~10分钟。

【作用】

对踝、膝关节屈伸功能的恢复有较好的作用。

另外，在推拿的治疗中，中药的外敷和熏洗以及热敷等方法也较为常用。

第八章 推拿手法

用手或肢体的其他部位，采用各种特定的技巧动作，按照一定的技术要求施加于患者身体，从而实现其防病治病目的的方法，称为推拿手法。手法是推拿防治疾病的主要手段，其熟练程度和运用手法的恰当与否，对治疗效果有直接的影响。因此，要想进一步提高疗效，除了辨证准确、认真负责外，在适当的部位或穴位上运用相应的手法是一个重要的环节。

第一节 成人推拿手法

成人推拿熟练的手法技术应具备持久、有力、均匀、柔和的特点，从而达到"深透"的基本要求。所谓"持久"，是指手法能够严格按照规定的技术要求和操作规范，持续操作足够时间而不变形，保持动作的连贯性；所谓"有力"，是指手法必须具备一定的力量，这种力量不是固定不变的，应该根据病人体质、病情、部位等不同而酌情增减；所谓"均匀"，是指手法操作要注意节奏性和用力的平稳性，即动作不能时快时慢，用力不能时轻时重；所谓"柔和"，是指手法要轻而不浮、重而不滞，不可生硬粗暴或用蛮力，变换动作要自然；所谓"深透"，是指手法在应用中必须使力达病变部位，起到祛除病邪、调节机能的作用。以上几点是密切相关、相辅相成、互相渗透的。持久能使手法逐渐深透有力，均匀协调的动作则使手法更趋柔和，而力量与技巧相结合则使手法既有力，又柔和，这就是通常所说的"刚柔相济"。要使手法持久有力，均匀柔和，达到刚中有柔、柔中有刚、刚柔相济的程度，必须要经过一定时间的手法训练和临床实践，才能由生而熟，熟而生巧，乃至得心应手，运用自如，做到如《医宗金鉴》所说的"一旦临证，机触于外，巧生于内，手随心转，法从手出。"

手法在临床应用中，同样要贯彻辨证论治的精神，才能更好地发挥手法的临床作用。人有老少，体有强弱，证有虚实，治疗部位有大小，肌肉有厚薄，因此，手法的选择和力量的运用都必须与之相适应，过之或不及都会影响治疗效果。

手法的种类繁多，名称各异。有的手法动作相似而名称不同，如按法、点法等。有的手法名称相似，而手法动作却不一样，如一指禅推法与推法。也可将两种手法结合起来组成复合手法，如按揉、捏拿等。有的以手法的作用来命名，如顺法、理法、合法等。有的以手法的动作形态来命名，如推法、拿法、摩法、擦法等。为了便于对推拿手法的学习，本书采用目前教科书通行的命名和分类方法，以手法的动作形态作为手法的命名原则，并根据手法的运动形态将推拿手法归纳成为摆动类、摩擦类、振动类、挤压类、叩击类和运动关节类等6类，共选择基本手法21种予以详细介绍。

一、摆动类手法

以指、掌、腕或前臂做协调的连续性摆动，使手法产生的力轻重交替、持续不断地作用于受术者体表施术部位的一类手法，称为摆动类手法。本类手法包括一指禅推法、滚法和揉法。

（一）一指禅推法

以拇指端、螺纹面或桡侧偏峰着力，通过腕部的往返摆动，使手法所产生的力通过拇指持续不断地作用于施术部位或穴位上，称为一指禅推法。

【操作方法】

手握空拳，拇指伸直盖住拳眼，以拇指端或螺纹面着力于体表施术部位或穴位上。沉肩、垂肘、悬腕，前臂主动运动，带动腕关节有节律地左右摆动，使所产生的功力通过拇指端或螺纹面轻重交替、持续不断地作用于施术部位或穴位上（图8－1）。

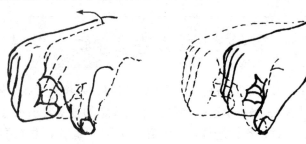

图8－1　一指禅推法

其次，由一指禅推法变化而来，利用拇指偏峰和指间关节进行一指禅操作的方法，称为一指禅偏峰推法和一指禅屈指推法。

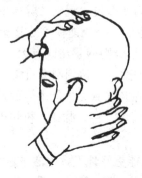

图8－2　一指禅偏峰推法

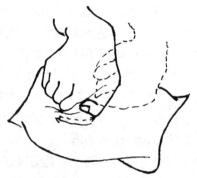

图8－3　一指禅屈指推法

一指禅偏峰推法：以拇指偏峰部着力，拇指自然伸直并内收，余指掌指部伸直。腕关节略微伸平。其运动过程同一指禅推法，惟其腕部摆动幅度较小，有时仅为旋动（图8－2）。

一指禅屈指推法：拇指屈曲，指端顶于食指桡侧缘，或螺纹面压在食指的指背上，余指握拳。以拇指指间关节桡侧或背侧着力于施术部位或穴位上。其运动过程同一指禅推法（图 8 - 3）。

【注意事项】

1. 一指禅推法在操作时必须做到：沉肩、垂肘、悬腕、指实、掌虚。"沉肩"是指肩部自然放松，不可耸肩；"垂肘"是指肘关节自然下垂、放松；"悬腕"是指腕关节要自然垂屈、放松，不可将腕关节用力屈曲，否则影响摆动；"指实"是指拇指的着力部位在操作时要吸定一点，不能滑动、摩擦或离开治疗部位。"掌虚"是指操作中手掌与手指部位都要放松，不能挺劲。总之，本法的整个动作都要贯串一个"松"字，只有肩、肘、腕、掌、指各部放松，才能蓄力于掌、发力于指，手法刚柔相济，形神俱备。

2. 一指禅推法在体表移动操作时，前臂维持较快的摆动频率，即每分钟 120 ~ 160 次，但拇指端或螺纹面的移动缓慢。

3. 一指禅推法临床操作有屈伸拇指指间关节和不屈伸拇指指间关节两种术式，前者刺激柔和，后者着力较稳，刺激较强。若术者拇指指间关节较硬，或治疗时要求较柔和的刺激，宜选用屈伸拇指指间关节的操作；若术者拇指指间关节较柔软，或治疗时要求的刺激较强，宜选用不屈伸拇指指间关节的操作。

【临床应用】

本法为一指禅推法的代表手法。其接触面小，深透性好，适用于全身各部，以经络、穴位、头面、胸腹部应用较多。在经络、穴位施用具有该经络、穴位的主治作用，内、外、妇、儿、伤科诸多病证常选用本法。临床尤以治疗头痛、失眠、面神经炎、高血压病、近视、月经不调及消化系统病证等见长。一指禅推法近年来也常用于保健推拿。

（二）滚法

以手背近小指部吸附于体表施术部位，通过腕关节的屈伸和前臂的旋转运动，使小鱼际与手背在施术部位上作持续不断地滚动，称为滚法。

【操作方法】

拇指自然伸直，余指自然屈曲，无名指与小指的掌指关节屈曲约 90°，手背沿掌横弓排列呈弧面，以手背近小指部吸附于体表施术部位。以肘关节为支点，前臂主动做旋转运动，带动腕关节做屈伸运动，使小鱼际和手背尺侧在施术部位上持续不断地滚动（图 8 - 4）。

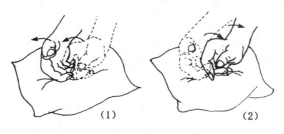

(1)　　　　　(2)

图 8 - 4　滚法

其次，由滚法变化而来的有掌指关节滚法和拳滚法。

掌指关节滚法：即以第五掌指关节背侧为吸定点，以小、无名、中指的掌指关节背侧为滚动着力面，腕关节略屈向尺侧，其手法运动过程和基本要求亦同滚法（图8-5）。

拳滚法：拇指自然伸直，余指半握成空拳状，以食、中、无名指和小指的第一节指背着力于施术部位上。肘关节微曲，前臂主动施力，在无旋前圆肌参与的情况下，单纯进行推拉摆动，带动腕关节做无尺、桡侧偏移的屈伸活动，使食、中、无名指和小指的第一节指背、指间关节背侧、掌指关节背侧为滚动着力面，在施术部位上持续不断地滚动（图8-6）。

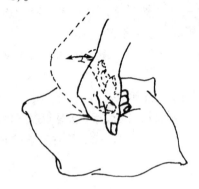

图8-5 掌指关节滚法

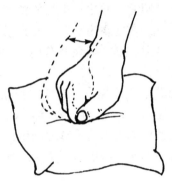

图8-6 拳滚法

【注意事项】

1. 在滚法操作时着力部应紧贴于治疗部位上滚动，形成滚压刺激，但不能形成摩擦。

2. 在滚法操作时，尽可能增大腕关节的屈伸幅度。同时须控制好腕关节的屈伸运动，避免出现折刀样的突变动作而造成跳动感。

3. 操作时压力、频率、摆动幅度要均匀，动作要灵活协调。手法频率为每分钟120~160次。

【临床应用】

本法为滚法推拿流派的代表手法，其着力面积大，压力也大，主要用于颈项、肩背、腰臀、四肢等肌肉丰厚处。具有活血祛瘀、舒筋通络、滑利关节、缓解肌肉痉挛等作用。为伤科、内科、妇科的常用手法。临床主要用于颈椎病、肩周炎、腰椎间盘突出症、半身不遂、糖尿病、高血压、月经不调等病证的治疗。滚法也是常用的保健推拿手法之一。

（三）**揉法**

以手指螺纹面、手掌大鱼际、掌根或全掌着力，吸定于体表施术部位上，做轻柔缓和的环旋揉动且带动吸定部位组织运动，称为揉法。

【操作方法】

1. 大鱼际揉法：沉肩，垂肘，腕关节放松。大拇指内收，余四指自然伸直，用大鱼际附着于施术部位上。以肘关节为支点，前臂主动运动，带动腕关节摆动，使大鱼际在施术部位上轻缓柔和地环旋揉动，并带动吸定部位组织一起运动（图8-7）。

2. 掌根揉法：肘关节微屈，腕关节放松并略背伸，手指自然弯曲，以掌根部附着于施术部位。以肘关节为支点，前臂主动运动，带动腕及手掌连同前臂小幅度地回旋揉动，并带动吸定部位组织一起运动（图8-8）。

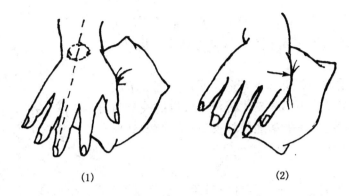

(1)　　　　　　　　　　　　　　　　(2)

图8-7　大鱼际揉法

另有全掌揉法，是以整个手掌掌面着力，操作术式与掌根揉法相同。

3.中指揉法：中指伸直，食指搭于中指远端指间关节背侧，腕关节微屈，用中指螺纹面着力于一定的部位或穴位。以肘关节为支点，前臂主动运动，通过腕关节使中指螺纹面在施术部位上轻柔地环旋揉动（图8-9）。

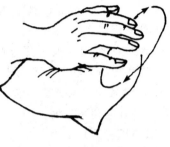

图8-8　掌根揉法

【注意事项】

1.揉法操作时应吸定于施术部位，带动吸定部位组织一起运动，不能在体表形成摩擦。

2.鱼际揉法操作时前臂应有推旋动作，且腕部宜放松；中指揉法操作时腕关节要保持一定的紧张度，且要动作轻快；掌根揉法操作时腕关节略有背伸，松紧适度，压力可稍重些。

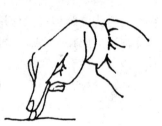

3.揉法的动作要灵活，有节律性，频率为每分钟120~160次左右。

【临床应用】

图8-9　中指揉法

本法轻柔缓和，刺激量小，适用于全身各部位。其中大鱼际揉法主要用于头面、胸胁部；掌根揉法主要用于腰背及四肢等面积大且平坦的部位；全掌揉法常用于脘腹部；中指揉法可用于全身各部穴位。本法具有醒神明目、消积导滞、宽胸理气、健脾和胃、活血祛瘀、缓急止痛、调节胃肠功能等作用。临床主要用于头痛、头昏、口眼歪斜、胸闷胁痛、便秘、泄泻、软组织损伤等病证的治疗。揉法也是保健推拿常用手法之一。

二、摩擦类手法

以掌、指或肘贴附在体表，通过直线或环旋移动与皮肤表面形成摩擦的一类手法，称摩擦类手法。本类手法包括摩法、擦法、推法、搓法、抹法等。

（一）摩法

用指或掌在体表做环形或直线往返摩动，称为摩法。

【操作方法】

1.指摩法：沉肩、垂肘，腕关节微屈，指掌部自然伸直，食、中、无名和小指并拢，其指面附着于施术部位，以肘关节为支点，前臂主动运动，使指面随同腕关节做环形或直线往返摩动（图8－10）。

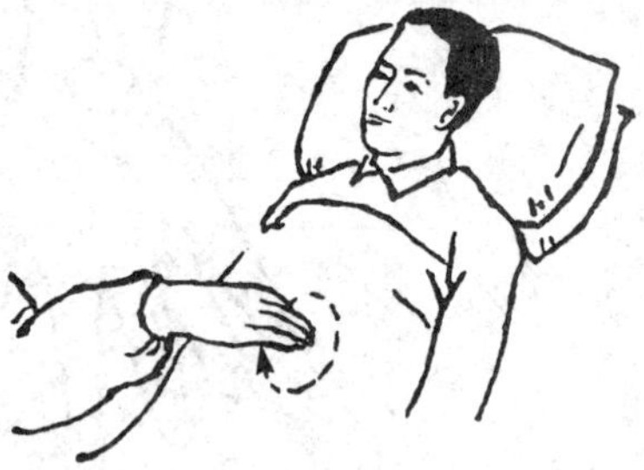

　　2. 掌摩法：手掌自然伸直，沉肩，垂肘，腕关节放松略背伸，将手掌平放于体表施术部位上。以肘关节为支点，前臂主动运动，使手掌随同腕关节连同前臂做环旋或直线往返摩动（图8－11）。

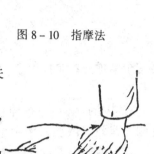

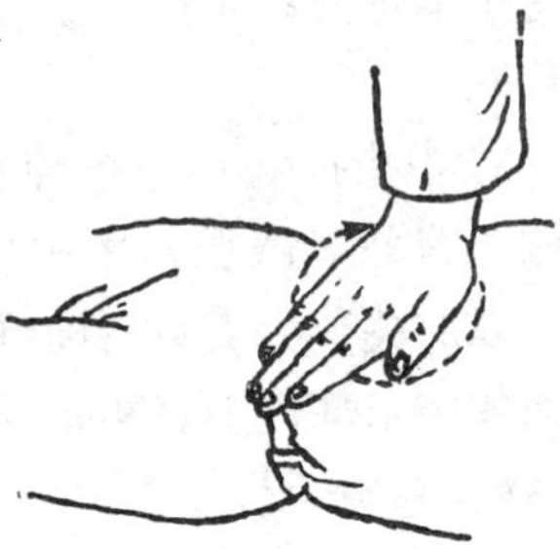

图8－10　指摩法

　　【注意事项】

　　1. 指摩法力量较轻，腕关节自然屈曲在150°左右，形成摩动的力量主要源于前臂；掌摩法腕关节微背伸，主要以掌心、掌根部接触施术部位皮肤，环摩时肩、肘、腕关节动作要协调。

　　2. 摩法操作速度不宜过快，也不宜过慢；压力不宜过轻，也不宜过重。摩动时不带动皮下组织。

　　3. 摩法要根据病情的虚实来决定手法的摩动方向，传统以"顺摩为补，逆摩为泻"。

　　【临床应用】

　　本法刺激量较小，轻柔而舒适，适用于全身各部，尤以腹部应用较多。具有疏通经络、行气活血、消肿止痛、舒筋缓急、调和营血、宽胸理气等作用。临床主要用于脘腹胀满、消化不良、泄泻、便秘、咳嗽、气喘、月经不调、痛经、阳痿、遗精、软组织损伤等病证的治疗。也为保健推拿常用手法之一。

图8－11　掌摩法

　　（二）擦法

　　用指或掌贴附于一定部位，做较快速的直线往返运动，使之摩擦生热，称为擦法。

　　【操作方法】

　　以食、中、无名和小指指面或掌面，或手掌的大鱼际，或小鱼际置于体表施术部位。沉肩，屈肘，腕伸平，指掌伸直。以肘或肩关节为支点，前臂或上臂主动运动，使手的着力部分在体表做均匀的上下或左右直线往返摩擦移动，使施术部位产生一定的热量。用指面着力称指擦法；用全掌面着力称掌擦法（图8－12）；用手掌的大鱼际着力称大鱼际擦法（图8－13）；用小鱼际着力称小鱼际擦法（图8－14）。

　　【注意事项】

　　1. 擦法操作时，腕关节不能活动，以保持手掌面的稳定，着力部分要紧贴皮肤，压力适度。

　　2. 指擦法以肘关节为支点，前臂为动力源；掌擦法和大小、鱼际擦法均以肩关节为支点，上臂为动力源。

　　3. 往返摩擦线路要直，每次擦的路线重叠，往返距离要尽量拉长，操作连续不断。

　　4. 擦法操作时施术部位应裸露，擦时速度宜先慢后快，并涂少许润滑剂，以保护皮肤和促进热量深透。

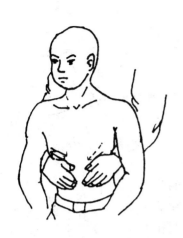

图 8－12 掌擦法

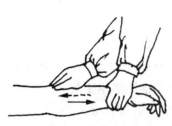

图 8－13 大鱼际擦法

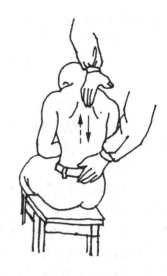

图 8－14 小鱼际擦法

5. 擦法运用后，皮肤潮红，不宜在被擦部位再施用手法，以免损伤皮肤。

【临床应用】

本法适用于全身各部，其中指擦法主要用于颈、肋间等部位；掌擦法主要用于肩、胸腹部；大鱼际擦法主要用于四肢部；小鱼际擦法主要用于肩背、脊柱两侧及腰骶部。本法具有温经通络、祛风除湿散寒、行气活血、消肿止痛、宽胸理气、调理脾胃、温肾壮阳等作用。临床主要用于消化系统、呼吸系统及运动系统疾病的治疗。

（三）**推法**

以指、掌、拳或肘部着力于体表一定部位或穴位上，做单方向的直线或弧形推移，称为推法。

【操作方法】

1. 拇指平推法：以拇指螺纹面着力于施术部位或穴位上，余四指置于其前外方以助力，腕关节略屈曲。拇指及腕部主动施力，向其食指方向呈单方向直线推移（图 8－15）。

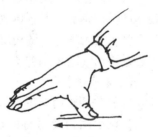

图 8－15 拇指平推法

在推移的过程中，拇指螺纹面的着力部逐渐偏向桡侧，随拇指的推移，腕关节也逐渐伸直。

2. 掌推法：以掌根部着力于施术部位，腕关节略背伸，以肩关节为支点，上臂主动施力，通过肘、前臂、腕，使掌根部向前方呈单方向直线推移（图 8－16）。

3. 拳推法：手握实拳，以食、中、无名及小指四指的近侧指间关节的突起部着力于施术部位，腕关节挺劲伸直，肘关节略屈。以肘关节为支点，前臂主动施力，向前呈单方向直线推移（图 8－17）。

4. 肘推法：屈肘握拳，以肘关节尺骨鹰嘴突起部着力于施术部位，另一侧手臂抬起，以掌部扶握屈肘侧拳顶以固定助力。以肩关节为支点，上臂部主动施力，做较缓慢的单方向直线推移（图 8－18）。

另有拇指推法、分推法及食、中、无名指推法为

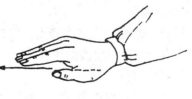

图 8－16 掌推法

小儿推拿的常用推法，故在小儿推拿基本手法中予以介绍。

【注意事项】

1. 施用推法时，一般要使用润滑剂，成人多用冬青膏、凡士林。

2. 推时要紧贴体表，呈单方向直线推移。不可耸肩，不可左右滑动、忽快忽慢。压力要平稳适中，成人推时速度宜缓慢，小儿推时速度宜快。

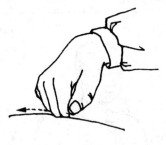

图 8 - 17　拳推法

【临床应用】

本法是临床常用手法之一，适用于全身各部，其中指推法多用于头面、颈项、手足部；掌推法多用于胸腹、背腰、四肢部；拳推法多用于背腰、四肢部；肘推法多用于背、腰、脊椎部。本法具有疏通经络、行气活血、消肿止痛、舒筋缓急、调和营卫、宽胸理气等作用。临床主要用于头痛、头晕、失眠、腰腿痛、项强、肌肉痉挛、风湿痹痛、腰腹胀满、胸胁胀痛、痛经、软组织损伤等病证的治疗。推法也是保健推拿常用手法之一。

（四）搓法

用双手掌面对称地夹住肢体的一定部位，做相反方向的快速搓动，称为搓法。

【操作方法】

沉肩，垂肘，腕部微背伸，手指自然伸直，以双手掌面夹住施术部位，令受术者肢体放松。以肘关节和肩关节为支点，前臂与上臂部主动施力，做相反方向的较快速搓动，并同时缓慢地上下往返移动（图 8 - 19）。

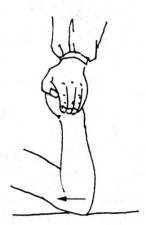

图 8 - 18　肘推法

【注意事项】

1. 搓法操作时两手夹持不宜太紧，避免造成手法呆滞。

2. 两手用力要对称，动作要协调、连贯，搓动速度应快，移动速度宜慢。

3. 操作过程中要气沉丹田，呼吸自然，不可屏气发力。

【临床应用】

搓法是一种刺激较为温和的手法，主要适用于四肢、肋间等部位。具有滑利关节、舒筋通络、调和气血、疏肝理气、消除疲劳等作用。临床常用于肢体酸痛、关节活动不利及胸胁迸伤等病证的治疗，搓法也可作为推拿的结束手法使用。

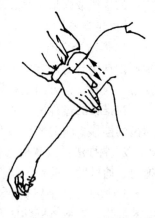

图 8 - 19　搓法

（五）抹法

以拇指螺纹面或掌面着力，紧贴于体表一定部位，做上下或左右直线或弧形曲线的往返抹动，称为抹法。

【操作方法】

1. 指抹法：以单手或双手拇指螺纹面置于一定的施术部位，余指置于相应的位置以固定助力。以拇指的掌指关节为支点，拇指主动施力，做上下或左右直线或弧形曲线的往返抹动（图8－20）。

2. 掌抹法：以单手或双手掌面置于一定的施术部位。以肘关节为支点，前臂部主动施力，腕关节放松，做上下或左右直线或弧形曲线的往返抹动。

【注意事项】

1. 注意抹法与推法相区别。前者为往返抹动，后者为单方向推移。

2. 抹法操作时压力要均匀，动作应和缓，即重而不滞、轻而不浮，连贯性要强。

【临床应用】

指抹法适于面部、手足部；掌抹法适于背腰、四

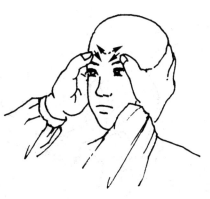

图8－20　指抹法

肢部。抹法具有清醒头目、疏肝理气、消食导滞、活血通络、解除痉挛等作用。临床主要用于感冒、头痛、面瘫及肢体酸痛等病证的治疗。抹法常用于手足保健及面部保健推拿。

三、振动类手法

以较高的频率进行节律性地交替刺激，持续作用于人体，使受术部位产生振动、抖动等运动的一类手法，称为振动类手法。本类手法主要包括抖法和振法。

（一）抖法

用双手或单手握住受术者肢体远端，用力做缓缓的连续不断的小幅度的上下抖动，称为抖法。

【操作方法】

1. 抖上肢法：受术者取坐位或站立位，肩臂部放松。术者站在其前外侧，取马步势，身体略为前倾。沉肩，垂肘，肘关节屈曲约130°，腕部自然伸直，术者用双手握住受术者腕部，慢慢将被抖动的上肢向前外方抬起至60°左右，然后两前臂微用力做连续的小幅度的上下抖动，使抖动所产生的抖动波似波浪般地传递到肩部（图8－21）。

2. 抖下肢法：受术者仰卧位，下肢放松。术者站立于其足端侧，准备姿势同抖上肢，用双手分别握住受术者两足踝部，将两下肢抬起，离开床面约30cm左右，然后上臂、前臂部同时施力，做连续的上下抖动，使其下肢及髋部有舒松感。两下肢可同时操作，亦可单侧操作（图8－22）。

【注意事项】

1. 抖法操作时，应嘱受术者放松患肢，操作者不可屏气，抖动的幅度要由小缓慢增大，频率要快，抖动所产生的抖动波应从肢体远端传向近端。

2. 患者肩、肘、腕关节有习惯性脱位者禁用此法。

【临床应用】

本法适用于四肢、腰部，以上肢最为常用。具有调和气血、舒筋活络、放松肌肉、滑利关节等作用。临床常作为肩周炎、颈椎病、髋部伤筋、腰椎间盘突出症等颈、肩、臂、腰、腿部疼痛性疾患的辅助治疗手法。

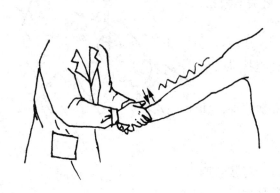

图 8 - 21　抖上肢法　　　　　　　　　图 8 - 22　抖下肢法

（二）振法

以掌或指为着力部，在人体某一部位或穴位上连续不断地振动，称为振法。

【操作方法】

沉肩，垂肘，肘关节微屈曲，腕部放松，以食、中指螺纹面或以掌面置于施术部位或穴位上，注意力集中于掌或指部，前臂腕屈肌群和腕伸肌群交替性静止性发力，产生快速而强烈的振动，使受术部位或穴位产生温热感或疏松感（图 8 - 23）。

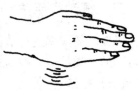

图 8 - 23　掌振法

【注意事项】

1. 操作时手掌或手指轻按于施术部位，注意力高度集中于手掌或指部，在意念和静止力的结合下，前臂伸、屈肌群同时对抗收缩形成振颤。不可生硬摆动，也不要向受术部位施压。

2. 操作中，术者其他部位要尽量放松，呼吸自然，不可屏气发力。

3. 振动的幅度要小，频率要快，振动时不可断断续续。

【临床应用】

指振法适用于全身各部穴位；掌振法多用于胸腹部。本法具有温中散寒、理气和中、消食导滞、调节胃肠蠕动、行气活血等作用。临床主要用于头痛、失眠、胃下垂、胃脘痛、咳嗽、气喘、月经不调等病证的治疗。

四、挤压类手法

用指、掌或肢体其他部位挤压患者体表或穴位，使之产生挤压感觉的一类手法，称为挤压类手法。本类手法包括按法、点法、捏法、拿法、踩跷法等。

（一）按法

以指或掌按压体表一定部位或穴位，逐渐用力，按而留之，称按法。

【操作方法】

1. 指按法：以拇指螺纹面着力于受术部位，余四指张开，置于相应部位以支撑助力，腕关节屈曲约 40°～60°。拇指主动用力，垂直向下按压。当按压力达到所需的力度后，要稍停片刻，即所谓的"按而留之"，然后松劲撤力，再重复按压，使按压动作既平稳又有节奏性（图8-24）。

2.掌按法：以单手或双手掌面置于施术部位。以肩关节为支点，利用身体上半部的重量，通过上臂、前臂至手掌部，垂直向下按压，用力原则同指按法（图8-25）。

【注意事项】

1.按压部位要准确，着力部紧贴体表。指按法接触面积小，刺激较强，常在按后施以揉法，有"按一揉三"之说。

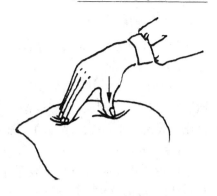

图8-24　指按法

2.不可突施暴力。不论指按法还是掌按法，其用力原则均是由轻而重，再由重而轻，按压到一定深度后，需在受术部位停留一定时间，结束时指、掌、肘应慢慢放松。

【临床应用】

指按法适用于全身各部，尤以经络、穴位常用；掌按法适用于背、腰、下肢后侧及胸、腹部。本法具有活血止痛、疏通经络、调节脏腑、开通闭塞、解痉散结、矫正畸形等作用。临床常用于头痛、腰背痛、下肢痛等各种痛证及软组织损伤等病证的治疗。

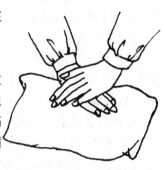

图8-25　掌按法

（二）点法

用指端或屈曲的指间关节部着力于施术部位，持续地进行点压，称为点法。

【操作方法】

1.拇指端点法：手握空拳，拇指伸直并紧靠于食指中节，以拇指端着力于施术部位或穴位上。前臂与拇指主动静止发力，进行持续点压（图8-26）。

2.屈食指点法：屈食指，其他手指相握，以食指第一指间关节突起部着力于施术部位或穴位上，拇指尺侧缘紧压食指指甲部以助力。前臂与食指主动静止发力，进行持续点压（图8-27）。

【注意事项】

1.点法操作时，用力方向宜与受力面垂直，点取部位、穴位要准确，用力平稳，由轻到重，以"得气"或病人能耐受为度，不可久点。点后宜加揉，以免造成局部软组织损伤。

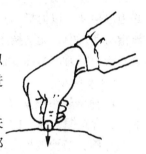

图8-26　拇指端点法

2.点法操作时，术者要呼吸自然，不可屏气发力。

3.对年老体弱、久病虚衰的患者要慎用点法，心功能较弱者忌用。

【临床应用】

本法从按法演变而来，它较之按法作用面小、刺激量大、感应强。适用于全身各部穴位。具有解痉止痛、开通闭塞、舒筋活络、补泻经气、调整脏腑功能等作用。临床主要应用于各种痛证的治疗。

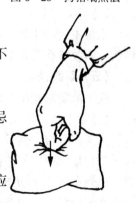

图8-27　屈食指点法

（三）捏法

用拇指和其余手指在施术部位做对称性的挤压，称为捏法。

【操作方法】

用拇指和食、中指指面或用拇指和其余四指指面夹住肢体或肌肤，相对用力挤压，随即放松，再用力挤压、放松，重复以上挤压、放松动作，并循序移动（图8－28）。

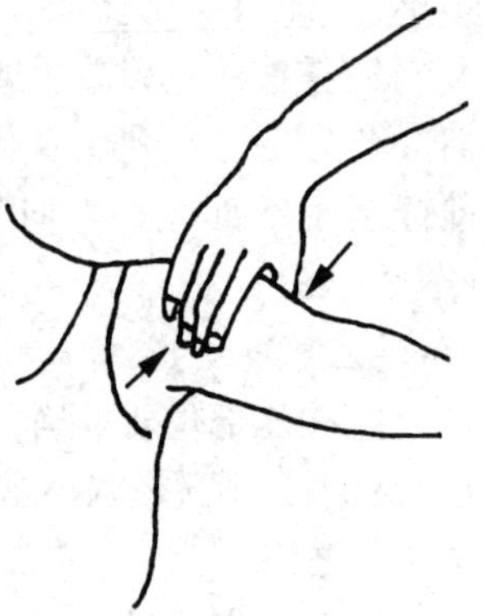

【注意事项】

1. 捏法操作时拇指与其余手指用力要对称，且要均匀而柔和，动作要连贯而有节奏性。

2. 尽量以拇指指腹接触被治疗部位，以增强柔和感。

3. 挤捏时沿肌纤维方向移动，一般由近端到远端。

图8－28　捏法

【临床应用】

本法主要适用于头、颈项、四肢部。具有舒筋通络、行气活血等作用。临床常用于疲劳性四肢酸痛、颈椎病等病证的治疗。

（四）拿法

用拇指和其余手指相对用力，有节律性地提捏或揉捏肌肤，称为拿法。

【操作方法】

以拇指与其余手指的指面相对用力，在腕关节与掌指关节的协调活动下，捏住施术部位肌肤并逐渐收紧挤压、提起，以拇指和其余手指的对合力进行轻重交替、连续不断、有节奏的提捏，并施以揉动。以拇指与食、中指指面为着力部的称三指拿法；以拇指与食、中、无名指指面为着力部的称四指拿法；以拇指与其余四指为着力部的称五指拿法（图8－29）。

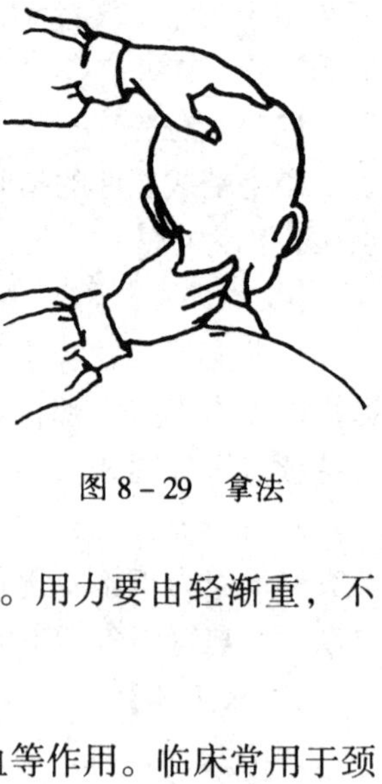

【注意事项】

1. 捏拿软组织宜多，捏提中宜含有揉动之力。拿法实为复合手法，含有捏、提、揉三种手法。

图8－29　拿法

2. 腕关节要放松，动作柔和而灵活，连绵不断，富有节奏性。用力要由轻渐重，不可突然用力。

【临床应用】

本法主要用于颈、肩、四肢及头部。具有舒筋通络、行气活血等作用。临床常用于颈椎病、四肢酸痛等病证的治疗。拿肩井也常作为推拿的结束手法。

（五）踩跷法

用足前掌踩踏施术部位，称踩跷法。

【操作方法】

患者俯卧位，胸部及大腿部各垫软枕3～4只，使其腹悬空，离床面10cm左右。术者双手攀住预先固定好的扶手，以调节踩跷的力量。然后双足前掌顺脊柱踩踏于受术者腰骶部，可做适当弹压动作，从而对治疗部位产生较重的压力刺激，常用的有腰部弹压踩跷法及外八字踩跷法（图8－30，8－31）。

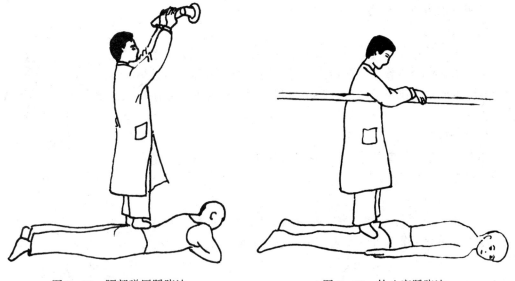

图 8 – 30　腰部弹压踩跷法　　　　　　　图 8 – 31　外八字踩跷法

【注意事项】

1. 弹压时，动作应连贯均匀，幅度由小到大，力量由轻到重，且足尖不得离开腰部形成弹跳。

2. 踩跷力量要控制好，凡体弱，有心、肝、肾疾患，骨质疏松及其他骨病者禁用。

3. 患者应张口随踩跷压力呼吸，以免引起迸伤。

【临床应用】

本法压力大，刺激强，主要适用于肩胛、背、腰骶及下肢后侧肌肉丰厚处，具有疏筋通络、行气活血、解痉止痛、理筋整复、松解粘连等作用，临床常用于腰肌劳损、强直性脊柱炎、腰椎间盘突出症等病证的治疗。

五、叩击类手法

用手掌、拳背、手指或特制的器械有节奏地叩击拍打体表，使机体产生振动感应的一类手法，称为叩击类手法。主要代表手法有拍法、击法。

（一）拍法

用虚掌有节奏地拍打体表，称拍法。

【操作方法】

术者五指并拢，掌指关节微屈，使掌心空虚。上肢放松，肘关节微屈，腕部放松，前臂主动运动，上下挥臂平稳而有节奏地用虚掌拍击施术部位，拍法可单手操作，亦可双手同时操作（图 8 – 32）。

【注意事项】

1. 拍打时要使掌、指周边同时接触施术部位，使掌内空气压缩而形成较清脆的震空声。

2. 腕关节要放松，上下挥臂时，力量通过放松的腕关节传递到掌部，使刚劲之力化为柔和之力。拍打后迅速提起，不要在拍打部位停顿，用力宜先轻后重。

3. 两手操作时，应有节奏地交替拍打。

【临床应用】

本法主要适用于肩背、腰骶及下肢部。具有消除疲劳、解痉止痛、活血通络等作用。临床上常用于治疗慢性劳损、急性扭伤、腰椎间盘突出症等病证。拍法也是常用的保健推拿手法之一。

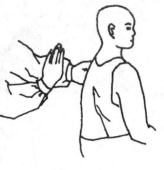

图 8-32 拍法

（二）击法

用拳背、掌根、掌侧小鱼际、指尖或桑枝棒击打体表一定部位，称为击法。

【操作方法】

1. 拳击法：手握空拳，肘关节屈曲，腕关节伸直，前臂主动施力，用拳背节律性地平击施术部位（图 8-33）。

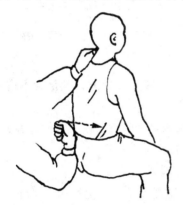

图 8-33 拳击法

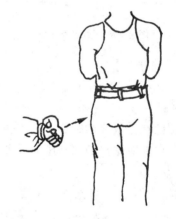

图 8-34 掌击法

2. 掌击法：手指自然松开，腕关节略背伸。前臂主动施力，用掌根节律性地击打施术部位（图 8-34）。

3. 侧击法：掌指部伸直，腕关节略背伸。前臂主动运动，用小鱼际部节律性地击打施术部位（图 8-35）。

4. 指尖击法：手指半屈，腕关节放松。前臂主动运动，以指端节律性地击打施术部位（图 8-36）。

5. 棒击法：手握桑枝一端，前臂主动运动，用棒体节律性地击打施术部位（图 8-37）。

【注意事项】

1. 击打时，力量由轻到重，适可而止，动作要连续而有节奏，快慢适中。

2. 击打时要有反弹感，当一触及受术部位后即迅速弹起，不可停顿或拖拉。

3. 棒击时，棒体与施术部位面接近平行，不宜形成角度。

4. 本法要根据病人体质、耐受力等具体情况审慎使用。对久病体虚、年老体弱者慎用。

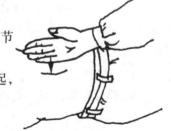

图 8-35 侧击法

【临床应用】

拳击法适用于腰骶部；掌击法适用于腰骶及下肢肌肉丰厚处；侧击法适于肩背、四肢部；指击法适用于头部；棒击法适用于背腰、下肢部。本法具有舒筋通络、调和气血、缓解痉挛、祛瘀止痛、兴奋元阳等作用。临床主要用于颈、腰椎疾患引起的肢体酸痛麻木、风湿痹痛、疲劳酸痛、肌肉萎缩等病证的治疗。击法也是自我保健推拿的常用手法之一。

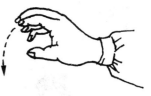

图 8 - 36 指尖击法

六、运动关节类手法

使关节做被动活动，在生理活动范围内进行屈伸、旋转、内收、外展等运动的一类手法，称为运动关节类手法。本类手法主要包括摇法、背法、扳法和拔伸法。

（一）摇法

使关节做被动的环转运动，称摇法。

【操作方法】

1. 颈项部摇法：受术者取坐位，颈项部放松。术者立于其背后或侧后方，以一手扶按其头顶后部，另一手托扶于下颌部，两手臂协调运动，缓缓地使头颈部按顺时针或逆时针方向进行环形摇转，可反复摇转数次（图 8 - 38）。

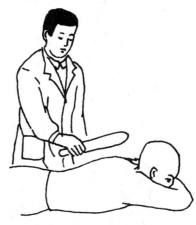

图 8 - 37 棒击法

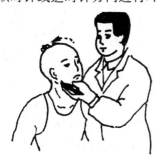
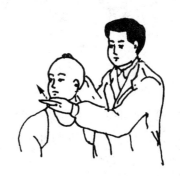

图 8 - 38 颈项部摇法

2. 肩部摇法

（1）握手摇肩法：受术者取坐位，肩关节放松，术者位于其侧方，两腿呈弓步，身体上半部略前倾，以一手扶住肩关节上部，另一手握住腕部，做肩关节顺时针或逆时针方向的环转摇动（图 8 - 39）。

（2）托肘摇肩法：准备姿势同上，一手扶住其肩关节上部，另一手托其肘部，使其前臂放在术者前臂上，做肩关节顺时针或逆时针方向的环转摇动（图 8 - 40）。

（3）大幅度摇肩法：两掌相合，夹持住受术者上肢的腕部，牵伸并抬高其上肢至其前外方约 45°时，将其上肢慢慢向前外上方托起。位于下方的一手逐渐翻掌，当上举至 160°时，即可虎口向下握住其腕部，另一手随其上举之势由腕部沿前臂滑移至肩关节上部。两手再协同用力，即按于肩部的一手将肩关节略向下按并固定之，握腕一手则略上提，使肩关节伸展。随即握腕一手握腕摇向后下方，经下方复于原位，此时扶按肩部的手已随势沿上臂、前臂滑落于腕部，呈动作初始时两掌夹持腕部状（图8-41）。

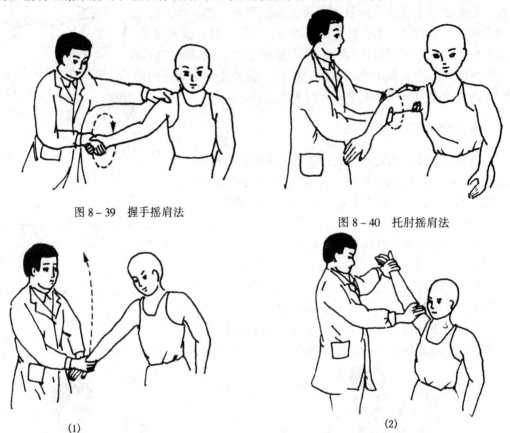

图8-39　握手摇肩法

图8-40　托肘摇肩法

（1）

（2）

图8-41　大幅度摇肩法

3. 腕关节摇法：受术者取坐位，掌心朝下。术者双手合握其掌，以两拇指扶按于腕背侧，余指端扣于大、小鱼际部，两手协同用力，做顺时针或逆时针方向摇转运动（图8-42）。

4. 腰部摇法

（1）仰卧位摇腰法：受术者仰卧位，两下肢并拢，屈髋屈膝。术者双手分按其两膝部，或一手按膝，另一手按于足踝部，协调用力，做顺时针或逆时针方向的摇转运动（图8-43）。

（2）俯卧位摇腰法：受术者俯卧位，两下肢伸直。术者一手按压其腰部，另一手臂托抱住双下肢膝关节上方，做顺时针或逆时针方向的摇转（图8-44）。

5. 髋关节摇法：受术者取仰卧位，一侧屈髋屈膝。术者一手按其膝部，另一手握其足踝部或足跟部，将其髋、膝屈曲的角度均调整到90°左右，然后两手协调用力，使髋关节做顺时针或逆时针方向的摇转运动（图8-45）。

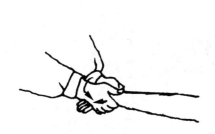

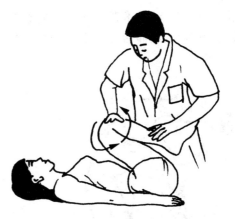

图 8 - 42　腕关节摇法　　　　　　　　　图 8 - 43　仰卧位摇腰法

6. 踝关节摇法：受术者仰卧位，下肢自然伸直。术者坐于其足端侧，用一手托住足跟，另一手握住足背部，在稍用力拔伸的情况下做环转摇动（图 8 - 46）。

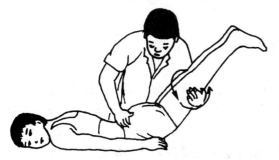

图 8 - 44　俯卧位摇腰法

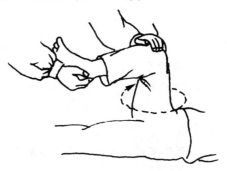

图 8 - 45　髋关节摇法

【注意事项】

1. 被摇关节要放松，力量应直接作用于被摇关节。

2. 摇转的幅度应在人体生理活动范围内，力量由轻到重，幅度由小到大，速度由慢到快，做到因势利导，适可而止，切忌使用暴力。

3. 对习惯性关节脱位及椎动脉型、交感神经型颈椎病、颈部外伤、颈椎骨折等病证禁用摇法。

【临床应用】

本法适用于全身各关节部。具有舒筋活血、松

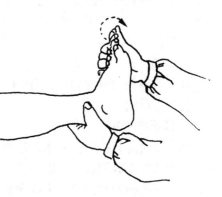

图 8 - 46　踝关节摇法

解粘连、滑利关节等作用，临床主要适用于各种软组织损伤及运动功能障碍等病证的治疗。摇法也是保健推拿的常用手法之一。

（二）背法

将受术者背起以牵伸腰脊柱，称为背法。

【操作方法】

术者与受术者背靠背站立，两足分开，与肩同宽。术者用两肘挽住受术者两肘部，屈

膝、弯腰、挺臀，将受术者反背起，使其双足离地悬空，术者在嘱其全身放松的情况下，通过膝关节连续的屈伸活动，并在伸膝时运用臀部着力颤动受术者腰部，使其腰部脊柱得以牵引（图8－47）。

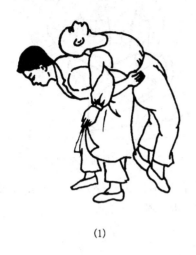　　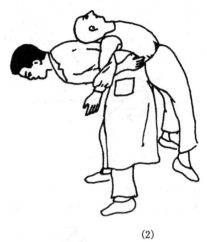

（1）　　　　　　　　　　　　　　　　　　（2）

图8－47　背法

【注意事项】

1. 将受术者背起时，应嘱其身体放松，自然呼吸，头宜后仰，紧靠在术者背部。

2. 术者臀部颤动时要和两膝关节的屈伸活动协调一致，颤动要有节律，幅度不宜过大，频率不宜过快。

3. 年老体弱或有较严重的骨质增生、骨质疏松及其他骨病者禁用背法。

【临床应用】

本法主要适用于腰脊柱。具有缓解腰背疼挛、牵引椎间隙、松解粘连、矫正脊柱后凸畸形、整复关节等作用。临床主要用于腰部扭挫伤、慢性腰肌劳损、腰椎间盘突出症等病证的治疗。

（三）扳法

使关节做被动的扳动，称为扳法。

【操作方法】

1. 颈项部扳法

（1）颈项部斜扳法：受术者取坐位，颈项部放松，头颈略前倾。术者位于其侧后方，以一手扶头顶后部，另一手扶托其下颌部。两手协同动作使其头部向侧方旋转，当旋转至最大限度时，做一突发性的、有控制的、增大幅度的快速扳动，常可听到"喀"的弹响声，之后可按同法向另一侧方向扳动（图8－48）。

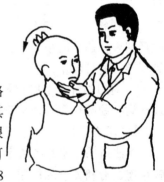

图8－48　颈项部斜扳法

（2）颈项部旋转定位扳法：受术者坐于低凳上，颈微屈。术者位于其侧后方。以一手拇指顶按其病变颈椎棘突，另一手以肘弯部托住其下颌。肘臂部协调用力，缓慢地将颈椎向上拔伸，同时使头部向患侧旋转，当旋转到最大限度的位置时，随即做一突然的、稍大幅度的快速扳动，而顶住棘突的拇指亦同时施力推按。此时常

可听到"喀喀"响声，拇指下亦有棘突跳动感，表明手法复位成功
（图8－49）。

2．胸背部扳法

（1）扩胸牵引扳法：受术者取坐位，两手十指交叉扣住并抱于枕
后部。术者位于其后方，以一侧膝关节抵住其背部病变处，两手分别
握扶住两肘部。嘱受术者做前俯后仰运动，并配合深呼吸，即前俯时
呼气，后仰时吸气。如此活动数遍，待患者身体后仰至最大限度时，
术者将其肘部向后方突然拉动，与此同时膝部向前顶抵，常可听到
"喀"的弹响声（图8－50）。

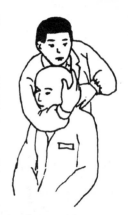

图8－49　颈项部旋转定位扳法

（2）胸椎对抗复位法：受术者取坐位，两手交叉扣住并抱于枕后
部。术者位其后方，两手臂自其两腋下伸入，并握住其两前臂下段，
一侧膝部顶压住病变胸椎处。握住前臂的两手用力下压，而两前臂则
用力上抬，将其脊柱向上向后牵引，顶压患椎的膝部也同时向前向下用力，与前臂的上抬
形成对抗牵引。持续牵引片刻后，两手、两臂与膝部协同用力，做一突发性的、有控制的
快速振动，常可听到"喀喀"的弹响声（图8－51）。

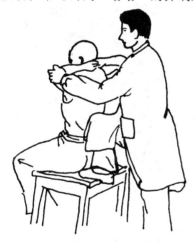

图8－50　扩胸牵引扳法

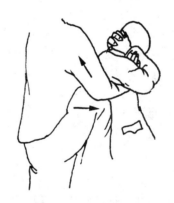

图8－51　胸椎对抗复位法

3．腰部扳法

（1）腰部斜扳法：受术者取侧卧位。患侧下肢在上、屈曲，健侧下肢在下、自然伸
直。术者面向其站立，以一肘或手抵住其肩部前推，另一肘或手向内按压于臀部。两肘或
两手协调施力，先做数次腰部小幅度的扭转活动，即按于肩部的肘或手同按于臀部的另一
肘或手同时施用较小的力使肩部向前下方、臀部向后下方按压，压后即松，使腰部形成连
续的小幅度扭转而放松。待腰部完全放松后，再使腰部扭转至有明显阻力时，略停片刻，
然后做一个突然的、增大幅度的快速扳动，常听到"喀喀"的弹响声（图8－52）。

（2）腰椎旋转复位法：受术者取坐位，腰部放松，两臂自然下垂。以右侧病变向右侧
旋转扳动为例，助手位于受术者左前方，用两下肢夹住其左小腿部，双手按压于左下肢股
上部，以确定其坐位情况下身体下半部姿势的固定。术者位于受术者后侧右方，以左手拇
指端或螺纹面顶按于腰椎偏歪的棘突侧方，右手臂从其右腋下穿过并以右掌按于颈后项部。

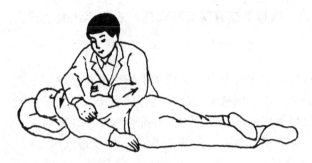

图 8 - 52　腰部斜扳法

右掌缓慢下压，并嘱患者做腰部前屈配合，至术者左拇指下感到棘突活动、棘突间隙张开时则其腰椎前屈活动停止，保持这一前屈幅度。然后右侧手臂缓慢施力，左拇指顶按住腰椎偏歪的棘突为支点，使其腰部向右屈至一定幅度后，再使其腰部向右旋转至最大限度，略停片刻后，右掌下压其项部，右肘上抬，左手拇指则同时用力向对侧顶推偏歪的棘突，两手协调用力，做一增大幅度的快速扳动，常可听到"喀"的弹响声（图 8 - 53）。

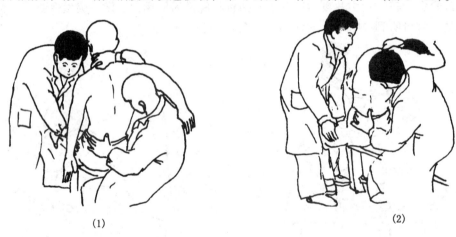

　　　　　　　　　（1）　　　　　　　　　　　　　　　　　　　（2）

图 8 - 53　腰椎旋转复位法

　　（3）直腰旋转扳法：受术者取坐位，两下肢分开，与肩同宽，腰部放松。以向右侧旋转扳动为例，术者以两下肢夹住患者的左小腿部及股部以固定其体位。左手抵住其左肩后部，右臂从其右腋下伸入并以右手抵住肩前部。然后两手协调用力，以左手前推其左肩后部，右手向后拉其右肩，且右臂部同时施以上提之力，如此则使其腰部向右旋转。至最大限度时，做一突然的、增大幅度的快速扳动，常可听到"喀"的弹响声（图 8 - 54）。

　　（4）腰部后伸扳法：受术者取俯卧位，两下肢并拢。术者一手按压于腰部，另一手臂托抱住其两下肢膝关节上方并缓缓上抬，使其腰部后伸。当后伸至最大限度时，两手协调用力，做一增大幅度的下按腰部与上抬下肢的相反方向的用力扳动（图 8 - 55）。

　　4. 肩关节扳法

　　（1）肩关节前屈扳法：受术者取坐位，患侧肩关节前屈 30°～50°。术者半蹲于患肩前外侧，以两手自前、后方向将其患肩锁紧、扣住，患侧上臂置于术者内侧的前臂上。手臂部协调用力，将其患臂缓缓上抬至肩关节前屈至最大限度时，做增大幅度的快速扳动。

　　（2）肩关节外展扳法：受术者取坐位，患侧手臂外展 45°左右。术者半蹲于其患肩的外侧，将患侧上臂的肘关节上部置于术者一侧肩上，以两手从前、后方向将患肩扣住、锁紧。然后术者缓缓立起，使其肩关节外展，至有阻力时，略停片刻，然后双手与肩部协同施力，做一肩关节外展位增大幅度的快速扳动，如粘连得到分解，可听到"嘶嘶"声或"格格"声（图 8－56）。

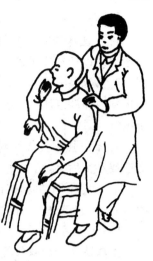

（3）肩关节内收扳法：受术者取坐位，患侧上肢屈肘置于胸前，手搭扶于对侧肩部。术者立于其身体后侧，以一手扶按于患侧肩部以起固定作用，另一手托握其肘部并缓慢向对侧胸前上托，至最大限度时，做一增大幅度的快速扳动（图 8－57）。

（4）肩关节旋内扳法：受术者取坐位，患侧上肢的手与前臂置于腰部后侧。术者立于患侧的侧后方，以一手扶按患侧肩部以起固定作用，另一手握住受术者腕部将患肢小臂沿其腰背部上抬，以使其肩关节逐渐内旋，至最大限度时，做较快速的、有控制的上抬其小臂动作，以使其肩关节旋转至极限。如有粘连分解时，可听到"嘶嘶"声（图 8－58）。

图 8－54 直腰旋转扳法

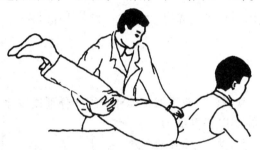

图 8－55 腰部后伸扳法

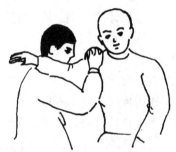

图 8－56 肩关节外展扳法

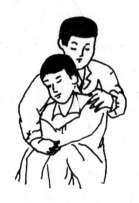

图 8－57 肩关节内收扳法

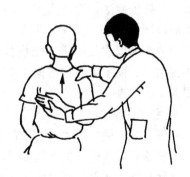

图 8－58 肩关节旋内扳法

（5）肩关节上举扳法：受术者取坐位，两臂自然下垂。术者立于其身体后方。以一手托握住患肩侧上臂下段，并从自然屈位或外展位缓缓向上抬起，至 120°～140°时，以另一手握住其前臂近腕关节处。两手协调施力，向上逐渐拔伸牵引，至最大限度时，做一快速的、有控制的向上拉扳（图 8－59）。

【注意事项】

1. 扳法操作时，要因势利导，不可逾越各关节正常生理活动范围。更不可使用暴力及蛮力，以免造成不良后果。

2. 扳法操作要分阶段进行。第一步是使关节放松；第二步是将关节极度地伸展或屈曲、旋转，在保持这一位置的基础上，再实施第三步扳法。

3. 不可强求关节弹响，若反复扳动，易使关节紧张度增大，有可能造成不良后果。

4. 诊断不明的脊柱外伤及老年人伴有较严重的骨质增生、骨质疏松以及骨关节结核、骨肿瘤者禁用扳法。

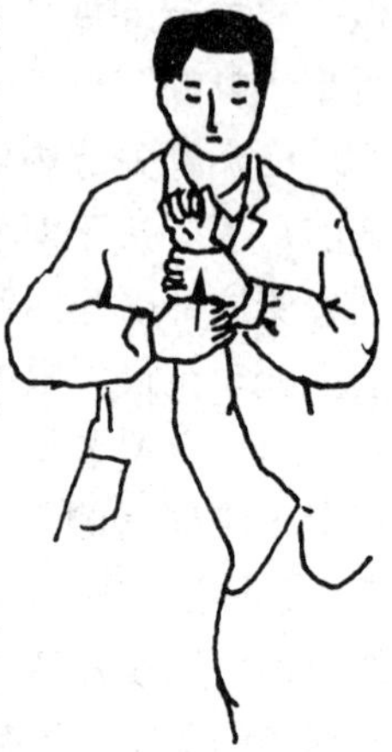

【临床应用】

本法适用于全身各关节部。具有舒筋通络、理筋整复、松解粘连、滑利关节等作用。临床常用于颈椎病、落枕、肩周炎、腰椎间盘突出症、脊椎小关节紊乱等病证的治疗。

（四）拔伸法

图 8－59
肩关节上举扳法

固定关节或肢体的一端，牵拉另一端，应用对抗的力量使关节或半关节得到伸展，称为拔伸法。

【操作方法】

1. 颈椎拔伸法

（1）掌托拔伸法：受术者取坐位，术者站于其后，以双手拇指端和螺纹面分别顶按住其两侧枕骨下方风池穴处，两掌分置于两侧下颌部以托夹助力。然后掌指及臂部同时协调用力，拇指上顶，双掌上托，缓慢地向上拔伸 1～2 分钟，以使颈椎在较短时间内得到持续牵引（图8－60）。

（2）肘托拔伸法：受术者取坐位，术者站于其后方。一手扶其枕后以固定助力，另一上肢的肘弯部托住其下颌部，手掌侧扶住对侧颜面以加强固定。托住其下颌部的肘臂与扶枕后部的手协调用力，向上缓慢地拔伸 1～2 分钟，以使颈椎在较短时间内得到持续的牵引。

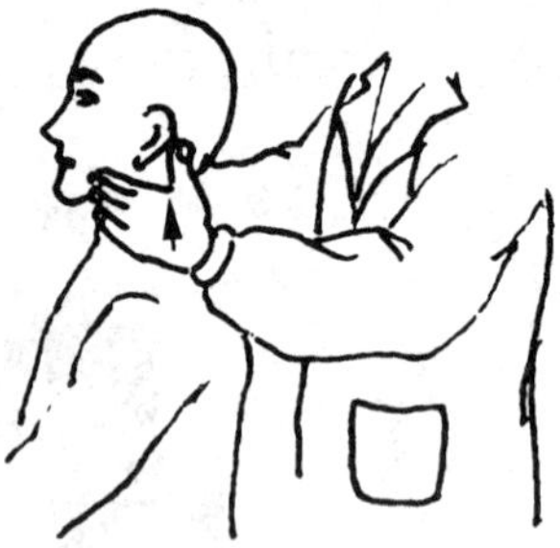

图 8－60　掌托拔伸法

2. 肩关节拔伸法

（1）肩关节上举拔伸法：受术者坐低凳，术者立于其身体后方，一手托握患肩侧上臂下段，并自前屈位或外展位将其手臂缓慢抬起，另一手握住其前臂近腕关节处，同时握上臂的手上移其下。两手协调用力，向上缓慢拔伸，至阻力位时，以钝力持续进行牵引。

（2）肩关节对抗拔伸法：受术者取坐位，术者立于其患侧，以两手分别握住其腕部和肘部，于肩关节外展位逐渐用力牵拉，同时嘱患者身体向另一侧倾斜，或有助力协调固定其身体上半部，与牵拉之力相对抗（图8－61）。

3. 腕关节拔伸法

受术者取坐位，术者立于其患侧，一手握住其前臂下端，另一手握住其手掌部，双手同时向相反方向用力，缓慢地进行拔伸（图8－62）。

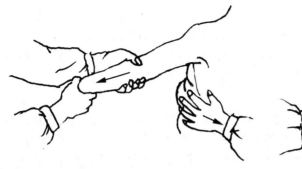

图 8 - 61　肩关节对抗拔伸法　　　　　　图 8 - 62　腕关节拔伸法

4. 指间关节拔伸法

术者以一手握住患者腕部，另一手捏住患指末
节，两手同时用力，进行相反方向的拔伸（图 8 -
63）。

5. 腰部拔伸法

受术者俯卧，以手抓住床头，术者立于其足端
侧，两手分别握住其踝部，向下逐渐用力牵引。

6. 踝关节拔伸法

患者仰卧位。术者以一手握住其患侧的小腿下

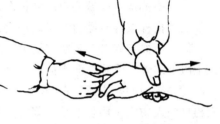

图 8 - 63　指间关节拔伸法

段，另一手握住其足掌前部。两手协同用力，向相反方向牵拉拔伸。在牵拉拔伸过程中，
可配合进行踝关节的屈伸活动。

【注意事项】

1. 拔伸力量应由小到大，不可用突发性的猛力牵拉。

2. 拔伸动作要稳而缓，用力要均匀而持续。

3. 拔伸力量和方向以患者的关节生理活动范围或耐受程度而定。

【临床应用】

本法主要适用于全身各关节部，具有舒筋活血、理筋整复、松解粘连、滑利关节等作
用。主要用于软组织损伤和关节脱位等病证的治疗。

七、推拿手法练习

推拿手法要掌握熟练的技巧和具有持续的力量，必须进行认真刻苦的练习和一定时期
的临床实践。尤其对某些比较复杂、难度较高的手法，如一指禅推法、滚法等，更要经过
长期反复的练习才能娴熟。推拿手法练习的内容主要是动作技巧及指力、腕力、臂力的锻
炼，而重点在于动作技巧的锻炼，所以在进入临床前，应进行有计划的操作训练。常规的
操作训练分两个阶段。第一阶段可在沙袋上训练，第二阶段在人体上操作练习。

（一）沙袋上练习

备布袋一只，长约 26cm，宽 16cm。内装黄沙或大米（掺入一部分碎海绵更佳，使其
具有弹性）将袋口缝合，外套一干净布袋。开始练习时沙袋可扎得紧些，以后逐渐放松。
根据各手法的动作要领及难度，重点练习一指禅推法、滚法和揉法、摩法等，通过练习，

重点掌握主要手法的动作技巧和灵活度，同时亦可增长指力和腕力。练习姿势可采取坐势或站势，坐势练习的手法有一指禅推法、揉法和摩法，站势练习的手法主要是㨰法。㨰法练习时，要求左、右手交替进行，熟练程度等同才能适应临床的需要。经过一段时间的练习，在基本掌握这些手法的动作要领的基础上，才能转入人体上操作练习。

（二）人体上练习

人体练习的目的是为临床应用打好基础，因此必须尽可能结合临床治疗的一般操作常规，分部位进行。人体操作练习时不但要注意单手法的操作和进行双手协调动作的练习，而且要练习各种手法的配合应用，同时根据人体的形态、结构、关节活动功能等，在施术手法时结合肢体的被动运动。下面分别介绍人体各部的操作练习方法。

1. 头面部

（1）一指禅推法（受术者取卧位或坐位）

①一指禅螺纹或偏峰自印堂推向神庭穴，来回 3 遍。

②一指禅偏峰自攒竹穴经阳白穴再至太阳穴向上至头维穴，来回操作 3 遍，左右同。

③一指禅指峰自左睛明穴沿上眼眶向外，随后沿下眼眶向内至目内眦推向右睛明穴，按上眼眶向外、下眼眶向内的顺序呈"∞"字形环转 3 遍。

④一指禅偏峰或螺纹自睛明穴推至迎香穴，随后经地仓穴向上到下关穴，向下至颊车穴再推向人中穴，环唇推至承浆穴，左右同。

⑤一指禅偏峰或指峰推百会穴，要求吸定，防止滑移。

（2）拿五经（受术者取坐位）　五指拿头顶督脉和两旁太阳、少阳经，谓之拿五经，自前发际经头顶向后至枕部，止于两侧风池穴。

（3）扫散法（受术者取坐位）　用大拇指或其他四指的指峰或偏峰自太阳穴经头维、耳后高骨向后推至风池穴，左、右各 4~6 遍。

（4）掌抹法（受术者取坐位）　用大鱼际外侧端按住前额，随后分向两旁，经阳白、太阳穴，耳上至风池穴。

2. 项背部

（1）一指禅推法（受术者取坐势）

①自枕骨下经风府至大椎穴，往返操作 3~5 遍。

②两手偏峰吸定两风池穴，以蝴蝶双飞势自风池经天柱至大杼穴，往返操作了 3~5 遍。

（2）直推法（受术者取坐势）　推左侧桥弓穴，必须右手操作，四指按住颈项部，以拇指偏峰自翳风穴单向直推至缺盆穴 10~20 次。推右侧桥弓穴时左手操作，方法相同。

（3）㨰法（受术者取坐势）　自枕骨下经风府－大椎－肩中俞－肩外俞。在㨰法操作的同时，配合颈部前屈、后伸、左右旋转和侧屈的被动运动。

（4）拿法（受术者取坐势）

①单手拿双侧风池穴，反复操作 5~10 次。

②拿两侧肩井穴，反复操作 8~10 次。

（5）按法（受术者取坐势）　用拇指螺纹部按风池、肩中俞、肩外俞、天宗穴。

（6）摇法（受术者取坐势）　一手扶住头后枕部，一手托住下颌，颈椎取中立位摇动，左、右各被动环旋活动 3 次。

（7）扳法（受术者取坐势，颈前屈位）　一手拇指抵住侧凸的颈椎棘突，一手抱头作旋转复位法。

3.胸腹部

（1）一指禅推法（受术者取仰卧势）　用偏峰或螺纹推胸部膻中、乳根穴及腹部的上脘、中脘、天枢、气海穴。

（2）擦法（受术者取坐势）　用全掌自锁骨下横擦，逐渐下降至膻中、两乳根、鸠尾穴。自上而下，左右各3～5遍。

（3）搓法（受术者取坐势）用四指指面及掌部挟住两胁部搓动，自上而下反复操作3～5遍。

（4）摩法（受术者取仰卧势）

①用食、中、环三指摩膻中穴。

②用全掌环转摩腹部（顺、逆时针方向均要练习）。

（5）揉法（受术者取仰卧势）　用中指指面揉天突、膻中、中脘、神阙穴，各50～300次。

（6）按法（受术者取仰卧势）　用拇指指尖或螺纹按中脘、气海，并按揉足三里穴，以得气为佳。

4.肩及上肢部

（1）一指禅推法（受术者取坐势）

①从肩髃－肩内陵－臂臑－曲池－手三里穴来回操作3～5遍。

②自肩井－肩髎－肩贞－天宗穴来回操作3～5遍。

（2）㨰法（受术者取坐势或卧势均可）

①㨰肩关节前缘，配合肩关节内旋、外旋及外展的被动运动。

②㨰肩关节外缘，配合肩关节内旋后伸的被动运动。

③㨰肩关节后缘，配合肩关节内收及前上举的被动运动。

④㨰肘关节、前臂、腕关节及掌指关节，配合相应的关节被动运动。

（3）按法（受术者取坐势）　以拇指螺纹面按肩内陵、肩髃、肩贞、天宗、臂臑、曲池穴，以得气为佳。

（4）拿法（受术者取坐势）　拿肩关节及曲池、合谷、极泉、少海等穴。

（5）摇法（受术者取坐势）

①一手扶肩，一手托住肘臂部摇肩关节，顺逆往返各操作3～5次。

②大幅度摇肩关节，顺逆往返各操作3～5次。

（6）搓法（受术者取坐势）　两掌夹住肩关节，徐徐向下经手臂至腕部搓动。

（7）抖法（受术者取坐势）　两手握住腕掌部缓缓抖动，自腕至肘至肩部。

（8）擦法（受术者取坐势）　裸露肩部、肘部、臂部、腕部及指掌部，用大鱼际擦法，以透热为度。

5.腰及下肢部

（1）㨰法（受术者取卧势）

①㨰腰背两侧骶棘肌、腰骶部，上下往返操作4～6次，配合腰及髋关节后伸的被动运动。

②自臀部至大腿后侧、腘窝、腓肠肌、跟腱，来回操作 3~5 遍，左右同。

③自腹股沟下缘至大腿前侧、膝前部、小腿外侧、足背部，来回操作 3~5 遍，左右相同。

④自腹股沟下缘至大腿内侧、膝内侧，来回操作 3~5 遍，左右同。

⑤自居髎至大腿外侧、小腿外侧，操作 3~5 遍，左右相同。

（2）按法（受术者取俯卧或仰卧势）　按腰背部俞穴（脾俞、胃俞、肾俞、大肠俞）、上髎、次髎、环跳、殷门、委中、承山、昆仑、太溪、丘墟、商丘、足三里穴。

（3）擦法（受术者取坐势）

①横擦肩背逐渐下降至腰骶部，反复操作数遍。

②直擦脊柱及两侧骶棘肌，以透热为度。

③膝关节内、外侧（受术者取仰卧势），反复操作数次，以透热为度。

④踝关节内、外侧（受术者取仰卧势），往返操作数遍，以透热为度。

（4）摇法（受术者取仰卧势）

①摇髋关节数次。

②摇踝关节数次。

（5）扳法

①腰部斜扳法（受术者取侧卧势），左、右各 1~2 次。

②腰椎旋转扳法（受术者取坐势），左、右操作各 1~2 次。

第二节　小儿推拿手法

小儿推拿基本手法与某些成人推拿手法在名称、操作方法、注意事项等方面并无严格的区分，如揉法、掐法、捏脊法等，只是在手法运用时，其刺激强度、节律、速率等方面存在差异。同时，由于小儿生理病理特点的特殊性，决定其手法除要遵循成人推拿手法的基本要求外，尤其必须做到轻快柔和、平稳着实。小儿推拿手法与成人推拿手法的最大区别在于复式操作法。复式操作法是一种组合式手法，它既有专用名称，又有规定的操作部位、顺序及操作方法，还有特定的主治作用，为小儿推拿所特有。

由于小儿肌肤柔弱，当进行手法操作时必须配合适当的介质，一般四季常用的介质有滑石粉、水、麻油、酒精等。也可根据病情不同，选用不同介质，如寒证可用葱、姜捣汁，蘸其汁进行推拿；热证可用蛋清加麻油及雄黄进行推拿；虚证可用吴茱萸汤汁等。

一、小儿推拿基本手法

小儿推拿手法的种类较少，清·张振鋆在《厘正按摩要术》中首次将"按、摩、掐、揉、推、运、搓、摇"总结为小儿推拿八法。随着小儿推拿的发展，许多成人推拿手法也变化运用到小儿推拿疗法中来，成为小儿推拿的常用手法。本节主要介绍推、揉、按、摩、掐、捏、运、拿、搓、捻、摇法等 11 种常用手法。

（一）推法

以拇指或食、中指的螺纹面着力，附着在患儿体表一定的穴位或部位上，做单方向的直线或环旋移动，称为推法。

【操作方法】

1. 直推法：术者以一手握持患儿肢体，使施术部位或穴位固定向上；另一手拇指自然伸直，以螺纹面或其桡侧缘着力，或食、中指伸直，以螺纹面着力，通过腕、指部发力，带动术者着力部分做单方向的直线推动。频率约每分钟 220～280 次左右（图 8-64）。

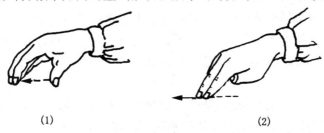

(1)   (2)

图 8-64 直推法

2. 旋推法：准备式同直推法，术者以拇指螺纹面着力于一定的穴位上，拇指主动运动，带动着力部分作顺时针方向的环旋移动，频率约每分钟 160～200 次（图 8-65）。

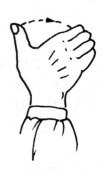

3. 分推法：术者以双手拇指螺纹面或其桡侧缘着力，通过腕部或前臂发力，带动着力部分自穴位或部位的中间同时向两旁作直线或弧线推动。一般可连续分推 20～50 次左右（图 8-66）。

图 8-65
旋推法

【注意事项】

1. 直推法：拇指着力直推时，主要通过腕部带动拇指做主动的内收和外展活动；食、中指着力直推时，主要通过腕部带动肘部作适当的屈伸活动。操作时，动作要轻快连续，一拂而过，如帚拂尘状。操作时必须直线行进，不可歪斜。

2. 旋推法：主要通过拇指做小幅度的旋转推动。动作要轻快连续，犹如用拇指做摩法，仅在皮肤表面推动，不得带动皮下组织。要求动作协调，均匀柔和，速度较直推法稍缓慢。

3. 分推法：操作时主要通过肘关节的屈伸活动带动指、掌着力部分做横向直线分推；或通过腕部和拇指掌指关节的内收、外展活动带动拇指着力部做弧线分推。要求双手用力均匀，动作柔和而协调，节奏轻快而平稳。

4. 一般需辅以润滑剂，不可推破皮肤，儿童可用凉水、稀释酒精或滑石粉。注意掌握手法的方向、轻重、快慢，以求发挥手法的补泻作用，达到预期的疗效。

【临床运用】

推法是小儿推拿的主要手法。其中直推法适用于小儿推拿特定穴中的线状穴位或五经穴，多用于头面、四肢、脊柱部；旋推法主要用于五经穴及面部穴位；分推法运用于头面、胸腹、腕掌部等。本法的功能特点是"推以通之"，即开通关窍、疏通经络、祛除邪气、调节脏腑。临床适用于各种小儿常见病证的治疗。

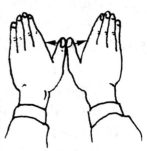

图 8-66 分推法

（二）揉法

以指端或螺纹面、大鱼际、掌根着力，吸定于一定的治疗部位或穴位上，作轻柔和缓的环旋运动，并带动该处的皮下组织一起揉动，称为揉法。

【操作方法】

小儿揉法有别于成人，以指端揉法运用最多。根据其操作形式不同，可分为拇指揉法、中指揉法、食中指揉法及食中无名指揉法，其基本操作方法如下：以拇指或中指的指面、或食、中、无名指指面着力，吸定于治疗部位或穴位上，做轻柔和缓的小幅度、顺时针方向的环旋揉动，带动该处的皮下组织一起揉动。

【注意事项】

1. 揉法在操作时，着力部分不能与患儿皮肤发生摩擦运动，也不能用力下压。

2. 揉法的动作与摩法颇为相似，需注意区别，揉法着力相对较重，操作时要吸定治疗部位或穴位，并带动该处的皮下组织一起揉动；而摩法着力相对较轻，操作时仅在体表抚摩，不带动该处的皮下组织。

【临床运用】

拇指与中指揉法适用于全身各部位或穴位，食中指揉法适用于肺俞、脾俞、胃俞、肾俞、天枢等穴位，三指揉法适用于胸锁乳突肌及脐、双侧天枢穴。揉法的功能特点是"揉以散之"，即具有理气导滞、活血化瘀、消肿止痛等功能，多用于胸胁腹部胀满疼痛、食积、呕吐、泄泻、痢疾、发热、便秘甚至昏迷、惊风等病证的治疗。

（三）按法

以拇指或中指的指端或螺纹面或掌面（掌根）着力，吸定在一定的穴位或部位上，逐渐用力向下按压，按而留之，称为按法。

【操作方法】

1. 指按法：分为拇指按法和中指按法。

（1）拇指按法：拇指伸直，其余四指握空拳，食指中节桡侧轻贴拇指指间关节掌侧，起支持作用，以协同助力。用拇指螺纹面或指端着力，吸定在患儿治疗穴位上，垂直用力向下按压，持续一定的时间，按而留之，然后放松，再逐渐用力向下按压，如此一压一放反复操作。

（2）中指按法：中指指间关节、掌指关节略屈，稍悬腕，用中指指端或螺纹面着力，吸定在患儿需要治疗的穴位上，垂直用力向下按压。余同拇指按法。

2. 掌按法：腕关节背伸，五指放松伸直，用掌面或掌根着力，吸定在患儿需要治疗的部位上，垂直用力向下按压，并持续一定时间，按而留之。余同拇指按法。

【注意事项】

1. 操作时，按压的力量要由轻到重，切忌用迅猛的暴力，以免造成组织损伤。

2. 按法结束时，不宜突然撤力，而应逐渐减轻按压的力量。

【临床运用】

指按法适用于全身各部的经络和穴位。掌按法适用于面积大而又较为平坦的部位，如胸腹部、腰背部等。按法的功能特点是"按以止之"，即有止痛、止呕吐、止咳嗽、止泻等功能。本法在小儿推拿临床中单独应用较少，往往与揉法组成复合手法。

（四）摩法

用食、中、无名、小指的指面或掌面着力，附着在患儿体表一定的部位或穴位上，作环形而有节律的抚摩运动，称为摩法。

【操作方法】

1. 指摩法：食、中、无名、小指四指并拢，指掌关节自然伸直，腕部微悬屈，以指面着力，附着在患儿体表一定的部位或穴位上，前臂主动运动，通过腕关节做顺时针或逆时针方向的环形摩动。

2. 掌摩法：指掌自然伸直，腕关节微背伸，用掌面着力，附着在患儿体表一定部位上，腕关节放松，前臂主动运动，通过腕关节连同着力部分做顺时针或逆时针方向的环形摩动。

【注意事项】

同成人推拿手法中的摩法。但要注意小儿推拿摩法更强调轻巧、快捷，每分钟约120～150次。

【临床运用】

指摩法和掌摩法主要适用于胸腹部。摩法的功能特点是"摩以解之"，即疏通气机、缓解疼痛、消食导滞。临床多用于气滞、食积、腹痛等消化系统病证的治疗。

（五）掐法

以拇指爪甲切掐患儿的穴位或部位，称为掐法。又称"切法"、"爪法"、"指针法"。

【操作方法】

术者手握空拳，拇指伸直，指腹紧贴在食指中节桡侧缘，以拇指端着力，吸定在患儿的穴位或部位上，逐渐用力进行切掐。

【注意事项】

掐法是强刺激手法之一，不宜反复长时间应用，更不能掐破皮肤。掐后常继用揉法，以缓和刺激，减轻局部的疼痛和不适感。

【临床运用】

本法适用于头面部和手足部的穴位。其功能特点是掐以醒之，即强心醒神。常用于高热、昏迷、抽搐等病证的治疗。

（六）捏法

以拇指与食、中两指或拇指与四指的指面对称性地夹持住患儿的肌肤或肢体，相对用力挤压并一紧一松逐渐移动者，称为捏法。

【操作方法】

1. 患儿俯卧，被捏部位裸露，术者双手呈半握拳状，拳心向下，拳眼相对，用两拇指指面吸定并顶住患儿龟尾穴两旁的肌肤，食、中指的指面前按，拇、食、中三指同时用力将该处的皮肤夹持住并稍提起，然后双手交替用力，自下而上，一紧一松地挤压，并同时向前移动至大椎穴处（图8－67）。

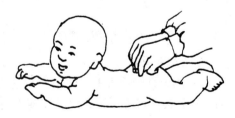

图8－67　捏脊法（1）

2. 患儿俯坐位或俯卧位，被捏部位裸露，术者双手呈半握拳状，拳心相对，拳眼向上，食指半屈曲，用其中节的桡侧缘吸定并顶住患儿龟尾穴两旁的肌肤，拇指端前按，拇指、食指同时用力将该处的皮肤夹持住并稍提起，然后双手交替用力，自下而上，一紧一松地挤压，并同时向前移动至大椎穴处（图 8 - 68）。

【注意事项】

1. 捏时要用指面着力，不能以指端着力挤压，更不能将肌肤拧转，或用指甲掐压肌肤，否则容易产生疼痛。

2. 捏拿肌肤不可过度，以防动作呆滞而不易向前推进，过少则易滑脱。用力过重也易导致疼痛，过轻又不易得气。

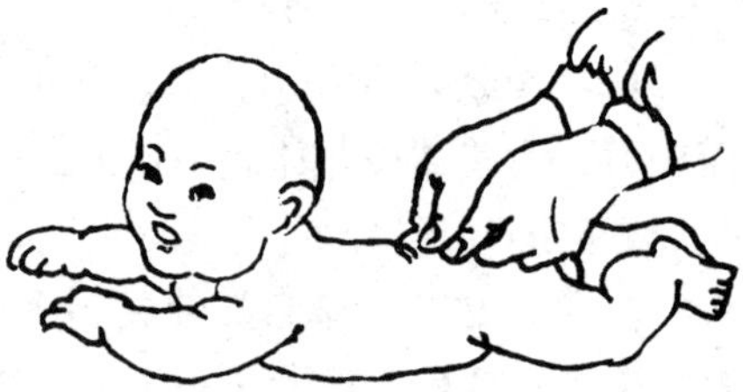

3. 挤压向前推进移动时需走直线，不可歪斜。

4. 捏法靠慢功奏效，不可急于求成。

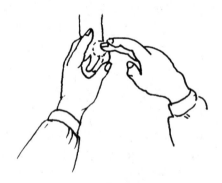

图 8 - 68　捏脊法（2）

【临床运用】

小儿捏法主要为捏脊，也称翻皮。其功能特点是"捏以松之"，即松络行气。临床主要用于胃肠道各种病证的治疗。同时捏脊也是一种很好的保健法。

（七）运法

以拇指螺纹面或食、中指的螺纹面在患儿体表由某穴沿着一定的方向通过弧线运达另一穴，称为运法。

【操作方法】

术者一手托握住患儿手臂，使被操作的部位或穴位平坦向上，另一手以拇指或食、中指的螺纹面着力，轻附着在治疗部位或穴位上，做由此穴向彼穴的弧形运动（图 8 - 69）；或在穴周做周而复始的环形运动（图 8 - 70）。

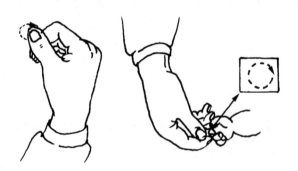

图 8 - 69　拇指运法

图 8 - 70　中指运法

【注意事项】

1. 用力宜轻不宜重，作用力仅达皮表，只在皮肤表面运动，不带动皮下组织。运法的操作较推法轻而缓慢，幅度较旋推法为大。运法的方向常与补泻有关，操作时应视病情需要而选用。

2. 操作频率宜缓不宜急。

3. 操作时一般可配合使用润滑剂作为介质，以保护患儿皮肤。

【临床运用】

运法的功能特点是"运以祛之"，即扶正祛邪。临床常用于脾肾不和或脾虚所致的泄泻、呕吐、便秘、遗尿等病证的治疗。

（八）拿法

将拇指与食、中指相对用力，连续一紧一松地拿捏起某一穴位处的肌筋，称为拿法。

【操作方法】

以拇指与食、中指的螺纹面相对用力，稍夹持住某一部位或穴位处的肌筋，并进行一紧一松的、轻重交替的、持续不断的提捏动作。

【注意事项】

1. 操作中不能用指端与爪甲内抠。

2. 操作时用力要由轻而重，缓慢增加，不可突然用力或使用暴力，更不能拿捏过久。

3. 由于拿法的刺激较强，拿后继以揉、摩手法，以缓解拿后之不适。

【临床运用】

拿法主要适用于颈项、肩、四肢部等，拿法具有强心通络之功能，即"拿以强之"。临床主要用于小儿惊风、昏迷等危重病证的抢救，也可用于腹痛等的治疗及推拿收尾。

（九）搓法

以双手掌面对称性夹持住患儿肢体的一定部位，相对用力做方向相反的快速搓揉，并同时上下往返移动，称为搓法。

【操作方法】

患儿取坐位，术者双手的指掌面着力，附着在肢体的两侧，相对用力夹持住患儿肢体，做方向相反的快速搓揉，并上下往返移动。

【注意事项】

1. 操作时，用力要对称而均匀、柔和而适中。不可用粗暴蛮力，以免搓伤皮肤。

2. 搓动要快，移动要慢，灵活而连续。

【临床运用】

小儿搓法主要用于胁肋部。搓法的功能是"搓以除之"，即活筋脉、除麻木。

（十）捻法

以拇指、食指螺纹面捏住一定部位，相对用力往返捻动，称为捻法。

【操作方法】

患儿取坐位，以拇指与食指螺纹面或拇指螺纹面与食指中节的桡侧缘相对着力，夹捏住患儿手指部或足趾，稍用力对称性地往返快速捻动，并可上下往返移动。

【注意事项】

1. 捻动时，手法既不可呆滞，又不能浮动。

2. 着力部位的皮肤与患儿被捻部位的皮肤不发生摩擦运动，但皮下组织有往返捻动感。

【临床运用】

本法主要用于手指、足趾小关节与浅表肌肉、皮肤筋结处。其功能特点同搓法。临床主要用于关节麻木、肿痛或关节屈伸不利等病证的治疗。

（十一）摇法

将患儿肢体关节作被动性的环形旋转运动，称为摇法。

【操作方法】

术者一手托握住患儿需摇动关节的近端肢体，用另一手握住患儿需摇动关节的远端肢体，做缓和的顺时针或逆时针方向的环形旋转运动。

【注意事项】

摇法的注意事项同成人摇法，但小儿使用此法时尤其强调不可使用暴力，摇动的速度不可过快。

【临床运用】

适用于肩、肘、腕及膝关节等。摇法的功能特点是"摇以活之"，即活利关节。

二、几种常用的复式操作手法

复式操作手法是小儿推拿疗法中的特定操作方法，它用一种或几种手法在一个或几个穴位上按一定程序进行特殊推拿操作。复式操作法古人又称"大手术"、"大手法"。最有名的为"十三大手法"。本节仅选择目前临床常用的几种复式手法予以介绍。

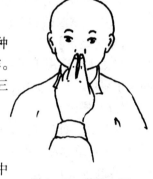

图 8 - 71　黄蜂入洞

（一）黄蜂入洞

【操作】

以一手轻扶患儿头部，使患儿头部相对固定，另一手食、中指的指端着力，紧贴在患儿两鼻孔下缘处，以腕关节主动运动，带动着力部分做反复的揉动 50 ~ 100 次（图 8 - 71）。

【作用】

发汗解表，宣肺通窍。用于治疗小儿外感风寒，发热无汗，急、慢性鼻炎，鼻塞流涕，呼吸不畅等病证。

（二）揉脐及龟尾并擦七节骨

【操作】

患儿仰卧位，医者用一手中指或食、中、无名指三指螺纹面着力揉脐；患儿再俯卧位，医者用中指或拇指螺纹面揉龟尾穴；最后再用拇指螺纹面自龟尾穴向上推至命门穴为补，或自命门穴向下推至龟尾穴为泻。操作 30 ~ 100 次（图 8 - 72）。

【作用】

通调任督，调理肠腑，止泻导滞。用于治疗泄泻、痢疾、便秘等病证。

（三）水底捞月

【操作】

患儿坐位或仰卧位，医者坐其身前，用一手握捏住患儿四指，将掌面向上，用冷水滴入患儿掌心，用另一手拇指螺纹面着力，紧贴患儿掌心并做旋转推法，边推边用口对其掌心吹凉气，反复操作 3 ~ 5 分钟（图 8 - 73）。

【作用】

本法有清心、退热、泻火之功。用于治疗一切高热神昏、热入营血、烦躁不安、便秘等实热病证。

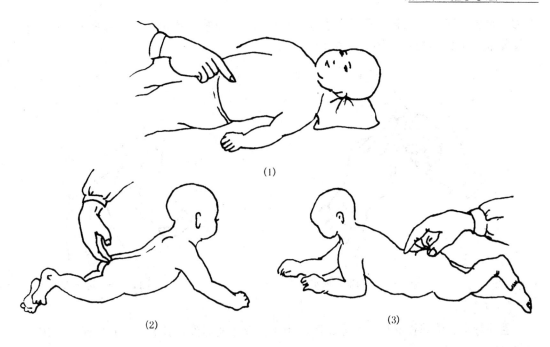

(1)

(2)　　　　　　　　　　　　　　　(3)

图 8 - 72　揉脐及龟尾并擦七节骨

（四）打马过天河

【操作】

患儿坐位或仰卧位，医者坐其前，用一手捏住患儿四指，将掌心向上，另一手的中指指面运内劳宫后，再用食、中、无名指三指由总筋起沿天河水穴弹击至洪池穴，或用食、中指沿天河水穴弹击至肘弯处，弹击约 20～30 遍（图 8 - 74）。

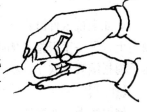

图 8 - 73　水底捞月

【作用】

清热通络、行气活血，用于治疗高热烦躁、神昏谵语、上肢麻木抽搐等实热病证。

（五）大推天河水

【操作】

患儿坐位或仰卧位，医者坐其身前，用一手握住患儿四指，使患儿掌面与前臂掌侧向上，另一手食、中指螺纹面并拢，蘸水自内劳宫穴经总筋沿天河水穴向上直推至洪池穴止，单方向推 100～200 次左右（图 8 - 75）。

【作用】

清热。用于治疗热病发热。

（六）运土入水

【操作】

患儿坐位或仰卧位，医者坐其身前，用一手握住患儿食、中、无名、小指四指，使掌面向上，另一手拇指外侧缘

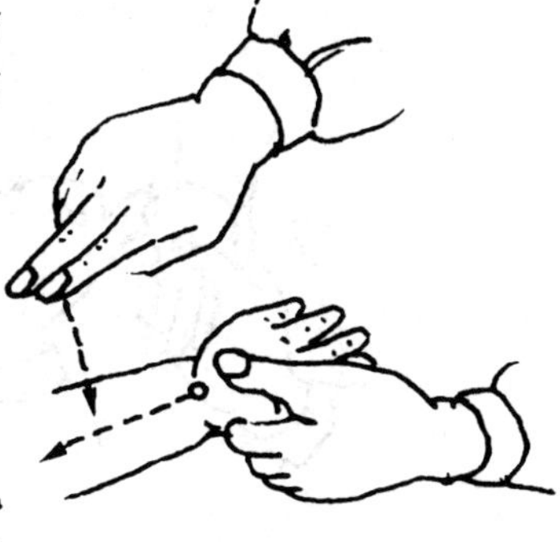

图 8 - 74　打马过天河

着力，自患儿脾土穴推起，沿手掌边缘，经小天心、掌横纹推运至小指端肾水穴止，单方向反复推运 100~300 次（图 8-76）。

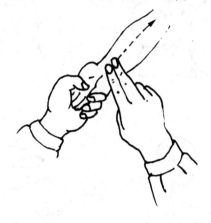

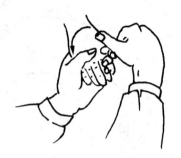

图 8-75　大推天河水　　　　　　　　　　图 8-76　运土入水

【作用】

滋补肾水、清脾胃湿热、利尿止泻。用于治疗小便赤涩、频数、小腹胀满、泄泻、痢疾等病证。

（七）运水入土

【操作】

患儿坐位或仰卧位，医者坐其身前，用一手握住患儿食、中、无名、小指四指，使掌面向上，另一手拇指外侧缘着力，自患儿肾水穴推起，沿手掌边缘，经掌横纹、小天心推运至拇指端脾土穴止，单方向反复推运 100~300 次左右（图 8-77）。

【作用】

健脾运胃、润燥通便。用于治疗脾胃虚弱的消化不良、食欲不振、便秘、腹胀、泻痢、疳积等病证。

（八）总收法

【操作】

患儿坐位，医者坐其身前，用一手食指或中指螺纹面着力，先掐、后按揉患儿肩井穴；用另一手拇、食、中指三指拿捏住患儿食指和无名指，屈伸并摇动其上肢 20~30 次左右（图 8-78）。

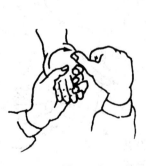

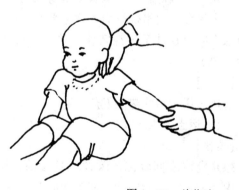

图 8-77　运水入土　　　　　　　　　　图 8-78　总收法

【作用】

通行一身之气血、提神。用于久病体虚、内伤外感诸证，推拿操作结束之前用本法收尾。

第九章　推拿常用腧穴

腧穴是脏腑、器官、经络之气输注在体表的特定部位。又称为"孔穴"、"穴道"、"穴位"等名称。在《内经》中又称作"节"、"会"、"气穴"、"气府"等。

人体的腧穴大体上可分为经穴、奇穴和阿是穴三类：凡归属于十二经脉与任督二脉的腧穴，称为"十四经穴"，简称"经穴"。这些腧穴因其分布在十四经循行路线上，所以与经络关系密切，不仅具有主治本经病证的作用，而且能反映十四经及其所属脏腑的病证；奇穴是指没有归属于十四经的腧穴，因其有奇效，故称"奇穴"；阿是穴是指既无具体名称，也无固定部位，而是以痛处为穴的腧穴，即《内经》所云"以痛为腧"。

每个腧穴都有较广泛的主治范围，这与其所属经络和所在部位的不同有直接关系。无论腧穴的局部治疗作用还是邻近或远隔部位的治疗作用，都是以经络学说为依据，即"经络所通，主治所及"。《灵枢·小针解》说："节之交，三百六十五会者，经络之渗灌诸节者也。"说明了经络与腧穴的密切关系。

经络与腧穴又归属于脏腑，就是说腧穴各归属于某一条经，而某一条经又隶属于某一脏腑。所以在体表的穴位上施以不同的推拿手法操作，就能够治疗所属脏腑的某些疾病；同样，脏腑的某些病证又能在相应的腧穴上有所反映。这些主要是通过经络来完成的。关于经络与腧穴，在针灸学部分的内容中已作过详细介绍，可参阅。推拿的常用腧穴不仅包括十四经穴和经外奇穴，而且还包括推拿的特定穴位。

第一节　十四经穴和经外奇穴

部位	穴位	定位	主治	常用手法	归经
头部	神庭	前发际正中直上0.5寸	头痛、眩晕、失眠	按、揉、一指禅推	督脉
	上星	头部正中前发际直上1寸	头痛、鼻渊、鼻衄、目痛	按、揉、一指禅推	督脉
	头维	额角发际直上0.5寸	头痛、目眩、流泪	按、揉、一指禅推	足阳明胃经
	百会	在头顶正中线与两耳尖连线交点处	头痛、眩晕、高血压、失眠、脱肛	按、揉、振、一指禅推	督脉

部位	穴位	定位	主治	常用手法	归经
头部	四神聪	百会穴前后左右各 1 寸处	头痛、眩晕、失眠、健忘	按、揉	奇穴
	风府	后发际正中直上 1 寸	头痛、项强、眩晕、失音、中风	按、揉、点	督脉
	哑门	后发际正中直上 0.5 寸	暴暗、舌强不语、头痛项强	按、揉、点	督脉
	天柱	后发际正中直上 0.5 寸，旁开 1.3 寸，当斜方肌外缘凹陷中	头痛项强、鼻塞、肩背痛、热病	按、揉、点	足太阳膀胱经
	角孙	当耳尖处的发际	目翳、齿痛、项强、颊肿	揉、按	手少阳三焦经
	率谷	耳尖直上，入发际 1.5 寸	偏头痛、眩晕、	揉、按	足少阳胆经
	牵正	耳垂前 0.5 寸至 1 寸处	面瘫、口舌生疮	按、揉、一指禅推	奇穴
	运动区	上点在前后正中线，中点往后 0.5cm 处；下点在眉枕线和鬓角发际前缘相交处。上下两点连线即为运动区，又可分为上、中、下三部。上部：是运动区的上 1/5，为下肢、躯干运动区；中部：是运动区的中 2/5，为上肢运动区；下部：是运动区的下 2/5，为面运动区，亦称言语一区	上部：对侧下肢、躯干部瘫痪 中部：对侧上肢瘫痪 下部：对侧中枢性面神经瘫痪、运动性失语、流涎、发音障碍	直推、按压	头针穴
面颊部	印堂	两眉头连线的中点	头痛、鼻渊、眩晕、失眠	抹、按、揉、一指禅推	奇穴

部位	穴位	定位	主治	常用手法	归经
面颊部	人中	人中沟上 1/3 与下 2/3 交界处	昏迷、中暑、惊风、腰脊强痛	掐、一指禅推	督脉
	承浆	颏唇沟的中点	齿龈肿痛、流涎、暴喑、口歪	掐、按、揉、一指禅推	任脉
	睛明	目内眦旁 0.1 寸	目赤肿痛、视物不明、近视、夜盲	按、揉	足太阳膀胱经
	攒竹	眉头凹陷中	头痛、口眼歪斜、目赤肿痛、眉棱骨痛、眼睑下垂	点、按、揉	足太阳膀胱经
	阳白	目正视，瞳孔直上，眉上 1 寸	头痛、目痛、视物模糊、眼睑瞤动	按、揉、一指禅推	足少阳胆经
	鱼腰	眉毛的中点	眉棱骨痛、眼睑瞤动、下垂、目赤肿痛、目翳	按、揉、一指禅推	奇穴
	丝竹空	眉梢处的凹陷中	头痛、目赤肿痛、眼睑瞤动、齿痛	按、揉、一指禅推	手少阳三焦经
	瞳子髎	目外眦旁 0.5 寸，眶骨外缘凹陷中	头痛、目痛、目翳、青盲	按、揉、一指禅推	足少阳胆经
	太阳	眉梢与目外眦之间向后约 1 寸处凹陷中	头痛、目疾	按、揉、一指禅推	奇穴
	四白	目正视，瞳孔直下，当眶下孔凹陷中	目赤痛痒、目翳、眼睑瞤动、口眼歪斜、头晕目眩	按、揉、一指禅推	足阳明胃经
	迎香	鼻翼外缘中点旁开 0.5 寸，当鼻唇沟中	鼻塞、鼻衄、口歪、面痒	按、揉、一指禅推	手阳明大肠经
	地仓	口角旁 0.4 寸	口歪、流涎、眼睑瞤动	按、揉、一指禅推	足阳明胃经
	鼻通	鼻唇沟上端尽处	鼻渊、鼻部疮疖	按、揉	奇穴

部位	穴位	定位	主治	常用手法	归经
面颊部	颊车	下颌角前上方一横指凹陷中，咀嚼时咬肌隆起最高点处	口歪、齿痛、颊肿、口噤不语	按、揉、一指禅推	足阳明胃经
	下关	颧弓下缘，下颌骨髁状突前方之凹陷中，闭口有孔，张口即闭	耳聋、耳鸣、聤耳、齿痛、口噤、口眼歪斜	按、揉、一指禅推	足阳明胃经
	听宫	耳屏前，下颌骨髁状突的后缘，张口凹陷中	耳鸣、耳聋、聤耳、齿痛	按、揉、一指禅推	手太阳小肠经
颈项部	风池	胸锁乳突肌与斜方肌之间的凹陷中，平风府穴	头痛、眩晕、耳鸣、头项强痛、感冒、中风	拿、揉	足少阳胆经
	翳风	乳突前下方，平耳垂后下缘的凹陷中	耳鸣、耳聋、口眼歪斜、齿痛	按、揉、一指禅推	手少阳三焦经
	安眠	翳风穴与风池穴连线中点	失眠、眩晕、头痛、心悸	拿、按、揉、一指禅推	奇穴
	大椎	第七颈椎棘突下	热病、咳嗽、气喘、骨蒸盗汗、头项强痛、风疹	按、揉、一指禅推、振	督脉
	肩中俞	第七颈椎棘突下旁开2寸	咳嗽、气喘、肩背疼痛、目视不明	按、揉、一指禅推、压、擦	手太阳小肠经
	定喘	大椎穴旁开0.5寸	咳嗽、气喘	按、揉、一指禅推、擦	奇穴
	天突	胸骨上窝正中	咳嗽、气喘、胸痛、咽喉肿痛、气瘿、梅核气、噎膈	按、揉	任脉
	缺盆	锁骨上窝中央处，前正中线旁开4寸	咳嗽、气喘、胸痛、咽喉肿痛、缺盆中痛、瘰疬	点、揉、拿	足阳明胃经
	桥弓	耳后翳风到缺盆穴成一直线	高血压、头痛、眩晕、失眠	直推、抹	奇穴

部位	穴位	定位	主治	常用手法	归经
腰背部	身柱	第三胸椎棘突下之凹陷中	咳嗽、气喘、脊背强痛	压、按、揉	督脉
	灵台	第六胸椎棘突下之凹陷中	脊背疼痛、疔疮、气喘	压、按、揉	督脉
	脊中	第十一胸椎棘突下之凹陷中	泄泻、痔疾、黄疸、小儿疳积	压、按、揉	督脉
	命门	第二腰椎棘突下之凹陷中	阳痿、遗精、带下、月经不调、泄泻、腰背酸痛	压、擦、按、揉	督脉
	腰阳关	第四腰椎棘突下之凹陷中	阳痿、遗精、带下、月经不调、腰骶酸痛、下肢痿痹	压、擦、按、揉	督脉
	十七椎	第五腰椎棘突下之凹陷中	腰腿痛、下肢瘫痪、月经不调	压、按、揉	奇穴
	夹脊（华佗夹脊）	第一胸椎至第五腰椎各椎棘突下旁开0.5寸	$T_{1 \sim 3}$旁主治上肢疾患，$T_{1 \sim 8}$旁主治胸部疾患 $T_6 \sim L_5$旁主治腹部疾患 $L_{1 \sim 5}$旁主治下肢疾患	压、擦、按、揉、捏	奇穴
	风门	第二胸椎棘突下旁开1.5寸	感冒、咳嗽、头痛发热、项强、肩背疼痛	压、擦、按、揉	足太阳膀胱经
	肺俞	第三胸椎棘突下旁开1.5寸	咳嗽、气喘、盗汗、鼻塞、呕吐	压、按、揉、擦	足太阳膀胱经
	心俞	第五胸椎棘突下旁开1.5寸	胸痛、心悸、咳嗽、失眠、健忘、盗汗、梦遗、癫痫	压、按、揉、擦	足太阳膀胱经
	膈俞	第七胸椎棘突下旁开1.5寸	呃逆、呕吐、气喘、咳嗽、潮热、盗汗	压、按、揉、擦	足太阳膀胱经
	肝俞	第九胸椎棘突下旁开1.5寸	胁痛、黄疸、目赤、目眩、脊背疼痛	压、按、揉、擦	足太阳膀胱经

部位	穴位	定位	主治	常用手法	归经
腰背部	胃管下俞	第八胸椎棘突下旁开1.5寸	消渴、咽干	压、按、揉、擦	足太阳膀胱经
	胆俞	第十胸椎棘突下旁开1.5寸	胁痛、胆绞痛、口苦、黄疸	点、按、揉、擦	足太阳膀胱经
	脾俞	第十一胸椎棘突下旁开1.5寸	腹胀、背部疼痛、泄泻、痢疾、便血、水肿、黄疸	压、按、揉、点、擦	足太阳膀胱经
	胃俞	第十二胸椎棘突下旁开1.5寸	胸胁痛、胃脘痛、腹胀、肠鸣	压、按、揉、点、擦	足太阳膀胱经
	肾俞	第二腰椎棘突下旁开1.5寸	阳痿、遗精、带下、月经不调、耳鸣、水肿	压、擦、按、揉、擦	足太阳膀胱经
	天宗	肩胛骨冈下窝的中央	肩胛疼痛、气喘、乳痈	点、按、揉、擦	手太阳小肠经
	秉风	肩胛骨冈上窝中，天宗穴直上	肩胛疼痛、上肢酸痛	按、揉、擦、一指禅推	手太阳小肠经
	膈关	第七胸椎棘突下旁开3寸	胸闷、嗳气、呕吐、脊背强痛	按、揉、点、擦	足太阳膀胱经
	痞根	第一腰椎棘突下旁开3.5寸	腹内痞块、腰痛	压、按、揉	奇穴
	腰眼	第四腰椎棘突下旁开3~4寸	腰痛、带下、月经不调	按、揉、擦	奇穴
胸部	华盖	前正中线上，胸骨角的中点	咳嗽、气喘、胸胁胀痛	按、揉、一指禅推	任脉
	膻中	前正中线上，平第四肋间隙	胸痛、心悸、咳嗽、呕吐、乳少、噎膈	按、揉、一指禅推	任脉
	神封	第四肋间隙，前正中线旁开2寸	咳嗽、气喘、胸胁胀痛、乳痈	按、揉、一指禅推	足少阴肾经
	库房	第一肋间隙，前正中线旁开4寸	咳嗽、气喘、胸胁胀痛、咳脓血	按、揉	足阳明胃经

部位	穴位	定位	主治	常用手法	归经
胸部	乳根	第五肋间隙，乳头直下	咳嗽、气喘、胸痛、呃逆、乳痈、乳汁少	按、揉、一指禅推	足阳明胃经
	中府	前正中线旁开6寸，平第一肋间隙	咳嗽、气喘、胸痛、肩背痛	按、揉、一指禅推	手太阴肺经
	云门	胸前壁外上方，前正中线旁开6寸，当锁骨外侧端下缘凹陷中	咳嗽、气喘、胸痛、肩痛	按、揉、一指禅推	手太阴肺经
	大包	腋中线上，第六肋间隙中	咳嗽、气喘、胸胁疼痛、全身疼痛、四肢无力	按、揉、一指禅推	足太阴脾经
	日月	乳头直下，第七肋间隙中	吞酸、呕吐、胁肋疼痛、黄疸	按、揉	足少阳胆经
腹部	上脘	脐上5寸	胃痛、腹胀、癫痫、呕吐	按、揉、一指禅推	任脉
	中脘	脐上4寸	胃痛、腹胀、癫痫、呕吐、吞酸、泄泻	按、揉、振、一指禅推	任脉
	建里	脐上3寸	胃痛、腹胀、水肿、呕吐、食欲不振	按、揉、一指禅推	任脉
	下脘	脐上2寸	腹痛、腹胀、泄泻、呕吐、痞块、食谷不化	按、揉、一指禅推	任脉
	关元	脐下3寸	遗尿、阳痿、月经不调、虚劳羸瘦	按、揉、一指禅推	任脉
臀部	承扶	臀横纹中央	腰骶臀股部疼痛、痔疾	按、揉、搓、压	足太阳膀胱经
	环跳	股骨大转子高点与骶管裂孔连线的外1/3与内2/3交界处	腰痛、下肢痿痹	压、按、揉、搓	足少阳胆经
	秩边	第四骶椎棘突下旁开3寸	便秘、痔疾、下肢痿痹、腰骶疼痛、小便不利	压、按、揉、搓	足太阳膀胱经

部位	穴位	定位	主治	常用手法	归经
大腿部	足五里	曲骨穴旁开2寸，直下3寸	小腹痛、小便不通、嗜卧、睾丸肿痛、阴挺	按、揉	足厥阴肝经
	髀关	髂前上棘与髌骨外缘连线上，平臀沟处	腹痛、腰痛膝冷、痿痹	㨰、按、揉、一指禅推	足阳明胃经
	风市	大腿外侧正中，腘横纹水平线上7寸	脚气、下肢痿痹、遍身瘙痒	㨰、按、揉、一指禅推	足少阳胆经
	四强	髌骨上缘中点上4.5寸	瘫痪、下肢痿痹	㨰、按、揉、一指禅推	奇穴
	百虫窝	血海穴上1寸	风湿痒疹、下部生疮	㨰、按、揉、一指禅推	奇穴
膝部	膝关	阴陵泉穴后1寸	膝部肿痛	按、揉、拿	足厥阴肝经
	阴陵泉	胫骨内侧髁下缘凹陷处	腹胀、小便不利或失禁、泄泻、水肿、膝痛、黄疸	按、揉、点	足太阴脾经
	血海	髌骨内上缘上2寸	膝痛、月经不调、经闭、湿疹、瘾疹、崩漏、丹毒	㨰、按、揉、一指禅推	足太阴脾经
	鹤顶	髌骨上缘正中凹陷中	膝痛、足胫无力、瘫痪	按、揉、一指禅推	奇穴
	犊鼻	髌骨下缘，髌韧带外侧凹陷中	膝痛、下肢麻痹、屈伸不利、脚气	按、揉、一指禅推	足阳明胃经
	膝眼	髌尖两侧凹陷中	膝痛、腿脚肿痛、脚气	按、揉、一指禅推	奇穴
	膝阳关	阳陵泉穴上3寸，股骨外上髁上方之凹陷中	膝腘肿痛挛急、小腿麻木	按、揉	足少阳胆经
	委中	腘横纹中央	腰痛、下肢痿痹、腹痛、吐泻、遗尿、小便不利、丹毒	㨰、按、揉、点、拿	足太阳膀胱经

部位	穴位	定位	主治	常用手法	归经
小腿部	阳陵泉	腓骨小头前下方凹陷中	下肢痿痹、脚气、小儿惊风、胁痛、口苦、呕吐、黄疸	按、揉	足少阳胆经
	胆囊穴	阳陵泉穴下 1~2 寸处	下肢痿痹、胆石症、胆道蛔虫症、急、慢性胆囊炎	掐、按、揉、一指禅推	奇穴
	足三里	犊鼻穴下 3 寸，胫骨前嵴外一横指处	腹胀、胃痛、呕吐、噎膈、泄泻、下肢痹痛、痢疾、虚劳羸瘦、便秘、乳痈、肠痈、水肿、脚气、癫狂	按、揉、搓、一指禅推	足阳明胃经
	阑尾穴	足三里穴下约 2 寸处	急、慢性阑尾炎、消化不良、下肢瘫痪	掐	奇穴
	上巨虚	足三里穴下 3 寸处	下肢痿痹、腹痛、便秘、肠痈、泄泻、脚气	按、揉、搓、一指禅推	足阳明胃经
	丰隆	外踝高点上 8 寸，条口穴外 1 寸	下肢痿痹、头痛、痰多咳嗽、便秘、眩晕、呕吐、水肿、癫、狂、痫	按、揉、搓、一指禅推	足阳明胃经
	条口	上巨虚穴下 2 寸	下肢痿痹、转筋跗肿、脘腹疼痛、肩臂痛	按、揉、搓、一指禅推	足阳明胃经
	下巨虚	上巨虚穴下 3 寸	下肢痿痹、泄泻、腰脊痛引睾丸、小腹痛、痢疾、乳痈	按、揉、搓、一指禅推	足阳明胃经
	三阴交	内踝高点上 3 寸，胫骨内侧面的后缘	肠鸣腹胀、带下、遗尿、不孕、泄泻、滞产、遗精、月经不调、阳痿、下肢痿痹、疝气、失眠、脚气	按、揉、搓、一指禅推	足太阴脾经

部位	穴位	定位	主治	常用手法	归经
小腿部	悬钟	外踝高点上3寸，腓骨后缘	下肢痿痹、项强、胸胁胀痛、脚气、咽喉肿痛、痔疾	按、揉、擦、一指禅推	足少阳胆经
	承山	腓肠肌两肌腹之间凹陷的顶端	腰腿拘急疼痛、痔疾、脚气、便秘	按、揉、擦、一指禅推	足太阳膀胱经
踝部	太溪	内踝高点与跟腱之间凹陷中	腰痛、月经不调、小便频数、耳聋耳鸣、失眠、咳血、气喘、便秘、消渴、咽喉肿痛	按、揉、拿、一指禅推	足少阴肾经
	照海	内踝下缘凹陷中	月经不调、带下、阴挺、小便频数、癃闭、便秘、咽喉干痛、癫痫、失眠	按、揉	足少阴肾经
	解溪	足背踝关节横纹的中央，拇长伸肌腱与趾长伸肌腱之间	头痛、眩晕、癫狂、腹胀、便秘、下肢痿痹	按、揉、拿、一指禅推	足阳明胃经
	昆仑	外踝高点与跟腱之间凹陷中	头痛、项强、目眩、鼻衄、癫痫、难产、腰骶疼痛、脚跟肿痛	按、揉、拿、一指禅推	足太阳膀胱经
足部	太冲	足背第一、二跖骨结合部之前凹陷中	月经不调、头痛、目赤肿痛、眩晕、小儿惊风、口歪、下肢痿痹、胁痛、呕逆	按、揉、点	足厥阴肝经

部位	穴位	定位	主治	常用手法	归经
足部	行间	足背第一、二趾间缝纹端	月经不调、头痛、目赤、目眩、胁痛、青盲、中风	按、揉、点	足厥阴肝经
	内庭	足背第二、三趾间缝纹端	咽喉肿痛、齿痛、胃痛吐酸、口歪、鼻衄、足背肿痛、腹胀、泄泻、热病	按、揉、点	足阳明胃经
	太白	第一跖骨小头后缘，赤白肉际	胃痛、呕吐、腹胀、泄泻、便秘、痔漏、体重节痛、脚气	按、揉	足太阴脾经
	八风	足背各趾缝端凹陷中，左、右共八穴	脚气、趾痛、毒蛇咬伤、足跗肿痛	掐	奇穴
	涌泉	足底（去趾）前1/3处，足趾跖屈时呈凹陷处	头痛、失眠、目眩、咽喉肿痛、失音、便秘、小便不利、惊风、昏迷、癫狂	按、揉、掐、一指禅推	足少阴肾经
	里内庭	足底，第二、三趾间，与内庭穴相对处	足趾疼痛、惊风、急性胃痛、癫痫	按、揉、掐	奇穴

第二节　推拿特定穴

小儿推拿除了运用十四经穴及经外奇穴外，本身还有许多特定的穴位（图9-1，9-2，9-3）。这些穴位不像十四经穴那样有线路相连，而是散在分布，不仅有"点"状，还有"线"状及"面"状，且以两手居多，正所谓"小儿百脉汇于两掌"。

本节主要介绍常用特定穴的位置、操作方法、次数（时间）、主治及临床应用，其中介绍次数（时间）一般以6个月～1岁左右患儿为例，临床应用要根据患儿年龄大小、身体强弱、病情轻重等情况进行增减。操作的顺序一般是先头面，次上肢，再胸腹、腰背，最后下肢。也可根据病情轻重缓急或患儿体位而灵活掌握，不可拘泥。

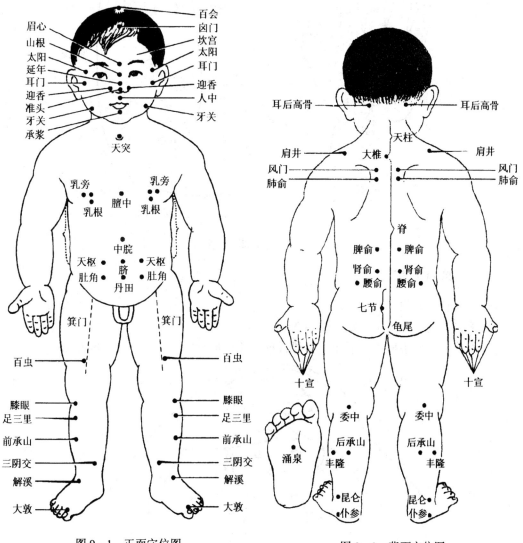

图9-1　正面穴位图　　　　　　　图9-2　背面穴位图

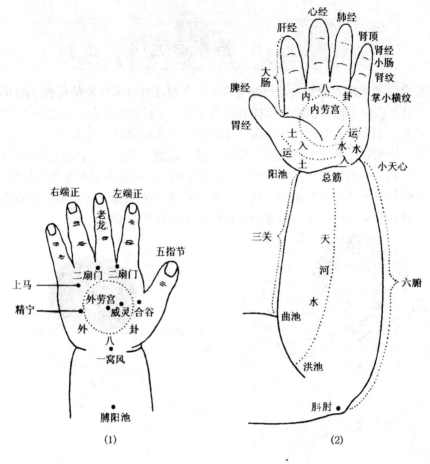

图 9 - 3   上肢部穴位图

一、头面部穴位

（一）攒竹（天门）

【位置】   两眉中间至前发际成一直线。

【操作】   用两手拇指自下而上交替直推，称推攒竹，又称开天门（图 9 - 4）。

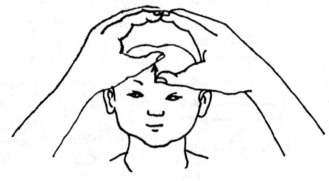

图 9 - 4   开天门

【次数】   30～50 次。

【主治】　头痛、发热、感冒、惊吓、精神萎靡等。

【临床应用】　此穴能疏风解表，开窍醒脑，镇静安神。常用于外感发热、头痛等，多与推坎宫、运太阳等合用；惊惕不安、烦躁不宁者，多与清肝经、按揉百会等合用。治外感时，可春夏蘸水、秋冬蘸葱、姜汁以助清热解表之力。

（二）坎宫

【位置】　自眉头沿眉向眉梢的直线。

【操作】　先用两拇指掐按眉弓片刻，再用两拇指自眉头稍向上、外分推至眉梢，称推坎宫（图9-5）。

【次数】　30~50次。

【主治】　外感发热、头痛、惊风、目赤痛。

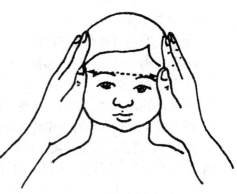

【临床应用】　推坎宫能疏风解表，清脑明目，止头痛。用于外感发热、头痛，常与开天门、运太阳等合用；用于目赤痛，常与清肝经、掐揉小天心、清天河水等合用。操作时可先用力按穴位数秒钟，然后快速放手，继而推之。

图9-5　推坎宫

（三）太阳

【位置】　两眉外端的后方凹陷处。又有左为太阳、右为太阴之说。

【操作】　两拇指桡侧自太阳穴向耳后方向推，称推太阳（推太阴太阳）。用中指端揉该穴，称揉太阳或运太阳，向眼方向为补，向耳方向为泻。

【次数】　30~50次。

【主治】　感冒、发热、头痛、惊风、目赤痛。

【临床应用】　推、揉太阳能疏风解表、清热、明目、止头痛。若外感头痛属实者用泻法；内伤头痛属虚者用补法。推太阳主要用于外感发热。

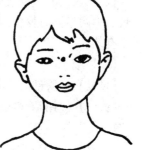

开天门、推坎宫、运太阳三者都有发汗解表、止头痛的作用，但开天门发汗力强；推坎宫长于醒神、止头痛，且能明目；运太阳能固表，善止头痛而明目。

（四）山根

【位置】　两目内眦中间（图9-6）。

【操作】　用拇指甲掐之，称掐山根。

【次数】　3~5次。

【主治】　惊风、抽搐。

图9-6　山根

【临床应用】　掐山根有开关窍、醒目定神的作用，对惊风、昏迷、抽搐等证多与掐人中、掐老龙等合用。同时望山根还可用于诊断疾病，如见山根穴有青筋暴露，是有惊风或脾胃虚寒。

（五）囟门

【位置】　前发际正中直上，当百会前凹陷中。

【操作】 用拇指指腹轻轻揉之，称揉囟门；先用两拇指指腹自前发际向上轮换推至囟门（囟门未合时仅推至边缘），再自囟门向两边分推，称推囟门。

【次数】 推或揉均 50~100 次。

【主治】 惊风、头痛、抽搐、鼻塞、衄血。

【临床应用】 此穴能镇惊安神通窍，用于惊风，常与掐精宁、威灵等合用；用于鼻塞、衄血，多与黄蜂入洞等合用。

正常情况下，前囟在生后 12~18 个月之间才闭合，故临床操作时需注意，不可用力按压。

（六）耳后高骨

【位置】 耳后高骨微下凹陷中。

【操作】 两拇指或中指指端揉，称揉耳后高骨。

【次数】 30~50 次。

【主治】 伤风感冒、惊风、头痛、烦躁不安。

【临床应用】 揉耳后高骨主要能疏风解表，用于治疗感冒头痛，多与推攒竹、推坎宫、揉太阳等合用；若用于惊风、烦躁不安，多与清肝经、清心经、掐揉五指节等合用。此穴与开天门、推坎宫、运太阳合用称之为"四大手法"。

二、躯干部穴位

（一）乳旁

【位置】 乳头外旁开 2 分。

【操作】 用中指或食指揉之，称揉乳旁。

【次数】 20~50 次。

【主治】 胸闷、呕吐、咳嗽、痰鸣。

【临床应用】 揉乳旁与揉乳根均有宽胸理气、止咳化痰的作用，临床上多两穴配用，以食、中两指同时操作。本穴配推揉膻中，揉肺俞、中府、云门对由于痰涎壅塞而致的肺不张有效。

（二）腹

【位置】 腹部。

【操作】 用掌心或四指在腹部做顺时针方向（或逆时针方向）的抚摩，称摩腹（图9-7）。

【次数】 500~1000 次。

【主治】 腹胀、腹痛、呕吐、泄泻、便秘、消化不良。

【临床应用】 此穴能消食导滞、理气和胃，为治疗消化系统疾病之要穴。摩腹常与揉脐、捏脊、按揉足三里等合用，治疗小儿疳积、厌食。本穴又是小儿的保健推拿穴，与揉中脘或推中脘合用，对食积、呕吐有较好的疗效。

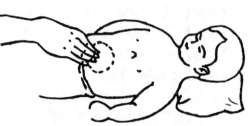

图 9-7 摩腹

（三）腹阴阳

【位置】　自中脘穴斜向两胁下软肉处的直线。

【操作】　用两手食、中、环和小指指腹，或拇指指腹，自中脘同时斜下向两旁分推，称分腹阴阳，或称分推腹阴阳（图9-8）。

【次数】　100～300次。

【主治】　乳食停滞、呕吐、腹胀、消化不良。

【临床应用】　本穴能消食，且能降气。善治乳食停滞，胃气上逆所引起的恶心、呕吐、腹胀等症。临床常与运八卦、推脾经、按揉足三里等合用，但对脾虚泄泻者慎用。

（四）脐

【位置】　肚脐。

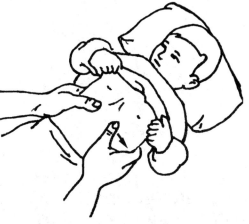

图9-8　分推腹阴阳

【操作】　以掌心或中指端在脐中揉之，称揉脐。顺时针方向揉为泻，逆时针方向揉为补，顺逆揉之为平补平泻。以拇指、食指捏挤肚脐周围，至轻度充血为止，称捏挤肚脐。

【次数】　揉脐100～500次；捏挤肚脐数次。

【主治】　腹胀、腹痛、食积、便秘、肠鸣、吐泻。

【临床应用】　此穴补能温阳补虚，泻能消积泻下，而平补平泻则能和之。多用于先天不足，后天失调或寒湿凝聚、乳食停滞等证。

临床上揉脐、摩腹、推上七节骨、揉龟尾常配合应用，简称"龟尾、七节、摩腹、揉脐"，治疗腹泻效果较好。

（五）丹田

【位置】　小腹部（脐下2～3寸之间）。

【操作】　用拇指指腹或用四指，或揉或摩，称揉丹田或摩丹田，逆时针方向揉、摩为补，顺时针方向揉、摩为泻；以拇指或掌心自脐向下直推，称推丹田；以拇指指腹或掌按丹田部，呼气时轻压慢按，吸气时略随腹壁而起，称按丹田。

【次数】　揉、推各为100～300次；摩3～5分钟；按1～3分钟。

【主治】　小腹胀痛、遗尿、脱肛、疝气、尿潴留。

【临床应用】　揉、摩丹田能培肾固本、温补下元、分清别浊。多用于小儿先天不足，寒凝少腹及腹痛、疝气、遗尿、脱肛等证，常与补肾经、推三关、揉外劳宫等合用。揉丹田对尿潴留有一定效果，临床上常与推箕门、清小肠等合用。

（六）肚角

【位置】　脐下2寸（石门）、旁开2寸之大筋。

【操作】　用拇、食、中三指做拿法，称拿肚角（图9-9）；或用中指指端按，称按肚角。

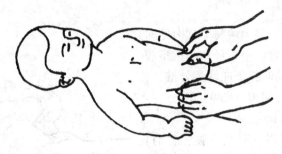

图9-9　拿肚角

【次数】　3~5次。

【主治】　腹痛、腹泻。

【临床应用】　此穴是止腹痛的要穴，对各种原因引起的腹痛均可应用，特别是对寒痛、伤食痛效果更好。若配揉一窝风，能加强止痛的效果。本穴刺激较强，一般拿3~5次即可，不可多拿。多在诸手法后再拿此穴。

（七）天柱骨

【位置】　项后，枕骨下，后发际正中至大椎穴的直线。

【操作】　用拇指或食、中指自上而下直推，称推天柱骨。或用汤匙边等蘸水自上而下刮。

【次数】　推100~500次；刮至皮下轻度瘀血即可。

【主治】　呕恶、项强、发热、惊风、咽痛等。

【临床应用】　推、刮天柱骨能降逆止呕、祛风散寒，主要治疗呕吐、恶心和外感发热、项强等。治疗呕恶多与横纹推向板门、揉中脘等合用，单用本法即有效，但推拿次数须多；治疗外感发热、颈项强痛等多与拿风池、掐揉二扇门等同用；用刮法其效亦佳。

（八）七节骨

【位置】　第四腰椎至尾椎骨端（长强）的直线。

【操作】　用拇指桡侧面或食、中二指指面自下向上或自上向下直推，分别称为推上七节骨和推下七节骨。

【次数】　100~300次。

【主治】　泄泻、便秘、脱肛。

【临床应用】　推上七节骨能温阳止泻，多用于虚寒腹泻、久痢等证。临床上常与按揉百会、揉丹田等合用治疗气虚下陷的脱肛、遗尿等证。若属实热证，则不宜用本法，用后多令小儿腹胀或出现其他变证。推下七节骨能泻热通便，多用于肠热便秘或痢疾等证。若腹泻属虚寒者，不可用本法，恐防滑泄。

（九）龟尾

【位置】　尾椎骨端。

【操作】　用拇指或中指指端揉，称揉龟尾。

【次数】　100~300次。

【主治】　泄泻、便秘、脱肛、遗尿。

【临床应用】　龟尾穴即督脉之长强穴，揉之能通调督脉之经气，调理大肠的功能。穴性平和，能止泻，也能通便。多与揉脐、推七节骨配合应用，以治腹泻、便秘等证。

（十）脊柱

【位置】　大椎至长强的直线。

【操作】　先在背部由上而下轻轻按摩至腰骶部 3～5 次，使肌肉放松，再用食、中二指指面自上而下直推，称推脊；用捏法自下而上称为捏脊，一般捏 3～5 遍，每捏三下再将背脊皮提一下，称为捏三提一法。

【次数】　推 100～300 次；捏 3～5 遍。

【主治】　疳积、伤食、腹泻、便秘、腹痛。

【临床应用】　本穴属督脉，督脉贯脊属脑络肾，督率阳气，统摄真气。用捏脊法能调阴阳、理气血、和脏腑、通经络、培元气，具有强健身体的功能，是小儿保健的主要手法之一。常与补脾经、补肾经、推三关、摩腹、按揉足三里等配合应用，对治疗先、后天不足的一些慢性病证，均有一定的效果。本法还可应用于成人失眠、肠胃病、月经不调等病证。本法操作时亦旁及足太阳膀胱经，临床应用时可根据不同的病情，重提或按揉相应的背部俞穴，能加强疗效。

从上至下推脊柱穴能清热，多与清天河水、退六腑、擦涌泉等合用。

三、上肢部穴位

（一）脾经

【位置】　拇指末节螺纹面。亦称脾土。

【操作】　旋推或将患儿拇指屈曲，循拇指桡侧边缘向指根方向直推为补，称补脾经（图 9－10）；在拇指正面由指端向指根方向直推为清，称清脾经（图 9－11）。补脾经与清脾经，统称推脾经。

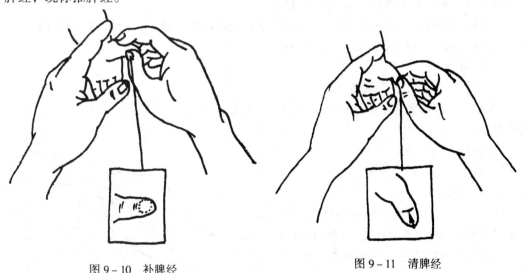

图 9－10　补脾经　　　　　　　　　图 9－11　清脾经

【次数】　100～500 次。

【主治】　食欲不振、腹泻、便秘、痢疾、黄疸等。

【临床应用】　补脾经能健脾胃、补气血。用于脾胃虚弱、气血不足而引起的食欲不振、肌肉消瘦、精神萎靡、消化不良等证。清脾经能清热利湿，化痰止呕。用于湿热熏蒸所致皮肤发黄、恶心呕吐、腹泻痢疾等证。小儿脾胃虚弱，不宜攻伐太甚，在一般情况下，脾经穴多用补法，体壮邪甚者方可用清法。

小儿体虚、正气不足而患斑疹热病时，推补本穴可使隐疹透出，但手法宜快，用力宜重。

（二）肝经

【位置】　食指末节螺纹面，亦称肝木。

【操作】　旋推为补，称补肝经；向指根方向直推为清，称清肝经。补肝经和清肝经统称推肝经。

【次数】　100～500次。

【主治】　惊风、目赤、烦躁不安、五心烦热、口苦咽干、头晕头痛。

【临床应用】　清肝经能平肝泻火、熄风镇惊、解郁除烦。常用于惊风、抽搐、烦躁不安、五心烦热等，常与清心经、掐揉小天心、退六腑等合用。

肝经宜清不宜补，若肝虚应补时则需补后加清，或以补肾经代之，称为滋肾养肝法，以防动肝火。

（三）心经

【位置】　中指末节螺纹面。

【操作】　旋推为补，称补心经；向指根方向直推为清，称清心经。补心经和清心经统称推心经。

【次数】　100～500次。

【主治】　高热神昏、五心烦热、口舌生疮、小便赤涩、心血不足、惊惕不安等。

【临床应用】　清心经能清热退心火。常用于心火旺盛而引起的高热神昏、面赤口疮、小便短赤等，多与清天河水、清小肠等合用。

本穴宜用清法，不宜用补法，恐动心火之故。若气血不足而见心烦不安、睡卧露睛等症，需用补法时，可补后加清，或以补脾经代之。

（四）肺经

【位置】　无名指末节螺纹面。

【操作】　旋推为补，称补肺经；向指根方向直推为清，称清肺经。补肺经和清肺经统称推肺经。

【次数】　100～500次。

【主治】　感冒、发热、咳嗽、胸闷、气喘、虚汗、脱肛等。

【临床应用】　补肺经能补益肺气。用于肺气虚损及咳嗽气喘、虚汗怕冷等肺经虚寒证。

清肺经能宣肺清热、疏风解表、化痰止咳。用于感冒发热及咳嗽、气喘、痰鸣等肺经实热证。

（五）肾经

【位置】　小指末节螺纹面。

【操作】　由指根向指尖方向直推为补，称

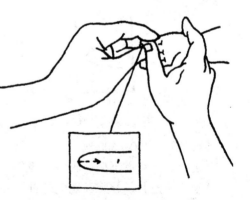

图9-12　清肾经

补肾经；由指尖向指根方向直推为清，称清肾经（图9-12）。补肾经和清肾经统称推肾经。

【次数】　100～500次。

【主治】　先天不足、久病体虚、肾虚腹泻、遗尿、虚喘、膀胱蕴热、小便淋沥刺痛等。

【临床应用】　补肾经能补肾益脑、温养下元。用于先天不足、久病体虚、肾虚久泻、多尿、遗尿、虚汗喘息等。

清肾经能清利下焦湿热。用于膀胱蕴热所致小便赤涩等症。临床上肾经穴一般多用补法，需用清法时，也多以清小肠代之。

推脾经、推肝经、推心经、推肺经、推肾经统称为推五经，专治五脏病变。根据脏腑虚实灵活运用补、清之法。

（六）大肠

【位置】　食指桡侧缘，自食指尖至虎口的直线。

【操作】　从食指尖直推向虎口为补，称补大肠（图9-13）；反之为清，称清大肠。补大肠和清大肠统称推大肠。

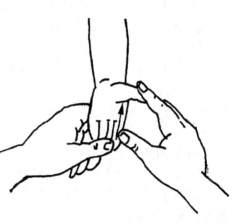

【次数】　100～300次。

【主治】　腹泻、脱肛、痢疾、便秘。

【临床应用】　补大肠能涩肠固脱、温中止泻。用于虚寒腹泻、脱肛等。常与补脾经、摩腹、揉脐、推七节骨、分腹阴阳等合用。

图9-13　补大肠

清大肠能清利肠腑、除湿热、导积滞。多用于湿热证而见积食滞留肠道、身热腹痛、痢下赤白、大便秘结等症。常与清天河水、清脾经、清肺经、分推腹阴阳等合用。

本穴又称三关，尚可用于诊断。

（七）小肠

【位置】　小指尺侧缘，自指尖到指根的直线。

【操作】　从指尖直推向指根为补，称补小肠（图9-14）；反之则为清，称清小肠。补小肠和清小肠统称推小肠。

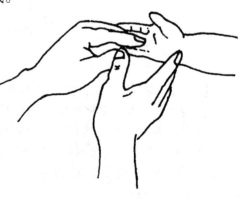

【次数】　100～300次。

【主治】　小便赤涩、水泻、遗尿、尿闭等。

【临床应用】　清小肠能清利下焦湿热，分清泌浊，多用于小便短赤不利、尿闭、水泻等。若心经有热，移热于小肠，以本法配合清心经、清天河水，能加强清热利尿的作用。若属下焦虚寒而多尿、遗尿则宜用补小肠。

图9-14　补小肠

（八）肾顶

【位置】　小指顶端。

【操作】　术者以中指或拇指指端按揉患者小指顶端，称揉肾顶（图9－15）。

【次数】　100～500次。

【主治】　自汗、盗汗、解颅等。

【临床应用】　揉肾顶能收敛元气、固表止汗，对自汗、盗汗或大汗淋漓不止等均有一定的疗效。但治阴虚盗汗应配揉二马；治阳虚自汗应配补脾经。用于治疗解颅时常与补脾经、补肾经、捏脊、揉足三里等配合。

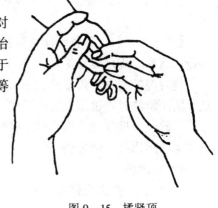

图9－15　揉肾顶

（九）肾纹

【位置】　手掌面小指第二指间关节横纹处。

【操作】　以中指或拇指端按揉，称揉肾纹。

【次数】　100～500次。

【主治】　目赤、鹅口疮、热毒内陷等。

【临床应用】　揉肾纹能祛风明目、散瘀结。主要用于目赤肿痛或热毒内陷、瘀结不散所致的高热、呼吸气凉、手足逆冷等症。多与揉小天心、退六腑、清天河水、分阴阳等合用。

（十）四横纹

【位置】　手掌面食、中、无名、小指第一指间关节横纹处。

【操作】　以拇指甲掐揉，称掐四横纹；四指并拢，从食指横纹处推向小指横纹处，称推四横纹（图9－16）。

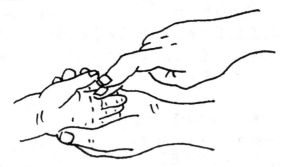

图9－16　推四横纹

【次数】　掐3～5次；推100～300次。

【主治】　疳积、腹胀腹痛、气血不和、消化不良、惊风、气喘、口唇破裂。

【临床应用】　本穴掐之能退热除烦、散瘀结；推之能调中行气、和气血、消胀满。临床上多用于疳积、气血不和、消化不良等。常与补脾经、揉中脘等合用。也可用毫针或三棱针点刺本穴出血并配以捏脊法治疗疳积等，效果较好。

（十一）小横纹

【位置】　手掌面食、中、无名、小指掌指关节横纹处。

【操作】　以拇指甲掐，称掐小横纹；用拇指侧推，称推小横纹（图9－17）。

【次数】　掐3～5次；推100～300次。

【主治】　烦躁、口疮、唇裂、腹胀等。

【临床应用】 推、掐本穴能退热、消胀、散结。主要用于脾胃热结、口唇破烂及腹胀等。可配合清脾经、清胃经、清小肠、清天河水等。临床上用推小横纹治疗肺部干性啰音，有一定疗效。

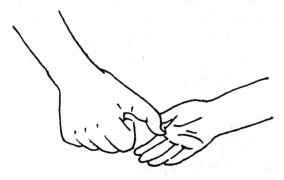

图9-17 推小横纹

（十二）掌小横纹

【位置】 掌面小指根下，尺侧掌纹头。

【操作】 以中指或拇指端按揉，称揉掌小横纹（图9-18）。

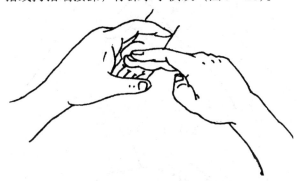

图9-18 揉掌小横纹

【次数】 100~500次。

【主治】 痰热喘咳，口舌生疮，顿咳流涎等。

【临床应用】 揉掌小横纹能清热散结、宽胸宣肺、化痰止咳。主要用于喘咳、口舌生疮等，为治疗百日咳、肺炎的要穴。常与揉肾纹、揉肺俞、揉膻中等合用。临床上用揉掌小横纹治疗婴儿流口水严重者有良效；对肺部湿性啰音有一定的疗效。此外，肝区疼痛者揉之亦有效。

四横纹、小横纹、掌小横纹均能退热散结。但四横纹擅和气血、消食积，治体虚、消化不良；小横纹擅清脾胃之热，调中消胀，治气结、痰结而致腹胀；掌小横纹擅清心肺之郁热，治口舌生疮、喘咳等。

（十三）胃经

【位置】 拇指掌面近掌端第一节。

【操作】 旋推为补，称补胃经；向指根方向直推为清，称清胃经。补胃经和清胃经统称推胃经。

【次数】 100~500次。

【主治】 呕恶嗳气，烦渴善饥、食欲不振、吐血衄血等。

【临床应用】 清胃经能清中焦湿热，和胃降逆，泻胃火，除烦止渴。亦可用于胃火上亢引起的衄血等症。临床上多与清脾经、推天柱骨、横纹推向板门等合用，治疗脾胃湿热或胃气不和所引起的上逆呕恶等症；若治疗胃肠实热所致脘腹胀满、发热烦渴、便秘纳呆，多与清大肠、退六腑、揉天枢、推下七节骨等合用。

补胃经能健脾胃、助运化，临床上常与补脾经、揉中脘、摩腹、按揉足三里等合用，治疗脾胃虚弱所致消化不良、纳呆腹胀等症。

（十四）板门

【位置】 手掌大鱼际平面。

【操作】 以指端揉，称揉板门或运板门（图9-19）；用推法自指根推向腕横纹，称板门推向横纹（图9-20），反之称横纹推向板门。

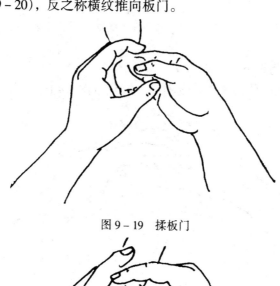

图9-19 揉板门

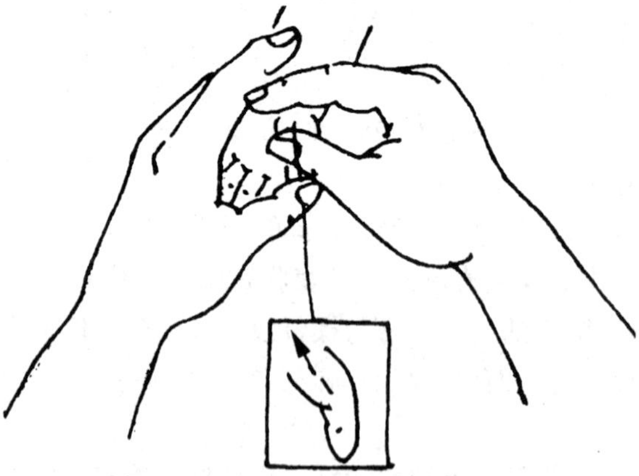

图9-20 板门推向横纹

【次数】 100~300次。

【主治】 食积、腹胀、食欲不振、呕吐、腹泻、气喘、嗳气等。

【临床应用】 揉板门能健脾和胃、消食化滞，运达上下之气。多用于乳食停积，食欲不振或嗳气、腹胀、腹泻、呕吐等。常与推脾经、运八卦、分推腹阴阳等合用。

板门推向横纹能止泻，可配合推大肠、推脾经等。横纹推向板门能止呕吐。可配合分推腹阴阳、运八卦等。

（十五）内劳宫

【位置】　掌心中，屈指时中指、无名指之间中点。

【操作】　以中指端揉，称揉内劳宫；自小指根起用运法，经掌小横纹、小天心至内劳宫，称运内劳宫（水底捞明月）。

【次数】　揉 100～300 次；运 10～30 次。

【主治】　发热、烦渴、口疮、齿龈糜烂、虚烦内热等。

【临床应用】　揉内劳宫能清热除烦，用于心经有热而致口舌生疮、发热、烦渴等症。多配合清心经、清天河水。

运内劳宫为运掌小横纹、揉小天心、运内劳宫的复合手法，能清虚热，对心、肾两经虚热最为适宜。

（十六）内八卦

【位置】　手掌面，以掌心为圆心，从圆心至中指根横纹约 2/3 处为半径画圆，八卦穴即在此圆周上。依次为乾、坎、艮、震、巽、离、坤、兑（对小天心者为坎，对中指指根者为离，在拇指侧半圆中点者为震，在小指侧半圆中点者为兑）。

【操作】　自乾向坎经震运至兑为一遍，称顺运八卦；反之，称逆运八卦，但在运至离时要轻轻而过。二者合称运内八卦。每四卦一运，如自乾向坎经艮至震，称分运八卦（图 9－21）。

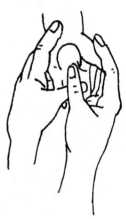

【次数】　100～300 次。

【主治】　咳嗽痰喘、胸闷纳呆、腹胀呕吐等。

【临床应用】　顺运八卦性平和，善开胸膈，除气闷，消胀满。胸膈不利、伤乳食、胸闷、腹胀等均可用之，常与推脾经、掐揉四横纹、运板门、推揉膻中、分腹阴阳、按弦走搓摩等法合用。用于痰鸣、咳嗽等，多与揉膻中、推脾经、推肺经等法合用，以止咳化痰。逆运八卦能降气平喘，用于痰喘、呕吐等，多与推天柱、推揉膻中等法合用。分运八卦则根据分运卦的部位不同而治疗作用各异。

图 9－21　运内八卦

（十七）小天心

【位置】　大、小鱼际交接处凹陷中。

【操作】　以中指端揉，称揉小天心（图 9－22）；以拇指甲掐，称掐小天心；以中指尖或屈曲的指间关节捣，称捣小天心。

【次数】　揉 100～300 次；掐、捣 5～20 次。

【主治】　惊风、抽搐、烦躁不安、夜啼、小便赤涩、斜视、目赤痛、疹痘欲出不透。

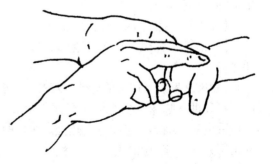

图 9－22　揉小天心

【临床应用】　揉小天心能清热、镇惊、利尿、明目，主要用于心经有热所致目赤肿痛、口舌生疮、惊惕不安或心经有热，移热于小肠而见小便短赤等症。此外，对新生儿硬皮症、黄疸、遗尿、水肿、疮疖、痘疹欲出不透亦有效。

掐、捣小天心能镇惊安神。主要用于惊风抽搐、夜啼、惊惕不安等。若见惊风眼翻、斜视，可配合掐老龙、掐人中、清肝经等。眼上翻者则向下掐、捣；右斜视者则向左掐、捣；左斜视者则向右掐、捣。

（十八）运水入土、运土入水

【位置】　手掌面，拇指根至小指根，沿手掌边缘的弧形曲线。

【操作】　自拇指根沿手掌边缘，经小天心推运至小指根，称运土入水；反之，称运水入土。

【次数】　100~300次。

【主治】　小便赤涩、腹胀、痢疾、吐泻、便秘、食欲不振等。

【临床应用】　运土入水能清脾胃湿热、利尿止泻。常用于新病、实证，如因湿热内蕴而见少腹胀满、小便赤涩、泄泻痢疾等。可配合清脾经、清胃经、推大肠等。

运水入土能健脾助运，润燥通便。多用于因脾胃虚弱而见完谷不化、腹泻痢疾、疳积、便秘等症。可配合补脾经、推三关、捏脊等。

（十九）总筋

【位置】　掌后腕横纹中点。

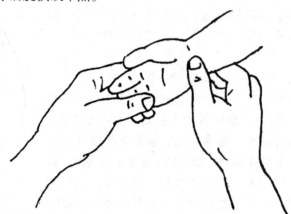

图9-23　揉总筋

【操作】　按揉本穴称揉总筋（图9-23）；用拇指甲掐称掐总筋。

【次数】　揉100~300次；掐3~5次。

【主治】　惊风、抽搐、夜啼、口舌生疮、潮热、牙痛等。

【临床应用】　揉总筋能清心经热，散结止痉，通调周身气机。临床上多与清天河水、清心经配合，治疗口舌生疮、潮热、夜啼等实热证。操作时手法宜快，并稍用力。治疗惊风抽搐多用掐法。

（二十）大横纹

【位置】　仰掌，掌后横纹。近拇指端称阳池，近小指端称阴池。

【操作】　以两拇指自掌后横纹中点（总筋）向两

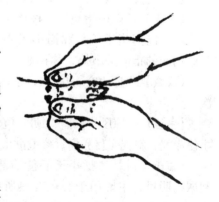

图9-24　分阴阳

旁分推，称分推大横纹，又称分阴阳（图9－24）；自两旁（阴池、阳池）向总筋合推，称合阴阳。

【次数】 30～50次。

【主治】 寒热往来、腹泻、腹胀、痢疾、呕吐、食积、烦躁不安、痰涎壅盛。

【临床应用】 分阴阳能平衡阴阳，调和气血，行滞消食。多用于阴阳不调、气血不和而致寒热往来、烦躁不安，以及乳食停滞所致腹胀、腹泻、呕吐等症，亦有用治痢疾，有一定效果。但在操作时，如实热证阴池宜重分，虚寒证阳池宜重分。

合阴阳能行痰散结，多用于痰结喘嗽、胸闷等症，若本法配合揉肾纹、清天河水能加强行痰散结的作用。

（二十一）十宣（十王）

【位置】 十指尖指甲内赤白肉际处。

【操作】 用掐法，称掐十宣。

【次数】 各掐5次，或醒后即止。

【主治】 惊风、高热、昏厥。

【临床应用】 掐十宣主要用于急救，有清热、醒神、开窍的作用，多与掐老龙、掐人中、掐小天心等合用。

（二十二）老龙

【位置】 中指甲后1分处。

【操作】 用掐法，称掐老龙。

【次数】 掐5次，或醒后即止。

【主治】 急惊风。

【临床应用】 掐老龙主要用于急救，有醒神开窍的作用。若小儿急惊暴死，或高热抽搐，掐之知痛有声者，较易治，不知痛而无声者，一般难治。

（二十三）端正

【位置】 中指甲根两侧赤白肉际处，桡侧称左端正，尺侧称右端正。

【操作】 用拇指甲掐或拇指螺纹面揉称掐、揉端正（图9－25）。

【次数】 掐5次；揉50次。

【主治】 鼻衄、惊风、呕吐、泄泻、痢疾。

【临床应用】 揉右端正能降逆止呕，可配合运八卦、推脾经等；揉左端正功能升提，主要用于水泻、痢疾等，可配合推脾经、推大肠。

掐端正多用于治疗小儿惊风，常与掐老龙、清肝经等配合。同时本穴对鼻衄有效，可用细绳由中指第三节横纹起扎至指端（不可太紧），扎好后患儿静卧即可。

（二十四）五指节

【位置】 掌背五指第一指间关节。

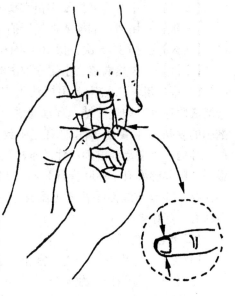

图9－25 揉端正

【操作】　用拇指甲掐，称掐五指节；用拇、食指揉搓称揉五指节。

【次数】　各掐 3~5 次；揉搓 30~50 次。

【主治】　惊风、吐涎、惊惕不安、咳嗽风痰等。

【临床应用】　掐、揉五指节能安神镇惊、祛风痰、通关窍。掐五指节主要用于惊惕不安、惊风等，多与清肝经、掐老龙等合用；揉五指节主要用于胸闷、痰喘、咳嗽等，多与运内八卦、推揉膻中等合用。

（二十五）二扇门

【位置】　掌背中指根本节两侧凹陷处。

【操作】　以拇指甲掐，称掐二扇门；用拇指偏峰按揉，称揉二扇门（图 9-26）。

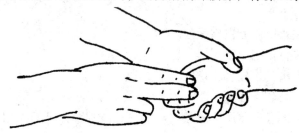

图 9-26　揉二扇门

【次数】　掐 5 次；揉 100~500 次。

【主治】　惊风抽搐，身热无汗。

【临床应用】　掐、揉二扇门能发汗透表、退热平喘，是发汗效穴。揉时要稍用力，速度宜快，多用于风寒外感。本法与揉肾顶、补脾经、补肾经等配合应用，适宜于平素体虚外感者。

（二十六）上马（二人上马）

【位置】　手背无名指及小指掌指关节后凹陷中。

【操作】　用拇指端揉或拇指甲掐称揉上马或掐上马。

【次数】　掐 3~5 次；揉 100~500 次。

【主治】　虚热喘咳、小便赤涩淋沥、腹痛、牙痛、睡时磨牙等。

【临床应用】　临床上用揉法为多，揉上马能滋阴补肾、顺气散结、利水通淋，为补肾滋阴的要法。主要用于阴虚阳亢所致潮热烦躁、牙痛、小便赤涩淋沥等症。本法治疗体质虚弱，肺部感染有干性啰音且久不消失者配揉小横纹；肺部有湿性啰音者可配揉掌小横纹，多揉有一定疗效。

（二十七）外劳宫

【位置】　掌背中，与内劳宫相对处。

【操作】　用揉法称揉外劳宫（图 9-27）；用掐法称掐外劳宫。

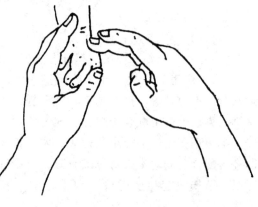

图 9-27　揉外劳宫

【次数】　掐 5 次；揉 100~300 次。

【主治】 风寒感冒、腹痛腹胀、肠鸣腹泻、痢疾、脱肛、遗尿、疝气。

【临床应用】 本穴性温，为温阳散寒、升阳举陷之佳穴，兼能发汗解表。临床上用揉法为多，揉外劳宫主要用于一切寒证，不论外感风寒所致鼻塞流涕以及脏腑积寒所致完谷不化、肠鸣腹泻、寒痢腹痛、疝气等皆宜，且能升阳举陷，故临床上也多配合补脾经、补肾经、推三关、揉丹田等治疗脱肛、遗尿等。

（二十八）威灵

【位置】 手背二、三掌骨歧缝间。

【操作】 用掐法，称掐威灵。

【次数】 掐5次，或醒后即止。

【主治】 惊风。

【临床应用】 掐威灵有开窍醒神的作用。主要用于急惊暴死、昏迷不醒时的急救。

（二十九）精宁

【位置】 手背第四、五掌骨歧缝间。

【操作】 用掐法，称掐精宁。

【次数】 5~10次。

【主治】 痰喘气吼、干呕、疳积、眼内翳肉等。

【临床应用】 掐精宁能行气、破结、化痰。多用于痰食积聚所致气吼痰喘、干呕、疳积等。本法对体虚者宜慎用，如必须应用时则多与补脾经、推三关、捏脊等同用，以免克伐太甚，元气受损。

用于急惊昏厥时，本法多与掐威灵配合，能加强开窍醒神的作用。

（三十）外八卦

【位置】 掌背外劳宫周围，与内八卦相对。

【操作】 同运内八卦。

【次数】 100~300次。

【主治】 胸闷、腹胀、便结等。

【临床应用】 运外八卦能宽胸理气、通滞散结。临床上多与摩腹、推揉膻中等合用，治疗胸闷、腹胀、便结等。

（三十一）一窝风

【位置】 手背腕横纹正中凹陷处。

【操作】 指端揉，称揉一窝风。

【次数】 100~300次。

【主治】 腹痛、肠鸣、关节痹痛、伤风感冒。

【临床应用】 揉一窝风能温中行气、止痹痛、利关节。常用于受寒、食积等原因引起的腹痛等症，多与拿肚角、推三关、揉中脘等合用。本法亦能发散风寒、宣通表里，对寒滞经络引起的痹痛或感冒风寒等症也有效。

（三十二）膊阳池

【位置】 在手背一窝风后3寸处。

【操作】 拇指甲掐或指端揉，称掐膊阳池或揉膊阳池。

【次数】 掐3~5次；揉100~300次。

【主治】 便秘、溲赤、头痛。

【临床应用】 掐、揉膊阳池能止头痛，通大便，利小便，特别对大便秘结者，多揉之有显效，但大便滑泻者禁用；用于感冒头痛或小便赤涩短少多与其他解表、利尿法同用。

(三十三) 三关

【位置】 前臂桡侧，阳池至曲池的直线。

【操作】 用拇指桡侧面或食、中指面自腕推向肘，称推三关（图9-28）；屈患儿拇指，自拇指外侧端推向肘称为大推三关。

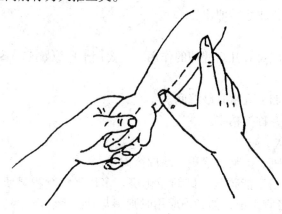

图9-28 推三关

【次数】 100~300次。

【主治】 气血虚弱，病后体虚，阳虚肢冷，腹痛、腹泻，斑疹、疹出不透以及感冒风寒等一切虚寒病证。

【临床应用】 推三关性温热，能补气行气、温阳散寒、发汗解表，主治一切虚寒病证，对非虚寒性病证宜慎用。临床上治疗气血虚弱、命门火衰、下元虚冷、阳气不足引起的四肢厥冷、面色无华、食欲不振、疳积、吐泻等症，多与补脾经、补肾经、揉丹田、捏脊、摩腹等合用。对感受风寒、怕冷无汗或疹出不透等，多与清肺经、推攒竹、掐揉二扇门等合用。此外，对疹毒内陷、黄疸、阴疸等亦有疗效。

(三十四) 天河水

【位置】 前臂掌侧正中，总筋至洪池（曲泽）的直线。

【操作】 用食、中二指面自腕推向肘，称清（推）天河水（图9-29）；用食、中二指蘸水自总筋处一起一落弹打，直至洪池，同时用口吹气随之，称打马过天河。

【次数】 100~300次。

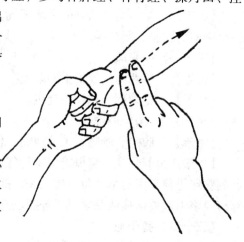

图9-29 清天河水

【主治】 外感发热、潮热、内热、烦躁不安、口渴、弄舌、惊风等一切热证。

【临床应用】 清天河水性微凉，较平和，能清热解表、泻火除烦，主要用于治疗热性病证。由于其清热而不伤阴分，故多用于五心烦热、口燥咽干、唇舌生疮、夜啼等；对于感冒发热、头痛、恶风、汗微出、咽痛等外感风热者，也常与推攒竹、推坎宫、揉太阳等合用。打马过天河清热之力大于清天河水，多用于实热、高热等。

（三十五）六腑

【位置】 前臂尺侧，阴池至肘的直线。

【操作】 用拇指面或食、中指面自肘推向腕，称退六腑或推六腑。

【次数】 100~300次。

【主治】 一切实热病证，症见高热、烦渴、惊风、鹅口疮、咽痛、腮腺炎和大便秘结干燥等。

【临床应用】 退六腑性寒凉，能清热凉血解毒。对温病邪入营血，脏腑郁热积滞，壮热烦渴，腮腺炎及肿毒等实热证均可应用。本穴与补脾经合用，有止汗的效果。若患儿平素大便溏薄，脾虚腹泻者，本法慎用。本法与推三关为大凉大热之法，可单用，亦可合用。若患儿气虚体弱，畏寒怕冷，可单用推三关，如高热烦渴、发斑等可单用退六腑。而两穴合用能平衡阴阳，防止大凉大热伤其正气。如寒热夹杂，以热为主，则可退六腑三数、推三关一数之比推之；若以寒为重，则可以推三关三数、退六腑一数之比推之。

四、下肢部穴位

（一）箕门

【位置】 大腿内侧，膝盖上缘至腹股沟的直线。

【操作】 用食、中二指自膝盖内上缘至腹股沟部做直推法，称推箕门。

【次数】 100~300次。

【主治】 小便赤涩不利、尿闭、水泻等。

【临床应用】 推箕门性平和，有较好的利尿作用。用于尿滞留，多与揉丹田、按揉三阴交等合用；用于小便赤涩不利，多与清小肠等合用。

（二）百虫

【位置】 膝上内侧，血海穴上2寸。

【操作】 用拇、中二指先按后拿之，称按拿百虫。

【次数】 3~5次。

【主治】 惊风、抽搐、昏迷、下肢瘫痪。

【临床应用】 本穴与按揉足三里、拿委中、揉膝眼等法合用，用于下肢瘫痪、痹痛等。用于止抽搐则手法宜重。

（三）前承山

【位置】 小腿胫骨旁，与后承山相对处。

【操作】 掐或揉本穴，称掐前承山或揉前承山。

【次数】 掐5次，揉30次。

【主治】 惊风、下肢抽搐。

【临床应用】 掐揉本穴主治抽搐。常与拿委中、按百虫、掐解溪等合用。

（四）涌泉

【位置】　屈趾，足掌心前正中凹陷中。

【操作】　用拇指面向足趾推称推涌泉；或用指端揉，称揉涌泉。

【次数】　推、揉均 50～100 次。

【主治】　发热、呕吐、腹泻、五心烦热。

【临床应用】　推涌泉能引火归元，退虚热。主要用于五心烦热、烦躁不安等，常与揉上马、运内劳宫等配合应用。配合退六腑、清天河水亦能退实热。揉涌泉能治吐泻，左揉止吐，右揉止泻。

第十章 推拿治疗

推拿属于中医的一种外治方法，它是在中医基础理论指导下，根据整体观念和辨证施治的原则，通过手法作用于患者体表的一定穴位或部位，使其机体内部的病理和生理状况得到改变和调节，从而达到治疗疾病的目的。

第一节 推拿治疗概述

推拿不仅对骨伤科、内科、妇科、儿科和五官科等各科的许多病证有较好的治疗效果，而且还具有保健强身、预防疾病、却病延年的作用。同时，它还无服药之不便、针刺之痛苦，故易于为患者所接受并越来越深受人们的喜爱。尽管如此，在临床上为了杜绝意外情况的发生，严格地掌握推拿的适应症、禁忌症、注意事项、体位和介质等是非常重要的。

一、推拿的适应证

1. 伤科病中的各种扭挫伤、关节错缝及脱位、腰肌劳损、胸胁岔气、椎间盘突出症、颈椎病、漏肩风、落枕等。

2. 内科病中的胃脘痛、胃下垂、头痛、面瘫、失眠、高血压病等。

3. 儿科病中的咳嗽、婴幼儿腹泻、呕吐、疳积、腹痛、肠套叠、惊风、夜啼、肌性斜颈等。

4. 外科病中的乳痈初期、妇科病中的痛经、闭经、产后耻骨联合分离，五官科病中的声门闭合不全等。

二、推拿的禁忌证

1. 感染性疾病，如丹毒、骨髓炎、化脓性关节炎等。

2. 传染病，如肝炎、肺结核等。

3. 各种出血证，如便血、尿血等。

4. 烫伤与溃疡性皮炎的局部等。

5．其他结核病、肿瘤及脓毒血症等。

三、推拿的注意事项

1．除少数手法如擦、推、掐等直接接触患者皮肤操作外，治疗时必须用治疗巾覆盖被治疗的肢体或局部。

2．治疗过程中要操作认真，态度严肃，不能边操作边嬉笑、边谈话等。

3．要经常修剪指甲，以免操作过程中伤及患者皮肤。

4．在治疗操作过程中，要随时注意患者对手法治疗的反映。若有不适及时进行调整，以防发生意外。

5．孕妇的腰骶部、臀部与腹部等均禁用推拿，女性在月经期不宜用或慎用推拿。

6．年老体弱、久病体虚或极度疲劳、剧烈运动后、过饥过饱以及酒醉之人等均不宜或慎用推拿。

7．每次推拿的时间一般在 10～30 分钟，每日或隔日 1 次，5～7 次为 1 个疗程。

四、推拿时的体位

在临床治疗中，无论医生还是患者都应选择一种最佳的体位，以利于手法的操作治疗。选择体位应以患者感到舒适、安全，被操作的部位又尽可能得到放松和医生在施行各种手法时感到发力自如、操作方便为原则。

1．患者的体位：一般为仰卧位、俯卧位、侧卧位、端坐位和俯坐位等，根据治疗需要，由医生设定。

2．医生的体位：根据患者的体位和被操作的部位而定，一般除腹部操作采取坐位外（有时头面部操作也取坐位），常采取站立位操作。

另外，在进行小儿推拿时，患儿多取仰坐位或卧位，而医生一般取坐位操作。

五、推拿的介质

介质是在手法操作前先涂搽在治疗局部皮肤表面的一种物质（可以是药物制剂）。

1．介质的作用

（1）发挥与利用药物的作用，提高治疗的效果。

（2）便于手法操作，增强手法的作用。

（3）借其润滑作用，保护患者的皮肤。

2．介质的种类

（1）药膏：用适宜的基质（如凡士林等）加入药物调制而成。如冬青膏、红花油等。

（2）葱、姜、薄荷水：用洗净的新鲜葱白，或生姜，或薄荷，捣碎取汁；或置于75％的酒精中浸泡即成。一般冬、秋季用葱、姜水，春夏季多用薄荷水。

（3）药水：将药用 75％的酒精或白酒浸泡而成，并因药物的组成功效不同，产生不同的治疗作用。如伤筋药水等。

（4）水：即清水，可增强清凉退热的作用，在小儿推拿中常用。

（5）滑石粉：有润滑的作用。

其他如按摩乳、传导油以及香脂、凡士林、麻油、菜油和松节油等均可作为介质应用。

第二节　推拿的治疗原则和作用

一、推拿的治疗原则

治疗原则又称治疗法则，是在整体观念和辨证论治的基本精神指导下对临床病证制定的具有普遍指导意义的治疗规律。治疗原则不同于具体的治疗方法，各种具体的治疗方法都是在治疗原则指导下提出的。例如，任何病证从邪正关系分析，都离不开邪正斗争、消长盛衰的变化。因此扶正祛邪即为治疗原则，而在此原则指导下所采取的益气、补血、壮阳等，就是扶正的具体方法；清热、解表、涌吐、通下等，就属于祛邪的具体方法。

由于疾病的证候表现多种多样，病情有轻重缓急的差别，病理变化又非常复杂，因此，必须善于从复杂多变的疾病现象中抓住病变本质，治病求本；采取相应的措施扶正祛邪，调整阴阳；并针对病变个体的体质、疾病的轻重缓急以及时间、地点的不同，因人、因时、因地制宜，才能获得满意的疗效。

（一）治病求本

"治病必求于本"是中医辨证论治的最基本原则之一。求本，是指了解疾病的本质，即病证的主要矛盾，针对疾病最根本的病因进行治疗。例如腰腿痛，可由腰椎间盘突出、腰椎骨质增生、椎骨错位、腰肌劳损等各种因素引起，治疗时不能简单地采取对症止痛的方法，而是要通过全面综合的分析，找出最基本的病理变化，分别采取相应的方法治疗，才能取得满意的治疗效果。

（二）扶正祛邪

疾病的发生、发展过程，从一定意义上讲，就是人体正气与外邪相争的过程，在这一过程中，如果正胜于邪则病退，邪胜于正则病进，正如《内经》所云："正气存内，邪不可干"、"邪之所凑，其气必虚。"因此，治疗疾病的根本目的，就是要改变正邪双方的力量对比，扶助正气，祛除邪气，使疾病向痊愈的方向转化。在推拿治疗中，则是通过手法作用与练功来增强体质，调理气机，提高机体的抗病能力，以达到祛除病邪、治愈疾病的目的。

（三）调整阴阳

疾病的发生，从根本上说就是人体内阴阳的相对平衡遭到破坏，阴阳的偏盛偏衰代替了正常的阴阳消长。在临床上阴阳的偏盛多见于各种实证；阴阳的偏衰多见于各种虚证。治疗时应分别采取"损其有余"、"补其不足"的方法。注意调整阴阳，使之恢复相对的平衡，才能收到较为满意的治疗效果。

（四）因时、因地、因人制宜

疾病的发生与发展受到多方面因素的影响，所以在治疗疾病时，就要根据多方面的情况来考虑。如四时气候的变化、地区环境的特点以及患者的年龄、体质、性别、职业和耐受程度等不同情况，采用各种不同的治疗方法。遵循因时、因地、因人制宜的原则，选取治疗的穴位或部位，选择手法，决定手法的刺激强度、操作方向和操作时间，只有这样才能取得良好的疗效。

二、推拿的作用

推拿的适应证范围较为广泛，涉及到伤科、内科、妇科、儿科等各科的许多病证。因此，治疗作用也是多方面的，概括起来有以下几点。

（一）理筋整复作用

推拿对伤科的软组织损伤、关节错缝等病证的治疗有其独特的疗效，是通过理筋整复这一作用实现的。如因关节错缝或脱位造成的关节肿胀、疼痛、功能障碍或丧失、畸形，或因腰椎间盘突出所造成的腰腿窜痛、腰椎侧凸畸形等，通过推拿的拔伸、屈伸、推、按、扳、揉等手法在局部进行操作，使错缝或脱位得到整复，椎间盘突出物得以还纳，畸形得到矫正，从而达到消肿止痛、恢复功能的目的。

（二）止痛作用

引起疼痛的原因是多方面的，从中医的角度看，气滞血瘀、经络不通，感受外邪，肝阳上亢，外伤瘀血，肌肉痉挛或劳损、粘连、变性等均可引起疼痛。推拿通过相应的手法，如点、按、推、拿、搓、揉、弹拨等在一定穴位或压痛点上操作，可以使动脉血流暂时阻断，放松压迫时则血液向远端骤然流去，使循环得到改善；也可使神经暂时失去传导功能或使痛点转移，从而起到理气活血、疏筋通络、平肝潜阳、解表祛邪、消肿散瘀、解除痉挛、松解粘连、疏通狭窄等治疗作用，达到止痛的目的。

（三）温通、补泻作用

对于因寒湿凝滞，阻于经脉，关节屈伸不利，筋肉痿弱不用者，在推拿治疗中，通过擦、揉、推、搓、抖、振等法在肢体局部或一些穴位上进行操作，可以起到温经散寒、舒筋活络、滑利关节的治疗作用，达到温养经脉、通利关节的目的。

"虚者补之，实者泻之"是中医治疗的基本法则之一。补者，补其不足，扶助正气；泻者，泻其有余，祛除邪气，最终目的是平衡阴阳，使机体生理功能得到调整。推拿是通过在一定部位或穴位，以一定操作方向的各种手法给予一定时间、一定强度的刺激，达到补益肝肾、健脾益胃、调补气血、健脾安神、发汗解表、宣肺止咳、清热解表、止咳化痰、消食导滞、清热利湿、疏肝理气、平肝潜阳、活血化瘀、降逆止呕、止痢止泻等治疗作用，从而达到补泻目的。

推拿的温通、补泻作用是在长期的医疗实践中不断总结和逐步认识的，在内科、妇科病，特别是在小儿科的常见病的治疗中尤为突出。因此，推拿的温通补泻作用在临床上是颇受重视的。

第三节　常见病证的推拿治疗

一、伤科疾病

（一）扭挫伤

扭挫伤属伤科的"伤筋"范畴。筋的范围是较广泛的，主要是指筋膜、肌腱、韧带，还包括皮下组织、部分肌肉、关节囊等软组织，故伤筋又有软组织损伤之称。在此只介绍临床常见的四肢关节及腰部扭挫伤。

肩关节扭挫伤

肩关节是人体活动范围最大的关节，扭掫跌仆易引起肩关节扭挫伤。

【病因病机】

肩关节过度扭转或突然外展，或跌仆等外力作用造成肩关节周围的软组织损伤或撕裂导致瘀肿疼痛、功能障碍。

【临床表现】

肩关节周围疼痛，活动功能障碍，严重者可出现皮下瘀血、皮色青紫等。

【诊断要点】

有明显外伤史，局部肿胀、疼痛，被动活动肩关节可使疼痛加重。压痛点多在肩关节前或外侧，肩关节无明显畸形。

【鉴别诊断】

1. 肱骨外科颈骨折：伤后局部肿胀、疼痛、功能障碍，有压痛和纵轴叩击痛，上臂内侧可见瘀斑。检查时可闻及骨擦音或有异常活动，X 线检查有助于确诊。

2. 肩关节脱位：肩峰突出，肩峰下空虚，呈"方肩"畸形。杜格氏征阳性，X 线检查有助于诊断。

3. 肱骨大结节撕脱性骨折：肿胀局限在肩关节外侧，肩峰下大结节处有明显压痛，X 线检查有助于诊断。

此外，尚需与冈上肌断裂、肱二头肌腱滑脱等相鉴别。

【推拿治疗】

1. 治疗原则：疏筋通络，活血止痛。

2. 常用穴位：肩井、臂臑、曲池、阿是穴等。

3. 手法选择：拿、按、揉、捏、捻、搓、抖、摇等法。

4. 具体操作：患者取坐位，医者立于患侧。以较轻手法拿揉肩关节周围及臂臑、阿是穴；拿捏肩部至上臂，配合摇法及被动活动肩关节；搓肩部；最后捻五指，抖上肢。

5. 固定：肩关节扭挫伤较重者，应适当固定肩关节 3～5 天。

6. 功能锻炼：开始时做握拳动作与腕关节活动，2～3 天后视情况做"小云手"，逐渐变为"大云手"，并进行肩关节的屈、伸、内收、外展和高举上肢等活动。

【注意事项】

1. 初期手法宜轻柔，后期手法可适当加重，并加擦法。

2. 注意保暖，避免过早地做肩关节旋转活动。

3. 配合中药外敷或熏洗效果更好。

肘关节扭挫伤

肘关节属屈戍关节，屈伸在 0°～140° 之间，较为稳定。由于肘关节是四肢关节中活动较多的关节，所以造成损伤的机会也就较多。

【病因病机】

直接受外力打击或跌仆，滑倒时手掌着地，肘关节处于过度伸直、外展位均可造成肘关节及其周围软组织损伤。

【临床表现】

肘关节弥漫性肿胀、疼痛、功能障碍，常处于半屈半伸位，严重者可见局部皮色青紫。

【诊断要点】

有明显外伤史，被动活动肘关节时可使疼痛加重。压痛点在肘关节内后方和侧副韧带附着处。

【鉴别诊断】

1. 肱骨髁上骨折：肘部畸形明显，肿胀严重，能触及骨擦音。X线检查可明确诊断。

2. 肱骨内、外髁骨折：肿胀与压痛以肱骨内、外髁部明显，可触及骨折块，闻及骨擦音。X线检查有助于确诊。

3. 尺骨鹰嘴骨折：伤后尺骨鹰嘴处疼痛，压痛明显，局限性肿胀，肘关节屈曲活动障碍，主动伸直功能丧失。X线检查有助于确诊。

4. 肘关节脱位：肘关节在135°半屈半伸位上呈弹性固定，肘后三点骨性标志的关系发生改变。X线检查可明确诊断。

【推拿治疗】

1. 治疗原则：活血舒筋、消肿止痛。

2. 常用穴位：肘髎、曲池、手三里、尺泽、少海、阿是穴等。

3. 手法选择：按、揉、拔伸等。

4. 具体操作：患者坐位，医者立于患侧，按揉曲池、手三里、尺泽、少海等穴位；按揉肘髎、阿是穴及肘关节周围；用拔伸屈曲等手法进行肘关节被动活动。

5. 固定：损伤比较严重者，早期患肢用三角巾悬吊，肘关节置于屈曲90°的功能位。

【注意事项】

1. 治疗中禁止做粗暴的牵拉及被动屈伸活动。

2. 肿痛减轻后，要逐步练习肘关节的屈伸功能，避免粘连，对粘连较重者，可适当增加肘关节扳法。

腕关节扭挫伤

腕关节的结构比较复杂，又因其活动频繁，故临床上腕关节损伤较为多见。

【病因病机】

因跌仆时手掌或手背着地，或用力过猛致使腕关节过度背伸、掌屈以及旋转活动，引起韧带、筋膜等软组织的扭伤或撕裂。

【临床表现】

伤后腕部肿胀、疼痛或酸痛无力。

【诊断要点】

有明显外伤史，肿胀及疼痛部位在腕背偏尺侧明显。如果下桡尺关节韧带损伤，可见尺骨小头较健侧隆凸，按压尺骨小头有松动感。

【鉴别诊断】

1. 桡骨远端骨折：无移位的桡骨远端骨折肿胀多不明显，压痛局限在桡骨远端。

2. 腕舟骨骨折：肿胀和压痛点局限在腕背部桡侧阳溪穴。

3. 掌骨基底部骨折：以第四、五掌骨基底部的骨折为多见，局部肿胀、压痛，活动相应手指可使疼痛加剧。

以上三种疾病均可借助 X 线检查确诊，不难鉴别。

【推拿治疗】

1. 治疗原则：舒筋活血，理顺筋络。

2. 常用穴位：阳池、阳谷、阳溪、外关等穴。

3. 手法选择：以按、揉、摇、拔伸等手法为主。

4. 具体操作：患者坐位（体虚者可仰卧位），医者立（或坐）于患侧。按揉阳池、阳谷、阳溪、外关等穴；按揉腕关节周围，摇腕关节；拔伸腕关节，同时做腕关节的屈、伸或收、展的被动活动，最后按揉腕关节周围。

5. 固定：损伤较重者，可考虑用小夹板局部固定 1～2 周。

【注意事项】

避免腕关节过早的旋转活动。注意局部保暖。可配合中药外敷与熏洗。

髋关节扭挫伤

髋关节周围的肌肉和韧带比较坚实，在四肢关节中最为稳固，故伤筋的发生率较低，但由于髋关节活动频繁、负重较大，所以髋关节的扭挫伤在临床上也时有发生，特别是好发于 5～10 岁的儿童。

【病因病机】

多因摔跌或从高处坠下时，髋关节过度外展、内收、屈、伸所致。造成髋关节周围软组织损伤。

【临床表现】

局部疼痛、肿胀、功能障碍。患肢多呈保护性姿势，如跛行、拖拉步态、骨盆倾斜等。

【诊断要点】

有外伤史，患侧腹股沟部有明显压痛及肿胀，股骨大转子后方也有压痛，被动活动髋关节可使疼痛加剧。偶有患肢外观变长，但 X 线检查无异常发现。

【鉴别诊断】

1. 股骨头骨骺炎：无明显外伤史，起病缓慢，X 线检查可发现股骨头骨骺压缩、变扁或碎裂等。

2. 髋关节结核：起病缓慢，膝痛较髋痛明显，有结核体征，X 线检查可见髋臼边缘或股骨头被破坏、缺损，关节间隙改变。

3. 股骨颈骨折和粗隆间骨折：经 X 线检查可明确诊断。

【推拿治疗】

1. 治疗原则：舒筋活血，通络止痛。

2. 常用穴位：居髎、髀关、阿是穴等。

3. 手法选择：点、按、揉、屈伸等。

4. 具体操作：先点按揉居髎、髀关、阿是穴等，然后，一手拇指按住髋关节前面，其余四指托住粗隆部，另一手握住踝上，做屈髋、屈膝并稍用力下按，再将患肢伸直至两下肢等长；最后，按揉髋关节周围。

【注意事项】

不须严格的固定，患者应卧床休息 5~7 天；患肢不可过早负重及做跳跃等剧烈活动；也可配合中药外敷或熏洗。

膝关节扭挫伤

膝关节是人体负重较大的关节，同时也是人体最大的屈戌关节。该关节结构复杂，活动频繁，所受应力较大，故膝关节的扭挫伤在临床上较为常见。

【病因病机】

在活动中突然旋转，或膝伸直时膝或腿部外侧受到外力打击或重物压迫，使膝关节过度外翻（内翻少见），以致膝关节的滑膜、韧带、半月板以及其他软组织造成撕裂等损伤。

【临床表现】

根据损伤的结构不同，可有不同表现：

1. 侧副韧带损伤：局部肿胀疼痛，可出现瘀斑，压痛明显，膝关节屈伸功能障碍。

2. 半月板损伤：伤后膝关节立即发生剧烈疼痛、关节肿胀、屈伸功能障碍，早期因膝关节剧痛而难以检查、确诊。或无明显外伤史者，主要表现是膝关节活动痛，以行走和上下台阶时明显，部分患者可出现跛行，膝部有弹响，约 1/4 的患者有"交锁"现象等。

3. 外伤性滑膜炎：关节肿胀，轻度胀痛不适，膝关节屈伸功能受到限制等。

【诊断要点】

以上三种情况均有明显外伤史，关节肿胀、疼痛、功能障碍或限制。侧副韧带损伤者，压痛点多在股骨内、外上髁，侧向试验阳性；半月板损伤者，压痛点在关节间隙，可有"交锁"现象，膝关节研磨试验及麦氏征试验阳性；外伤性滑膜炎者，膝关节肿胀局限在膝内上方，压痛明显，浮髌试验阳性。

【鉴别诊断】

1. 内侧副韧带断裂：与内侧副韧带损伤相比，临床症状更为严重，侧向试验膝关节有"开口"样感觉。X 线检查可见膝关节间隙明显增宽。

2. 髌骨骨折：局部肿胀疼痛，膝关节不能自主伸直，压痛点在髌骨面上，可触到骨折间隙或骨擦音。X 线检查可进一步确诊。

【推拿治疗】

1. 治疗原则：活血消瘀，舒筋止痛。

2. 常用穴位：血海、伏兔、梁丘、阴陵泉、膝眼、委中、阿是穴等。

3. 手法选择：按、揉、拿、捏、屈伸等。

4. 具体操作：先拿捏按揉血海、梁丘、阴陵泉、膝眼等穴；然后按揉伏兔、阿是穴；拿揉大腿部；屈伸膝关节；推抹膝关节两侧；拿按揉委中、承山，最后按揉膝关节周围。其中，内侧副韧带损伤可加推抹大腿内侧至膝下；半月板损伤加搓揉髌骨上下缘；外伤性滑膜炎加被动屈伸膝关节，一手虎口张开按于髌骨上缘，另一手握踝上，先使膝关节充分地被动屈曲，然后迅速伸直膝关节，同时从髌上向膝内侧推抹。

5. 固定：需局部小夹板固定数天或数周。

【注意事项】

注意休息，不要过早下地负重行走，但开始下肢肌肉要做静止性用力锻炼，继之做"仰卧举腿"等功能锻炼，以防止肌肉萎缩。注意保暖，防止受凉。

踝关节扭挫伤

踝关节是由胫、腓骨下端和距骨组成的屈戌关节，其功能主要是背屈、跖屈与负重。该关节结构复杂，活动多，周围有韧带加强，由于外侧副韧带较内侧副韧带薄弱，加之踝关节的内翻活动范围远远大于外翻活动，所以，在踝关节扭伤时，外侧副韧带的损伤较内侧副韧带多。

踝关节扭伤甚为常见，可发生于任何年龄，但以青壮年为多。

【病因病机】

多因在不平的路面上行走、跑步、跳跃或在下楼梯等活动中突然失足，使踝关节过度内翻，造成外侧副韧带的损伤。

【临床表现】

伤后踝部立即出现肿胀疼痛、功能障碍，不能走路或尚可勉强走路，2～3天后局部可出现瘀斑，皮色青紫。

【诊断要点】

有明显外伤史（内翻位扭伤为多），外踝前下方肿胀、压痛明显，被动活动踝关节可使疼痛加剧，若将足部被动做内翻动作时疼痛剧烈。

【鉴别诊断】

1. 踝部骨折：踝关节肿胀疼痛，功能障碍，畸形明显，可有骨擦音。X线检查可确诊。

2. 踝关节脱位：踝关节多呈内翻内旋或外翻外旋畸形。

3. 第五蹠骨基底部骨折：其肿胀及压痛局限在第五蹠骨基底部。X线检查有助于诊断。

【推拿治疗】

1. 治疗原则：活血化瘀，消肿止痛。

2. 常用穴位：解溪、昆仑、丘墟、足三里、绝骨、阳陵泉等。

3. 手法选择：按、揉、拿、捏、推、抹、拔伸、摇等手法。

4. 具体操作：患者仰卧，医者立于患肢旁，先按揉小腿前外侧至踝上；然后按揉足三里、绝骨、解溪，拿捏或拿揉昆仑、丘墟、商丘等穴。在此基础上，医者一手托住足跟部，将拇指按住外踝前侧，另一手握住足背部，缓缓拔伸踝关节2分钟后做踝关节跖屈与内翻动作，再做踝关节背伸与外翻动作，此时，按住外踝前方的拇指沿外踝推抹至足跟部；然后两手对按内、外踝，最后按揉踝关节周围。

5. 固定：损伤严重者，可考虑用小夹板固定。

【注意事项】

在损伤的早期（24～48小时以内），手法要轻柔；后期手法宜稍重；下地行走时，整足负重要均匀，不可跷脚行走；损伤早期，第一次施用手法后，最好将患足踝冷敷10～15分钟，以避免加重局部组织充血。

腰部扭挫伤

腰部的脊柱是一根独立的支柱，它的前方为松软的腹腔，周围只有一些肌肉、筋膜和韧带，缺乏骨性结构的保护；它承担着人体近1/2的体重，又在身体各部运动中起着枢纽作用，成为日常生活和劳作中活动最多的部位。因此，腰部是最容易发生扭挫伤的部位。

【病因病机】

腰部扭挫伤可分为扭伤和挫伤两大类，前者较多见。腰部扭伤多发生在腰骶、骶髂关节和两侧竖脊肌等部位。腰骶关节是脊柱的枢纽，骶髂关节是连结躯干与下肢的桥梁，体重的压力和外来的冲击力多集中在这些部位，当腰部在活动或负重时，如果用力不当，过猛或过度扭转，或负重过大等，均可造成腰骶、骶髂、椎间小关节和两侧竖脊肌的扭伤、错缝、小关节紊乱等，导致局部充血肿胀、软组织痉挛等，引起一系列临床症状。

腰部挫伤多为直接暴力所致，这类损伤多合并其他组织的损伤，较为少见。

【临床表现】

伤后腰部立即出现剧烈疼痛，局部肿胀，活动受限，尤以前屈时明显，咳嗽、喷嚏、用力大便时可使疼痛加剧，腰不能挺伸，行走不利，患者用两手撑腰，防止因活动而引起更剧烈的疼痛。严重者卧床难起，辗转困难。

【诊断要点】

有明显外伤史，腰部持续性疼痛，疼痛与活动受限多在伤后几小时或次日加重，压痛点多在椎旁、棘旁、棘突、髂嵴后部等处。

【推拿治疗】

1. 治疗原则：舒筋通络，活血止痛。

2. 常用穴位：腰阳关、肾俞、八髎、环跳、委中、阿是穴等。

3. 手法选择：按、揉、推、拿、摇、扳等。

4. 具体操作：患者俯卧位，先拿肩井、按天宗并分别揉之；再自大椎至尾骨用拇指平推；用八字推法，沿膀胱经第一、二侧线分别自大杼推至骶部；按揉、分抹背部膀胱经俞穴；按揉肾俞、腰骶部，摇、扳腰部；按揉环跳、阿是穴；令患者仰卧，拿委中，做两下肢屈髋屈膝的被动活动；对初次接受推拿治疗的患者，施用手法后的 24 小时内可能有疼痛加重的过程，应给患者以提示，并嘱其不必多虑。

【注意事项】

治疗期间，患者宜卧硬板床休息 1～3 天；注意腰部保暖，防止受凉；初期手法宜轻，避免做腰部旋转活动。

（二）漏肩风

漏肩风又称肩关节周围炎（肩周炎）、粘连性关节囊炎，俗称凝肩、冻结肩或露肩风。以肩痛、肩关节活动受限和肩周肌肉萎缩为本病临床特征。好发年龄在 50 岁左右，故又有五十肩之称。女性发病率略高于男性，如果得不到有效的治疗，日久会严重影响肩关节的功能活动。

【病因病机】

一般认为本病的发生主要与气血不足、感受风寒湿邪及外伤劳损有关。

1. 气血不足：五旬之人，因长期劳累，肝肾精亏，气血不足，血不荣筋，筋失所养，日久则筋脉拘急不用。

2. 感受风寒湿邪：久居湿地或肩部露卧，受风寒之邪，以致风寒湿邪客于血脉筋肉。在脉则血流不畅，脉络阻滞，拘急而痛，寒湿之邪侵于筋肉则屈伸不利、痿而不用。

3. 外伤：跌仆闪挫，瘀血内阻，脉络不通，不通则痛。日久则筋脉失养，拘急不用。

【临床表现】

本病起病缓慢，病程较长，常有几个月至1～2年的病史。其临床表现主要是肩痛与肩关节活动受限两个方面。

1. 肩部疼痛：起初，肩部轻痛，以后逐渐加重，为阵发或持续性，常因天气变化及劳累而诱发；严重者稍一触碰即疼痛难忍；昼轻夜重，而患者常常夜不成眠或半夜痛醒；疼痛可向颈部及肘部放射。

2. 肩关节活动受限：由于肩关节周围软组织的粘连而长期废用，引起肌力降低，使肩关节各方向的主动和被动活动均受限，梳头、穿衣等动作难以完成，甚至洗脸漱口也有困难。

【诊断要点】

可见患肩肌肉萎缩，尤以三角肌明显，背阔肌和胸大肌严重痉挛。肩部有广泛压痛，压痛点常在肩前、外、后侧；肩关节的活动严重障碍，尤其做外展动作时，病人须侧身耸肩，故出现典型的"扛肩"现象（图10-1）。

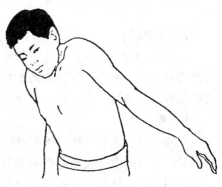

图10-1 肩周炎的"扛肩"现象

【鉴别诊断】

1. 冈上肌肌腱炎：肩外侧痛，压痛点在肱骨大结节处或肩后冈上部。肩关节外展60°～120°范围内痛剧，即疼痛弧（图10-2）。

2. 肩峰下滑囊炎：肩痛常引向三角肌，肩关节外展外旋活动时疼痛加重。

3. 风湿性肩关节炎：肩部酸痛或隐痛，且多呈游走性。遇冷或劳累时加重。得暖或休息后减轻，疼痛与天气变化有明显关系。肩关节功能活动无明显障碍。抗"O"检查一般较高。

4. 肱二头肌长头肌腱炎：肩前痛，压痛点在肱骨结节间沟部，屈肘时疼痛加重，肩关节的前屈、后伸活动明显障碍。

【推拿治疗】

1. 治疗原则：温经通络，活血止痛，松解粘连，滑利关节。

2. 常用穴位：肩井、天宗、肩贞、肩内陵、肩髃、曲池、手三里等穴。

3. 手法选择：拿、按、揉、摇、扳、搓、抖等。

4. 具体操作：患者取坐位，医者立于患侧，先拿揉肩井和肩关节周围，按天宗，再擦肩部及肩关节周围与上肢前、后、外侧，往返数次；拨肩内陵、肩髃、肩贞诸穴并

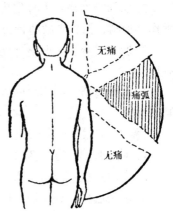

图10-2 冈上肌肌腱炎
引起的肩外展疼痛弧

按揉之；摇肩关节；在内收、外展、前屈、后伸的几个方向上施用肩关节扳法；按揉肩关节周围及曲池、手三里、合谷等穴：搓肩部及上肢，理五指，抖上肢，结束手法。

5. 功能锻炼：通过蝎子爬墙、手拉滑轮、吊单杠、体后拉肩等进行肩关节内收、前屈、外展、后伸和高举等各方向的活动。

【注意事项】

1. 初期治疗以舒筋活血止痛为先，手法宜轻柔；后期治疗以松解粘连为主，手法可适当加重，并加大肩关节的被动活动范围。

2. 在肩关节活动时，避免过早进行旋转活动。

3. 鼓励和正确指导患者进行功能锻炼，树立战胜疾病的信心，坚持治疗。

4. 对年老体质虚弱者应慎用扳法，避免造成意外。

（三）胸胁迸伤

胸胁迸伤又有"岔气"、"迸气"、"闪气"之称。是由于外伤而引起的胸胁部气机壅滞，出现以呼吸气痛、胸闷不舒为主要症状的一种临床常见病证。推拿治疗本病有显著效果。

【病因病机】

一般因急性外伤引起。如提拉举重，姿势不良，用力不当或过猛，或被捣伤等，导致经络受损，气血壅滞，不得消散而发生胸胁胀闷疼痛。西医学认为上述因素可导致胸壁固有肌的损伤、撕裂、痉挛或椎肋关节错位、滑膜嵌顿等。

【临床表现】

胸闷不舒，胸胁疼痛，咳嗽或呼吸时疼痛加重，并牵扯背部作痛，疼痛范围较广，痛无定处，少数患者在受累的椎肋关节处可有小范围压痛；胸壁固有肌损伤或痉挛时，在相应的肋间隙可见肿胀、压痛或肋间隙变窄等现象。

【诊断要点】

有外伤史，背部或肋间有压痛点，屏气时疼痛加重。

【鉴别诊断】

1. 胸膜炎：无外伤史，胸胁疼痛，伴有发热等全身症状，X线检查有助于诊断。

2. 肋间神经痛：无外伤史，中青年妇女多见，一个或几个肋间部位经常疼痛，且有发作性加剧，沿相应的肋骨边缘有压痛。

3. 肋软骨炎：无明显外伤史，多发生在第二、三胸肋关节或肋软骨处，局部高凸且有压痛。

4. 肋骨骨折：有明显的外伤史，胸部有明显的压痛点，可触及骨擦音，胸廓挤压试验阳性。

【推拿治疗】

1. 治疗原则：行气活血，通络止痛。

2. 常用穴位：云门、章门、期门、内关、阿是穴等。

3. 手法选择：点、按、揉、拿、击、拔伸等。

4. 具体操作

方法一：患者卧位，医者先用拇指点按章门、期门或相应肋间隙，然后令患者俯卧位，点按背部膀胱经相应的俞穴，继之叠掌按压或用前臂尺侧着力按压棘突旁，听到"咔嚓"响声，则表明紊乱的椎肋关节已被矫正。

方法二：患者正坐，医者立于患侧，将一侧上肢前臂自前向后插于患者腋下，向上提拉（拔伸）患者的肩部，随后嘱患者深吸气；在深吸气末，医者以另一手掌根部叩击背部患处 1 次；再令患者深呼吸，疼痛即可消失（图 10 - 3）。

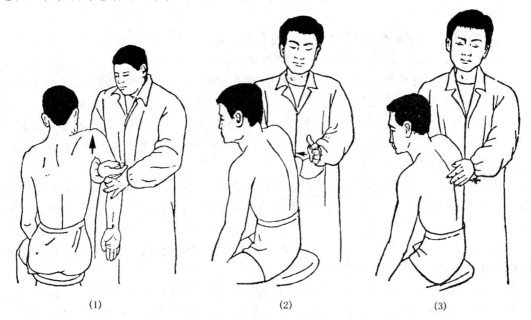

（1）　　　　　　　　　（2）　　　　　　　　　（3）

图 10 - 3　胸胁迸伤的手法治疗

【注意事项】

1. 老年患者，特别是胸痛久治无效者，须注意脊椎肿瘤等其他骨关节病变。

2. 按压及叩击手法的操作用力要稳实，但切忌粗暴，以免发生意外，医生的叩击与患者的深呼吸要密切配合。

3. 也可配合中药及针灸治疗。

（四）颈椎病

颈椎病又称"颈肩综合征"，是一种常见病，多见于中老年患者。本病是由于颈椎间盘退变，颈椎骨质增生，颈椎周围软组织劳损、变性等，造成颈神经根、椎动脉、颈段脊髓、交感神经等受压迫或受刺激所引起的一系列临床症状的总称。对本病的治疗，目前多采用非手术疗法，而在各种非手术疗法中，推拿疗法又最为有效，也容易被患者接受。

【病因病机】

1. 外因：各种急性损伤、慢性劳损可造成椎间盘、韧带、椎后关节囊等组织不同程度的损伤，使脊柱的稳定性下降，为达到某种新的平衡，促使颈椎出现代偿性增生，若增生物直接或间接的压迫、刺激神经、血管，就会产生相应症状。

2. 内因：椎间盘退行性变是本病的普遍内因。椎间盘退变后其弹性减退，椎间隙变窄，周围韧带松弛，这些均可引起代偿性的骨质增生和韧带肥厚，其结果可造成椎间孔和椎管变窄，引起神经根、椎动脉、交感神经甚至脊髓受到挤压；椎间隙变窄，横突间距离减小，可使椎动脉弯曲，致使血管腔相对狭窄，而引起椎动脉供血不足等等，都会引起相应的临床症状。

【临床表现】

颈椎病临床表现比较复杂，以颈、肩、背痛、颈部活动受限为基本症状。临床上一般按受压的是神经根、脊髓、椎动脉、交感神经而分为神经根型、脊髓型、椎动脉型、交感神经型和混合型等五型。

【诊断要点】

1. 神经根型：病变部位在颈5以上者可有颈肩痛或颈枕痛等；在颈5以下者可有项僵，活动受限，出现一侧或两侧颈、肩、臂放射痛，并伴有手指麻木，上肢发沉、无力等症状。在相应椎旁有条索、团块状反应物和明显的压痛点。压顶试验、臂丛神经牵拉试验阳性。X线检查可见颈椎生理曲度改变、椎间隙变窄，椎体、钩椎关节增生等。

2. 脊髓型：以脊髓束症状为主，早期双侧或单侧下肢发紧发麻，行走困难，继而一侧或双侧上肢发麻，手部肌力减弱、持物不稳，所持物件容易坠落。甚至出现四肢瘫痪，吞咽困难，小便潴留，卧床不起。

检查中可发现：颈部活动受限不明显，压顶试验和牵拉试验多为阴性，常有不规则的躯干和下肢的感觉障碍，腱反射亢进，四肢肌张力增高，出现病理反射等感觉或运动障碍。

X线片显示：颈部脊柱发直或向后成角，颈椎退变，椎体后缘增生，骨赘后翘。必要时进行脊髓造影、CT、MRI等检查。

3. 椎动脉型：表现为头痛、头晕，颈后伸、侧弯或旋转时眩晕加重，并可有恶心、耳鸣、耳聋、视物不清，甚至猝倒。猝倒后多因头颈的位置改变而立即清醒，并可起来再走。

X线检查可见钩椎关节有骨刺，并向侧方隆凸。造影检查可见椎动脉因受压而迂曲、变细甚至完全不通。脑血流图检查对诊断也有一定意义。

4. 交感神经型：偏头痛或枕部痛，头昏头沉，视物模糊，心慌、胸闷、肢体发凉或手足发热，四肢酸胀等。一般无上肢放射痛或麻木感。X线检查可见颈椎退变、增生等现象。

5. 混合型：在临床上，上述各型很少单独出现或存在，最常见的是同时存在两种或两种以上类型的各种症状，即为混合型颈椎病。

【鉴别诊断】

1. 风湿性或慢性损伤性疾病：包括肩周炎、颈肩筋膜炎，虽然也可出现颈肩痛、手麻等，但无神经根症状。颈部风湿性疾病往往与天气变化有明显关系，不难鉴别。

2. 进行性肌萎缩：双上肢远端肌肉萎缩，逐渐向下肢发展，但无感觉改变。

3. 神经炎：如肘部或腕部尺神经炎、腕部正中神经炎等，应注意鉴别。

4. 心绞痛：颈椎病侵犯第七颈神经根时，可引起假性心绞痛，用普鲁卡因局部痛点封闭，可使疼痛解除，真性心绞痛常有心电图改变，服用硝酸甘油能解除疼痛。

5. 脊髓肿瘤：其症状与脊髓型颈椎病有类似之处，但有进行性加重的特点，全身情况差，后期出现恶液质。脑脊液蛋白明显增加，X线检查可见椎体破坏和椎弓根破坏，但椎间隙正常。

6. 脊髓空洞症：好发于脊髓颈膨大部，有感觉异常和椎体束症状，尤以温度觉减退或消失为突出。

7. 颈椎骨关节疾患：如颈椎骨折脱位、骨结核、骨肿瘤等，X线检查可鉴别。

8. 美尼尔氏综合征：头晕、呕吐、耳鸣，以耳部症状为突出。与过度疲劳、睡眠不足、情绪波动有关，而与颈部活动位置改变无关，每次眩晕持续的时间较长。

9. 还应注意与颈肋、前斜肌综合征、锁骨上窝肿瘤等进行鉴别。

【推拿治疗】

1. 治疗原则：舒筋活血，理筋整复。

2. 常用穴位：风池、天鼎、缺盆、肩井、肩中俞、肩外俞、天宗、曲池、手三里、印堂、神庭、百会、太阳、阿是穴等。

3. 手法选择：按、揉、拿、拔伸、摇、扳等。

4. 具体操作

（1）颈肩部操作：患者正坐，医者先分别拿揉颈项部及两侧；按揉风池、天鼎、缺盆、肩井、肩中俞、肩外俞、肩髃、曲池、手三里、合谷等穴。然后，医者立于患者背后及患侧，用㨰法分别放松颈肩部、上背部及上肢的肌肉；再拿揉颈项部；随后作颈项部拔伸法。该法常用的有两种，一种是医者立于患者背后，将两前臂尺侧置于患者两肩部向下用力，双手拇指顶在"风池"穴上方，其余四指及手掌托住患者下颌向上用力，前臂与手同时向相反方向用力，旨在把颈椎牵开，在牵引过程中，作头颈的前屈、后伸（图10-4）向左右旋转的被动活动。另一种方法是在患者正坐姿势下，医者立于患侧，肘关节屈曲并托住患者下颌，手扶健侧颞枕部，缓缓用力向上拔伸，另一手拇指置于患处椎旁，随颈部的活动在压痛点上进行按揉。待颈项部放松后，施用颈部扳法，再拿揉颈项部及肩部，拍打肩部，侧击肩背部。

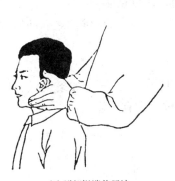

（1）颈部提端前屈法

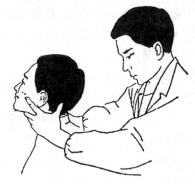

（2）颈部提端后伸法

图10-4　治疗颈椎病的提端法

（2）头面部操作：患者取坐（或仰卧）位，医者先推印堂、神庭至百会；自印堂向两侧推抹眉弓及额部；推印堂沿眉弓至太阳，按揉太阳，自太阳沿少阳推至风池；用扫散法施于头部两侧，配合梳法；拿五经；最后振击百会、振击大椎、按揉肩井，侧击肩背部。

5. 加减：神经根型，去头面部操作，加弹拨颈项两侧和颈肩部压痛点、搓上肢、捻五指、抖上肢；椎动脉型，加振百会，拿揉神门、内关及脑空穴；交感神经型，去振击大椎、百会，加按拨揉项前部两侧。

6. 功能锻炼：选择做颈部前屈、后伸、左前伸、右前伸及环转等活动。

【注意事项】

1. 脊髓型颈椎病，牵引或推拿常使症状加重，故慎用或不用。

2. 颈椎病经多次推拿效果不好的，不宜继续推拿。

3. 施用颈部扳法时，切忌生硬、粗暴，不可强求响声。

4. 注意保暖，垫枕高低适中，坚持颈部功能锻炼。

5. 避免颈部过度劳累与僵持，如有必要，可配合使用颈托。

6. 也可配合牵引（图 10 - 5）和药物等治疗。

（五）落枕

落枕又称"失枕"，是常见的颈部伤筋，以急性颈部肌肉痉挛、僵硬、酸胀、疼痛，以致头颈部转动失灵为主要症状，轻者1周内不治可自愈，重者可延至数周，推拿疗法对本病有较好的效果。

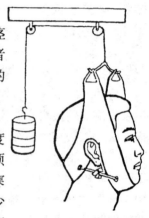

图 10 - 5
坐位枕颌布托牵引

【病因病机】

睡眠时枕头高低不适或过硬，或坐卧时姿势不良，头颈过度偏转，均可使局部肌肉过度紧张或痉挛，发生静力性损伤。颈项及背部受风寒侵袭也是常见因素，如严冬受寒、盛夏贪凉，风寒之邪使颈项及背部某些肌肉气血凝滞、经络痹阻而拘急疼痛。少数患者因颈部突然扭伤或肩扛重物，致使部分肌肉扭伤或发生痉挛。

【临床表现】

颈项部一侧或两侧胸锁乳突肌痉挛、僵硬、疼痛，活动明显受限，重者可波及斜方肌及大小菱形肌。头向患侧倾斜，下颌转向健侧。如向后看时须整个躯干向后转动。

【诊断要点】

有落枕病因，颈项部肌肉痉挛（以一侧胸锁乳突肌为多），触之如条索状、块状，明显压痛，斜方肌及大小菱形肌（肩胛骨内上角）等部位亦常有压痛。

【鉴别诊断】

1. 如有外伤史，应拍摄 X 线片以排除骨折及脱位。

2. 如久延不愈，应注意与其他疾病引起的项背痛相鉴别。

【推拿治疗】

1. 治疗原则：活血舒筋，温经通络。

2. 常用穴位：肩井、天宗、风池、风府、阿是穴等。

3. 手法选择：按、揉、拿、捏、拔伸、摇、扳等。

4. 具体操作：患者坐位，医者立于其后，先拿肩井、按天宗，并分别揉之；再以较轻的手法拿揉风池及颈项部两侧，从上至下、从下而上地往返数次（痛点处停留时间稍长），被动活动头颈部；拔伸牵引颈部（图 10

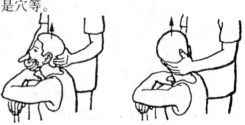

图 10 - 6　落枕的牵引手法

－6）；摇、扳颈部；拿捏、揉颈项部、颈肩部及上背部，拍打肩背部。

【注意事项】

1. 使用头颈部扳法时不可强求响声，放松后，颈部活动受限仍未明显改善者，暂不用扳法。

2. 对肌痉挛及疼痛较重者可考虑用"指拨推拿"。

3. 注意颈项部保暖，不宜睡高枕。

（六）腰肌劳损

腰肌劳损是指腰骶部肌肉、筋膜、韧带等软组织的慢性损伤。在慢性腰痛中，本病占有较大比例。

【病因病机】

在劳动中长期处于某种不平衡的体位和长期从事弯腰工作等。习惯性的姿势不良，也是引起腰肌劳损不可忽视的因素之一；腰部软组织急性损伤后，治疗不及时或治疗不彻底或反复多次损伤，局部渗血，产生纤维性变，压迫或刺激神经而形成慢性腰痛；某些先天性畸形，如腰椎骶化或骶椎腰化以及隐性脊柱裂等亦可诱发腰痛。

【临床表现】

长期腰痛，反复发作。腰骶部酸楚不舒，时重时轻，经久不愈。根据劳损的部位不同，腰骶部可有广泛的压痛（图 10－7）。酸痛在劳累后加重，休息后减轻，并与气候变化有关。腰腿活动一般无明显障碍，有时疼痛可牵涉到臀部，腰部板硬，活动欠利，兼受风湿者，腰部喜暖怕凉，局部可见皮肤粗糙，并伴感觉迟钝。

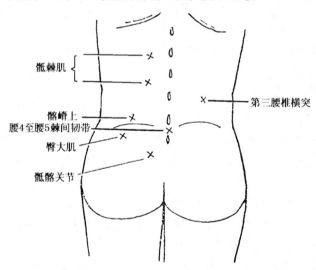

图 10－7 常见腰痛的压痛点

【诊断要点】

1. 腰肌或筋膜劳损：竖脊肌、髂嵴后部或骶骨背面腰背肌止点处有压痛，两侧腰肌不对称，患侧较紧张，触之有肥厚感。

2. 棘上韧带劳损：压痛点多在棘突上，尤以胸12、腰1棘上或棘突旁明显。

3. 棘间韧带劳损：压痛点多在棘突间，以腰5、骶1或腰4、5棘间为甚，腰部活动受限，腰前屈位明显。

4.髂腰韧带劳损：痛点多在一侧或两侧骶角，因腰部前屈、后伸而疼痛加剧。

【鉴别诊断】

1.腰背风湿症：腰背部酸痛无力，无明显压痛，其痛受天气变化影响极为明显。

2.类风湿性脊柱炎：酸痛有游走性，夜间或劳累后加重，脊柱活动受限直至强直。X线检查有助诊断。

3.腰椎结核：腰部疼痛伴有乏力、低热盗汗等全身症状。X线片可见病变椎体骨质破坏。

4.尚需与椎管狭窄症、增生性脊柱炎、腰椎先天性缺陷等加以鉴别。

【推拿治疗】

1.治疗原则：舒筋活血，温经通络。

2.常用穴位：肾俞、腰阳关、大肠俞、八髎、秩边、居髎、委中、阿是穴等。

3.手法选择：推、按、揉、擦、拍打、扳法等。

4.具体操作：患者俯卧位，医者立于一侧，先拿肩井、按天宗并揉之；再用拇指平推脊柱，自大椎至骶尾部数次；用八字推法（或肘推）推脊柱两侧膀胱经数次，掌平推背腰部；擦肩背部、腰骶部、臀部及下肢后侧，往返数遍；拿揉肾俞、腰阳关，按揉八髎、环跳、居髎、阿是穴等；斜扳或推扳腰部；拍打腰骶，擦肾俞与腰骶部。令患者仰卧，医者立于一侧，在被动屈髋屈膝动作下，摇腰骶部，最后做下肢的被动牵伸活动。

【注意事项】

1.嘱病人在日常生活中注意姿势正确，纠正不良姿势。

2.宜睡硬板床，并用宽皮带束腰。

3.加强腰部肌肉的功能锻炼。

4.注意保暖，防止受凉。

（七）腰椎间盘突出症

椎间盘是将相邻两个椎体连结在一起的结构之一，在成人，除颈1、2间无椎间盘外，共有23个。任何部位的椎间盘皆可突出，唯发生在腰椎间盘最多，约占90%。腰椎间盘突出症是引起腰腿痛的常见原因之一。好发于30~50岁的青壮年，男性多于女性。

【病因病机】

引起腰椎间突出的原因有内因和外因两个方面。

1.内因：正常椎间盘的弹性很大，能抵抗巨大的压力而不破裂。但在劳动和日常生活中，随着年龄的增长和经常受挤压及扭转等外力的影响，逐渐发生退行性改变，使椎间盘组织水分减少，失去弹性，因而椎间隙变窄，周围韧带松弛，致使椎间盘容易破裂突出。

2.外因：急性或慢性损伤，特别是弯腰弓背提取重物时，椎间盘后部的压力增加，容易发生纤维环破裂，髓核向后外侧突出。少数病人于腰部着凉后引起肌张力增高，导致椎间盘内压升高而促使已有退行性变的椎间盘突出。

在整个脊柱，由于腰骶部的活动度和所承受的压力较大，故椎间盘突出易于发生在腰部，尤其是腰4~5和腰5、骶1之间，是全身应力的中点，因而此处也是椎间盘突出的高发部位。腰椎间盘突出后，可刺激或压迫神经根而发生一系列的临床症状。

【临床表现】

腰痛伴坐骨神经痛是腰椎间盘突出症的主要症状。腰痛多局限于腰骶部附近。腿痛从臀部开始，沿坐骨神经分布区域放射。即沿大腿后侧、腘窝、小腿后外侧至足跟部，足底及足背外侧达趾。当咳嗽、喷嚏、大便甚至大声说话时，均可加重症状。步行、弯腰、伸膝走、坐等牵拉神经根的动作也使疼痛加重，屈髋、屈膝、卧床休息时疼痛减轻。病程较长者，其下肢放射痛部位感觉麻木，出现肌肉萎缩。

【诊断要点】

在腰4~5、腰5、骶1棘突旁和棘突间有局限性压痛，并向患侧下肢放射，脊柱有不同程度的侧弯（图10-8），侧弯方向因突出物与受压神经根的位置关系而不同（图10-9）。

直腿抬高试验及加强试验阳性，屈颈试验阳性。有腰部扭伤或着凉史。X线检查见：正位片可显示腰椎侧凸，椎间隙变窄或两侧不等宽；侧位片可见腰椎生理前凸消失。应该注意的是：X线片所见不能作为本病的确诊依据，但可协助排除骨折、结核、肿瘤等。

【鉴别诊断】

腰椎间突出症应与其他引起腰痛的疾患进行鉴别（见表10-1）。

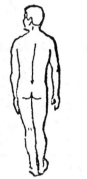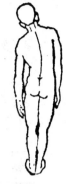

图10-8　腰椎间盘突出症的
腰脊柱侧弯

表10-1　腰椎间盘突出症与引起腰痛的其他疾患的鉴别

疾病	症状	体征	X线检查
腰椎间盘突出症	腰痛和放射性腿痛、排便或咳嗽时可加剧，休息时减轻	脊柱侧弯，腰椎前突消失，直腿抬高与加强试验阳性，伴有下肢神经症状	脊柱侧弯，椎间隙变窄，左右不对称
腰部扭挫伤	疼痛剧烈，腰部活动障碍	腰部肌肉痉挛，局限性压痛	
慢性腰肌劳损	钝痛，劳累或受凉后加重	压痛广泛，可有竖脊肌痉挛和脊柱运动受限	
腰椎结核	腰痛，有时夜间痛醒，活动时加重，全身乏力，低热、盗汗等	腰肌板样痉挛，脊柱活动受限，可有后凸畸形和寒性脓肿	椎间隙变窄，椎体边缘模糊不清，有骨质破坏，有寒性脓肿时，可见腰肌影增宽
增生性脊柱炎	钝痛，劳累或阴雨天加重，晨起时腰部僵硬	脊柱屈伸受限	多数椎体边缘唇样增生，椎间隙变窄
类风湿性关节炎（中枢型）	酸痛呈移行性，不因休息减轻，脊柱僵硬不灵活	脊柱各方向活动受限，直至强直，可出现驼背畸形	早期骶髂关节和椎后关节模糊，后期脊柱可呈竹节状

疾病	症状	体征	X线检查
先天性疾患（隐性脊柱裂、腰椎骶化或骶椎腰化）	无症状或有隐隐钝痛，活动后加重，轻微外力会导致急性扭伤		隐裂常见于腰5或骶椎板部分缺损；可见4个腰椎或6个腰椎
老年性骨质疏松症	钝痛或剧痛	脊柱运动受限，可出现圆背畸形	椎体骨质疏松，椎体呈楔形变或腰椎呈双凹形
脊柱转移肿瘤	疼痛剧烈，以夜间为甚	根据转移的情况体征各异	椎体破坏，压扁，椎间隙无改变
妇科疾病（如子宫异位、痛经等）	腰骶部坠痛，常与下腹部疼痛同时存在，并与月经周期有明显关系	一般无明显腰部体征	
泌尿系统疾患（如结石、肾盂肾炎、肾下垂等）	腰痛，伴有排尿改变（尿频、尿急、尿血等）	一般无明显腰部体征，可有肾区叩击痛	

【推拿治疗】

1. 治疗原则：理筋整复，活血止痛，疏筋通络。

2. 常用穴位：肩井、天宗、肾俞、环跳、殷门、委中、承山、阿是穴等。

3. 手法选择：拿、按、揉、擦、点、压、推、扳、擦等。

4. 具体操作：患者俯卧，医者立于一侧。先按压腰部（垫枕）5～10分钟后，除去枕头，拿肩井，按天宗并揉之；用拇指平推脊柱，再用八字推法推脊柱两侧膀胱经；拿揉肾俞及其附近痛点，按揉环跳；擦腰部、背部及患侧臀部与下肢后侧，往返数次；按揉肾俞、腰阳关、环跳等穴；令患者仰卧，医者立于患侧，擦患侧下肢前外侧（自髀关沿阳明经到解溪）往返数次；按揉髀关、风市、血海、阳陵泉、足三里，拿揉委中、殷门、承山、昆仑等穴；做患肢屈髋、屈膝与屈髋伸膝的被动活动；令患者俯卧，医者立于患侧，按揉肾俞等穴，肘压棘旁压痛点，弹拨臀部压痛点并揉之，令患者侧卧，斜扳腰部，再令患者俯卧，拍打腰骶部，擦腰骶部，抖腰。

5. 加减：急性期疼痛较重者，可去按压腰部；对时间较久，突出物压迫神经并粘连者，加屈髋伸膝压足法，以松解粘连。

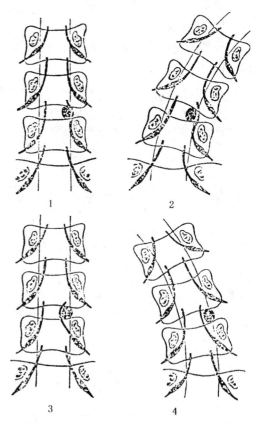

1. 椎间盘突出在神经根内侧时　2. 神经根所受压力可因脊柱侧凸突向健侧而缓解　3. 椎间盘突出在神经根外侧时　4. 神经根所受压力可因脊柱侧凸突向患侧而缓解

图10-9　姿势性脊柱侧凸与缓解神经根
受压迫的关系

【注意事项】

1. 嘱患者卧硬板床休息，待症状缓解后，进行功能锻炼。

2. 平时注意保暖，不宜食用生冷食物。

3. 禁止做弯腰和扭腰等活动，节制房事。

4. 推拿治疗时间较长又无效者可考虑手术治疗。

二、内科疾病

(一) 胃脘痛

胃脘痛是以上腹部经常发生疼痛为主症的消化道病证，好发于青壮年及老年人。本证多见于胃炎、胃溃疡、胃痉挛及其他消化道疾患。古人称之为"心痛"、"心下痛"。

胃为受纳之腑，故饮食不节，过食甘肥，饥饱无度，均可损伤胃腑，造成胃脘痛；此外，若肝气郁滞，横逆犯胃，也可以引起胃脘痛；脾胃虚弱，运化失司，也是产生胃脘痛的一种常见的原因。

【病因病机】

1. 病邪犯胃：外感寒邪，邪犯于胃，或过食生冷，寒积于中，皆使胃寒而痛，尤其是脾胃虚寒者更易感受寒邪而痛发；又如饮食不节，过食肥甘，内生湿热，可发生热痛或食积痛。此外，虫积也可导致胃脘疼痛。

2. 肝气郁结：忧郁、恼怒伤肝，肝气失于疏泄，横逆犯胃而致胃脘痛。肝气郁结，进而可以化火，火邪又可伤阴，均可使疼痛加重而使病程缠绵。

3. 脾胃虚寒：久病体虚或素体虚弱者，元气亏损，肾阳不足，脾阳不振，寒自内生，致使脾胃阳虚，脾失健运，胃失和降，中焦虚寒而痛。

【临床表现】

1. 寒邪阻滞：胃脘疼痛暴作，畏寒喜暖，得热痛减，口不渴或喜热饮，苔白脉紧。

2. 饮食不节：胃脘胀痛，嗳腐吞酸，呕吐不消化食物，吐后痛减，或大便不爽，苔厚腻脉滑。

3. 肝气犯胃：胃脘胀满，攻撑作痛，连及两胁，嗳气，大便不畅，苔多薄白，脉弦。

4. 脾胃虚寒：胃痛隐隐，泛吐清水，喜暖喜按，纳食减少，手足不温，大便溏薄，舌淡白，脉软弱或细沉。

以上胃脘痛诸证，外感病邪多为急性疼痛；脏腑失调者多为慢性疼痛。寒邪阻滞者治疗较易收效，但如未及时彻底治愈，也可能转为慢性。在上述诸证中，临床上往往不是单独出现或一成不变的，虚实并见、寒热错杂的并不少见，临床时必须辨证审因，灵活掌握。

【推拿治疗】

1. 治疗原则：理气止痛。肝气郁结者，疏肝解郁；脾胃虚寒者，温中散寒；饮食不节者，消食导滞。

2. 常用穴位：上脘、中脘、气海、天枢、足三里、脾俞、胃俞、大肠俞、肩井穴等。

3. 手法选择：一指禅推法、摩法、抹法、按法、揉法、拿法等。

4. 具体操作

(1) 胃脘部：患者仰卧位，医者立或坐于一侧。先抹腹部自剑突至脐下，继而摩腹5

~10分钟；然后沿任脉用一指禅推法于上脘、中脘、天枢、关元、气海等穴依次往返推之；摩全腹；最后按揉足三里。

（2）背部：患者俯卧，医者立于一侧。先用拇指按揉膀胱经第一侧线，重点在脾俞、胃俞、大肠俞；最后拿肩井并按之。

抹腹部与摩胃脘部，为缓解胃脘痛之要法，且能宽胸利膈；推上脘、中脘诸穴在于理气止痛；摩全腹温中补虚，配合按揉足三里则疗效更佳；按揉背部诸穴则有较好的解除胃痉挛之功，且止痛效果更著；拿肩井并按之，以调和气血。

加减：肝气犯胃者，去气海，加按揉章门、期门、肝俞、胆俞；脾胃虚寒者，加推关元，并按揉之，按揉肾俞、命门，擦督脉；饮食不节者，加揉三焦俞、公孙。

【注意事项】

1.注意饮食规律，做到定时定量，勿暴饮暴食，不食生冷辛辣等刺激性食物。

2.生活要有规律，心情要舒畅，切勿疲劳、受凉，注意休息。

3.对急性疼痛难以忍受者，可先点按背部俞穴，待病减后再做腹部操作。

（二）胃下垂

胃下垂是指胃小弯弧线的最低点低于髂嵴连线。中医学称之为"胃下"，《内经》云："脾应肉。肉䐃坚大者胃厚，肉䐃小而么者，胃不坚，肉䐃不称其身者，胃下。胃下者下管约不利。"

【病因病机】

经常暴饮暴食或饭后剧烈运动，脾胃损伤；或七情所伤，肝气郁结，横逆犯胃，日久脾胃受损，进而生化之源不足，日久导致元气亏损，中气下陷，升举无力而形成本病。也可因各种原因耗伤元气，如病后产后，气血亏损，元气未复，脾胃虚弱。

【临床表现】

形体消瘦，脘腹凹陷，腹部凸起，食后腹部有坠胀感，常伴有胃痛，自觉有肠鸣作声，嗳气吞酸，便秘、腹泻或交替性腹泻及便秘，面色㿠白，肢体不温，神疲乏力，心悸气短，夜寐不安易醒，舌淡苔薄，脉细弱。

【推拿治疗】

1.治疗原则：补中益气，升阳举陷。

2.常用穴位：膻中、鸠尾、中脘、气海、关元、肝俞、脾俞、胃俞、膈俞等。

3.手法选择：摩法、按法、揉法、托法、振法、一指禅推法、插法、擦法等。

4.具体操作：

（1）腹部：患者仰卧，医者坐或立于右侧。先轻抹任脉，继之用一指禅推法沿任脉，自膻中、鸠尾、中脘、气海至关元往返推之，以中脘为重点按揉膻中、中脘、关元诸穴；然后摩腹，用补法或调法，10分钟左右；再用托法，即医者四指并拢，以螺纹面着力，根据胃下垂的不同程度，自下而上托之，最后振中脘、关元、神阙。

（2）背部：患者俯卧位，医者立于一侧。先按揉脾俞、肝俞、胃俞、膈俞诸穴，手法要轻柔缓和；然后，用插法在双侧的噫嘻穴处向外上方斜插入肩胛骨内缘，深度约6~10cm；最后擦背部诸穴。

膻中属气会，推之，按揉之，有较好的补气升提作用；推鸠尾、中脘、气海，能和胃气；推、按揉与振关元有温阳补气、升提举陷之功效；托法与插法乃治疗之要法，能温中升提，尤其是插法，其上提胃腑的作用较为明显，**按揉背部诸穴并擦之**，是为调补气血，强壮身体。

加减：肝气郁结者，按揉章门、期门、肝俞、太冲，擦两胁肋；饮食所伤者，按揉足三里、天枢；脾胃虚弱者，按揉百会、足三里，擦背部督脉。

【注意事项】

1. 宜少食多餐，忌生冷、辛辣等刺激性食物。

2. 每餐后适当平卧片刻，不可剧烈运动，可减缓因受纳后所引起的下坠感、胀满感。

3. 生活要有规律，情志舒畅。

4. 平时可配合适当的腹肌锻炼，如仰卧起坐、抬腿等，但不宜疲劳。

5. 胃下垂严重者，可用胃托辅助治疗，也可配合药物、理疗、气功等其他疗法。

（三）头痛

头痛是一个自觉症状，临床上较为常见。中医学认为头为"诸阳之会"，"清阳之府"，五脏六腑之气血及全身十四经脉皆会于头部。故外邪入侵，上犯巅顶，阻抑清阳，阳气不得舒展，可致头痛；内伤诸疾，气血不足或逆乱，瘀阻经脉，髓海失养而致头痛。古人称之为"头风"、"脑风"。

【病因病机】

引起头痛的原因很多，归纳起来可分为外感与内伤两类，而外感又有外感风寒、外感风热、外感暑湿等，其中临床上以外感风寒引起的头痛为多见；内伤有肝阳头痛、痰浊头痛、血虚头痛、肾亏头痛、瘀血头痛等，其中以肝阳头痛为多见。

1. 外感头痛：风寒侵袭于表，先入太阳，经脉之气受阻，疼痛即作；热为阳邪，其性上炎，上扰神明，故面红头痛；外感暑湿，则湿邪弥漫，蒙蔽清阳，使清窍阻塞，清阳不升、浊阳不降而头痛。

2. 内伤头痛：情志不舒，郁而化火，肝阳上亢，清阳被扰，心神不宁，头痛而眩；久病体虚，元气未复，则阴血不足，髓海失养而头痛；中焦阻塞，则脾失健运，痰浊内生，阻遏清阳，清阳不升，浊阴不降而头痛；禀赋不足，肾精久亏，髓海空虚而头痛。

【临床表现】

1. 外感

（1）外感风寒头痛：多由吹风受寒之后而引起头痛，有时痛连项背，恶风寒，喜裹头，口不渴，苔薄白，脉浮紧。

（2）外感风热头痛：头胀痛如裂，恶风发热，面红目赤，口渴欲饮，咽红肿痛，尿黄或便秘，苔薄黄或舌尖红，脉浮数。

（3）外感暑湿头痛：头痛如裹，脘闷纳呆，肢体倦怠，身热汗出，心烦口渴，苔腻，脉濡数。

2. 内伤

（1）肝阳头痛：头痛眩晕，烦躁易怒，睡眠不安，面红口干，苔薄黄或舌红少苔，脉弦或弦细数。

（2）痰浊头痛：头痛头胀，胸膈痞满，纳呆，倦怠，口吐涎沫，恶心，苔白腻，脉滑。

（3）血虚头痛：头痛头晕，神疲乏力，面色少华，心悸气短，舌淡，脉细无力或涩。

（4）肾虚头痛：头脑空痛，耳鸣目眩，腰酸腿软，男子遗精，女子带下。阳虚者四肢作冷，舌淡胖，脉细沉无力。阴虚者口干少津，舌质红，脉细数。

（5）瘀血头痛：头痛时作，经久不愈，痛处固定，痛如锥刺，舌有瘀斑，脉涩。

【推拿治疗】

1. 治疗原则：调和气血，通络止痛。风寒头痛者治以祛风散寒；风热头痛者治以解表清热；暑湿头痛者宜清热利湿；肝阳头痛者治以平肝潜阳；痰浊头痛者当健脾化湿；血虚头痛须健脾以助生化；肾阳衰微而致头痛当配合温肾壮阳之法；肾阴亏损头痛则养阴补肾；瘀血头痛治以活血祛瘀。

2. 常用穴位：肩井、风池、印堂、太阳、曲鬓、率谷、百会、外关等穴。

3. 手法选择：拿、揉、一指禅推、抹、扫散法、擦、按、弹拨等法。

4. 具体操作

（1）头面部：患者坐位或卧位，医者立于前侧，先用推抹法自印堂至上星，继而用一指禅推法自印堂沿上额及眉弓推到太阳、率谷，配合抹法及揉法；按揉阳白、鱼腰、睛明、太阳、率谷，然后用扫散法施于头部两侧，最后拿五经并提拿风池。

（2）项背部：患者坐位，医者立于后侧，先用一指禅推法或按揉法施于风池、风府及颈项部；然后擦颈肩部与上背部；最后拿风池、肩井并按揉之。

推抹印堂以安神定志；推并按揉与抹印堂、上额部及头部诸穴，有通调气血、通络止痛之作用；扫散法能清利头目兼泻肝胆之火；拿五经可疏通诸经之气血；配以拿风池及风府则祛风止痛之效更著；擦颈肩背部及拿按肩井，可增强疏经通络、调和气血之功。

5. 加减：风寒头痛加按揉肺俞、风门，拿合谷并擦背部两侧膀胱经；风热头痛加按揉大椎、曲池、合谷，再拿两侧肩井，动作宜柔和轻快；暑湿头痛加按揉大椎、曲池，拿肩井、合谷，拍击背部两侧膀胱经，以皮肤微红为度，提捏印堂及项部皮肤，以皮肤透红为度；肝阳头痛，加推桥弓，弹拨曲鬓穴，按揉两侧太冲、行间以酸胀为度，再擦两侧涌泉，以透热为度；痰浊头痛，用一指禅推法及摩法在腹部治疗，重点在中脘、天枢穴，按揉脾俞、胃俞、大肠俞及两侧足三里、丰隆、内关穴；血虚头痛，加摩腹，以中脘、关元、气海为重点，擦背部督脉，以透热为度，按、揉两侧心俞、膈俞、足三里、三阴交，以微微酸胀为度；肾虚头痛，加摩腹，以中脘、气海、关元为重点，横擦背部督脉、肾俞、命门及腰骶部，以透热为度；瘀血头痛，按、揉、抹两侧太阳、攒竹穴及前额，以及头两侧胆经循行部位。

【注意事项】

1. 引起头痛的原因较为复杂，治疗时必须审证求因，辨证施治。

2. 在治疗期间，症状可能反复，必须对患者讲清楚。

（四）失眠

失眠是指不能获得正常的睡眠而言，好发于成年人，一般可见入眠困难或眠而不酣，时醒时眠或醒后不眠等症状，甚者彻夜不眠。古代文献称此病为"不得眠"或"不寐"。

【病因病机】

1. 心脾两虚：思虑忧愁，操劳过度，伤及心脾，心伤血耗，血不养心，神不守舍；脾虚血亏，生化不足，无以奉心，则心神不安，夜不得眠。

2. 饮食不节：饮食不节，脾胃乃伤；宿食停滞，酿成痰热壅遏中州，气机不畅，痰热上犯，心神被扰而不得眠，也即"胃不和则卧不安"。

【临床表现】

1. 心脾两虚：多梦易醒，心悸健忘，头晕目眩，肢倦神疲，食而无味，面色少华，便溏易汗，舌淡苔薄，脉细弱。

2. 饮食不节：夜不能寐，或寐而不酣，胸闷头重，脘腹胀满，厌食纳呆，嗳气吞酸，呕哕痰涎，心烦口苦，苔腻而黄，脉滑数。

【推拿治疗】

1. 治疗原则：养血安神。心脾两虚者补益心脾；饮食不节者消食导滞。

2. 常用穴位：印堂、神庭、太阳、角孙、内关、神门、中脘、气海、关元、脾俞、心俞、胃俞等穴。

3. 手法选择：一指禅推、按、揉、推、抹、拿、摩、扫散等法。

4. 具体操作

（1）头面部：患者坐位或卧位，医者立于前侧，先推印堂至神庭，继而以一指禅推法自印堂至神庭往返推之，再自印堂经攒竹沿眉弓推至太阳，往返数遍，顺眉而推，不可逆眉而推，返回时可由眉弓上缘推向印堂；然后推抹眼睛周围；再自印堂向下沿鼻外缘用一指禅推法推至迎香、颧髎、地仓，经颊车至耳后翳风，配合抹法；用扫散法施于头部两侧，最后拿五经。

（2）腹部：患者仰卧位，医者坐于患侧，先摩腹 5～10 分钟，手法宜轻柔，然后推揉中脘、气海、关元，拿上肢的内关、神门

3. 背部：患者俯卧位，医者立于一侧，先按揉或擦背部，重点按揉心俞、脾俞、胃俞，继而擦之，最后拿按肩井。

推印堂至神庭又称"开天门"，能安神定志；推面部并按揉诸穴配合抹法，有通经活络、明目醒神之效；扫散法功在祛瘀生新，而活血养血、醒神之功更佳；拿五经能疏经活血；摩腹可调补脾胃，又能消食和胃，对调整胃肠等内脏功能有很好的作用；按揉心俞、脾俞、胃俞可补益心脾；拿按肩井可调和气血。

加减：心脾两虚者，加按揉肝俞、胃俞、小肠俞；饮食不节者，加按揉足三里、大肠俞。

【注意事项】

1. 失眠一证虽多由神经衰弱所致，但也可因某些器质性病变引起，故应注意加以鉴别。

2. 除一般治疗外，还须注意病人的精神因素，劝其解除烦恼，消除思想顾虑，避免情绪激动。

3. 睡前不吸烟、不饮酒、不喝浓茶。

4. 每天应适当地参加体力劳动，加强体育锻炼，增强体质，养成良好的生活习惯。

5. 可配合气功治疗。

（五）高血压病

高血压病是一种常见的慢性疾病，以动脉血压持续性增高为其主要的临床表现。晚期可导致心、肾、脑等器官病变。本病发病率高，与年龄、职业及家族史有一定关系。

一般认为成人收缩压等于或大于 18.7kPa（140mmHg）或舒张压等于或大于 12.0kPa（90mmHg）（二者具备其一者）即为高血压。

《内经》有这样的记载："诸风掉眩，皆属于肝"，"髓海不足则脑转耳鸣"，认为本病与肝肾有关；《千金翼方》指出："肝厥头痛，肝火厥逆，上攻头脑也。""其痛必至巅顶，以肝之脉与督脉会于巅故也……肝厥头痛必多目眩晕，"说明头痛、眩晕是肝火厥逆所致。另《东垣发明》《丹溪心法》中又提出本病是由元气衰微、忧喜忿怒及痰与火所引起的。

【病因病机】

1. 精神因素：如长期精神紧张，或恼怒忧思，可使肝气内郁，郁而化火，耗损肝阴，阴不敛阳，肝阳上亢而致血压升高。

2. 饮食不节：过食肥甘厚味或饮酒过度，以致湿浊内生，久而化热，灼津成痰，痰浊阻塞脉络，上扰清阳，导致本病发生。

3. 内伤虚损：如劳伤过度或年老肾亏者，由于肾阴不足，肝失所养，肝阳偏亢，内风易动。

【临床表现】

高血压病临床表现的轻重程度相差很大，某些病人可无自觉症状，常在体检中偶然被发现有高血压。一般症状有眩晕、头痛、面红、目赤、口苦、惊悸、便秘、舌红、脉弦。

本病根据病程进展快慢可分为缓进型和急进型两类。临床上以缓进型多见。

1. 缓进型：早期主要有头痛、头昏、失眠、记忆力减退、注意力不集中、烦闷、乏力、心悸等，症状轻重与血压增高的程度未必成正比；后期主要决定于心、脑、肾的病变情况。

2. 急进型：可由数年缓进型后突然迅速发展，或一开始即发展迅速，多见于 40 岁以下的青年和中年人，血压显著升高，舒张压持续在 17.5～18.7kPa（130～140mmHg）以上，症状明显，数月或 1～2 年内出现肾、心脏病变，本型极易出现高血压脑病、心力衰竭、肾功能急剧减退的情况，临床上一定要引起高度重视。

【推拿治疗】

1. 治疗原则：平肝安神，化痰降浊。

2. 常用穴位：桥弓、印堂、发际、太阳、百会、风池、风府、头维、角孙、攒竹、大椎、关元、气海、神阙、中脘、肾俞、命门、涌泉等穴。

3. 手法选择：一指禅推法、拿法、推法、抹法、揉法、扫散法、摩法、擦法等。

4. 具体操作

(1) 头面颈项部：患者取坐位，医者立于一侧，先推两侧桥弓穴，先左后右约 1 分钟；然后用一指禅推法自印堂至发际往返 4～5 次，再从印堂至太阳、绕眼眶周围进行治疗；用揉法在太阳、前额部治疗；再用扫散法在头侧循胆经治疗，然后用抹法在前额及面部治疗，配合按角孙、睛明、太阳；拿五经，配合点按风池、风府、百会；用一指禅推法及按揉法在项部正中及两侧治疗。

(2) 腹部操作：患者仰卧位，医者立于一侧，用摩法在腹部治疗，顺时针方向操作，按揉关元、气海、中脘等穴；掌振神阙穴。

(3) 腰部及足底：患者俯卧位，医者立于一侧，横擦腰部肾俞、命门，直擦足底涌泉穴，以透热为度。

推桥弓能平肝潜阳；推抹印堂、太阳等穴能安神通气；摩腹及按揉腹部诸穴及背部能健脾化湿；擦肾俞、命门、涌泉能培补元气，温经通络。

【注意事项】

1. 生活要有规律，不能过度疲劳，但要在医生指导下进行适当的体育锻炼，忌食油腻烈酒。

2. 注意情志调摄，避免精神刺激。

3. 推拿适宜于缓进型高血压，急进型高血压则可作配合治疗，患者应按医嘱服药治疗。

（六）面瘫

面瘫，亦称口眼歪斜，俗称"歪嘴巴"。西医学称面神经炎。任何年龄均可发病，但以青壮年为多见。本病发病急速，为单纯性的一侧面颊筋肉弛缓，无半身不遂、神志不清等症状。

【病因病机】

正气虚弱，面部感受寒冷刺激，以及中风后遗症，或失血过多，血不养筋所致。

《内经》云："足阳明之筋…其病…卒口僻，急者目不合，热则筋纵，目不开。颊筋有寒，则急引颊移口；有热则筋弛纵缓不胜收，故僻"。

西医学认为本病多因面神经在茎乳孔内发生的急性非化脓性炎症所引起。面部受冷风侵袭常为诱因。

【临床表现】

急速起病，部分病例发病前数天在耳后及脸部有轻度疼痛。多于晨起刷牙时或被旁人发现。症见一侧下睑外翻使泪液外溢；眼睑闭合不全似兔眼；令病人用力闭眼时，患侧眼球往往转向上方，露出白色巩膜（Bell 征阳性）。患侧额纹消失，不能蹙额与皱眉；鼻唇沟变浅或平坦，口角歪向健侧，露齿或笑时更为明显；不能做鼓腮、吹口哨动作；因颊肌麻痹，食物易滞留于患侧颊齿之间。部分病人可有患侧舌前 2/3 味觉减退或听觉过敏现象。

【推拿治疗】

1. 治疗原则：舒筋通络，活血化瘀。

2. 常用穴位：印堂、睛明、阳白、迎香、下关、颊车、地仓、风池、翳风、合谷等。

3. 手法选择：一指禅推法、按法、揉法、擦法、拿法等。

4. 具体操作

（1）头面部：患者仰卧位，医者坐于一侧，用一指禅推法自印堂、阳白、睛明、四白、迎香、下关、颊车、地仓往返治疗，重点在下关、颊车，手法要沉稳而深透，时间可稍长，并可用揉法或按法，先患侧后健侧，再配合用擦法治疗，但应注意防止颜面部皮肤破损。

（2）颈项部：患者坐位，医者立于身后，先拿揉翳风、风池、肩井及颈项部，再按揉合谷，最后按肩井。

推、按揉面部诸穴并配合擦法，即可温经通络、行气活血，又可缓解面部痉挛，改善面部血液循环；合谷善治面部疾患，配合按揉风池可疏风、活血、解痉；按肩井可通调气血。

【注意事项】

1. 本病在治疗期间可配合热敷，局部避免受寒吹风，必要时可戴口罩、眼罩防护。

2. 配合面部按摩与锻炼，增强面部气血运行。

3. 因眼睑闭合不全，灰尘容易侵入，每天可点眼药水 2～3 次，以防感染。

4. 必要时配合药物与理疗方法进行治疗。

（七）类风湿性关节炎

类风湿性关节炎是一种非特异性、炎性的多发性关节炎。其特征是病程长，反复发作关节疼痛和肿胀，逐渐形成关节畸形，是一种全身性结缔组织疾病的局部表现。患者以青壮年为多，女多于男。本病不可与一般的所谓"风湿"相混淆。

【病因病机】

本病的病因至今仍不清楚，但多数认为本病同乙族 A 型溶血型链球菌有关。

本病的病理变化主要是先从关节的滑膜开始，然后是关节囊和附近的腱和腱鞘部，随后侵袭软骨面，导致上下关节面融合，形成纤维性关节僵硬，并使关节附近的骨骼呈脱钙和骨质疏松，肌肉和皮肤都萎缩，关节本身有畸形和脱位。

【临床表现】

初发时起病缓慢，患者多先有几周到几个月的疲倦乏力、体重减轻、胃纳不佳、低热和手足麻木刺痛等前驱症状。随后发生某一关节疼痛、僵硬，当时关节外观可无异常。各关节肿大日渐显著，周围皮肤湿热潮红，自动或被动运动都引起疼痛。开始时可仅一二个关节受累，往往是游走性的。以后发展为对称性多关节炎。关节的受累常从四肢远端的小关节开始，以后累及其他关节。近侧的指间关节最常发病，常是梭状肿大；其次为掌指、趾、腕、膝、肘、踝、肩和髋关节等。由于关节的肿痛和运动的限制，关节附近肌肉的僵硬和萎缩也日益显著。以后即使是急性炎症消散，由于关节已有纤维组织增生，关节周围组织也变得僵硬。随着病变发展，患者出现不规则发热，脉搏加快，显著贫血和情绪低落。病变关节最后变僵硬和畸形。膝、肘、腕、手指都固定在半屈曲位，手指常在掌指关节处向尺侧偏而畸形。此时患者对日常生活如穿衣、进餐等也都需人协助。关节受累较多的患者更是经日不离床褥。

临床过程中，发病急骤者的病变进展较短促，一次发作后可数月或数年暂无症状，静止若干时日再反复发作。发作隐变者的病程进程缓慢而渐进，全程可达数年之久，其间交替的缓解和复发是其特征，每经过一次病势增剧，病变的关节就变得更为僵硬而不灵活，最终致使关节固定在异常位置，发生畸形。

【鉴别诊断】

1. 增生性骨关节炎：发病年龄多在 40 岁以上，一般健康状况良好。受损关节以负重的膝、脊柱等较为常见，无局部红肿和游走现象，也无全身症状，肌肉萎缩和关节畸形不显著。X 线检查有钙质沉着和有外生骨疣。血沉不增速。

2. 风湿性关节炎：起病一般急骤，发热和白细胞增多显著，关节症状消失后无永久性损害；常同时发生心肌炎；血清内抗链球菌溶血素"O"、抗链球菌激酶及抗透明质酸酶均为阳性；水杨酸制剂治疗效果非常迅速而显著。

3. 结核性关节炎：可伴有其他结核病变，如脊椎结核常有脊椎旁脓肿。多属单关节性，2 个以上同时发病者极为少见。X 线发现病变范围常较临床症状上有相同程度的类风湿性关节炎更为广泛。关节腔内渗出液作结核菌培养为阳性。

另外，系统性红斑狼疮与早期类风湿性关节炎的症状相似，临床诊治时须仔细检查，多须借助辅助检查，以免贻误病情。

【推拿治疗】

1. 治疗原则：和营通络，滑利关节，活血止痛。

2. 常用穴位：肩髃、肩贞、肩髎、曲池、尺泽、手三里、合谷、大陵、阳池、环跳、承扶、委中、承山、阳陵泉、昆仑等穴。

3. 手法选择：㨰法、按法、揉法、捻法、搓法、摇法、擦法等。

4. 具体操作

（1）上肢部：患者坐位，医者立于一侧，医者用㨰法在患肢手臂内侧、外侧治疗，从腕部到肩部，上下往返，配合各关节的被动活动；从肩部到腕部，上下往返用拿揉法，重点在肩、肘、腕部，配合按揉肩髃、肩贞、肩髎、曲池、尺泽、手三里、合谷、阳池、大陵；捻揉腕部及各掌指和指间关节，配合适度的摇法，然后再摇肩关节、屈伸肘关节，搓上肢。

（2）下肢部：患者俯卧位，医者立于一侧，用㨰法施于臀部，向下至小腿后侧。在髋、膝、踝关节后面作重点治疗，同时配合髋后伸、外展及膝关节的伸屈被动活动，然后按环跳、居髎、委中、承山。

或患者仰卧位，医者立于一侧。用㨰法施于大腿的前侧及内侧，向下至小腿外侧，沿足三里、阳陵泉向下至踝部，同时配合髋关节的外展、外旋被动活动；在膝关节周围及足背部用㨰法治疗，同时配合踝关节屈伸及内外翻活动，再捻摇足趾和摇踝关节，拿委中，沿小腿后侧向下到跟腱，最后搓下肢。

上下肢诸穴能通经络、行气血、止痹痛，摇各关节能滑利关节，防止关节僵硬。

【注意事项】

1. 治疗期间发生畸形和关节僵硬、骨质疏松的患者，治疗时严防手法粗暴，以免发生意外。

2. 本病是较为顽固的慢性疾病。如早期治疗和适当锻炼，预后尚好，一般能恢复或基本恢复病变关节的活动功能，但晚期骨性强直后则预后较差，一般只能基本控制病情发展或减轻局部症状，而病变关节的功能很难恢复。

3. 患者进行适当的体格锻炼是极为重要的，但不宜过度疲劳，平时注意保暖，不宜食寒饮冷。

三、儿科疾病

（一）咳嗽

咳嗽是肺脏疾病的主要证候之一，为临床所常见，多种疾病如感冒、肺炎均可引起咳嗽。本处着重讨论以咳嗽为主症的急、慢性支气管炎。

【病因病机】

1. 外感咳嗽：外邪侵袭，首当犯肺，风寒或风热之邪外束肌表，伤及肺卫，肺气不宣，清肃失职，发为咳嗽。

2. 内伤咳嗽：多因平素体弱或久病体虚，致使肺脏虚损，肃降无权，气逆而咳，或脾胃虚寒，健运失职，痰湿内生，上扰肺络而致咳嗽。

【临床表现】

1. 外感咳嗽：咳嗽，流涕，恶寒，头痛，苔薄，脉浮。如为风寒咳嗽则见痰涕清稀色白、恶寒重，无汗，苔薄白，脉浮紧，指纹淡红；若是风热咳嗽则见痰涕黄稠，恶寒轻、发热重，微汗出，口渴，咽痛，苔薄黄，脉浮数，指纹鲜红。

2. 内伤咳嗽：肺虚、阴伤引起的咳嗽，见干咳无痰，或痰少粘稠，口燥咽干，喉痒声嘶，舌质红，脉细数；脾失健运所致咳嗽可见咳嗽痰多，食欲不振，神疲乏力，舌淡苔白，脉缓无力。

【推拿治疗】

1. 外感咳嗽

（1）治疗原则：疏风解表，宣肺止咳。

（2）推拿处方：开天门、推坎宫、揉太阳、推揉膻中、运内八卦、推肺经、揉乳旁、揉乳根、揉肺俞、分推肩胛骨。

（3）作用原理：开天门、推坎宫、揉太阳以疏风解表；推揉膻中、运八卦以宽胸理气、化痰止咳；推肺经、揉乳旁、揉乳根、揉肺俞、分推肩胛骨以宣肺化痰止咳。

（4）加减：风寒咳嗽加推三关或揉外劳宫，风热咳嗽加清天河水；咳嗽痰多，有干湿啰音者加推小横纹，揉掌小横纹。

2. 内伤咳嗽

（1）治疗原则：健脾养肺，止咳化痰。

（2）推拿处方：补脾经、补肺经、推揉膻中、运内八卦、揉乳旁、揉乳根、揉肺俞、揉中脘、按揉足三里。

（3）作用原理：补脾经、补肺经健脾养肺；推揉膻中、运内八卦宽胸理气、化痰止咳；揉乳根、乳旁、肺俞宣肺止咳；揉中脘、按揉足三里健脾胃、助运化。

（4）加减：久咳体虚者加捏脊、补肾经、推三关；虚热咳嗽加揉上马；痰壅胸闷、痰吐不利者加揉天突、丰隆。

【注意事项】

1. 对于肺炎、肺结核等疾病引起的咳嗽，应以其他方法进行治疗，推拿主要适用于以咳嗽为主症的急、慢性支气管炎。

2. 注意保暖，以防风寒侵袭，加重病情。

（二）婴幼儿腹泻

婴幼儿腹泻也称消化不良，是儿科临床上最常见的一种疾患，本病以大便次数增多、粪便稀薄或呈水样、带有不消化乳食及粘液为特征。一年四季均可发生，但以夏、秋两季为多。若治不及时或治疗失当，可致伤阴、伤阳或阴阳两伤等危重变证；如迁延日久，可影响小儿的营养、生长和发育，进一步可导致疳证、慢惊风等病，临床必须引起高度重视。

【病因病机】

引起婴幼儿腹泻的原因以感受外邪、内伤乳食和脾胃虚弱为多见。

1. 感受外邪：小儿肌肉柔嫩，易于感受外邪，寒、湿、暑、热之邪皆可引起腹泻，而尤以湿邪为多，脾喜燥恶湿，湿困脾阳，脾失健运，可致腹泻。

2. 内伤乳食：小儿脾胃发育尚未完善，若调护失宜，乳食不当，饮食失节或过食生冷、油腻，或饮食不洁，脾胃损伤，运化失职，水谷不化，可致腹泻。

3. 脾胃虚弱：先天禀赋不足，或久病迁延不愈，皆可导致脾胃虚弱。脾虚则健运失司，胃弱则不能腐熟水谷，因而水反为湿，谷反为滞，清阳不升，合污而下，可致腹泻。

【临床表现】

1. 寒湿泻：腹痛，肠鸣，泄泻，大便稀，多泡沫，色淡，臭味较轻，口淡不渴，舌苔白腻，脉濡缓，指纹浮红。

2. 湿热泻：起病急暴，腹痛即泻，粪色黄褐而臭，口渴，肛门灼热发红，小便短赤，舌苔黄腻，脉滑数，指纹紫滞。

3. 伤食泻：腹痛腹胀，痛则欲泻，泻后痛减，粪便酸臭，或臭如败卵，恶心呕吐，不思乳食，舌苔垢腻或微黄，脉滑有力，指纹紫滞。

4. 脾虚泻：久泻不愈，大便稀溏，反复发作，多见食后作泻，粪便带有奶块或不消化的食物残渣，面色萎黄，神疲乏力，食欲不振，舌淡苔白，脉缓弱，指纹色淡。

【推拿治疗】

1. 寒湿泻

（1）治疗原则：温中散寒，化湿止泻。

（2）推拿处方：推三关、揉外劳、补脾经、揉脐、按揉足三里、补大肠、推上七节骨、揉龟尾。

（3）作用原理：推三关、揉外劳、补脾经、补大肠温阳散寒；揉脐、推上七节骨、揉龟尾温中调肠止泻；按揉足三里健脾化湿。

（4）加减：腹痛肠鸣者加掐揉一窝风、拿肚角。

2. 湿热泻

（1）治疗原则：清热利湿，调中止泻。

（2）推拿处方：清脾经、清胃经、清大肠、揉天枢、退六腑、清小肠、揉龟尾。

（3）作用原理：清脾经、清胃经以清中焦之湿热；清大肠、揉天枢清利肠腑湿热积滞；退六腑、清小肠利尿清热除湿；揉龟尾理肠止泻。

（4）加减：热重者加清天河水。

3. 伤食泻

（1）治疗原则：消食导滞，健脾和中。

（2）推拿处方：补脾经、揉中脘、运内八卦、揉板门、摩腹、清大肠、揉天枢、揉龟尾。

（3）作用原理：补脾经、揉中脘、运内八卦、揉板门、摩腹健脾和胃；清大肠、揉天枢疏调胃肠积滞；揉龟尾理肠止泻。

4. 脾虚泻

（1）治疗原则：健脾益气，温阳止泻。

（2）推拿处方：补脾经、补大肠、推三关、摩腹、揉脐、捏脊、推上七节骨、揉龟尾。

（3）作用原理：补脾经、补大肠健脾益气、固肠止泻；推三关、摩腹、揉脐、捏脊温阳补中；推上七节骨、揉龟尾理肠止泻。

（4）加减：肾阳虚者加补肾经、揉外劳宫；久泻不止者加揉百会；腹胀者加运内八卦、分腹阴阳。

【注意事项】

1. 急性腹泻症状较重者，应考虑西医治疗，以防病情加重。

2. 提倡母乳喂养，适当控制饮食，养成良好喂养习惯。

3. 注意寒温调节，勿使小儿受凉或感受暑热之邪。

4. 注意保持清洁，勤换尿布，每次大便后要用温水冲洗臀部，拭干后，扑上滑石粉，防止皮肤糜烂。

（三）呕吐

呕吐是小儿常见的一种证候，可由各种原因引起，但总属胃失和降、胃气上逆所致。婴幼儿哺乳后，有时乳汁自口角溢出，称为"溢乳"，多由哺乳方法不当或吮乳较快较多所致，并非病态。

【病因病机】

1. 伤乳、伤食吐：因喂养不当，或乳食过多，或过食滋腻，乳食积滞中脘，胃气受伤，失于和降，胃气上逆而为呕吐。

2. 寒吐：小儿脾胃素虚，或因乳母过食寒凉生冷，乳汁寒薄，儿食其乳，或因小儿过食生冷之品，寒凝中脘，或因过服寒凉攻伐之药，或外感寒邪，皆可导致脾胃受寒，寒邪上逆，发为呕吐。

3. 热吐：由于小儿脾胃蕴热，或乳母过食椒、姜辛辣之品，以致乳汁蕴热，儿食母乳，热积于中，或较大儿童过食辛热之品，热蕴胃肠，或外感温热、暑湿之邪，均可损伤胃气，胃失和降而呕吐。

【临床表现】

1. 伤乳、伤食吐：呕吐物多为酸臭或不消化食物。嗳气口臭，厌食恶心，脘腹胀满，大便秘结或泻下酸臭，舌苔厚腻，脉滑有力，指纹紫滞。

2. 寒吐：起病较缓，或稍多食即吐，呕吐不消化乳食或清稀粘液，面色苍白，四肢欠温，腹痛喜暖，大便溏薄，舌淡苔白，指纹淡红。

3. 热吐：食入即吐，吐物酸臭，口渴喜饮，身热烦躁，大便臭秽或秘结不通，小便黄少，苔黄，脉数，指纹色紫。

【推拿治疗】

1. 伤乳、伤食吐

（1）治疗原则：消食导滞，和中降逆。

（2）推拿处方：补脾经、揉板门、横纹推向板门、运内八卦、揉中脘、推天柱骨、分腹阴阳。

（3）作用原理：补脾经、揉中脘、按揉足三里健脾和胃以助运化；揉板门、运内八卦宽胸理气、消食导滞；横纹推向板门、推天柱骨降逆止呕。

2. 寒吐

（1）治疗原则：温中散寒，和胃降逆。

（2）推拿处方：补脾经、横纹推向板门、揉外劳、推三关、推天柱骨、揉中脘。

（3）作用原理：推天柱骨和胃降逆、祛寒止呕，补脾经、揉中脘健脾和胃、温中散寒，降逆止呕；推三关、揉外劳温阳散寒以增强温中作用；配横纹推向板门善止一切呕吐。

3. 热吐

（1）治疗原则：清热和胃，降逆止呕。

（2）推拿处方：清胃经、清脾经、清大肠、退六腑、推天柱骨、横纹推向板门、运内八卦、推天柱骨、推下七节骨。

（3）作用原理：清胃经、清脾经配推天柱骨清中焦积热，和胃降逆以止呕吐；运内八卦、横纹推向板门宽胸理气、和胃止呕；退六腑以增强清热作用；清大肠、推下七节骨泄热通便，使胃气下行。

【注意事项】

1. 呕吐一症可见于多种疾病中，又常常是某些急性传染病、急腹症和食物中毒等的先兆症状，这些非推拿治疗可以奏效，临床必须注意鉴别。

2. 加强患儿的护理，呕吐时应注意将患儿头置于侧位，避免呕吐物吸入气管。

3. 注意呕吐物的量、气味与次数。对呕吐频频不止，突然面色苍白，四肢发冷，汗出，脉细欲绝者，应急救处理。

（四）疳积

疳积是指小儿脾胃虚损、运化失宜，消化吸收功能长期障碍，以致气液耗伤、肌肤失养而形成的慢性疾患。疳积包括积滞和疳证两方面内容。二者有轻重程度的不同，疳证是由积滞进一步发展而来，故古人有"无积不成疳"之说。本病与西医学所称的"营养不良"相似。

【病因病机】

1. 乳食不节：小儿乳食不节，过食肥甘生冷之品，或偏食，伤及脾胃，脾胃失司，受纳运化失职而成积滞，积滞日久，脾胃更伤而转为疳证。

2. 脾胃虚弱：脾胃虚弱，难于腐熟水谷，以致乳食停滞，壅聚中州，气机被阻，迁延日久，以致营养失调、气血两亏而成疳积。

【临床表现】

1. 乳食不节：形体消瘦，体重不增，腹部胀满，甚则青筋暴露，乳食不香，精神不振，夜眠不安，大便恶臭，手足心热，舌苔厚腻，脉滑，指纹多见紫滞。

2. 脾胃虚弱：面色萎黄或㿠白，骨瘦如柴，毛发憔悴，发结如穗。精神萎靡，睡眠露睛或睡卧不宁，哭声低微，目无光彩。乳食懒进，食不消化，四肢欠温，发育障碍，大便溏泻，腹部凹陷如舟，唇舌淡，苔薄，脉细弱，指纹色淡。

【推拿治疗】

1. 乳食不节

（1）治疗原则：消积导滞，调理脾胃。

（2）推拿处方：补脾经、揉板门、推四横纹、运内八卦、揉中脘、揉天枢、分腹阴阳、按揉足三里。

（3）作用原理：揉板门、揉中脘、分腹阴阳、揉天枢消食导滞，疏润肠胃积滞；推四横纹、运内八卦除加强以上作用外，还能理气调中；补脾经、按揉足三里健脾开胃，消食和中。

（4）加减：便溏者加补大肠、揉龟尾；便秘者加清大肠、推下七节骨；手足心热者加清天河水、补肾经等。

2.脾胃虚弱

（1）治疗原则：温中健脾，补益气血。

（2）推拿处方：补脾经、补大肠、推三关、揉外劳宫、掐揉四横纹、运内八卦、揉中脘、摩腹、捏脊、按揉足三里。

（3）作用原理：补脾经、补大肠、推三关、揉外劳宫温中健脾；运内八卦、摩腹、捏脊理气和中、补益气血；掐揉四横纹主治疳积；揉中脘消食助运化；按揉足三里调和气血，消导积滞。

（4）加减：五心烦热、盗汗者去推三关、揉外劳宫，加补肾经、清肝经、揉上马；烦躁不安者加掐五指节、清肝经；便秘者去补大肠，加推下七节骨、清大肠等。

【注意事项】

1.本病重在预防。

2.应合理喂养小儿，纠正偏食、挑食等不良习惯。

3.注意卫生，预防各种肠道传染病和寄生虫病。

4.天晴时，经常带小儿到户外活动，多晒太阳，以增强小儿体质。

（五）腹痛

腹痛为小儿疾病常见的临床证候。腹部胃脘以下、脐之两旁及耻骨以上部位发生疼痛者，均称为腹痛。

腹痛涉及的疾病范围很广，许多内、外科疾病均可出现腹痛的症状，这里主要是指无外科急腹症指征的小儿腹痛。

【病因病机】

1.感受外邪：由于护理不当，衣被单薄，腹部为冷风寒气所侵，或过食生冷，寒伤中阳，寒主收引，寒性凝滞，经络不通，气血壅阻不行而突发腹痛。

2.乳食积滞：小儿由于乳食不节，乳哺不时，或暴饮暴食，或过食不易消化的食物，以致损伤脾胃，食积中焦，气机受阻，发为腹痛。

3.虫积：因感染蛔虫，扰动肠中，或蛔入胆管，或虫多而扭结成团，阻滞气机，以致气滞腹痛。

4.虚寒腹痛：平素脾胃虚弱，或久病脾虚，致使脾阳不振，寒湿滞留，气血不足以温养而致腹痛。

【临床表现】

1.寒痛：腹部疼痛，阵阵发作，得温较舒，面色青白，甚则唇色紫暗，肢冷，大便清稀，小便清长，舌淡苔白，指纹色红。

2.伤食痛：腹部胀满而痛，按之痛甚，嗳腐吞酸，不思乳食，时转矢气，粪便臭秽，或腹痛欲泻，泻后痛减，时有呕吐，吐物酸馊，夜卧不安，时时啼哭，脉弦滑，苔厚腻。

3.虫痛：腹痛突然，以脐周为甚，时作时止，有时可在腹部摸到蠕动之块状物，多有便虫史，患儿消瘦，食欲欠佳，或嗜食异物；若蛔入胆道，则痛如钻顶，伴见呕吐。

4.虚寒腹痛：腹痛绵绵，时作时止，喜暖喜按，得温则舒，面色萎黄或㿠白，精神倦怠，四肢清冷，食欲不振，易发腹泻，舌淡苔白，指纹色淡。

【推拿治疗】

1. 寒痛

（1）治疗原则：温中散寒，理气止痛。

（2）推拿处方：补脾经、揉外劳宫、推三关、摩腹、掐揉一窝风、拿肚角。

（3）作用原理：推三关、揉外劳宫、摩腹、补脾经温中健脾，助阳除寒；掐揉一窝风、拿肚角理气散寒止痛。

2. 伤食痛

（1）治疗原则：消食导滞，和中止痛。

（2）推拿处方：补脾经、清大肠、揉中脘、揉天枢、分腹阴阳、揉板门、运内八卦、拿肚角、按揉足三里。

（3）作用原理：揉板门、补脾经、揉中脘、分腹阴阳、按揉足三里健脾和胃，消食导滞，理气止痛；清大肠、揉天枢疏调肠腑积滞；拿肚角止腹痛；运内八卦宽胸理气，调和气血。

（4）加减：呕吐者加横纹推向板门、推天柱骨；发热者加清天河水、退六腑。

3. 虫痛

（1）治疗原则：温中行气，安蛔止痛。

（2）推拿处方：揉一窝风、揉外劳宫、推三关、摩腹、揉脐。

（3）作用原理：揉一窝风、揉外劳宫、推三关温中安蛔；摩腹、揉脐健脾和胃，行气止痛。

（4）加减：腹痛重者加按脾俞、胃俞。

4. 虚寒腹痛

（1）治疗原则：温中补虚，益气止痛。

（2）推拿处方：补脾经、补肾经、揉外劳宫、推三关、揉中脘、揉脐、按揉足三里。

（3）作用原理：补脾经、补肾经、揉外劳宫、推三关温补脾肾，益气止痛；揉中脘、揉脐温中和胃；按揉足三里补益脾胃，增进饮食。

【注意事项】

1. 急腹症引起的腹痛应及时采取其他方法进行治疗。

2. 虫痛者，应配合服用驱虫药，方可彻底治愈。

（六）肠套叠

肠套叠是引起肠梗阻的原因之一，约占各类肠梗阻的 4% 左右，是由上段肠管套入下段肠管所致（图 10-10）。为婴儿的常见病。

【病因病机】

本病的发生常与肠管解剖特点（如盲肠游动度过大）、病理因素（如肠息肉）以及肠管功能失调、蠕动异常有关。中医学认为，肠为"传化之府"，其生理特点为"泻而不藏"，"动而不静"，"降而不升"，"实而不能满"，以通降下行为顺，滞塞上逆为病，任何原因造成肠的通降功能失常，使肠道气血瘀结，滞塞上逆即可发病。

【临床表现】

临床上本病有痛、呕、胀、闭四大症状。

突发剧烈阵发性腹痛，患儿表现为阵发哭闹不安，面色苍白，伴有阵发性呕吐和果酱样黑便，检查时常可在上腹扪及腊肠形的表面光滑、稍可移动、具有一定压痛的肿块，大

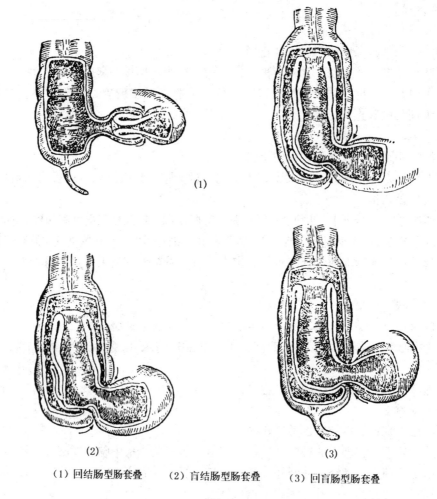

（1）回结肠型肠套叠　　（2）盲结肠型肠套叠　　（3）回盲肠型肠套叠

图 10 - 10　肠套叠的几种类型

便不通。若病情进一步发展，可见脱水、电解质紊乱、休克等现象。

【推拿治疗】

1.治疗原则：调理肠道，通滞启闭。

2.推拿处方：摩腹、揉脐、揉中脘、分腹阴阳。

3.作用原理：本方整套手法均在腹部操作，目的在于调理肠道、疏顺肠腑之气，达到通滞启闭的作用。

【注意事项】

1.加强卫生宣教，在婴儿断乳期要注意防止过饥过饱、偏寒偏暖，避免小儿胃肠功能紊乱，以降低肠套叠的发病率。

2.注意严密观察患儿病情，以防出现变证。

3.还可用其他方法治疗，如灌肠疗法等。

（七）惊风

惊风又称惊厥，是一个证候名称，以抽搐和意识不清为其特征。1～5 岁的婴幼儿多见。一般可将惊风分为急惊风和慢惊风两大类。凡病势急暴，证候表现为实证、热证的多属急惊风；凡病势缓慢，证候表现为虚证的多属慢惊风。后者多由久病而来，也可由急惊风转变而成。

西医学认为惊风是中枢神经系统功能紊乱的一种表现。

【病因病机】

风、热、痰、火之邪或突然受惊吓及食滞等，是引起惊风的最常见原因。小儿属纯阳之体，感受外邪后化热极速，热盛生风，风火相煽，煎炼津液，凝结为痰，蒙闭清窍，可产生神昏、痉厥等症；或因乳食不节，积滞痰热内壅，气机逆乱，清窍蔽塞，发为惊风。

慢惊风多因急惊风失治，或久病、大病后正气亏损，津血耗伤，筋脉失养而致。

西医学认为小儿中枢神经系统发育尚不完善，每当高热或炎症刺激时，易发惊风。

【临床表现】

1. 急惊风：高热（体温往往在39℃以上），面红唇赤，气急鼻煽，烦躁不安，继而出现神志昏迷、两目上视或斜视、牙关紧闭、四肢抽搐等症状。因痰热内阻者，可兼有喉响痰鸣，呼吸气粗，舌苔黄厚而腻。因食积引起的惊风，可兼见腹部饱满、便秘等症。

2. 慢惊风：形神疲惫，嗜睡或昏迷，面色萎黄或㿠白，四肢发冷或手足心热，呼吸微浅，摇头拭目，似搐非搐，手足蠕动或瘛疭。

【推拿治疗】

1. 急惊风

（1）治疗原则：清热导痰，开窍镇惊。

（2）推拿处方及作用原理：根据不同原因及表现选用不同推拿处方。

拿风池、拿肩井、推天柱骨、推脊、按阳陵泉、拿承山，用以解除角弓反张。

拿肩井、拿合谷、拿曲池、拿百虫、拿委中、拿承山，可止抽定惊。

清肺经、揉天突、推揉膻中、搓摩胁肋、揉肺俞、揉丰隆等导痰化痰；

补脾经、清大肠、揉板门、揉中脘、揉天枢、摩腹、按揉足三里、推下七节骨等可消食导滞；

清心经、清肝经、清肺经、退六腑、清天河水等可清除热邪。

2. 慢惊风

（1）治疗原则：培补元气，熄风止抽。

（2）推拿处方：补脾经、补肾经、推三关、揉中脘、按揉足三里、捏脊、清肝经、按百会、拿风池、拿委中。

（3）作用原理：补脾经、补肾经、推三关、揉中脘、按揉足三里、捏脊健脾和胃，培补元气；清肝经、按百会、拿风池、拿委中平肝熄风，止抽定惊。

【注意事项】

1. 对各种原因引起的小儿高热要积极治疗，以免引起惊厥。

2. 发现惊风发作，要将患儿放平，头侧卧，解松衣领，并将裹好纱布之压舌板垫放于上、下齿之间，以防咬伤舌头。

3. 保持呼吸道通畅，以防窒息。

4. 如疑为颅压高引起的惊风，应请西医进行救治。

（八）夜啼

本病主要见于初生儿。白天如常，入夜则啼哭不安，或每夜定时啼哭，甚则通宵达旦，故称之为夜啼。

【病因病机】

1. 脾寒：由于先天禀赋不足，脾虚有寒，或腹部中寒，脾为寒侵；寒为阴邪，阴盛于夜，阴胜则脏冷愈甚，脾为阴中之至阴，喜温恶寒，寒则运化不健，气机不利，绵绵腹痛而夜啼不止。

2. 心热：由于孕妇性素躁急，心火常旺，胎儿受之，出生后蕴有胎热，热盛则心烦而多啼，夜寝不安。

3. 惊吓：小儿脏器娇嫩，神志怯弱，如遇非常之物或闻特异声响等意外刺激，则心神不宁，神志不安而夜间惊啼不眠。

【临床表现】

1. 脾寒啼：面色青白，手足欠温，蜷屈而啼，啼声无力，腹中疼痛，喜暖喜按，唇舌淡白，指纹淡红。

2. 心热啼：面赤唇红，神烦啼哭，声音宏亮有力，遇灯光则啼哭更剧，便秘溲赤，舌红，苔黄，指纹紫滞。

3. 惊吓啼：睡中时作惊惕，有恐惧啼哭之状，紧偎母怀，面色乍青乍白，脉来急数，指纹青色。

【推拿治疗】

1. 脾寒啼

（1）治疗原则：温中健脾，养心安神。

（2）推拿处方：补脾经、推三关、揉中脘、摩腹、揉外劳宫、揉脐、揉百会、揉小天心。

（3）作用原理：补脾经、推三关、揉中脘、摩腹温中健脾；揉外劳宫、揉脐温中散寒，止腹痛；揉百会、揉小天心养心安神。

2. 心热啼

（1）治疗原则：清心泻火，宁心安神。

（2）推拿处方：清心经、清小肠、清天河水、掐捣小天心、掐五指节。

（3）作用原理：清心经、清天河水、掐捣小天心清心降火，宁心益智；清小肠可泻心火；掐揉五指节以清热安神除烦。

3. 惊吓啼

（1）治疗原则：镇惊安神。

（2）推拿处方：推攒竹、清肝经、掐捣小天心、揉五指节。

（3）作用原理：推攒竹、清肝经、掐捣小天心镇惊除烦；揉五指节以安神。

【注意事项】

1. 注意保持室内安静，避免异常刺激。

2. 寒啼者要注意保暖；热啼者勿过于保暖。

3. 治疗期间，尽量减少患儿白昼睡眠。

（九）小儿肌性斜颈

小儿肌性斜颈是以患儿颜面旋向健侧、头向患侧斜为特征的病证。是由胸锁乳突肌痉挛或纤维性挛缩所致，故称肌性斜颈。至于因脊柱畸形引起的骨性斜颈、视力障碍的代偿姿势性斜颈和颈部肌肉麻痹所致的神经性斜颈，在此不进行讨论。

【病因病机】

肌性斜颈的病理变化主要是患侧胸锁乳突肌痉挛或纤维性挛缩，肌纤维变性，最终全部为结缔组织所取代。但其病因尚未完全肯定，目前有众多说法：

1. 多数人认为与损伤有关。即胎儿在分娩时，一侧胸锁乳突肌受产道或产钳挤压受伤而出血，血肿机化形成挛缩。

2. 有人认为，分娩时胎儿头位不正，阻碍一侧胸锁乳突肌血供，引起该肌缺血性改变所致。

3. 还有人认为，本病为胎儿在子宫内头向一侧偏斜所致，与生产过程没有关系。

【临床表现】

患儿出生后，在颈部一侧可发现有梭形肿物，以后患侧的胸锁乳突肌逐渐挛缩，可触到较硬肿块，患儿头向患侧倾斜，颜面部旋向健侧，少数患儿颈部较硬之肿块只见于患侧胸锁乳突肌在锁骨的附着点周围。病程较久者，可见颜面两侧不对称。

【推拿治疗】

1. 治疗原则：舒筋活血，软坚散结。

2. 操作部位：患侧胸锁乳突肌。

3. 手法选择：推、揉、拿、捏、牵拉等。

4. 具体操作：患儿仰卧位，在局部撒上滑石粉后，医者施用推揉法约 10 分钟，拿捏患侧胸锁乳突肌约 10 分钟；弹拉患侧胸锁乳突肌 3～5 次；医生一手扶住患侧肩部，另一手扶住患儿头顶患侧，使患儿头颈向健侧牵拉，以拉长患侧胸锁乳突肌，反复数次，再以推揉手法在患侧胸锁乳突肌处操作 5～7 分钟。

【注意事项】

1. 推拿治疗本病要有耐心，不可急于求成。

2. 手法用力要深沉，要加将肿块捏散的意念，但切忌动作生硬；牵拉头颈部要适可而止，不可蛮干。

3. 操作部位重点在肿块处，但肿块周围的组织也应照顾到。

4. 病程超过 1 年，或经推拿数月后仍无效者，可考虑手术治疗。

5. 嘱家属尽量将患儿头颈姿势处于能牵拉胸锁乳突肌的位置，以助矫正畸形。

6. 临床上要注意与其他病证相鉴别，如颈淋巴结核、炎症肿块以及骨与骨关节发育异常所致的斜颈等。

7. 操作过程中不断蘸取滑石粉等介质，避免损伤局部皮肤。

四、其他疾病

(一) 痛经

妇女在经期或经期前后，小腹及腰部疼痛或剧痛难忍，甚至出现虚脱状态，并随着月经周期而发作，称为"痛经"，又称"经行腹痛"。

【病因病机】

1. 气滞血瘀：多因情志失调，肝气郁结，气机不利，冲任受阻，经血运行不畅，滞于胞中而作痛。

2. 寒湿凝滞：由于经期受寒、淋雨、涉水、过食生冷，或坐卧湿地，寒湿伤于下焦，客于胞宫，经血为寒湿所凝，运行不畅，滞而作痛。

3. 气血虚弱：素体虚弱，或因大病、久病之后，气血两亏、胞脉失养而致痛经。或阳气不振，运血无力，经行滞而不畅，导致痛经。

【临床表现】

1. 气滞血瘀：经前或经期小腹剧烈胀痛，拒按，经行量少或滞而不行，经血紫暗有瘀块，块下则痛减，多伴胸胁乳房胀痛，舌质紫暗，舌边或舌尖有瘀点或瘀斑，脉沉弦。

2. 寒湿凝滞：经前或经期小腹冷痛，甚则痛连腰背，得热则舒，按之痛甚，色黯有血块，手足欠温，便溏，舌边紫，苔白腻，脉沉紧。

3. 气血虚弱：经期或月经净后，小腹疼痛绵绵，按之痛减，有空坠感，月经量少，质清稀，面色苍白或萎黄，精神倦怠，舌淡苔薄，脉细弱。

【推拿治疗】

1. 治疗原则：以通调气血为主。气滞血瘀者理气活血；寒湿凝滞者温经散寒；气血不足者益气补血。

2. 常用穴位：肝俞、脾俞、膈俞、肾俞、八髎、关元、血海、三阴交等。

3. 手法选择：点、按、揉、一指禅推、摩、擦等。

4. 具体操作

（1）腹痛剧烈者，先进行俯卧位操作。在肝俞、膈俞、脾俞、肾俞、八髎等部位找到压痛敏感点，然后施用点、按手法进行治疗。

（2）腹痛缓解后，进行仰卧位操作。摩小腹（约 5 分钟）；一指禅推气海、关元、中极往返 3~5 遍；按揉气海、关元；拿揉血海、三阴交。

5. 加减：气滞血瘀者，加按揉章门、期门、肝俞；寒湿凝滞者加擦腰骶部（以透热为度）；气血不足者，加按揉胃俞、足三里、揉中脘、振胃脘部及关元。

【注意事项】

1. 推拿治疗痛经，一般在月经前 1 周（或 10 天）开始进行治疗，经期则应停止治疗。

2. 平时特别是在月经前期和经期要保持心情愉快，避免争吵和精神刺激。

3. 消除对痛经的紧张和恐惧心理。

4. 加强体质锻炼，注意经期卫生。

5. 经期注意适当休息，不要过度疲劳。

6. 经期要保暖，避免受凉。

（二）闭经

发育正常的女子，一般在 14 岁左右开始有月经来潮。如逾 18 岁月经仍未来潮，或来潮后又连续停经 3 个月以上者，称为闭经。西医学称前者为原发性闭经，后者为继发性闭经。妊娠期、哺乳期和绝经期以后的停经，均属生理现象。"并月"、"居经"、"避年"这些比较特殊的生理现象均不需要进行治疗。至于先天性无子宫、无卵巢、无阴道或处女膜闭锁等器质性病变所致的闭经，非推拿治疗所能奏效，故不属本节讨论范围。

【病因病机】

1. 气血虚弱：饮食劳倦，损伤脾气，生化之源不足；或因大病、久病，或产后失血伤津；或久患虫疾伤血，均可致冲任血少，血海空虚，发为闭经。

2. 肝肾亏损：先天肾气不足，天癸未充，或多产房劳，损及肝肾，以致经亏血少，遂成闭经。

3. 气滞血瘀：郁怒伤肝，肝气郁结，气机不畅，血滞不行，冲任受阻而致闭经。

4. 痰湿阻滞：又称"躯脂闭经"。形体肥胖之人，多痰多湿；或脾阳不振，湿聚成痰，痰湿滞于冲任，令胞脉闭塞而致经水不行。

【临床表现】

1. 气血虚弱：经期延后量少，月经色淡质薄，渐至停闭，面色苍白或萎黄，心悸气短，头晕目眩，神倦肢软，短气懒言，纳少便溏，唇舌色淡，苔薄白，脉细弱。

2. 肝肾亏损：月经超龄未至，或初潮较迟，量少色淡，多伴有头昏耳鸣，腰膝酸软。偏肝肾阴虚者，身体消瘦，口干咽燥，五心烦热，潮热汗出，面色黯淡或两颧潮红，舌质红或舌淡苔少，脉细数；偏肾阳虚者，畏寒肢冷，神倦纳差，大便不实，舌胖嫩质淡，苔白，脉沉迟。

3. 气滞血瘀：月经数月不行，精神抑郁，烦躁易怒，胸胁胀满，小腹胀痛，舌边紫黯或有瘀点，脉沉弦。

4. 痰湿阻滞：形体肥胖，月经量少，渐至闭经，呕恶痰多，胸胁满闷，神疲倦怠，带下多而色白，苔白腻，脉滑缓。

【鉴别诊断】

临证时要详问病史，有必要时进行妇科方面的检查，以排除器质性闭经。更为重要的是：本证初起时往往易与早期妊娠之停经相混淆，二者尤应鉴别（见表 10－2），以免造成错误处理。

表 10－2　闭经与早期妊娠的鉴别

	一般临床表现	停经情况	脉象	娠反试验
闭经	虚证：面色无华，腹无胀痛，精神倦怠，或有潮热盗汗。实证：腹胀痛，拒揉按	多由量少渐至停闭，很少突然不行者	脉多沉涩或细弱	（－）
早期妊娠	择食厌食，恶心喜酸，嗜卧懒言，体倦	多由正常而突然停闭	六脉滑利尺脉按之不绝	（＋）

【推拿治疗】

1. 治疗原则：推拿治疗本证，以理气活血为主，并遵循"虚者补之，实者泻之"的原则进行辨证治疗。

2. 常用穴位：关元、气海、血海、足三里、三阴交、肝俞、脾俞、胃俞、肾俞、命门等。

3. 手法选择：一指禅推法、按法、揉法、擦法等。

4. 具体操作

（1）患者仰卧位，医者立于一侧。按、揉、一指禅推关元、气海并摩之；按、揉血海、足三里、三阴交。

（2）患者俯卧位，医者立于一侧。按、揉肝俞、脾俞、肾俞、命门，一指禅推脊柱两侧膀胱经，往返数次，重点在肝俞、脾俞、肾俞等穴。

5. 加减：气血虚弱、肝肾亏损者加擦前胸中府、云门；擦背部脾胃区及腰骶部，并振腰骶部。气滞血瘀者，加按揉章门、期门，按、掐太冲、行间，以病人有酸胀感为度。痰湿阻滞者，加按揉八髎、丰隆，以出现酸胀感为度，横擦左侧背部及腰骶部，以透热为度。

【注意事项】

1. 注意精神调摄，保持情绪乐观，消除忧虑。

2. 注意风寒、饮食生冷的影响。

3. 经常自我按揉小腹部。

（三）产后耻骨联合分离症

产后耻骨联合分离症是孕妇在分娩后出现耻骨联合处疼痛，甚至出现步履及上楼困难为主要特征的疾病。目前尚无理想的治疗方法，实践证明，推拿对本病的治疗效果较为满意。

【病因病机】

耻骨联合位于两侧髋骨的耻骨联合面之间，借耻骨间纤维软骨板相连，而且有坚强的韧带保护，有承受较大张力的能力。因此，单纯外力作用于此部位，不易引起耻骨联合分离。但在妇女怀孕期间，尤其在即将分娩之前，受激素作用的影响，骶髂关节和耻骨联合软骨及其附近韧带变得松软，在分娩时耻骨联合及两侧骶髂关节均出现轻度分离，使骨盆出现暂时性扩大，以利于胎儿的娩出，这是生理的需要。分娩后，随着黄体素分泌逐渐恢复正常，上述情况均可自然恢复。如果产妇黄体素分泌过多，致使韧带过于松弛，分娩时耻骨联合及两侧骶髂关节就容易发生过度分离。或产程过长，胎儿过大，产时用力不当或姿势不正确，以及产后受寒等多种因素，造成骶髂关节错位，使耻骨联合面不能恢复到正常位置而引起本病。

【临床表现】

骶髂关节过度分离者，耻骨联合处疼痛，且有明显压痛，一侧下肢不能负重，患侧大腿外展及跨步困难；腰骶部疼痛，严重者平卧困难。

如为骶髂关节错位，根据骶骨与髂骨位置关系的变化，有向前和向后错位之分。向前错位者患侧下肢屈髋屈膝困难，向后错位者，患侧髋关节后伸困难。

【推拿治疗】

1. 治疗原则：理筋整复，活血通络。

2. 常用穴位：环跳、秩边、八髎、阿是穴等。

3. 手法选择：按、揉、扳、归挤拍打等手法。

4. 具体操作

（1）放松局部肌肉

①患者俯卧，医者立于患侧。先按揉腰骶部及臀部，继之按揉环跳、秩边等；然后按揉八髎。

②患者仰卧，医者立于患侧（如患侧在右）用右腋夹住患者右侧足踝部，右肘屈曲以前臂托住患者右侧小腿后面，左手搭于膝关节的前面，以右手搭于左前臂中1/3处，用力向下牵引患侧下肢1~2分钟。

（2）整复：患者端坐位，医者立于一侧。一助手扶住患者背后，防止其过分后仰；另一助手握住患者两踝上，使患者屈膝屈髋，两大腿外展；医者用髋部一侧抵住患者髋部一侧，右手抱住对侧髋部，左手握住患者右腕，令患者以自己左手按住耻骨联合部。整复时，医者用力抱挤骨盆，同时拿患者右手向按于耻骨联合上的左手拍击，同时让另一助手将患者双下肢向下牵伸，并使双下肢内旋伸直，便可整复，此称归挤拍打法。

本病治疗之关键是手法整复，所以手法的熟练与否直接影响到治疗效果。归挤拍打法是使挤按、内旋向中心的力、拍打向后的力与向下牵伸的力结合，集中于耻骨联合部，既可使分离归合，又能矫正前、后、上、下的错位，还考虑照顾到骶髂关节的轻度错位，三个力量的巧妙配合恰到好处。

5. 加减：伴骶髂关节向后错位者加腰骶部后伸扳法；伴骶髂关节向前错位者，加侧卧位的腰骶部斜扳法。

【注意事项】

1. 在运用归挤拍打法时，必须做到医者、助手、患者的密切配合。

2. 整复手法要沉着有力，灵活快速，不可粗暴。

3. 在治疗后2周内腰及下肢不宜负重和大幅度活动。最好于屈膝屈髋位卧床休息。

（四）乳痈

乳痈一病常发生于妇女哺乳期，尤以初产妇为多见。因发病时期和病因不同而有不同的名称。发生在妊娠期为内吹乳痈；发于哺乳期者名外吹乳痈；与哺乳无关而发生的称非哺乳期乳痈。临床上以外吹乳痈多见。推拿治疗适用于乳痈初期尚未成脓者。

【病因病机】

1. 乳汁积聚：产妇乳头破裂疼痛，或乳头内陷，不能使婴儿吸尽乳汁；或乳头破溃，外结黄痂，阻止乳汁外流；或乳汁过多，婴儿不能吸尽；或初产妇乳络不畅，导致乳汁积聚而成乳痈。

2. 肝郁胃热：情绪波动，暴怒忧郁，肝失条达；或产后饮食不节，阳明积热。乳房与肝、胃二经有密切关系，乳头属足厥阴肝经，乳房属足阳明胃经。乳汁为气血所化生，实为水谷之精华，肝主疏泄，能调节乳汁分泌，当肝气不舒，胃热蕴滞，肝胃不和时，气滞血瘀，乳络阻塞，邪热蕴积而成乳痈。

西医学称本病为急性乳腺炎，一般认为是因感染金黄色葡萄球菌而引起。

【临床表现】

乳痈初期乳房部肿胀、疼痛，皮色微红或不红，肿块或有或无，乳汁排泄不畅，伴有恶寒发热、周身关节疼痛等全身症状。成脓期则见乳房逐渐肿大，皮肤焮红，高热不退，有持续性鸡啄样疼痛。若肿块中软，按之应指者为脓已成。数日后，破溃流出稠厚黄脓，脓出热退，肿消痛减。

【推拿治疗】

1. 治疗原则：活血通络，清热散结。

2. 常用穴位：乳根、屋翳、膺窗、中脘、天枢、气海、风池、肩井、少泽、合谷、肝俞、脾俞、胃俞等。

3. 手法选择：按、揉、摩、拿、一指禅推等。

4. 具体操作

（1）胸腹部：患者仰卧。先施揉、摩于患乳周围的乳根、屋翳、膺窗等穴，再摩、揉中脘、天枢、气海等穴。

（2）颈肩及上肢部：患者正坐。医者先按、揉其风池，再沿颈椎两侧向下到大椎两侧，往返按揉数十次，然后拿风池、肩井、少泽和合谷。

（3）背部：患者正坐。先施用一指禅推法于背部膀胱经，重点在肝俞、脾俞、胃俞，往返数次；再按、揉上述穴位。

5.加减：热盛者去气海、足三里，加按、揉大椎等穴；肝胃不和者，去气海，加掐太冲、按揉章门等穴。

【注意事项】

1.治疗本病时，手法宜轻快柔和，且手法操作应先从肿块周围开始，逐渐移向肿块中央。

2.本病妨碍乳母健康，也影响哺乳，以致有碍乳儿健康，故应积极预防。

3.哺乳时应避免露乳当风，哺乳后轻揉乳房。

4.按时哺乳，养成良好的喂乳习惯，保持乳房清洁，不可含乳而睡。

5.当乳痈成脓时，禁用推拿治疗。

（五）声门闭合不全

两侧声襞之间的裂隙称声门裂，乃喉腔最狭窄处。若声门闭合时裂隙超过1mm，就称为声门闭合不全，它是一种常见的职业性疾病，好发于声乐歌唱者和戏剧演员及用嗓较多职业者。

本病又有"发声无力症"、"喉肌无力症"及"发声疲劳症"等名称，中医学称之为"失音"或"喉喑"。

【病因病机】

中医认为失音是由外感、内伤所引起。感受风寒热邪，外邪束表，卫气被遏，肺气不宣，以致发音困难；肺主呼吸，肾主纳气，若肺肾两虚，则呼吸不利，气机不畅，喉间不适，声音嘶哑。一般认为暴喑多因外感引起，失音则多由内伤所致。本病虽属局部疾患，但与肺肾关系较为密切。

西医学认为引起声门闭合不全的因素很多，如用嗓过度，使喉肌运动失去平衡，特别是声带肌张力降低和环杓后肌的痉挛，声门张开，久之可致闭合不全。用嗓过度，大量空气进入喉间，粘液蒸发，喉腔粘膜干燥充血、水肿，致使声门间隙增宽而诱发本病。某些原因造成的喉神经功能不全，使其所支配的喉肌发生功能障碍，甚至引起喉肌麻痹，可影响正常发声机能。

【临床表现】

1.轻度声门闭合不全：发高声感到困难，发声不能持久，咽喉部干燥不适，有异物感。

2.重度声门闭合不全：发音不扬，出现破音，甚至声音嘶哑，伴有喉间疼痛，有痰粘感。

检查可见声门有不同程度的闭合不全。

【推拿治疗】

1.治疗原则：舒筋通络，清利咽喉。

2．常用穴位：人迎、水突、廉泉、天突、风池、风府、哑门、咽喉部 3 条侧线（第一侧线为喉结旁开 1 分处直下；第二侧线在第一侧线与第三侧线之间直下；第三侧线在喉结旁开 1.5 寸直下）、阿是穴等。

3．手法选择：拿、揉、一指禅推、按等法。

4．具体操作

（1）颈前部操作：患者仰卧位，医者坐于一侧。先以较轻手法分别拿揉咽喉部的 3 条侧线，往返数次；一指禅推咽喉部 3 条侧线，往返数次；揉人迎、水突及局部敏感压痛点（约 10 分钟）。

（2）项背部操作：患者坐位，头稍前倾。先拿揉风池、哑门、风府（约 5 分钟）；再用一指禅推上述诸穴（往返数次）；按揉肾俞、肺俞；最后拿揉颈项部两侧及两侧胸锁乳突肌（约 5 分钟）。

【注意事项】

1．治疗期间避免高声及持久讲话，必要时行短期禁声。

2．预防外感及咽喉部炎症的发生。

3．忌食辛辣、燥烈之品。

4．适当配合药物治疗。

第十一章 保健推拿

如何通过保健养生达到却病延年、健康长寿的目的，这是古今中外人人关注的一个重要课题。我国的保健养生学源远流长，内容极为丰富。

推拿是中华民族积数千年防治疾病经验所创造的中国传统医学的重要组成部分。它以悠久的历史、科学的基础理论、丰富的手法技能、广泛的应用范围及卓著的医疗保健功效而饮誉世界。本章仅介绍推拿在保健方面的应用。

第一节 概述

一、保健推拿的定义

保健推拿是指运用不同的手法刺激身体体表一定的部位或穴位，达到养生健身、防治疾病和康复功能，借以维护健康、延年益寿的一种保健养生方法。是中医推拿学的分支学科，也是中医养生保健学科的重要组成部分。

推拿疗法与推拿保健的关系是十分密切的。推拿疗法适用于疾病的治疗与预防，但主要侧重于疾病治疗方面；推拿保健适用于保健养生和疾病预防、康复，但主要侧重于保健养生。一般的推拿手法都可用于保健推拿。

我国保健推拿历史悠久，积累了大量宝贵的经验，经过长期的发展和完善，保健推拿已成为一个相对独立的体系。

二、保健推拿的发展概况

"欲知大道，必先知史"。源远流长的中国传统保健推拿在其发展的历史长河中，也经历了形成到完善、鼎盛到广传、振兴到崛起3个阶段。保健推拿已有几千年的悠久历史。

（一）保健推拿的形成到完善

远古时期到先秦两汉时期是保健推拿由萌芽、形成到逐步完善的阶段。保健推拿中的自身保健推拿古时归之于导引。《一切经音义》曰："凡人自摩自捏，伸缩手足，除劳去烦，名为导引。"客体保健推拿古称"折枝"，《孟子》中有"为长者折枝"之说，即为长辈的疲劳四肢施行推拿。长沙马王堆出土的西汉帛画《导引图》描绘的 44 种导引姿势图中，就有捶背、抚胸、按腰等动作图形。这是目前有关自身保健推拿的最早记载。至《内经》时代，人们已摸索出了一套成功的经验。《素问·上古天真论》说："上古之人，其知道者，法于阴阳，和于术数，饮食有节，起居有常，不妄作劳，故能形与神俱，而尽终其天年，度百岁乃去。"指出懂得保健养生的人最重要的一点是要使生命节律符合自然界阴阳变化的法则。除了在饮食、起居、劳逸、房事等方面掌握节度、符合常规之外，为了保持"形与神俱"，即精神和形体两方面的健康与和谐统一，还应当掌握一些调摄身心的方法。其中"术数"即包括气功、导引、针灸、药治、推拿等身心调摄之术。《素问·异法方宜论》也载述："中央者，其地平以湿……其病多痿厥寒热，其治宜导引按跷。故导引按跷者，亦从中央出也。"可见，推拿的发源与形成同当时的地理位置、发病情况等因素关系密切，而且常与导引法结合应用，统称导引按摩。《汉书·艺文志》所提及的与《黄帝内经》同时代的《黄帝岐伯按摩十卷》既是我国最早的推拿学专著，也是我国最早的保健推拿专著，可惜已散佚。《金匮要略》载述："若人能养慎，不令邪风干忤经络，适中经络，未流传脏腑，即医治之。四肢才觉重滞，即导引、吐纳、针灸、膏摩，勿令九窍闭塞。"可见，张仲景已将推拿的膏摩法与导引等法并列，作为保健养生之法。

　　史料表明，推拿在春秋战国之前已形成医术，秦汉时期前后盛行，后世养生家则发展为自身推拿以保健养生、防病延年。

（二）保健推拿的鼎盛到广传

　　魏晋隋唐时期至明清时期是保健推拿由鼎盛到广泛传播的发展时期，其中魏晋隋唐时期是保健推拿发展迅速及至鼎盛的时期。晋代葛洪的《抱朴子》中载："腹痛者……亦还以自摩，无不愈者。"隋代巢元方在《诸病源候论》的每卷末均附有导引按摩之法，主要论述自身养生保健推拿，方法有杵头、摩面、摩腹等，用以防治疾病。如："摩手掌令热，以摩面，从上下二七止。去肝气，令面有光。又，摩手令热，令热从体上下，名曰干浴。"唐代孙思邈十分重视保健推拿，在《千金要方·养性》篇中明确提出："每天必须调气补泻，按摩导引为佳，勿以康健，便为常然，常须安不忘危，预防诸病也。"特别强调："非但老人须知服食、将息、节度，极须知调身按摩、摇动肢节，导引行气"。还提出老年养生保健推拿的作用意义及具体方法："每食讫，以手摩面及腹，令津液通流。食毕，当步行踌躇，计使中数里来。行毕，使人以粉摩腹上数百遍，则食易消，大益人，令人能饮食，无百病"；"小有不好，即按摩按捺，令百节通利，泄其邪气。"《千金要方·少小婴孺方》中载有"小儿虽无病，早起常以膏摩囟上及手足心，甚避风寒"，提出小儿养生保健推拿的方式方法。孙思邈还在《摄养枕中方·导引》中载述："常以两手摩拭一面上，令人有光泽，斑皱不生"。此外，他还载有不少诸如"治面黑黯瘦、面皮粗涩、令人不老"的膏摩方，作为保健推拿的介质。这些养生保健推拿方法给后世以极大的启发。孙思邈还特别在他的著作中详细介绍了称作"天竺国按摩，此是婆罗门法"的古印度导引按摩术和中国古代的"老子按摩法"，十分推崇这两套按摩术的养生保健功效。陶弘景的《养生延命录》汇集了众多养生学家的养生观，并有"导引按摩篇"详论养生保健推拿。如熨眼、搔目、按耳、漱咽、摩面、干浴、摩腹、梳头等法。这些方法一直被后人所效法。王焘的《外台秘要》，司马承帧的《天隐子》，欧阳询的《类聚》、慧琳的《大藏经音义》等都载及导引按摩作为养生保健之法。可见，魏晋隋唐时期是推拿发展的鼎盛阶段，民间盛行自身养生保健推拿和膏摩，并整理了不少应用于养生健身和防治疾病的经验方法，随着对外文化交流的发展，推拿医学技能开始传入朝鲜、日本与法国等，也有古印度的"婆罗门法"传入我国。

宋金元时期，保健推拿更加广泛地流传入民间，不少医学著作与诗文反映了推拿治病养生的宝贵经验。如《太平圣惠方》记载了近百首的膏摩方和药摩方；《圣济总录》精辟地概括了推拿的作用机理，提出"以开达抑遏为义"的论点，充分肯定了保健推拿的养生防病功效，指出："养生法，凡小有不安，必按摩捋捺，令百节通利，邪气得泄，"并且博集宋代之前 10 余家养生学派的保健推拿之长，编成一套名为"神仙导引"的养生功法，其中 11 节是自身保健推拿。后世的"床上八段锦"、"十八段锦"等各种保健按摩功均脱胎于此。苏东坡在《苏沈良方》中称："其效初不甚觉，但积累百余日，功用不可量，比之服药，其力百倍……其妙处非言语文字所能形容，然亦可道其大略，若信而行之，必有大益"。此外，张道安的《养生要诀》，张君房的《云笈七籤》，法贤泽的《延寿经》，邹纮的《寿亲养老新书》等都载述了导引按摩用于养生保健的方法。

明代有关保健推拿的论著更为多见。诸如：龚应圆的《红炉点雪》、胡文焕校辑的《格致丛书》和《寿养丛书》，汇集了不少保健推拿的方法。聂尚恒的《医学汇涵》载述了治遗精泄泻的自身推拿方法："以手兜托外肾，一手摩擦脐轮，左右轮换，久久擦之。不惟可以止精愈泻，且可以暖中寒、补下元、退虚潮。无是病者，每早临起亦可行之，更擦肾俞、胸前、胁下、中脘、涌泉，但心窝忌擦"。曹士衍的《保生秘要》所载的保健推拿方法，后世引用更多："坐定擦手足心极热，用大指节仍擦摩迎香二穴，以畅肺气，静定闭息，存神半响；次擦手心摩运脐轮……掌心无事任擦搓，早晚摩两胁、肾俞、耳根、涌泉，令人搓一百四十回，固精多效"。此外，还有罗洪的《万寿仙书》，冷谦的《修龄要旨》等都有保健推拿方法的载述。随着小儿推拿的兴盛，明代小儿保健推拿也开始被引起重视，对于防治小儿常见病证产生积极的作用。

以明末推拿的兴起为契机，清代的保健推拿特别反映在自身保健推拿得以广泛流传而取得显著成就。这主要表现在各类养生导引著作和《动功按摩秘诀》等书之中。如尤乘的《寿世青编》中汇集擦鼻、摩面、兜肾擦脐、叩齿、摩丹田等，形成动静结合的健身特色。徐文弼的《新编寿世传真》介绍了全身各部位的自我推拿健身功法，认为自身保健推拿配合导引，能达到聪耳明目、美容润肺、健步泻火、固肾除积等功效。王祖源的《内功图说》载录了 9 种以自身保健推拿胸腹部为主的"延年却病法"。此外，汪昂的《勿药玄诠》、曹若水的《万寿仙书》、孟日寅的《养生揽要》、张映汉的《尊生导养编》、曹廷栋的《养生随笔》等都是这一时期注重自身保健推拿内容的养生著作。吴师机在他的被尊为"外治之宗"的《理瀹骈文》中列出按摩补五脏法、导引去五脏风邪积聚法。指出："晨起擦面，非徒为光泽也，和气血而升阳益胃也……梳发，疏风散火也；饮后摩腹，助脾运免积滞也"，自身保健推拿的盛行，还表现在清代许多医著中常提及的养生要诀。如：面常擦、鼻常揩、发常梳、耳常弹、腹常摩、足常搓、目常运（熨）、肢常摇、齿常叩等内容，至今仍为人们广泛应用。

（三）保健推拿的振兴到崛起

随着时代的更新、社会的进步，推拿医学现已进入一个蓬勃发展的历史新时期。近 40 年来，推拿作为一门中医临床学科，在医疗、教学、科研等方面取得很大成就。其学术地位已经得到社会的认可。

保健推拿作为分支学科的形成与新兴，是推拿学科振兴与发展的必然结果。现代保健推拿的重要特征是：以手法为主，结合气功、拳操、药物等；以养生为主，防治兼用，并扩展到抗衰防老、功能康复等范围。如美容、减肥、消除疲劳以及男女老幼、运动前后的养生保健等；以自身推拿为主，也辅以客体（相互、被动、他人）推拿，有利于进入家庭、社会，协调人际关系，也有利于走向世界各国，促进人类卫生保健事业的发展。总之，现代保健推拿更趋实用性、科学性、综合性与兴趣性。

现代保健推拿著作大多偏向于普及型，且以传统理论知识、经验方法见长，对于普及推广保健推拿产生积极作用。主要著作有：曲祖贻的《按摩新编》；李志明的《小儿捏脊》，李业甫、白效曼的《自我保健穴位推拿》，金义成等的《中国推拿·保健篇》等。

可以深信，根于民间的中国保健推拿必将随着时代的进步和历史的不断发展，继续为人类的保健事业作出应有的贡献。

三、保健推拿的常用介质

在传统的保健推拿中，常运用特制的推拿介质，配合、辅助手法技能，发挥中介作用。对于增强手法感应效能、提高手法作用功效有着非常重要的意义。早在《金匮要略》中就有"膏摩"的记载，张仲景已将推拿的膏摩法与导引等法并列，作为保健养生之法。经后世医家不断地总结和完善，至隋唐以后，便被广泛运用于预防保健和治疗的实践中，一直沿用至今，尤其是在保健推拿和小儿推拿中，介质的使用更为常见。

（一）介质的作用

介质通常是指在推、摩、擦、按、揉等手法的操作过程中，使用的油、膏、酒、脂、粉、汁等制剂。介质的作用主要有 3 方面：

1. 发挥和利用药物的作用，增强保健或治疗效果；

2. 便于手法操作，增强手法功效；

3. 增强润滑作用以保护皮肤，防止擦伤皮肤。

（二）常用的介质

在保健推拿实践中，常选用含有各种营养素，具有护肤养颜作用的脂、霜、液之品，以及矿泉水、蛋清等作为保健推拿手法操作的介质。然而，介质的选用必须因人而施、因地制宜，应该注意个人的习惯爱好、皮肤性能等特点，酌情选用。近年来国内外不少专家、学者运用特制的介质，结合手法操作技能，在护肤养颜、减轻肥胖、康复伤痛等方面进行了很多富有成果的探索和研究。特别是中药制剂和手法操作有机结合的研究，展示了传统膏摩、药摩的广阔前景。

在美容推拿中，现已很少单独使用推拿手法来进行，绝大多数都配以推拿介质。与美容推拿相配套的介质以营养性润肤剂为好，将可以营养皮肤的物质配制成擦剂、软膏、药膜、润肤霜之类，然后在美容推拿时施用，其美容效果的确较为理想。常用的介质有按摩乳、润肤油、美容霜、美容膏等，有时也使用一些脱毛剂、拔毛剂、香波及奶液等等。

应该指出的是：在正确、合理运用介质中，不可忽视推拿手法技能在操作过程中的主导作用。任何摒弃介质或完全依赖介质作用的做法都是片面的。就膏摩、药摩的延续与发展而言，介质与手法技能应该是相辅相成、缺一不可的。

四、保健推拿的注意事项

保健推拿和推拿治疗一样，都是通过手法的刺激作用而达到保健和治疗效果的。效果的好坏都直接与手法的选择、手法的熟练程度、推拿的部位或穴位的准确性，以及手法用力的大小、技巧有着密切的关系。为了使推拿顺利进行，取得良好的效果。同时，为防止出现不良反应，必须注意以下几个方面的问题：

1. 宜选择在环境安静、空气流通、温度适宜的室内进行。

2. 注意清洁双手，讲究个人卫生，勤剪指甲，防止损伤皮肤。冬季操作前宜先将双手搓热或烤热，保持手的温暖。

3. 操作前宜调畅情志，放松肌肉，呼吸自然，宽衣松带。选择的体位宜舒适，便于操作。

4. 熟悉体情，明确诊断，选择适宜的保健方法。推拿操作中，手法宜先轻后重、由浅入深、循序渐进，切忌使用暴力。

5. 推拿中宜操作认真，态度和蔼，不能嘻笑、打闹、与他人谈话。

6. 注意观察被操作者对手法的反应，如有不适，宜及时调整，以防出现意外。发现异常情况，应及时处理。

7. 有推拿禁忌症者，勿行手法操作。

8. 保健推拿宜坚持不懈，对慢性病者尤其如此。只有持之以恒，方能功到自然成。

第二节　常用自我保健推拿法

保健推拿法以其操作方便，适应范围广，效果显著，施术安全，容易推广等优点，在养生学中占有重要的地位，《尊生类辑》中说："延年却病以按摩导引为先。"

保健推拿以自己进行为佳。《寿亲养老新书》说："日夕之间，常以两足赤肉更次用一手握指，一手摩擦。数目多时，觉足心热，即将脚指略略转动，倦则少歇。或令人擦之亦得，终不若自擦为佳。"对于年老、小儿不能自行按摩，或自我推拿疲劳而不胜任，亦可借助一些器械，或由人代劳。

目前，保健养生学家们在继承中医学养生康复精华的基础上，结合现代养生之术，总结整理了一套较为实用的自我保健推拿方法。

一、按保健推拿作用分类

（一）固肾益精法

固肾益精法能加强巩固肾脏功能，并在一定程度上对肾系病证有较好的防治作用。

1. 搓擦涌泉：盘膝而坐，双手掌对搓发热后，从三阴交过踝关节至蹈趾根外一线往返摩擦至透热，然后左右手分别搓擦涌泉穴至发热止。

2. 摩肾俞：两手掌紧贴肾俞穴，双手同时做环形抚摩，共 32 次（顺转为补，逆转为泻。肾俞穴宜补不宜泻），如有肾虚腰痛诸症者，可适当增加次数。

3. 揉命门：以两手的食、中两指点按在命门穴上，稍用力做环形揉动，顺、逆方向各 32 次。

4. 擦腰骶：身体微前倾，屈肘，两手掌置于两侧腰骶部，以全掌或小鱼际着力，向下至尾骶部做快速的往返摩擦，以透热为度。

5. 摩丹田：用左或右掌以丹田为轴心，做顺、逆时针方向的摩动各 32 次，然后随呼吸向内向下按压丹田穴 1 分钟。

6. 擦少腹：双手掌分别置于两胁下，同时用力斜向少腹部推擦至耻骨部，往返操作，以透热为度。

7. 缩二阴：全身放松，做腹式呼吸，在呼气时稍用力收缩前后二阴，吸气时放松，重复 32 次。

（二）健脾益胃法

健脾益胃法对脾胃系病证有良好的防治作用。

1. 摩脘腹：仰卧位，用左手或右手掌置于腹部，以脐为中心，由内向外的顺、逆时针方向摩运脘腹部各 2 分钟。

2. 分阴阳：两手相对，分别置于剑突下，稍用力由内向外沿肋弓向胁肋处分推，并逐渐向小腹部移动，往返 5~8 遍。

3. 揉天枢：用双手的食、中指同时按揉天枢穴，顺、逆时针各 1 分钟。

4. 按中脘：左手或右手四指并拢置于中脘穴上，采用腹式呼吸，吸气时稍用力下按，呼气时做轻柔的环形揉动，如此操作 2 分钟。

5. 按揉足三里：取坐位，双手拇指或食、中指置于足三里穴上，稍用力按揉，以出现酸胀感为度。

（三）疏肝利胆法

疏肝利胆法对肝胆系病证有很好的防治作用。

1. 疏肋间：取坐位或仰卧位，两手掌横置于胸骨正中，手指分开，指距与肋间隙等宽，先用左手掌从胸骨正中向右侧腋下分推疏理肋间，从上至下往返 3~5 遍。然后用右手向左疏理肋间，两手交替分推至胁肋。注意手掌应紧贴肋间，用力平稳，动作轻快柔和。

2. 摩膻中：用左手或右手的四指并拢置于膻中穴，顺、逆时针方向摩运膻中穴各 1 分钟。

3. 擦胁肋：两手五指并拢置于胸前乳下，沿胁肋方向搓擦并逐渐下移至浮肋往返 3~5 遍，或以胁肋部有温热感为宜。

4. 按揉章门、期门：用两手掌掌根或中指端分别置于两侧的章门、期门穴上，稍用力按揉各 1 分钟。

5. 运双眼：端坐凝神，头正腰直，两眼球先顺时针方向缓缓转动 32 次，然后再逆时针方向转动 32 次。

6. 拨阳陵泉：两手拇指或中指分别置于两侧的阳陵泉穴上，余指辅助，先按揉 1 分钟，再用力横向弹拨该处肌腱 5~8 次，以出现酸胀感为度。

7. 掐太冲：用两手拇指的指尖分别置于两侧太冲穴上，稍用力掐揉 1 分钟，以出现酸胀感为度。

（四）宣肺通气法

宣肺通气法，对肺系各种病证有很好的防治作用。

1. 舒气会：坐位或仰卧位，双手手掌相叠，置于膻中穴，上下往返推擦2分钟，以局部有温热感为度。

2. 疏肺经：右掌先置于左乳上方，环摩至热后，以掌沿着肩前、上臂内侧前上方，经前臂桡侧至腕、拇、食指背侧（肺经循行路线），上、下往返推擦32次，然后换左手操作右侧。

3. 揉中府：坐位，两手臂交叉抱于胸前，用两手中指指端置于两侧中府穴上，稍用力顺、逆时针按揉各32次。

4. 勾天突：用中指或食指端置于天突穴处，向下向内勾揉1分钟。

5. 理三焦：两手四指交叉，横置于膻中穴，两掌根按置于两乳内侧，自上而下稍用力平推至腹部天枢穴。操作32次。

6. 擦迎香：用双手中指指腹分别置于鼻旁迎香穴处，上、下快速推擦各32次，以局部有温热感为度。

（五）宁心安神法

宁心安神法对心系各种病证有较好的防治作用。

1. 振心脉：站立位，两足分开与肩同宽，身体自然放松，两手掌自然伸开，以腰左右转动带动手臂前后摆动，到体前时，用手掌面拍击对侧胸前区，到体后时，以掌背拍击对侧背心区。拍击力量由轻到重，各拍击32次。

2. 摩胸堂：右掌按置于两乳之间，指尖斜向前下方，先从左乳下环形推摩心前区复原，再以掌根在前，沿右乳下环形推摩，如此连续呈"∞"字形，操作32次。

3. 拿心经：右手拇指置于左侧腋下，余四指置于上臂内侧，边拿捏边按揉，沿上臂内侧渐次向下操作至腕部神门穴，如此往返操作5~8遍，再换手操作右侧。

4. 按内关：用右手拇指按压在左手内关穴上，余四指在腕背辅助，拇指稍用力按揉内关穴1分钟，再换手操作右侧。

5. 揉神门：右手握住左手腕背，中指置于左腕尺侧神门穴处，以中指端稍用力向内向上按揉神门穴1分钟，然后换手操作右侧。

（六）镇静安神法

镇静安神法可使紧张亢奋的神经功能得到松弛和安抚，进而增加大脑皮质的抑制过程，促进入睡和熟睡。

1. 揉风池：坐位，两手抱头，两拇指分别置于脑后风池穴，稍用力作向内向上按揉，各32次，以局部有酸胀感为度。

2. 运太阳：坐位，两手微握拳，以两手食指屈面的第一指间关节桡侧缘置于头部两侧太阳穴处，稍用力做环形的推运、按揉各1分钟。

3. 揉神门：见"宁心安神法"。

（七）消除疲劳法

消除疲劳法可改善血液循环，增强心脏的舒缩功能和淋巴液的回流，促进各组织器官的良性调节，较快地排除体内积聚的有害物质，进一步使肌肉、肌腱、韧带等组织的张力和弹性迅速恢复，从而消除疲劳、改善机体功能，使之处于良好状态。

1．揉风池：见"镇静安神法"。

2．揉百会：坐位，闭目静息，用单手食指或中指指腹按揉头顶百会穴1分钟，以出现酸胀感为度。

3．栉头：坐位，双手十指微屈置于头前额，用十指指腹稍用力向上疏理头皮，渐次移动过头顶向下至后枕部，往返操作5~8遍或多多益善。

4．击头：坐位，双手十指分开微屈，以指端叩击头部，叩击时须连续不断，腕关节放松，用力不要太大。叩约30次。

5．捶腰背：坐位或站立位，双手握拳，反手至背后，用拳眼捶击腰背部，往返32次。背部也可用木棒击打。

6．拿委中、承山：坐位，两下肢屈曲，用双手拇指与中指相对用力拿委中、承山穴各1分钟，拿承山时，配合拿腓肠肌数次，则效果更好。

7．揉跟腱：坐位，先将右下肢屈曲置于左大腿上，用左手拇指与食指相对用力揉捏小腿跟腱，并按揉踝关节两侧的昆仑穴和太溪穴半分钟，然后转动踝关节，顺、逆时针各16次。再换脚操作左下肢跟腱，方法相同。

8．展胸腰：站立位，双手十指交叉，同时翻掌向上撑至头顶最大限度，然后深吸气，同时身体随之后仰；呼气时上身前俯，并将交叉之双手下按至最低点（最好一按到地）。整个过程中，膝关节须挺直，两腿并拢且要踏稳，重复操作8次。

（八）振奋精神法

振奋精神法可使全身感到轻松愉快，精神振奋。

1．挤风池：坐位，两手掌分置于后枕部两侧，拇指分别按于两侧风池穴上，余四指自然分开置于头之两侧，用拇指先按揉风池穴1分钟，然后用力向前挤压，同时四指指腹与拇指相对用力拿头的后侧部，反复操作32次。

2．栉头：见"消除疲劳法"。

3．揉太阳：坐位，用两手中指指端置于太阳穴处，稍用力做顺、逆时针方向的揉按各1分钟，然后再用力向上向后推挤太阳穴，以局部有酸胀感为度。

4．分前额：坐位，两手食指屈曲，拇指按于太阳穴处，用屈曲的食指桡侧缘置于前额正中，由内向外沿眉弓上方分推至眉梢处止，反复操作32次。

5．振百会：坐位，两目平视，牙齿咬紧，单掌掌根在头顶百会穴处做有节律的、轻重适宜的拍击16次。

6．揉腰眼：站立，两手握拳，屈肘，将拳置于腰眼穴处，做顺、逆时针方向的按揉各32次，以局部有酸胀感为度。

7．晃腰脊：站立位，两脚分开与肩同宽，双手虎口叉腰，然后做腰部的顺、逆时针方向的摇晃各32次。亦可同时进行腰部的俯仰活动。

8．拍打法：站立位，按顺序以虚掌左右交替拍击肩、上肢到手；单掌拍击膻中穴；双掌拍击腰臀部；双掌拍击下肢，均20次。

二、按保健推拿部位分类

（一）眼保健

1．揉攒竹：以双手拇指螺纹面分别轻揉攒竹穴。用力不宜过重，以有酸胀感为宜。

2.按睛明：用左手或右手的拇、食二指螺纹面按在睛明穴处，先向下按，然后向上挤，一挤一按重复进行，以有酸胀感为宜。

3.按揉四白：以左、右手食指螺纹面分别按在四白穴上，持续按揉，以有酸胀感为宜。

4.刮眼眶：以左、右手食指屈成弓状，以第二指节的内侧面紧贴上眼眶，自内而外、先上后下刮眼眶，重复进行，以有酸胀感为宜。

5.揉太阳：见"振奋精神法"。

（二）上肢部保健

1.拿揉上肢：以拇指与其余四指分别拿揉上肢的内侧、前侧和外侧，力量应深沉而柔和，顺序宜从上到下，反复做5～8遍。

2.点揉诸穴：以拇指或食、中二指端依次点揉肩三贞、曲池、手三里、内关、外关、合谷、劳宫、后溪等穴，每穴约点揉30秒。

3.摇诸关节：站立位，先后摇肩关节、屈伸肘关节、摇腕关节各32次。

4.握拳增力：两手握拳，力量由小到大，握紧后稍停片刻，然后环旋摇动数圈，再伸直两手，轻轻抖动数次，如此反复操作数次。

5.捻五指：分别用左手揉捻右手的五指、用右手揉捻左手的五指，揉捻速度宜快，移动宜缓慢。

（三）下肢部保健

1.拿揉下肢：以拇指与其余四指分别拿揉下肢大腿的前面、小腿的后面，从上至下拿揉3～5分钟，刺激要柔和舒适。

2.点揉诸穴：以拇指或食、中二指依次点揉血海、梁丘、内外膝眼、阳陵泉、足三里、三阴交、太溪、昆仑等穴，每穴点揉30秒钟，以有酸胀感为佳。

3.击打下肢：以两手半握拳或掌根有节律地轻轻击打下肢，从上到下，分别击打大腿、膝部、小腿部，左右依次击打各3～5遍。

4.摇踝关节：正坐位，将左腿搁于右膝上，一手握踝关节上部，一手握足趾部，做踝关节的环转摇动，以同样的方法做右腿的摇法操作。每踝摇约20次左右。

5.擦涌泉：以一手小鱼际紧贴足心，快速用力推擦，发热为止，左右相同。

（四）胸腹部保健

1.按揉胸部：以一手中指螺纹面沿锁骨下、肋间隙，由内向外，自上而下，适当用力按揉，以有酸胀感为宜。左、右相同。

2.拿胸肌：一手拇指紧贴胸前，食、中两指紧贴腋下相对用力提拿，一呼一吸，一提一拿，慢慢由里向外松之。约5次左右。左右相同。

3.拍胸：手呈虚掌，用虚掌拍击胸部（拍击时切勿屏气），约10次左右，左、右相同。

4.擦胸：一手大鱼际紧贴胸部体表，左、右用力往返推擦，注意防止破皮，至发热为止。

5.揉中脘：一手大鱼际紧贴中脘穴，顺时针方向旋转揉动约2～5分钟。

6.摩腹：一手掌心贴脐部，另一手叠掌按于手背，由内向外顺时针方向旋转摩动，速度宜由慢逐渐加快。约2～5分钟。

（五）腰骶部保健

1. 揉腰眼：见"振奋精神法"。

2. 轻叩腰眼：两手握拳，以拳眼或拳背轻叩两侧腰眼或肾俞穴，操作时两手交替进行，用力轻柔舒适，时间约 2~3 分钟。

3. 擦腰骶部：以两手掌根置于腰骶部，先用力上下直擦，约 2 分钟后，再横擦腰骶部，用力宜深沉，动作要快速，使产生的热透达深层组织。

4. 晃腰脊：见"振奋精神法"。

第三节　常用保健推拿法

随着人们物质生活水平的不断提高，生活节奏的不断加快，一个强健的身体和完美的身心状态是每一个现代人的健康需要和追求。保健推拿在这一领域具有广阔的发展空间。随着社会服务体系的不断完善，保健休闲也成为人们工作、旅游、运动之余的常用休闲方式，保健推拿是人们保健休闲的方式之一。保健推拿除自身保健推拿外，社会保健推拿服务也是现代社会对服务体系完善的客观要求。

下面介绍几种常用的保健推拿方法。

一、全身保健推拿法

全身保健推拿包括目前俗称的"保健按摩"、"沐浴按摩"、"旅游按摩"等。它是通过对全身各部的推拿，达到调节精神、放松肌体、解除劳累、恢复体能、改善肌肉的弹性、促进新陈代谢、帮助慢性疾病康复等目的的一种常用保健方式。

（一）头面部推拿

受术者仰卧位，施术者坐在受术者头前侧。

1. 开天门、分阴阳：以中指指面揉按印堂穴 10~20 次或半分钟左右，然后以双手拇指指面开天门、分阴阳，反复 5~10 次，分阴阳时，顺势在太阳穴上按揉数次，力量不宜过重。

2. 揉按、分推前额：以双手拇指、中指指面或大鱼际按揉前额、小鱼际擦前额各半分钟，然后以双手拇指桡侧缘分推前额 3~5 次。

3. 轻揉眼眶：以双手拇指或中指指面按揉眼眶七穴（睛明、攒竹、鱼腰、丝竹空、承泣、四白、瞳子髎），每穴各按揉半分钟。

4. 分推眼周：以双手拇指桡侧缘分推上下眼眶及鱼尾纹，反复操作 5~10 次。

5. 按迎香、推擦鼻翼：以双手拇指或中指指面按揉迎香、鼻通穴各半分钟，然后以一手食指、中指置于鼻旁，上下反复推擦 5~10 次。

6. 按揉巨髎至耳前三穴：以双手中指指面按揉巨髎、颧髎、下关、耳前三穴（耳门、听宫、听会），每穴按揉半分钟。

7. 按揉承浆至颊车：以双手中指指面按揉承浆、地仓、大迎至颊车，每穴按揉半分钟。

8. 揉耳廓、擦耳根：以中指指面按揉角孙、翳风，然后以拇、食指推擦耳背降压沟，揉捏耳廓、外耳道，食、中指推擦耳根，各操作 3~5 次。

9. 拍前额及面颊：以五指指面轻拍前额及面颊部 3~5 遍。

10. 按五经：以双手拇指指面按压头部五经（督脉及头部两侧的膀胱经、胆经），然后双手十指夹头发，轻拉头皮，各操作 3~5 遍，手法力度宜适中。

11. 击头部、振百会：双手十指微微分开，手指微屈，以十指端交替叩击整个头部，连续叩击 10~20 次，然后掌振百会穴 1~2 分钟。

12. 揉风池、拿颈项：以双手中指端勾揉风池穴半分钟，然后以一手拇指与其余四指对称拿捏颈肌，上下往返 3~5 遍，拿揉肩井 3~5 次。

（二）上肢部推拿

受术者仰卧位，施术者站其一侧。

1. 按揉肩及上肢：受术者上肢自然下垂置于按摩床上，掌心朝下，术者以掌按揉肩部及上肢，肩部按揉半分钟，上肢往返操作 3~5 次。

2. 擦肩及上肢：擦肩及上肢外侧、前侧部，反复操作 3~5 遍。

3. 按揉肩及上肢部诸穴：以拇指按揉肩及上肢部肩髃、臂臑、曲池、手三里、内关、神门、合谷、内劳宫等穴，每穴约半分钟。

4. 拿揉肩及上肢：拿揉肩及上肢的前、外、后侧，往返操作 3~5 遍。

5. 按压极泉：按压极泉 1 分钟，然后缓慢放开，使受术者感觉上肢有一股热流流向手指端。

6. 摇关节、抖上肢：摇肩、肘、腕关节，顺、逆时针各 3~5 圈。然后抖上肢半分钟~1 分钟。

7. 推按手掌及捻、拔指关节：推按手掌、按揉手背各半分钟，捻搓、摇扳、拔伸手指各 1~3 遍。

（三）胸腹部推拿

受术者仰卧位，施术者站其一侧。

1. 按压双肩及缺盆、膻中：以双手掌根同时按压双肩 6~8 次，再以双手中指按压缺盆穴半分钟，然后以拇指或中指按揉膻中穴半分钟。

2. 按揉及分推胸胁：以单手或双手全掌按揉胸胁部，自上而下、由内向外各 3~5 遍；然后用双手大鱼际或双手拇指指腹由胸骨柄向两侧腋中线分推，自上而下，反复分推 3~5 遍。

3. 揉腹：以双手叠掌轻揉腹部，先揉脐周，然后顺时针揉全腹，操作约 2~3 分钟。

4. 按揉腹部诸穴：以拇指按揉腹部中脘、梁门、神阙、天枢、气海、关元、归来等穴，操作时宜随着受术者的腹式呼吸来进行操作，即呼气时随腹部的凹陷进行按揉，吸气时手指随腹部的隆起而放松按压，每穴按揉半分钟。

5. 摩腹：以掌心先置于脐部，以脐为中心，然后缓慢至全腹，先顺时针后逆时针方向旋转轻摩腹部 30 次，或以腹部发热内透为度。

6. 提拿腹直肌：用双手自上而下提拿腹直肌 3~5 次。

7. 振腹：以脐为中心掌振 1~2 分钟。

（四）下肢前、内、外侧推拿

受术者仰卧位，术者站其一侧。

1.按揉下肢：以手掌按揉下肢大腿前侧、内侧、外侧及小腿外侧，上下往返 3～5 遍。

2.按压腹股沟：以小鱼际按压腹股沟处动脉 1 分钟，然后放松，受术者会感觉一股热流流向小腿。

3.按揉下肢诸穴：以拇指按揉血海、梁丘、膝眼、足三里、三阴交、解溪等穴，每穴按揉半分钟。

4.拿揉下肢：以双手拿揉下肢的前、内、外侧，上下往返 3～5 遍。

5.击下肢：以双手小鱼际叩击大腿前、内、外侧及小腿外侧，上下往返 3～5 遍。

6.搓下肢、摇踝：以双手掌搓下肢，上下往返 3～5 遍，然后在拔伸下环转摇踝关节 3～5 遍。

7.拔伸下肢：术者一手托足跟，一手握足掌，先使受术者屈髋屈膝，然后迅速拔伸，使膝关节伸直，如此反复操作 3～5 遍。

（五）腰背部推拿

受术者俯卧位，术者站其一侧。

1.揉腰背：以全掌或掌根揉腰背部，自上而下，反复 1～3 遍。

2.按揉背部诸穴：以双手拇指按揉肩中俞、肩外俞、天宗等及督脉和两侧膀胱经上的穴位，每穴按揉半分钟。

3.㨰脊柱两侧：㨰背部脊柱两侧膀胱经，上下往返操作 3～5 遍。

4.弹拨膀胱经：以双手拇指同时自上而下弹拨足太阳膀胱经的两侧 3～5 遍，弹拨后宜轻揉弹拨部 2 遍。

5.捏脊：用双手从尾骶部至大椎穴处进行捏脊，反复 1～3 遍，可采用捏三提一法，然后拿捏肩井半分钟。

6.拍打腰背：以双手空拳或虚掌叩击、拍打腰背部 1～2 分钟，拍击的力度宜由轻到重。

7.擦腰背：以全掌或大、小鱼际先直擦腰背部脊柱、华佗夹脊及两侧膀胱经，然后横擦腰骶部，以被擦的部位发热为度。

（六）臀及下肢后侧推拿

受术者俯卧位，术者站其一侧。

1.拿揉臀部及下肢后侧：以双手拇指与四指相合拿揉臀部及下肢后侧，上下往返 3～5 遍。

2.按揉臀及下肢后侧诸穴：以拇指按揉环跳、承扶、殷门、委中、承山、太溪、昆仑、涌泉等穴，每穴按揉半分钟。

3.㨰臀部及下肢后侧：以掌背㨰臀部及下肢后侧，上下往返 3～5 遍。

4.击打臀部及下肢后侧：以双手小鱼际击打臀及下肢后侧，上下往返 3～5 遍。

二、足部保健推拿法

足部推拿又称足反射疗法、脚部反射区病理按摩法、脚部反射带刺激疗法、足底按摩、足部按摩、足道养生等。是一种以刺激足底反射区为主的推拿疗法。

所谓"反射"，并不是指神经学说的反射，而是指将人的整体缩小、投影"反射"到人的足部，以局部反映整体的一种理论，也就是将人体的各组织、器官与解剖位置相配，其所相配的部位称为"反射区"（图 11 - 1 至 11 - 5）。

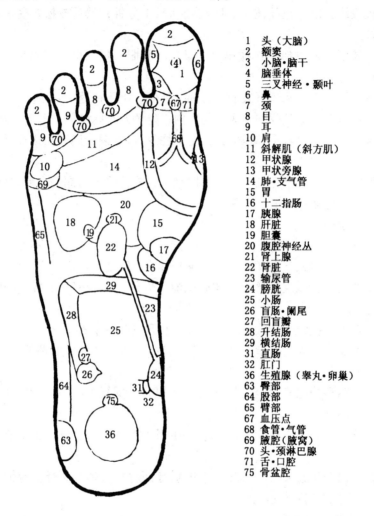

1	头（大脑）
2	额窦
3	小脑•脑干
4	脑垂体
5	三叉神经•颞叶
6	**鼻**
7	颈
8	目
9	耳
10	肩
11	斜解肌（斜方肌）
12	甲状腺
13	甲状旁腺
14	肺•支气管
15	胃
16	十二指肠
17	胰腺
18	肝脏
19	胆囊
20	腹腔神经丛
21	肾上腺
22	肾脏
23	输尿管
24	膀胱
25	小肠
26	盲肠•阑尾
27	回盲瓣
28	升结肠
29	横结肠
31	直肠
32	肛门
36	生殖腺（睾丸•卵巢）
63	**臀部**
64	股部
65	臂部
67	血压点
68	食管•气管
69	腋腔（腋窝）
70	头•颈淋巴腺
71	舌•口腔
75	骨盆腔

图 11 - 1　右足底反射区图

本疗法简单易行，操作方便，不需要任何器械，只要稍加学习、练习就能掌握。现已作为治疗、保健和辅助诊断的一种方法，备受全世界各国人们的广泛关注，并已在世界各国广泛开展。本节主要介绍其在保健方面的有关知识和应用。

（一）足部保健推拿须知

1. 推拿后的反应：在足部推拿 10～20 次后，有些受术者会产生一些反应，大部分属正常反应或是一种好的征兆，在短时间内会自行消失，仍可继续推拿，可能出现的反应有：

（1）肿胀：可出现踝部肿胀，淋巴回流有障碍者更易出现；或曲张的静脉肿得更明显，这是机体循环增强的正常反应。

（2）睡眠增加或睡眠时间延长：这是机体得到休整的表现，少数人会出现睡眠时常做梦，均不须担心。

（3）分泌物增加：可出现出汗增多；鼻腔、咽喉、气管分泌物增加；排尿量增加，小

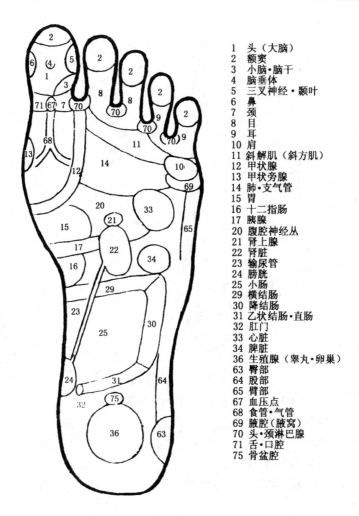

1　头（大脑）
2　额窦
3　小脑·脑干
4　脑垂体
5　三叉神经·颞叶
6　鼻
7　颈
8　目
9　耳
10　肩
11　斜解肌（斜方肌）
12　甲状腺
13　甲状旁腺
14　肺·支气管
15　胃
16　十二指肠
17　胰腺
20　腹腔神经丛
21　肾上腺
22　肾脏
23　输尿管
24　膀胱
25　小肠
29　横结肠
30　降结肠
31　乙状结肠·直肠
32　肛门
33　心脏
34　脾脏
36　生殖腺（睾丸·卵巢）
63　臀部
64　股部
65　臂部
67　血压点
68　食管·气管
69　腋腔（腋窝）
70　头·颈淋巴腺
71　舌·口腔
75　骨盆腔

图 11－2　左足底反射区图

便变黄且臭，有时可出现絮状物，肾病患者短时间内可能出现黑色或红色尿；女性白带增多，或有异味。这些均是机体功能得到改善、代谢增强、毒物排出的表现。

（4）发热：这是机体与病邪抗争、消除潜在炎症、增强机体免疫力的表现。

2. 推拿要求：根据受术者体质或病证确定推拿时间。一般每个反射区推拿 2～3 分钟即可，对肾脏、输尿管和膀胱反射区各推拿 5 分钟，以利于体内物质排出体外。对严重心脏病患者，在心脏反射区推拿 1 分钟即可，总时间不超过 10 分钟。每天推拿 1～2 次均可。每天推拿时间可在上午、下午或晚上，每次推拿 30 分钟为宜。

3. 禁忌证：足部保健推拿虽然已广泛应用，无副作用，但对有些病证是不宜使用的。以下几种禁忌证应予注意。

（1）足部有严重溃烂、出血及传染性皮肤病等，宜先行治疗，病愈后方可推拿。

（2）各种急性传染病。

（3）各种其他严重出血性疾病。

（4）急性高热病证。

（5）急性中毒。

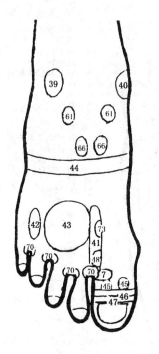

7　颈
39　上身淋巴腺
40　下身淋巴腺
41　胸部淋巴腺
42　平衡器官
43　胸
44　横膈膜
45　扁桃腺
46　下颌
47　上颌
48　喉·气管
61　肋骨
66　腰
70　头·颈淋巴腺
72　牙齿
73　声带

图 11 - 3　脚背反射区图

（6）急性腹膜炎、肠穿孔、急性阑尾炎等外科疾病。

（7）骨折、关节脱位。

（8）急性心肌梗死、严重肾衰、心衰等。

（9）妇女月经期及妊娠期不宜推拿。

（10）空腹、暴饮暴食、洗澡后1小时内以及极度疲劳之余均不宜做足部推拿。

4. 注意事项

（1）术者在推拿前应详细了解受术者的全身情况，排除禁忌证，制定合适的推拿方案。

（2）术前应做好推拿的各项准备工作，包括术者的个人卫生、修剪指甲等。

（3）操作中宜集中精力，随时观察受术者对手法的反应，及时调整不适的力度和手法，以防出现意外。

（4）推拿后半小时内尽量多饮水，量应在500ml以上，这样有利于把代谢废物排出体外。但严重肾脏病患者喝水不能超过150ml。

（5）如推拿后有不良反应时，应查明原因，及时处理，以保证推拿的安全可靠。

（二）足部保健推拿手法

足部推拿手法很多，除推拿手法章节中所介绍的大部分手法都可用于足部保健推拿外，由于足部本身结构的特殊性，在足部保健推拿中也形成了一些特殊手法，现简介如下：

1. 单食指扣拳法：着力点在食指第1指间关节背面。操作时食指第1、2指间关节弯曲扣紧，其余四指握拳，以中指及拇指为基垫于食指的第2指间关节处固定之。适用于头、额窦、脑下垂体、眼、耳、斜方肌、肺、胃、十二指肠、胰腺、肝脏、胆囊、腹腔神

6　鼻	52　直肠·肛门（痔疾）
13　甲状旁腺	53　颈椎
24　膀胱	54　胸椎
38　髋关节·股关节	55　腰椎
40　下身淋巴腺	56　骶骨
49　腹股沟	57　内尾骨
50　前列腺·子宫	62　坐骨神经
51　尿道·阴道·阴茎	74　子宫颈

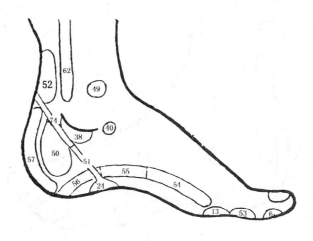

图 11-4　脚内侧反射区图

经丛、输尿管、膀胱、大肠、心脏、脾脏、生殖腺等反射区。

2. **拇指推掌法**：着力点在拇指指腹处。操作时拇指与四指分开约 60°（视反射区而定）。适用于横膈膜、肩胛骨、内外侧肋骨等反射区。

3. **扣指法**：着力点在拇指指尖。操作时拇指与四指分开成圆弧状，四指为固定点。适用于小脑、三叉神经、鼻、颈项、扁桃体、上颚、下颚等反射区。

4. **捏指法**：着力点在拇指指腹。操作时拇指伸直与四指分开固定。适用于髋关节、腹股沟、内侧肋骨、脊椎等反射区。

5. **双指钳法**：着力点为食指第 2 节指骨内侧。操作时食指、中指弯曲成钳状，拇指指腹辅助加压。适用于副甲状腺、颈椎等反射区。

6. **握足扣指法**：着力点为食指第 2 指关节。操作时食指第 1、2 节弯曲，四指握拳如单食指扣拳法，另一手拇指伸入食指中，其余四指为握足之固定点。适用于肾上腺、肾脏等反射区。

7. **单食指钩掌法**：着力点为食指桡侧缘。操作时食指、拇指张开，拇指固定，其余三指成半握拳状辅助手掌用力。适用于甲状腺、内耳迷路、胸部淋巴腺、喉头（气管）、内尾骨、外尾骨、卵巢、睾丸等反射区。

8. **拇食指扣拳法**：着力点为食指第 2 节关节处。操作时双手拇指、食指张开，食指第 1、2 节弯曲，拇指固定，另三指握拳。适用于上身淋巴腺、下身淋巴腺、横膈膜等反

5 三叉神经·颞叶	58 外尾骨
10 肩	59 肩胛骨
35 膝	60 肘关节
36 生殖腺(睾丸·卵巢)	62 坐骨神经
37 下腹部	69 腋腔(腋窝)
38 髋关节·股关节	
39 上身淋巴腺	

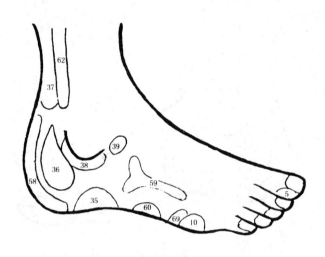

图 11 – 5　脚外侧反射区图

射区。

9.双掌握推法：着力点为拇指的指腹。操作时主手（施力之手）四指与拇指张开，四指扣紧，辅助之手紧握脚掌，主手以施力方向顺手上推。适用于卵巢、睾丸、下腹部、子宫、尿道、直肠、内外侧坐骨神经等反射区。

10.双指拳法：着力点为中指、食指之凸出关节。操作时手握拳，中指、食指弯曲，均以第 1 指间关节凸出，拇指与其余二指握拳固定。适用于小肠、胸、脑、结肠、直肠等反射区。

11.双拇指扣掌法：着力点为拇指重叠处的指腹。操作时双手张开成掌，拇指与四指分开，两拇指相互重叠，并以四指紧扣脚掌。适用于肩、肘、子宫、前列腺等反射区。

12.推掌加压法：着力点为拇指指腹。操作时一手拇指与四指分开，余四指为其支点，另一手掌加压其拇指上。适用于胸椎、腰椎、骶骨、尾骨、内外侧坐骨神经、尿道等反射区。

（三）足部保健推拿的操作顺序

在一般情况下，足部保健推拿可按下列顺序进行。

1.按摩肾脏、输尿管、膀胱反射区，以增强泌尿系统的排泄功能，使有毒物质排出体外。

2. 按摩大脑反射区，使脑功能健全正常。

3. 按摩胃肠道、肝脏、胰腺，以加强消化道的消化吸收功能，增强体质。

4. 按摩各淋巴反射区，以提高免疫功能。

5. 按摩其他敏感反射区。

（四）足部保健推拿的操作方法

受术者取坐位或半仰卧位。

足底推拿前，一般先用药水或热水泡脚 10~15 分钟，然后进行足反射区推拿。

一般足底保健推拿按下列顺序进行：先足排泄系统（肾、输尿管、膀胱反射区）→足底（从足趾到足跟）→足内侧→足外侧→足背→足排泄系统。最后放松双足及腿部。左右基本相同，所不同的是两侧有些反射区定位不同。

下面具体介绍一套足部推拿手法：

1. 用食指指间关节点按揉肾，推输尿管后再按揉膀胱反射区。

2. 用拇指按揉额窦，从小趾起向踇趾部操作。

3. 用拇指按揉大脑反射区，然后推擦鼻和三叉神经，再拇指推颈，再按揉、推擦眼和耳。

4. 用拇指或食指指间关节推揉斜方肌和肺。

5. 用拇指或食指指间关节推食道、胃、胰、十二指肠，然后拇指旋摩小肠，再用拇指或食指指间关节推横结肠、降结肠、乙状结肠、直肠、肛门。

6. 用食指指间关节点按揉心、脾、生殖腺、失眠点。

7. 再用拳面从每个足趾趾根向下推至足跟。

8. 按揉、指推、掌推擦足内侧的颈椎、胸椎、腰椎、骶尾椎，然后用拇指按揉前列腺或子宫，再推揉内侧坐骨神经。

9. 按揉、指推、掌推擦足外侧的肩、肘、膝，然后拇指按揉睾丸或卵巢，再推揉外侧坐骨神经。

10. 用拇指按揉上下颌、扁桃体，然后按揉胸腔、腹腔，分推膈肌，再按揉解溪，推揉上、下身淋巴。

11. 用双手全掌推擦足内外侧及足背至发热，再掌击拍，搓足，牵抖足趾。

12. 最后重复按肾，推输尿管，按揉膀胱。

再配合下肢的捏拿、击拍，运动髋、膝、踝关节。

三、踩跷保健推拿法

踩跷保健推拿法是术者以双脚脚趾、脚掌、足跟施术于受术者的腰背、臀部、下肢的后侧及上肢的后侧，同时配合双手的悬吊动作来调节术者的重心和移动，以达到保健强身目的的一种推拿方法。

踩跷法具有操作省力、作用力大、适应范围广、效果显著等特点。适用于肌肉发达、体格健壮、耐受力强的人及肌肉丰厚、耐受力大的部位。对年老体弱、有脊柱强直、骨质疏松或有脊柱骨折、心脑疾病和高血压者不能应用。

本法要求术者脚法娴熟，身体轻巧，力度重而不滞。由于本法刺激量大，术者应用时必须慎重，要经常询问受术者的感觉和耐受情况，如有不适应及时调整施力的大小。

下面介绍一套踩跷保健推拿的操作方法。

受术者取俯卧位。

1. 双足双杠上法：术者双手握杠，面向前方，一足先上，另一足相继踏上，双足踏于受术者大腿的根部及臀部。双足平衡用力，站立1~2分钟。

2. 推擦双侧腰背法：术者一足着力于受术者腰骶部，另一足由腰部沿脊柱侧部向前推压至同侧颈部，重心从后足逐渐转移至前足，待前足撤回至腰骶部时，换足以同法作用于另一侧。要注意推擦时足掌平行移动，力度均匀，速度缓慢。反复推擦1~3遍。

3. 推压脊柱法：术者一足着力于受术者腰骶部，另一足着力于受术者背部，沿脊柱的正中推压至颈部，再由颈部下滑回腰部，反复推压1~3遍。要领同上。

4. 点腰眼法：术者双足直立，用两足尖同时向下点压受术者两腰眼处，静点1~2分钟。

5. 分推滑压腰臀法：术者以两足置于受术者腰臀部，然后向两侧分推滑压，滑压腰部时用两足掌向两侧滑压，滑压臀部时用两足跟向两侧滑压，反复分推滑压3~5遍。注意分推滑压时力量要控制好，两足缓慢落床，勿发出声响。

6. 踩背、肩、臂部：术者两脚掌从受术者腰部开始，向肩部划"倒八字"分推后，两脚掌向上移动成"正八字"点压，然后再划"倒八字"向两侧分推滑行，此方法做到肩部以"八字"压肩。最后术者两脚掌自受术者两肩向上臂推压过去，压臂后结束动作时术者双臂用力，两脚掌轻松滑落至肩上方床边。操作时脚法娴熟，轻重缓急的把握至关重要。

7. 滑推背腰法：术者以两足踏于受术者背肩部，两足掌成八字形，沿脊柱两侧滑推至腰部，反复滑推3~5次。

8. 颤抖腰臀法：术者以两足跟抵住受术者腰骶部，斜向下方用力，并同时双脚跟用力颤抖，带动受术者腰臀部颤动。连续颤动半分钟左右。

9. 滑推腰足跟法：术者将双手大幅度前移，然后将两足掌沿受术者两腿向足跟部滑动，术者两足心压在受术者两足跟上，再压两足掌，术者再次双手大幅度前移，以保持身体起立并站稳。如此重复操作1~3遍。脚法宜滑而不浮，重而不涩，双手大幅度的两次换位要快而准。

10. 阻断冲击法：术者双手轻扶一侧单杠，以一足足掌着力于受术者一侧大腿根臀部，另一足掌置于此足足背上，二足合力踩压受术者大腿根及臀部1~3分钟。同法踩压另一侧。

11. 推压小腿法：术者一足踏于受术者一侧大腿的根部，另一足自该腿的腘窝部缓缓向下滑到跟腱处，反复滑推1~3遍。术者要注意重心始终放在踩踏大腿跟部的足上。

12. 踢打足掌法：术者用一足的足尖背部踢打受术者一足的足掌及足跟部半分钟左右，然后换足再踢打另一足。注意踢打时节奏感要强，用力以受术者能忍受为度。

13. 屈膝压腿法：术者双手握杠，以一足踩在大腿中部，另一足用足面将受术者足部勾起，使受术者屈膝，然后术者用脚掌反压受术者足背，并用力向下压，偶尔可听到关节弹响声。注意下压时用力要有弹性。

14. 踩压足掌法：术者用双足横踩、直踩受术者双足掌及足跟部，两足交替进行或依次进行，反复踩踏1分钟左右。

四、美容推拿法

美容是根据物理、化学和医学原理，用科学的方法保持或恢复身体各部位的生理功能，达到健与美的统一的方法。美容有狭义和广义之分，狭义的美容是指美化面部五官的容貌；广义的美容则泛指人的身心健康，形体优美，精力充沛，保持朝气蓬勃的健康美、自然美、协调美。广义的美容包括化妆美容、护肤美容和医学美容。

美容推拿是医学美容的一个重要组成部分，是指运用推拿手法作用于人体体表的部位或穴位，以清洁养护颜面、须发、五官和皮肤，提高其生理机能、延缓衰老进程为目的的一种美容方法。

随着医学科学的发展和生活水平、文明程度的不断提高，人们对美的追求也越来越强烈，美容已成为人们日常生活中不可缺少的一部分。近年来，美容推拿作为美容的一种重要方式逐渐被大众所了解并接受，人们已认识到推拿有良好的美容效果且无副作用，大量临床实践证明，美容推拿具有广阔的发展前景。

（一）皮肤的特征

皮肤对于人的美丑是至关重要的，了解皮肤特性，是有针对性地运用美容方法，改善皮肤的湿润度、弹性，使皮肤能得到更多的营养，迅速消除皮肤疲劳等的前提。

1. 湿润度：皮肤的含水量是非常高的，特别是年轻人的皮肤，含水量大约占体重的20%左右，对于皮肤本身来说，皮肤的含水量是皮肤重量的70%。所以，皮肤要始终保持湿润是皮肤光滑滋润的前提。

2. 弹性：皮肤富有弹性是避免出现皱纹、防止皮肤松弛的先决条件。一般来说，年轻人皮下脂肪丰富，新陈代谢速度快，皮肤能始终保持较好的弹性；而年纪大的人，或身体状况较差的人皮下脂肪减少，新陈代谢速度变慢，皮肤便会失去弹性，出现皱纹，意味着皮肤已开始衰老。

3. 色泽和细腻度：通常说"一白三分俏"，这种说法当然带点片面性。而今，有人主张晒黑后的皮肤是健康的，其实，无论白也好，黑也好，细腻是皮肤美丽的前提。皱纹重叠、黑斑遍布的皮肤是衰老的表现。

皮肤的保养也是非常重要的，除了要注意保持皮肤清洁之外，同时还要注意皮肤的营养，皮肤的休息，以及适当的皮肤运动，皮肤的按摩。

（二）美容推拿的作用

美容推拿是通过手在人体皮肤上做一定的技巧性动作，使皮肤得到运动，对皮肤产生良性刺激，从而改善皮肤的湿润度、弹性，使皮肤能得到更多的营养、迅速消除皮肤疲劳等的一个重要方法。美容推拿的作用是：

1. 加速血液循环，给皮肤输送充足的营养，使皮肤细胞的分裂得到足够的能量，从而使皮肤保持青春的活力。

2. 促进淋巴液的流通。淋巴液流动的活跃一方面可以帮助血液循环，同时也能给皮肤提供更充足的水分，使皮肤保持弹性和光亮。

3. 解除皮肤和肌肉的疲劳，使皮肤免于因过度疲劳而导致老化。

4. 增强皮下脂肪的吸收，起到抑制发胖的作用。因此，为肥胖而苦恼的人坚持按摩会有明显的减肥效果。

（三）美容推拿基本手法

美容推拿手法具有与其他推拿手法不同的操作特点，多使用手指末节的指腹，常称指腹推拿。为了避免损伤皮肤，忌用插、抓、拧等手法，多以抚摩、推揉、轻擦等手法为主，以避免皮下组织受强力牵拉而变松弛。下面，从手法的操作方法、动作要求及作用等介绍几种常用美容推拿手法。

1. 擦法

操作方法：用手指或手掌在皮肤表面往返摩擦。根据着力部不同，可分为指擦、掌根擦、大鱼际擦、小鱼际擦法。

动作要求：动作要缓慢，不要过分用力，要有节奏地进行，切不可忽快忽慢，要做到均匀适度，防止擦破皮肤。

作用：舒筋活络，提高皮肤的温度；清洁皮肤，使皮肤富有光泽；改善汗腺与皮脂腺功能，散去多余的皮下脂肪，以达到减肥目的。

2. 抹法

操作方法：用大拇指的指腹或手掌、鱼际紧贴所选的穴位或部位上，做上下左右或弧形曲线往返推动。此手法常与摩法、擦法并用，主要适用于头面部。

动作要求：抹时不得中间停顿，作用力可浅在皮肤，深及筋肉。双手操作施力应对称，动作要协调一致。

作用：开窍镇静，平肝降火，清醒头脑，促进血液循环。

3. 推法

操作方法：用指或掌着力于人体一定部位或穴位上，做单方向的直线（或弧形）运动。

动作要求：推法操作时，一定要紧贴皮肤做平行直线运动，始缓终轻，切不可用蛮力，以防损伤皮肤。

作用：疏通经络，调和营卫，和血行气，发汗清热，化瘀消滞，健脾和胃。

4. 摩法

操作方法：用食、中、环指指面或手掌面附着在体表的一定部位上，做环形而有节奏的抚摩。

动作要求：动作柔和，肘关节微屈，腕部放松，压力要均匀。

作用：和中理气，消积导滞。常用于胸腹部、头面部。

5. 揉法

操作方法：用手掌大鱼际、掌根部或手指螺纹面吸定于一定部位或穴位上，做轻柔缓和的回旋揉动，带动该处的皮下组织运动。

动作要求：揉法属于轻手法，动作要柔和，操作时着力部要吸定于某一部位或穴位，并带动该处皮下组织运动，切不可揉破皮肤。

作用：行气活血，散瘀消肿。

6. 拿法

操作方法：以拇指与食、中指相对，捏住某一部位或穴位，逐渐用力内收，并做持续的揉捏动作，拿法可分三指拿、四指拿、五指拿。

动作要求：腕部放松，指面着力，揉捏动作要连绵不断，用力要由轻到重，再由重到轻。

作用：疏通经络，解表发汗，镇静止痛，开窍提神。

7. 捏法

操作方法：用拇、食两指或拇、食、中三指提捏某一部位。

动作要求：动作一定要轻快、柔和而连贯。

作用：调和阴阳，健脾和胃，疏通经络，行气活血。

8. 挤法

操作方法：双手抓起一块肌肉用力挤向一处，然后一层一层向前推移。

动作要求：按照一定方向施加较缓压力向前移动推进。

作用：排除淋巴管中所集结的废物，起到化瘀消肿和改善气血循环的作用。

9. 扼法

操作方法：术者用两手交替握住受术者的某一部位，然后停留片刻。

动作要求：用重手法，力度要均匀，重力放在虎口与五指间，扼的方向一般都是从上往下，要有节奏地进行。

作用：扼止气血过盛，属泻法。

10. 按法

操作方法：用单手或双手食指指腹重叠在中指指甲上，中指指腹用力垂直向下按压，有节奏地起落，也可在某一穴位上按住不动，稍停片刻做轻微的颤动，以增强刺激强度。

动作要求：手法要随着呼吸起伏进行按压，吸按呼抬，力量不能太重，要根据受术者的体质强弱情况灵活运用。

作用：通经活络，开导闭塞，化滞镇痛。其中轻按为补，重按为泻。

11. 点法

操作方法：点法是从按法演化而来的，因着力点比按法要小，故刺激较强。点法的操作可以用拇指端、拇指或食指的第一指间关节屈曲后的突起部着力。

动作要求：用力由轻到重，得气后慢慢收回。

作用：宣通气血，镇静止痛。

12. 掐法

操作方法：用指甲按压穴位，又称爪法或切法。

动作要求：掐法属强刺激手法，穴位得气感明显，故力量不应过猛、过急，掐的强度以有酸胀感为宜，掐后应轻揉患部，以解除强刺激引起的不适。

作用：开窍镇惊，发汗退热，通络镇痛。

13. 拍法

操作方法：五指并拢，用虚掌平拍一定部位。

动作要求：动作要平稳而有节奏，腕部放松，要用腕力而不能用臂力。

作用：疏筋通络，行气活血。

14. 叩法

操作方法：双手五指屈成空心拳，用小鱼际或四指着力，上下交替而有节奏地叩打所选择的部位，既可以双手叩打，也可以单手叩打。

动作要求：用力要轻重适度，切勿用实拳捶打，以受术者感觉舒适为宜。

作用：行气通络，疏松肌肉，兴奋神经，消除酸胀麻木。

15. **击法**

操作方法：击法是用力较重、刺激较强的一种击打法，主要有拳击和掌击之分，如用特制的桑枝棒击打，则称为棒击法。

动作要求：同叩法，但力量较叩法为重。

作用：镇静安神，消除肌肉疲劳，兴奋提神，增强肌肉弹性。

16. **啄法**

操作方法：两手五指微屈分开成爪形或聚拢成梅花形，交替上下轻击一定部位，要以腕关节活动为主，操作时像鸡啄米或啄木鸟食虫状。

动作要求：啄法全靠腕力，两手指触击被操作处，施力不可过重，要有节奏地进行。着力点要均匀，手指要有反弹力，以受术者舒适为宜。

作用：安神醒脑，疏通气血。

17. **搓法**

操作方法：用两手掌面夹住肢体的一定部位，相对用力做方向相反的来回快速搓揉。

动作要求：受术者上肢放松，术者夹持肢体松紧适度，搓动的速度要快，上下移动宜缓慢。

作用：疏通经络，行气活血，放松肌肉。

18. **抖法**

操作方法：用双手或单手握住受术者肢体远端，微用力作上下连续颤动，使关节有松动感。

动作要求：被抖动的肢体要自然伸直，肌肉放松，抖动的幅度要小，频率要快。

作用：滑利关节，舒展肌腱，松弛肌肉，消除疲劳。

19. **摇法**

操作方法：术者一手握住或夹住关节近端肢体，另一手握住关节远端肢体，做缓和回旋转动。

动作要求：摇法操作时施力要协调、稳定，幅度要在人体关节生理活动范围之内，应由小到大，不可突然快速摇转。

作用：滑利关节，松解粘连，增强关节活动功能。

（四）常用美容推拿法

术前在面部涂抹适量的按摩膏或按摩油（如 PP 油）。然后进行面部操作。

1. **面部除皱法**

（1）消除额部皱纹：将两手食指、中指、无名指三指并拢，指腹紧贴前额中部（或用小鱼际操作），如画圈般地从额头中央操作揉推至鬓角，然后用掌根部从下向上推至发际处，如此反复操作 20~40 次。前额皱纹变浅、变少后，即可减少操作次数，着重于保养。

（2）消除两眉皱纹：先将中指和食指并拢，以指腹在攒竹穴上按揉片刻，然后，分别沿上眼眶分推至太阳穴，再以指腹按揉两侧太阳穴片刻，反复 3~5 次；再以两手大鱼际紧贴两侧外眼角处，由下而上推到额角和耳廓上缘处。如此反复操作 10~15 次。

（3）消除鼻唇沟皱纹：先用两手中指、食指指腹按揉迎香、地仓、大迎穴等；然后用中指、食指指腹从内眼角沿鼻颊两侧推至口角处，反复 3~5 次。再用掌根部盖住嘴角两边皱纹，用力压紧脸面皮肤，缓慢地推向耳根部，使两颊绷紧，稍停片刻后放手，如此操作 5~10 遍。

2.消除眼袋法

受术者微闭双目，术者用食指和中指按住眼下部肌肉，稍用力由两侧推向鼻梁，保持 10 秒钟后复位，然后受术者眼部肌肉放松，开始抬起眉毛使眼睛尽量增大，持续几秒钟，然后尽量紧闭双眼，并使鼻部的肌肉缩向一处。最后放松眼部，闭眼让眉毛上抬。

3.消除双下巴法

术者先用中指按揉承浆、人迎、扶突等穴，然后嘱受术者抬头，使下颌尽可能地朝前挺伸，保持这一姿势，并把下嘴唇向上拉，尽可能拉紧，口一张一闭 3~5 次，闭嘴时使下嘴唇盖在上嘴唇上，使下颌下面的肌肉有一定的紧张度。注意用力要轻柔，不宜用暴力，下颌绷紧 10~15 秒钟即可，然后放松，如此反复 3~5 次。

4.增强面颊肌肉弹性法

先用两手中指按揉耳门、大迎、颊车、下关穴，然后用双手中指指腹分别从鼻翼、口角、下颌正中从下向上如画圈般地向上推至鬓角，注意方向是从下往上，如此反复 3~5 次。

5.面部美容推拿法

（1）先用拇指指腹按揉印堂穴半分钟~1 分钟，再螺旋式向上按揉至神庭穴 10 遍。然后双手由印堂穴沿两眼眶上缘稍用力分推至太阳穴，并在太阳穴轻轻按压一下，反复操作 5~10 次。

（2）用双手拇指和中指同时按揉双侧攒竹穴和鱼腰穴半分钟~1 分钟，然后用中指按揉丝竹空穴半分钟~1 分钟。

（3）用双手中指指腹按揉睛明、承泣、球后、瞳子髎、太阳、眉冲、曲差等穴，每穴半分钟~1 分钟。

（4）用双手大拇指同时由内向外切掐上眼眶 5 次，下眼眶 5 次，以局部有酸胀感为度。

（5）先用双手中指从同侧睛明穴起，沿鼻旁螺旋式按揉至迎香穴，反复 3~5 遍，然后双手中指、食指并拢，以指腹部推擦鼻梁两侧 10~20 次。

（6）先用食、中指指腹或掌面揉摩面颊，再由中向外分推 5~10 次。

（7）先两掌相互擦热，然后紧贴两侧颜面，以整个面部微微发热为度。

6.头部美容推拿法

（1）按揉穴位　用拇指或中指指腹按揉百会、上星、神庭、头维、率谷、翳风、风池等穴，每穴各按揉约 1 分钟。

（2）干洗头　将双手五指略分开，指腹紧贴头皮，置于前发际中线两旁，稍用力由前发际推向后发际处，反复 10~20 次。

（3）推鬓角　双手中指、食指、无名指略分开，指腹紧贴头皮，放在两侧鬓发处，沿耳廓呈圆圈状推至后发际处，反复 10~20 次。

（4）叩头　双手五指微屈，手指自然分开，用手腕部带动手指叩击头部的两侧及头顶，由前向后各叩 5~8 遍。叩击时用力要均匀，强度适中。

（5）捏拿颈项　将拇指与其余四指分放在颈项肌两侧，相对用力，一紧一松，一捏一提，由上而下捏拿到颈根部，反复 10 ~ 20 次。

7. 推拿减肥法

（1）摩脘腹部　用单掌或双手叠掌置于脐上，顺、逆时针方向摩腹约 5 分钟。摩时稍用力，摩动的范围宜由小到大，再由大到小。

（2）提拿腹肌　仰卧位，双下肢微屈，腹部放松，以一手提拿中脘穴处肌肉组织，另一手提拿气海穴处肌肉组织。提拿时面积宜大，力量深沉。拿起时可加捻压动作，放下时动作应缓慢，反复操作 10 ~ 30 次。

（3）抄拿胁肋　双掌从胁下抄拿胁肋部肌肉，一拿一放。拿起时应加力捻压，并由上向下反复操作 10 ~ 30 次。

（4）分推腹阴阳　用双手四指分别置于剑突下，沿季肋下缘自内向外下分推 10 ~ 30 次。

（5）按揉穴位　以一手拇指按揉上脘、中脘、神阙、气海、关元、天枢等穴，每穴操作半分钟。

（6）擦腹部　双掌自胁下向腹部用力推擦，并逐渐向下擦至小腹部，以热为度。

（7）擦腰骶部　用手掌部着力于腰骶部，左右横向用力擦动，以透热为度。

（8）推上肢　用大鱼际或全掌沿上肢内侧从上向下推至腕部，然后转掌沿上肢外侧从下向上推至肩部，并擦肩关节，反复 10 ~ 20 次，同法做另一侧上肢。

（9）拿下肢　用双手先沿下肢外侧自上向下拿捏至踝部，然后换手从下向上沿下肢内侧捏拿至腹股沟部，反复 10 ~ 20 次，同法做另一侧下肢。

附：面部按摩操

第一节　静神。双眼自然闭合，面部肌肉和皮肤放松。

第二节　嘴巴周围的按摩。用两手中指按在人中处，然后两手各朝左、右两边摩动；再换成两手中指按在下巴中间处，然后两手各朝左、右两边摩动。上下交替重复进行。

第三节　面颊的按摩。用两手掌捂住两侧面颊，做圆圈形轻轻的摩动。

第四节　鼻四周的按摩。用两手中指轻轻自下而上地摩擦鼻子四周的皮肤，然后再用双手的中指按住鼻梁处朝上推拉。

第五节　眼睛四周的按摩。用两中指从眼内角起，顺上下眼皮螺旋形地朝外移动摩擦，到太阳穴止。上下交替重复进行。

第六节　额头按摩（一）。两手中指从额头中间，呈大螺旋形慢慢朝外移动按摩到太阳穴为止。

第七节　额头按摩（二）。用两手中指由额头中间朝两边平直摩擦。

第八节　太阳穴按摩。两手各用四指按住太阳穴，轻轻地揉动，顺、逆方向各做数分钟。

第九节　颈部按摩。用两手的拇指在胸锁乳突肌处沿着边缘自下而上按摩。

第十节　防皱敲打。先用手指把眼角容易起皱的皮肤撑开绷紧，再用另一手的中指轻轻敲打此处皮肤。左右两边交替敲打。

注意事项

1. 按摩宜自下而上进行。因为皮肤疲劳后是自上而下松弛的，所以自下而上地按摩可以帮助皮肤消除疲劳，加快复原。

2. 按摩宜由中间朝外操作，以帮助皮肤绷紧，防止起皱。

3. 要沿嘴和眼睛的四周进行按摩，这两部分的皮肤活动最频繁，最容易引起疲劳起皱。

4. 可用蜂蜜辅助按摩。在按摩时，皮肤最易吸收营养，因此，按摩前在局部薄薄地涂上一层蜂蜜等化妆品，效果非常好。蜂蜜不但有营养，而且还含有蜂蜡，能起到滋润和光洁皮肤的作用。但按摩完毕后务必清洗。

5. 每次操作时间为 2~3 分钟，贵在天天坚持。最好在晚上睡前进行，做好后就寝，有助于皮肤的休息。

6. 可涂少量冷霜润滑后按摩，但油性皮肤者禁用冷霜按摩。